广东省护理学会专科护士培训推荐用书

泌尿外科护理系列

泌尿外科专科护士规范化培训教程

陈凌武◎主审

蓝　丽　黄小萍　马雪霞　刘丽欢◎主编

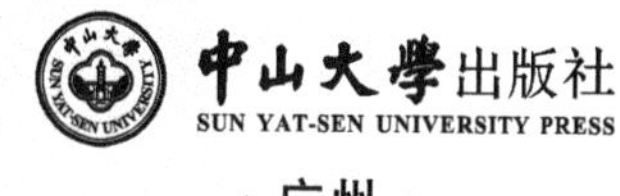

中山大學出版社
SUN YAT-SEN UNIVERSITY PRESS
·广州·

图书在版编目（CIP）数据

泌尿外科专科护士规范化培训教程/蓝丽等主编. —广州：中山大学出版社，2023.8
（泌尿外科护理系列）
ISBN 978-7-306-07844-5

Ⅰ.①泌…　Ⅱ.①蓝…　Ⅲ.①泌尿外科学—护理学—教材　Ⅳ.①R473.6

中国国家版本馆 CIP 数据核字（2023）第 120185 号

出 版 人：王天琪
策划编辑：鲁佳慧
责任编辑：鲁佳慧
封面设计：曾　斌
责任校对：吴茜雅
责任技编：靳晓虹
出版发行：中山大学出版社
电　　话：编辑部 020-84111996，84113349，84111997，84110779
发行部 020-84111998，84111981，84111160
地　　址：广州市新港西路 135 号
邮　　编：510275　　传　　真：020-84036565
网　　址：http://www.zsup.com.cn　E-mail：zdcbs@mail.sysu.edu.cn
印 刷 者：广东虎彩云印刷有限公司
规　　格：787mm×1092mm　1/16　24.375 印张　592 千字
版次印次：2023 年 8 月第 1 版　2024 年 1 月第 2 次印刷
定　　价：98.00 元

本书编委会

主　审： 陈凌武

主　编： 蓝　丽　黄小萍　马雪霞　刘丽欢

副主编： 卢惠明　蒋凤莲　张巧珍　陈桂丽

陈金兰　张　莉　李思逸

顾　问： 谢双怡　曾子健　吕嘉乐　左　翼　邱　玲

参编人员（按姓氏拼音字母排序）：

蔡有弟（中山大学附属第三医院）

陈　锷（中山大学附属第一医院）

陈桂丽（中山大学附属第三医院）

陈洁瑜（中山大学孙逸仙纪念医院）

陈金兰（广州医科大学附属第五医院）

陈　娟（广东省中医院）

陈　敏（广州医科大学附属第五医院）

陈舒娜（佛山市妇幼保健院）

陈玉英（中山大学附属第一医院）

戴巧艳（中山大学附属第一医院）

樊　帆（中山大学孙逸仙纪念医院）

范葵娣（广州医科大学附属第一医院）

郭春叶（广东省人民医院）

何宇文（中山大学附属第一医院）

胡　雅（中山大学肿瘤防治中心）

黄　玲（中山大学附属第一医院）

黄小萍（中山大学附属第一医院）

蒋凤莲（广东省人民医院）
蓝　丽（中山大学附属第一医院）
李　靖（广州医科大学附属肿瘤医院）
李思逸（广东省中医院）
李素琪（佛山市妇幼保健院）
李艳清（中山大学附属第一医院）
刘春香（广州医科大学附属第一医院）
刘丽欢（广州医科大学附属第一医院）
刘　双（广东省人民医院）
刘　双（广东省中医院）
卢惠明（中山大学肿瘤防治中心）
马雪霞（中山大学孙逸仙纪念医院）
莫承强（中山大学附属第一医院）
田燕媚（佛山市妇幼保健院）
王丽艳（广州医科大学附属肿瘤医院）
韦慧玲（佛山市妇幼保健院）
肖　萍（中山大学附属第一医院）
肖英超（广东省中医院）
谢秋凤（广东省人民医院）
俞　丹（广州医科大学附属第二医院）
曾丽娟（广州医科大学附属第五医院）
张　莉（佛山市妇幼保健院）
张巧珍（广州医科大学附属第二医院）
张秋璇（中山大学孙逸仙纪念医院）
张苏迎（广州医科大学附属第一医院）
张艳红（南方医科大学南方医院）
钟美浓（中山大学附属第三医院）
周燕芬（佛山市妇幼保健院）
朱　翠（广东省人民医院）

序

随着国家“十四五”规划的不断推进，“提升医护人员培养的质量与规模，加强创新型、应用型、技能型人才培养，充分发挥人才第一资源的作用”成为临床专业人才培养的重要导向。

一直以来，广东省护理学会在推动全省专科护士培训标准化、规范化、同质化发展方面做出了不懈努力，有效提升了全省临床护士的专业能力和服务水平。

泌尿外科专科护士培养相对于其他专科起步稍晚，但发展的潜力和空间很大，且发展速度很快。在泌尿外科护理核心技术方面，如尿流动力学检查、膀胱灌注、尿路造口护理、前列腺组织穿刺操作、膀胱镜检查操作配合、间歇性导尿技术、膀胱容量测量技术、盆底肌功能训练等，专科护士起到了主导作用，也促进了尿失禁、泌尿结石管理、膀胱癌膀胱灌注、尿路造口、泌尿男科护理等泌尿外科护理门诊亚专科化的进展。泌尿外科也是跨专科合作度较高的专科，不同年龄层次的患者都可能存在泌尿外科疾病或者排尿障碍的问题，经常需要进行泌尿外科护理会诊。泌尿外科疾病中的膀胱肿瘤、前列腺肿瘤、肾上腺肿瘤、泌尿系统结石等，在后续治疗、并发排尿功能障碍、慢性发展、预防复发方面，都需要全程延续管理。因此，高标准、规范、层级递进式培养泌尿外科专科护士显得尤为重要。

我们很欣慰地看到，2018 年，中山大学附属第一医院在广东省护理学会的引领下，团结省内泌尿外科护理同仁，成立了广东省护理学会泌尿外科护理专业委员会。2019 年，广东省护理学会率先面向全国开展了泌尿外科专科护士培训班项目，学员来自全国 11 个省、自治区、直辖市，这与打造“品牌项目”的定位以及前期与国内外顶尖的泌尿护理学术组织合作建设的底蕴分不开。迄今已开展了 2 届泌尿外科专科护士培训班项目，为全国输送泌尿外科专科护理人才。

广东省护理学会泌尿外科护理专业委员会组织泌尿护理各亚专科以及人文、科研、管理、教学等领域的专家，编写了目前国内泌尿外科专科护士培训教材《泌尿外科专科护士规范化培训教程》。本教材是专科护士培训的一个很好的“蓝本”，对培训的标准、模式、评价做了同质性的初步探讨。同时，案例式的知识点讲解为临床护理工作提供实践性的参考，对泌尿外科护理发展以及更好地为患者服务起到了积极的推动作用。

第48届南丁格尔奖获得者、广东省护理学会理事长

2023年7月31日

前　言

在护理专科化成为新时期护理发展大趋势的今天，专科护士培养成为护理发展的重要内容。相对于其他专科护理，泌尿外科专科护理起步稍晚，但基于我国专科护理整体已进入高水平、快速发展阶段，泌尿外科专科护理从产生开始就意味着要有较高的发展定位，从专科护士的培养开始，就要以“创新型、应用型、技能型”临床护理人才作为导向。

本教材参考中华护理学会的《专科护士培训大纲》架构，包括通科理论、专科理论、临床实践与继续教育三部分，注重专科护士的核心能力培养，紧密结合泌尿外科医疗技术的最新发展，涵盖泌尿基础学、亚专科病种、医学人文、科研基础、护理管理、护理教育，融合快速康复、中西医结合泌尿护理，以及欧洲泌尿外科护士协会、国际尿控学会护理学组合作培训课程。本教材培训目标明确、培训内容清晰，突出科学性，注重实用性和可评价性，对促进专科护士的临床思维、拓宽视野、提高综合能力具有实际意义。

同时，本教材整体阐述了专科护士培训架构的建设、课程的设计、临床实践基地的评审和管理、学员的管理、专科护士继续教育的管理等内容，作为广东省护理学会率先开展系统的泌尿外科专科护士培训项目的经验，给同道们提供一些参考。

广东省泌尿外科专科护士培训项目一直得到广东省护理学会、广东省医师协会泌尿外科医师分会、广东省医学会泌尿外科学分会各级领导的大力推动与支持。本书的编写，得到中华医学会泌尿外科分会护理学组、香港泌尿护理学会、安徽省护理学会泌尿外科护理专业委员会、辽宁省护理学会外科护理专业委员会、湖南省护理学会泌尿外科专业委员会以及国内多个省、自治区、直辖市医学会护理学组专家的高度关注、指导和大力支持。尤其是香港泌尿护理学会，积极为广东省护理学会泌尿外科护理专业委员会与欧洲泌尿外科护士协会、国际尿控学会护理学组等国际知名泌尿外科护理学术组织搭建沟通平台，合作开展持续的泌尿外科专科护士培训项目，在此表示诚挚的感谢！

书中不足之处恳请各位读者、专家提出宝贵意见，我们将不断修订和完善。

蓝丽

2023 年 4 月 18 日

目　录

第一部分　通科理论

第二部分　专科理论

第一部分　通 科 理 论

第一章 专科护理发展

【学时】3 学时。
【培训目标】了解专科护理发展相关内容。
【主要内容】
（1）中国泌尿外科专科护理发展史。
（2）泌尿外科专科护士的角色定位、技术范畴、岗位职责与胜任力评价。
（3）泌尿外科专科护士队伍的培养与使用。
【教学方法】课堂讲授。

第一节　中国泌尿外科专科护理发展

一、中国泌尿外科发展史

我国有关泌尿系统疾病的记载可追溯到几千年前，但现代泌尿外科得以快速发展还是在 20 世纪中叶，特别是中华人民共和国成立以后，谢元甫、吴阶平等老一辈科学家在国家处于百废待兴的艰苦环境中分别在北京、天津、上海、南京、成都、广州等地的医学院、医院建立泌尿科，很快遍及全国。1972 年 12 月，中山医学院附属第一医院收治了一位被外院错切右侧独肾的男性患者，梅骅等在北京友谊医院的协助下，对患者进行了组织配型，实施了我国首例亲属供肾肾移植手术，取得我国首例亲属肾移植手术的成功，此例手术对国内开展肾移植起了积极的推动作用，并获 1978 年全国科学大会奖。1973 年，梅骅等主编并由人民卫生出版社出版了我国第一部泌尿外科专著《泌尿外科手术学》；1988 年该书第二版出版，获卫生部科技进步二等奖，该书被誉为我国泌尿外科经典著作。1978 年，我国第一个集医、教、研、防为一体的泌尿外科研究机构——北京医科大学泌尿外科研究所成立，由吴阶平任所长；之后数年间天津、武汉等地也相继成立泌尿外科研究所，我国泌尿外科步入全面成长时期。

中华医学会泌尿外科学分会（The Chinese Urological Association，CUA）成立于 1981 年，由吴阶平院士任主任委员，至今已产生 12 届委员会。经过历届委员会和全国泌尿外科同仁的努力，我国泌尿外科专业队伍不断壮大，学科水平不断提高，在国际上的影响力日益增强。

随着科学日新月异地发展，外科手术正经历由传统开放手术到微创手术和机器人辅助手术的伟大变革。始于 20 世纪 80 年代以腹腔镜为代表的微创技术可以达到传统手术的效果，具备手术创伤小、术后恢复快等优点，已在临床广泛应用。机器人辅助手术系统最大的优势在于能够提供十几倍的放大视野及完美的 3D 立体视觉，同时通过软件处理可消除手术医师手部的震颤，使手术更为精细，目前已经应用于肾上腺、肾脏、输尿管、膀胱和前列腺等的手术中，尤其在腹腔镜前列腺癌根治术中优势明显。

二、中国泌尿外科护理发展史

随着泌尿外科医学的发展，泌尿外科护理应运而生。从 20 世纪 80 年代至今，泌尿外科从诊断到治疗的模式发生了革命性的变化，更多利用内窥镜和微创技术诊断治疗，与之相对应的护理方式也日趋完善。随着我国医疗卫生体制改革不断深入、泌尿外科患者数量逐年增长，以及人们对自身健康关注度显著增加，泌尿外科护理的要求也逐渐朝专业化、全面化、系统化的方向发展，给泌尿外科护理工作带来新的挑战。

中华医学会泌尿外科学分会（CUA）护理学组于 2006 年筹备，2013 年正式成立，搭建了全国泌尿外科护理同道学习、沟通和交流的平台，构建了更为科学的基层泌尿护理团队，以提高泌尿外科专科护理整体水平。多年来，CUA 护理学组的队伍不断壮大，覆盖面也更广，在 CUA 领导的大力支持和历届护理学组组长的带领下，围绕促进泌尿外科护理教育和人才培养的中心任务，充分发挥护理学组参谋、咨询的功能，引领全国泌尿外科护理事业的发展。

2015 年起，中华护理学会组织架构下的黑龙江省、北京市、安徽省、江苏省、广东省、湖南省等地的护理学会相继成立了泌尿外科护理专业委员会。随即，各市级护理学会也陆续成立泌尿外科护理专业委员会，从护理独立自主的发展层面将泌尿外科护理推向专科化发展的快车道。

近几年，各种平台的医疗、护理学术组织如雨后春笋般成立，泌尿外科护理以学组或专业委员会的形式开展各种学术交流、教育培训、项目合作等活动，在一定程度上为我国泌尿外科专科护理的发展做出了贡献。

三、泌尿外科专科护士培训的发展

20世纪50年代，专科护理起源于美国，经过半个多世纪的发展，美国已形成比较完整的专科护士培训和认证体系。美国护士认证中心（American Nurse Certification Center，ANCC）是美国为医疗机构和护士提供官方认证的最大、最权威的机构之一，隶属于美国护士学会。此外，不同专业协会也提供专科护理师（Nurse Practitioner，NP）、认证专科护士（Certified Nurse Specialist，CNS）等的认证，这些协会均获得美国国家认证机构委员会和专科护士认证委员会的认可。1993年，日本护理协会引进美国专科护士培养制度，成立了专科护士认定制度委员会，开始专科护士的培养，并分别于1994年和1995年正式对认证专科护士（CNS）和认证护士（Certified Nurse，CN）进行认证。

中国香港于1995年开始发展专科护士，香港医管局和香港大学负责专科护士的培养，并于2001年5月制定并颁布了专门针对专科护士的工作标准及相应的工作职责。

我国内地自2002年起，中华护理学会与香港危重症护士协会合作，每年举办全国重症监护室（Intensive Care Unit，ICU）专科护士培训班，标志着专科护士培训工作正式起步。随后，各地大力开展专科护士的培养，促进专科护理的快速发展。目前，已有ICU、手术室、急诊、造口、器官移植、肿瘤、糖尿病、骨科等方面的专科护士。《全国护理事业发展规划（2016—2020年）》也明确指出，发展专科护士队伍，提高专科护理水平；选择部分临床急需、相对成熟的专科护理领域，逐步发展专科护士队伍；建立专科护士管理制度，明确专科护士的准入条件、培训要求、工作职责及服务范畴等；加大专科护士培训力度，不断提高专科护理水平。

2010年，部队医院根据《军队专科护士培训大纲》在我国率先开展泌尿外科专科护士培训，其理论与实践培训均在临床护理示范基地完成。2017年，黑龙江省护理学会泌尿外科护理专业委员会面向全省举办首届泌尿外科专科护士培训班。2019年8月，广东省护理学会泌尿外科护理专业委员会在广州举办了第一届泌尿外科专科护士培训班，招生范围面向全国二、三级医院，学员要求为大专毕业从事本专科护理工作5年或本科毕业从事本专科工作3年或硕士毕业从事本专科工作2年的护理师以上的注册护士。课程以国内外专科护士认证培训标准为依据，参考中国香港泌尿护理学会和欧洲泌尿外科护士协会（European Association of Urology Nurses，EAUN）的泌尿专科培训标准和课程，融入7个领域内涵，经广东省泌尿外科护理专家精心设计、香港泌尿护理学会专家热心参与并共同充分讨论、严格审核后实施。该培训项目分为理论授课和临床实践两大模块。理论授课主要通过课堂讲授、操作示范、案例讨论、临床观摩、工作坊等形式增强学员的理性认识和感性认识。集中理论授课的时间为1个月，学员在理论培训结束并经考核合格后根据学员亚专科方向到相应的基地进行临床实践。临床实践主要通过学员在培训基地医院的轮转实习、个案管理、循证实践等形式，定期开展交流和分享活动，帮助学员更好地将理论与实践相结合。临床实践的时间为2个月，学员在实践结束并通过护理个案及成组计划答辩后，获得“泌尿外科专科护士结业证书”。学员回到原单位进行为期1年的临床实践，通过解决专科疑难复杂或罕见问题、个案管理、成组计划实施、护理会诊等形式提高专科实践能力，真正为患者解决临床问题。1年后学员返回培训机构，经认证合格后获得“泌尿外科专科护士毕业证书”。

我国现阶段的专科护士培训主要采取以中华护理学会、省级卫生行政部门和省级护理学会为主导，以有资质的教学医院为培训基地的模式。培训结束后进行考核，考核成绩合格者获得主办方颁发的证书。目前，各培训机构的专科护士认证存在互通性差、认可性低、培训质量参差不齐的现象，其主要原因是我国尚未建立统一的资格认证体系。

（蓝丽　黄玲）

第二节　泌尿外科专科护士的角色定位、技术范畴、岗位职责与胜任力评价

一、泌尿外科专科护士的角色定位和技术范畴

1900 年，《美国护理杂志》（*American Journal of Nursing*）一篇题为“Specialist in Nursing”的论文首次提出了专科护理的概念。经过 100 多年的发展，护士在执业过程中不断地延伸护理内涵，也在全球环境不断剧变的过程中赋予了专科护士丰富的角色含义。在我国，随着国家“十三五”“十四五”规划的推进，政府管理机构借力平台制定专科护士认证、分层培养、评价、执业标准等政策和管理制度。专科护士准入的门槛不断提高，专科护士培训逐渐与研究生培训接轨，认证标准也逐渐明确和细化。近几年，随着市场化推进、公立医院绩效改革的全面铺开，专科护士多点执业、互联网 + 服务的试点和实行优势越来越明显，专科护士的角色定位也随着医疗技术、医疗环境、人民群众健康需求的飞速发展而不断丰富。

泌尿外科专科护士相对于伤口、造口等其他成熟的专科，属于新生的队伍。基于我国专科护理整体已进入高水平、快速发展阶段，泌尿外科专科护理从产生开始就意味着要有较高的发展定位。在人员的临床专业技术等级上，有丰富的主管护理师执业经验的临床护理人才，通过专科护士规范化培训，并有明确的专科职业生涯发展规划，才能准入担任专科护士，每年还要接受并通过岗位工作能力审核。

泌尿外科专科护士应该具备较强的综合性能力。在专业上，泌尿外科专科护士深入亚专科，了解国内外亚专科的前沿发展，具有解决临床问题的能力；带领专科小组围绕患者的疾病、兼顾整体进行全程的临床护理实践与循证研究；运用循证思维，善于寻找发现、收集统计、分析总结专科护理敏感指标，持续提升专科护理管理质量；同时，善于建立人际网络，通过多元化医疗专业团队、单中心或多中心、跨学科等合作形式，将临床循证总结作为护理流程、规范、指南制定的依据；掌握对不同服务对象的教授、训练和辅导的技巧；具备阶梯式培养和储备护理人才的能力，推动专科高水平持续发展。

泌尿外科专科护士需要具备的综合能力决定其扮演着多元化的角色，既是临床护理专家、咨询者、管理者，又是研究者、教育者、合作协调者。泌尿外科专科护理技术范畴主要包括造口、失禁护理、膀胱镜检查、前列腺穿刺活检、尿流动力学检测、膀胱容量测定、尿失禁患者盆底肌训练及治疗、间歇性导尿技术、膀胱灌注冲洗技术、阴道灌洗技术、中医外治疗法（腕踝针技术）、结石成分分析、泌尿外科专科评估量表的使用、尿管留置及维护等。

二、泌尿外科专科护士岗位职责

（一）泌尿外科专科护士岗位准入标准

1．思想政治条件

1）遵守国家法律和法规，具有良好的职责操守，热爱专业，敬业精神强。

2）积极承担工作任务，能全面地、熟练地履行现岗位各项职责。

3）任职以来年度考核称职以上。

2．学历、资历条件

1）临床注册护士，本科及以上学历，护理师 3 年以上或主管护师及以上职称。

2）5 年及以上工作年限，其中本专业 3 年及以上工作年限。

3）取得相应的专科护士培训合格证书。

4）每年的专科护士岗位胜任力审核达标者才能继续担任。

3．学术水平、业绩条件

1）熟悉本学科领域国内新动态，在本专业领域已具有一定水平的知识与技术，在专业护理领域得到普遍认可。

2）能完成临床、教学、科研工作量，岗位职责审核达标及以上；具有指导和培养初级专业技术人员的能力，每年进行专题授课 1 次以上，在公开出版的学术核心期刊上以第一作者发表论文至少 1 篇。

4．综合素质条件

1）身心健康，在专业领域中积极进取。

2）具有较好的临床护理、评判性思维、领导、沟通应变、教学培训、科研循证、自我学习及专业发展能力。

5．优先考虑条件

1）胜任本职岗位并获得各级人员优秀评价。

2）在各类比赛中获奖或完成特殊任务并获良好评价者。

3）英语水平达大学英语六级以上，具有良好的英语交流能力者。

4）担任科区总带教或新护士导师 3 年以上者。

5）获“优秀带教老师”或“优秀护士”称号者。

（二）泌尿外科专科护士赋值比例

泌尿外科专科护士赋值比例见表 1－1。

表 1－1 泌尿外科专科护士赋值比例

规范的专科临床实践	专科建设及管理	个人专业发展	教育与咨询	临床实践研究	伦理与法律实践
35%	20%	15%	10%	10%	10%

（三）泌尿外科专科护士岗位职责与胜任力评价

胜任力（competency）包括特定工作或任务的执行情况、相关指标或标准的达成情况。构建科学、合理的指标将有助于对胜任力的量化。护理胜任力能有效区分绩效优异者和平常者，也是促进护士在工作岗位上取得优异成绩的知识、技能和价值观等个人特质的综合表现。每个医院根据专科需求培养，充分发挥专科护士的价值，并对专科护士进行岗位胜任力评价是非常必要的。泌尿外科专科护士岗位职责与胜任力评价见表 1－2。

表 1－2 泌尿外科专科护士岗位职责与胜任力评价

职责简述	
解决病房复杂疑难的重大技术问题，承担友科疑难病例护理会诊任务。完成泌尿外科开展的专科护理技术操作［尿流动力学检查、膀胱容量测量、膀胱灌注（含热灌注）治疗、膀胱镜检查辅助、盆底肌肌肉评估及治疗、间歇性导尿、前列腺直肠 B 超检查及穿刺辅助、局麻下泌尿手术配合］，开展泌尿专科护理亚专科门诊——伤口、造口、失禁、前列腺肿瘤、膀胱肿瘤、泌尿系统结石、男科护理。带组与相应亚专科医疗组持续联动，负责相关亚专科方向的教育培训、科研、健康教育、疾病管理、社区公益活动。随时接受医院、护理部、外科下达的亚专科方向的任务	
岗位职责及分值比	
临床实践（40 分）	（1）为专科患者提供直接护理； （2）为专科疑难、危重、复杂病例及新开展的手术病例提供高质量护理； （3）完成护理个案积累； （4）解决专科并发症护理问题； （5）完成专科护理操作技术量； （6）完成上级指派的公共突发情况的应急处理及卫勤保障任务（专科护理技术部分）
健康指导（5 分）	（1）承担并指导其他护士进行患者及家属的健康教育（如住院教育、健康讲座、社区教育、线上教育等）； （2）承担/协助开展科室专业培训（如分层次培训、带教、组织查房、疑难病例讨论、业务学习、亚专科新进展学习、新业务培训等）
提供咨询（10 分）	（1）完成专科护理门诊量； （2）完成护理会诊量； （3）为其他医务人员提供咨询（指导其解决复杂、疑难问题，给予相关技术指导）
多方协调（5 分）	（1）参与医师联合查房、病例讨论，跨科联合查房，多学科协作病例讨论，协助制订个体方案； （2）组织医护患进行沟通，从多角度解决患者问题； （3）负责亚专科疑难病历讨论中相应友科专家的邀请和信息反馈收集； （4）专科汇报至少每年 1 次

续表 1－2

岗位职责及分值比	
领导管理能力 （10 分）	（1）参与专科/亚专科护理工作制度的制定； （2）参与专科/亚专科护理评价指标的制定； （3）主导进行专科/亚专科患者护理管理（包括随访、满意度调查等）； （4）实施医院感控环节（尤其是泌尿系统感染）的质量控制； （5）协助护士长进行管理
护理科研（30 分） ＋ 附加分（10 分）	（1）掌握专科护理最新进展，每年组织分享国际、国内指南的最新解读； （2）立足临床，主导进行专科/亚专科单病种的循证护理； （3）开展或参与专科/亚专科护理研究，每年至少发表论文 1 篇，5 年内发表核心/英文期刊论文 1 篇； （4）将研究成果应用于临床实践，实现成果转化（每年 1 项护理改进成果）； （5）促进新技术、新业务的开展； （6）参与制定专科/亚专科护理指南或规范； （7）院内外讲授或分享护理研究或专科/亚专科护理经验； （8）主持或参与护理科研课题； （9）作为主研究者/研究者之一成功申报专利

（蓝丽）

第三节　泌尿外科专科护士队伍的培养与使用

一、泌尿外科专科护士队伍的培养

国内外研究指出，专业人才培养与梯队建设对于专科发展具有重要意义和作用。尤其是随着医疗技术日新月异地发展，必须大力培养和储备专业护理人才。专科护士的培养以专科护士培训为抓手，层级递进式的持续培训和实践是专科护士职业生涯的主要特点。由医院或者特定机构对专科护士进行核心能力的评估并定级，以阶梯成长培养计划的各层级目标为依据，在确定其核心能力级别后，开展相应的培训；对部分未能达到核心能力级别目标的项目，按照“缺什么补什么”的原则予以单项加强培训，定期复评。对合格者，确定其岗位和能力级别，安排其在相对应的岗位履行相应的岗位职责，帮助其积累该级别培训的临床经验，当其通过了这一层级的培训和考核方可予以晋级。

专科护士的培训应充分体现以“回归临床、回归患者、回归人文”为导向的“与国内外高水平专业发展接轨”的特点，构建完善的培训组织架构，专科护士的准入、培训、考核、质控、评审体系相对独立，有利于客观评价培训的效果，不断提升培训的质量。

拟开展专科护士培训的组织需要进行专科护士继续教育项目申报，内容包括本专科目前国内外发展情况介绍、专科护士培训目的、经过培训后期望达到的目标、参加培训的护士资格与选拔方案、课程设置、时间安排、总学时数、理论和临床实践学时比例、临床实践安排、拟定的师资人选、课程评估与学员考核评价方法、毕业后继续教育计划与要求、培训费等内容，通过项目申报后方可开展专科护士培训。

在专科护士的基础培养阶段，主要以集中授课、临床基地见习和实习的形式，达到开拓思维、开阔眼界的目的。在硬件上，组织一支高水平的师资队伍，建设一批高质量的规范化专科护士培训基地。在软件上，重视专科护士的临床思维的建立，培养其循证的临床护理工作素养和模式，掌握各种科研、管理、专科评估工具的使用方法，激发其创新动力。理论授课时间应占整个培训学时的 1/3 ～ 1/2，培训期间和结束后进行课程培训效果评估。临床实践时间应占整个培训周期的 1/2 ～ 2/3，各基地按照制定的临床实践手册的内容指导临床实践，并做好相应的记录。学员取得专科护士培训结业证书后，回原单位临床实践 1 年，认真履行专科护士的职责。实践完成后学员将工作总结、工作量统计表、单位的评价表、参加学术交流与学术研究的佐证材料上交培训机构，由培训机构组织专家统一评估，通过后获得专科护士资格证。

在专科护士的成长培养阶段，根据专科护士的继续教育内容，学员回到临床完成护理个案实践和临床技术操作积累，将临床思维和各种工具应用到临床实践中，每年最少参加 2 次该领域的各种学术活动，在该领域内积极地进行科研及撰写学术专著、论文和改革创新等工作，逐渐提升个人专业素养，建立专业形象。专科护士资格证每 4 年重新审核一次，重新审核需要提交审核周期内的工作总结、工作量统计表、单位的评价表、参加继续教育与学术研究的佐证材料。

专科护士的高端培养阶段是专科护士逐步向护理专家过渡的重要节点。这个阶段的专科护士其“个人成果”产出逐渐转为“团队成果”产出，带领护理团队，深入亚专科，通过主导的护理门诊、护理会诊、主持课题与基金、主办健康讲座与学术交流活动、组建人才队伍、组织平台辐射影响力等形式，不断总结专科经验和规律，编写规范、指南，指导临床工作。

二、泌尿外科专科护士队伍的使用

专科护士队伍的培养和使用，是紧密联系、相互作用的。专科护士队伍的培养是建立专科护理人才库的基础，专科护理人才库的建立，是专科护士职业生涯得以实现最大限度价值的有效机制。在我国，专科护士队伍培养和使用尚未规范和统一化，很多医院重培养、轻使用，甚至出现培养和使用脱节的现象，使得专科护士的临床作用未能充分发挥，造成人才的浪费。要改变这种现状，需要依托国家的政策支持和法律保护。目前，各医院根据临床实际，逐渐制定了专科护士管理制度，将培养和使用结合起来，从护理人才库的建立、专科护士的培养选拔、岗位竞聘、岗位职责的明确与能力审核、绩效、晋升、福利制度等机制的建立等方面，尤其是从临床实践、教学指导、咨询、科研等维度制定专科护士核心能力的考核标准，激励专科护士不断学习与进步，促进专科护理的发展。

泌尿外科是一个医护专业配合度相当高的专科，泌尿外科专科护士相对于其他专科，发展的空间较大。在泌尿外科护理核心技术方面，如造口、失禁护理、膀胱镜检查、前列腺穿刺活检、尿流动力学检测、膀胱容量测定、尿失禁患者盆底肌训练及治疗、间歇性导尿技术、膀胱灌注冲洗技术、阴道灌洗技术、中医外治疗法（腕踝针技术）、结石成分分析、泌尿外科专科评估量表的使用、尿管留置及维护等，专科护士起到了主导或促进的作用。泌尿外科也是跨专科合作度较高的专科，不同年龄层次的患者都可能存在泌尿外科疾病或者排尿障碍的问题，妇产科的手术也容易累及泌尿器官，经常需要进行泌尿外科护理会诊。泌尿外科疾病中的膀胱肿瘤、前列腺肿瘤、肾上腺肿瘤、泌尿系统结石等，从后续治疗、并发排尿功能障碍、慢性发展、预防复发来说，都需要全程延续管理。男性健康管理的社区公益性宣讲、科普视频制作、健康咨询等，需要专科护士的主导参与。只有充分发挥好泌尿外科专科护士的各种角色功能，才能全面推动专科护理的发展，增强专科护理的影响力。

（蓝丽）

第二章

医学人文

【学时】3 学时。
【培训目标】了解医学人文相关内容。
【主要内容】
(1) 医学人文与护理人文关怀。
(2) 护理管理与人文关怀实践。
(3) 专科护士执业过程中的沟通方法与技巧。
【教学方法】课堂讲授。

第一节　医学人文与护理人文关怀

随着医学模式转变和社会进步，患者求医已不满足于单纯地治疗生理性疾病，更加希望医护人员能够投入更多的心理照护，关心与尊重他们。这就对广大医护人员在如何提高人文素养、提供人文关怀方面提出了更高要求和标准。

一、医学人文与护理人文关怀的概念

人文关怀又称人性关怀或关怀照护，它是一个哲学范畴的概念，源于 14—16 世纪在意大利兴起的文艺复兴运动，是对人的生命与生存质量的关注，对人应有的人格、尊严和需求的肯定，集中表现为对人文精神价值的弘扬和对人性的根本关怀。医学人文强调对人的生命权与健康权、人格与尊严的重视，彰显了“以人为本”的核心价值。人文知识是指对社会现象、文化艺术的内在体验，是阐述人的内心活动、精神世界的知识。科学知识是指对事物由外在实验观察到的事实，是阐述世界的自然与社会现象的客观规律的知识。护理学是自然科学与人文科学的耦合。人文精神表现为人们对于真、善、美的价值取向和执着追求，人文精神是每个人都应具备的素质。医学人文精神主要体现在“想方设法治好病、防好病”，是指医务人员对患者负责任的态度，把患者的生命放在第一位，具有为患者奉献的精神；具备为患者解决实际问题的能力，具备服务患

者的专业技能。护士的人文精神体现在爱心、进取心、责任心上。护理的人文关怀，即指护理工作中的情感表达，其核心表现为对患者精神价值的重视及对人性的根本关怀。通俗讲，人文关怀就是注重人，关心人，重视人的个性，满足人的需求，尊重人的权利，包括照护患者和有效沟通。《护士条例》第三章第十八条规定，护士应当尊重、关心、爱护患者，保护患者的隐私。在现代化护理服务中，人文关怀是护理的核心，也是优质护理的基础，更是护理人员专业知识与职业技能的充分体现。护士应具备的人文素质包括良好的人际关系与沟通能力、高尚的伦理道德素养、深厚的文化艺术与文化传统、理性思维能力。

二、医学人文流失的原因

无论是医学还是人文学，都不能孤立地发展，在世界追求人文回归的21世纪，中国加强医学人文学建设是适应世界科学发展趋势的需要。

纵观护理学的发展史，我们可以发现，护理的发展模式经历了四个过程：单纯技术→专科专业→综合科学→文化。从单一到多元化的转变必然会增添许多的相关元素，而人文关怀便是其中的一项重要元素。医学人文流失的原因包括：①技术至上主义。不断更新的诊疗技术导致护理人员在护理站多，与患者交谈少；关注躯体问题多，关注心理问题少，以技术去消解护理的非技术维度。②追求经济利益，医院功能异化，护理目的模糊，传统模式禁锢，注重躯体症状，忽视精神心理及其他需求，注重生物学手段，忽视心理、行为等手段。③角色意识错位，不尊重患者的权益，歧视贫困患者，忽略高龄老年患者就医权，医患对话中医护"惜语"等。④人文教育薄弱，对有风险的医疗难题推诿，对责任回避，护理学的人文底蕴不足。

三、提高人文关怀素养的方法

1）强化职业素质，加强自身人文修养。职业素质是决定人性化护理服务质量的关键。对刚入院的患者，护士端庄、温和的形象和带着微笑的问候，能缓解患者刚到陌生环境的紧张情绪；使用患者乐于接受的称呼，能拉近与患者之间的关系，消除陌生感；交接班时，一声亲切的问候能让患者感到温暖；护理过程中尽量使用体贴、关心的语气，能使患者对护士和护理工作产生认同感；对手术或疼痛的患者，亲切、真挚的安慰能减轻患者的苦痛；对患者的提问耐心倾听并给予合理的解释，能获得患者的理解；对情绪低落的患者，用适当的疏导和鼓励能激发患者与疾病斗争的勇气和信心。人文关怀实践是理解、深化护理关怀本质的关键环节，是具体应用中的显性行为特征，护理人员通过在实践中感受、体验、表达、实施关怀，逐渐培养主动关心患者的职业素养。

2）落实基础护理，丰富护理服务内涵。生理需要是人类最基本的需要。护理本身起源于生活照顾，生活护理是患者最需要关怀照顾的重要内容。临床基础护理的工作包含了大量生活护理的内容，基础护理是最能体现人文关怀的护理项目之一。在实施基础护理服务的过程中，通过掌握的专业技能对患者开展有效的护理工作，仔细地观察患者的病情变化和并发症的发生情况，可以使患者切实感受到来自护理人员的关爱，拉近护患之间的距离，促进护患之间的良好沟通和理解。

3）注重服务细节，营造人文关怀氛围。提供温馨、和谐的医疗环境和服务环境；秉承“无论在什么场合，无论在什么时候，护士都应尊重患者，关爱生命”的理念，互相尊重和信任，视患者为“熟人”，学会换位思考；关心、爱护与体贴患者，为其提供热诚、便捷的优质服务，提供安全、有效的护理技术服务，在护理服务各环节上维护患者利益；尊重患者隐私、提高护患沟通技巧；谨记生命至上、尊严无价，人的尊严和情感不容侵犯；促进个性和共性的协调发展；拥抱自然、和谐相处；提高审美情趣；加强人文修养，拥有自己的精神空间，坚守善良、诚信和坦诚；培养良好的人际交往能力、竞争和合作意识、自我认识和自我激励的能力；培养健康的进取心、自信心和责任感；学会感恩、尊重、宽容、欣赏、分享。

4）开展系统化人文关怀在职培训，提升人文关怀能力。研究显示，临床护理人员的医学叙事能力总体处于中等水平。医学叙事能力是指对疾病故事的识别、吸收、解释和行动的能力。医学叙事能力越高，其反思自我情感和行动的能力越强，与患者和同事关系越和谐，这是临床医务人员应具备的基本能力。医学叙事能力有助于医务人员在医疗活动中提升对患者的共情能力、职业精神、亲和力和对自我行为的反思能力。叙事医学/叙事护理课程培训是叙事能力培养的基础保障。医学叙事能力主要包括关注倾听能力、理解回应能力和反思再现能力。护理管理者应制订各层级的、周期的人文关怀培训方案，建立护理人员人文关怀品质培养的长效机制。

没有关怀，就没有护理。护理因为融入了人文关怀，内涵才丰富和深刻，而护理工作因融入了人文关怀才显得伟大和高尚，并被人们所称颂。护理实践是提高护士人文修养的必由之路，只有把人文知识和人文精神贯穿于护理活动的各个环节中，才能有效提高护士的人文修养。

第二节　护理管理与人文关怀实践

《关于推动公立医院高质量发展的意见》（国办发〔2021〕18号）中明确指出，公立医院高质量发展新文化要以患者的需求为导向，建设特色鲜明的医院文化，营造关心关爱医务人员的良好氛围，为医院的高质量发展指明了方向，重申人文关怀不仅仅要给予患者，人文关怀还应该给予医务工作者。

护理管理中的人文关怀，围绕“以人为本”的宗旨，体现对人的生存意义、价值、自由和发展的关怀。在要求护士为患者付出更多之前，必须给予护士足够的理解、支持、关注和爱护。平等、赞美、相容、互动，共同营造一个和谐、友爱的环境，让每位护士感觉到在一起工作是幸福、快乐的；护士长要从自身做起，身先士卒，树立榜样。护理管理中的人文关怀包括团队合群和学会减压。

人文关怀强调，在护理和管理中，管理者与被管理者是平等的，都是管理过程中的主人，两者目标是一致的。平等是人文关怀的基础。赞美是人文关怀的重要措施。每个人身上都有长处，问题是怎样让它发光。相容是人文关怀的一种境界，每个人生存在世上都有自己的空间，他人不能随意地扰乱，更不能侵占，这就需要相互包容，包括包容被管理者的缺点；心理的相容是微妙的，它给人愉悦的体验，使人与人之间产生亲和力并激发干劲。管理者要给大家创造一个宽松的环境，包容不同意见。互动是人文关怀的需要。人文关怀需要互动，需要彼此间的理解。从关心护士入手，树立“管理就是服务”的理念，“以人为本、风清气正”的工作氛围能够保障护士给予患者更优质、更安全的护理服务。为护士培训、学习创造条件，搭建资源平台，实现护理管理模式的创新。护理管理者，不仅是管理者，也是指挥者，要带动一个团队优质、高效地完成任务，需要管理者发挥潜移默化的作用和榜样的力量，使护理人员信服，愿意追随。护理管理者应用非权力影响力，包括个人的作风、品德修养、言谈举止、人格魅力等，起到表率作用。每个人的背景、阅历不同，看问题的观点与角度就有差异，结论就会不同。当意见有分歧时，在充分沟通的基础上，尽量达成共识。护理团队精神是一种集体主义精神，是个体与群体在目标一致基础上的整合，是护理人员思想、心态上的高度协调，是行动上的默契和互补，是相互之间的宽容和接纳。压力是工作生活负荷、人们对这些负荷的感受以及人们应对这些负荷的能力这三方面互动的一个结果。护理管理者要知己知彼，有的放矢；及时察觉，有效减压。压力来源于心态，减压取决于心态。减压方法包括制造快乐、安排好休闲时间等。护理管理者要懂得整体大于个体、合作产生效益。所有有效的管理都要求有适当的宽容，宽容是最美丽的情感，是一种良好的心态。有宽容才能提高管理质量，有宽容的工作环境才有和谐的工作氛围，才能更好地发挥护理人员的主观能动性，创造一个高效的团队。

第三节　专科护士执业过程中的沟通方法与技巧

以下两个发生在护士、医生身上的真实案例如果发生在您的工作中，请问您会如何处理？

［案例 1］

护士：阿姨，您这次住院要看什么？

患者：肾。

护士：肾怎么了？

患者：看肾啊。

护士：您哪里不舒服？

患者：肾呀。

护士：肾有什么不舒服？

患者：我要看肾啊。

护士：……好吧，阿姨，我们重新来。您觉得什么地方不舒服？

患者：肾呀。

护士：呃……您是觉得腰痛，还是腰酸，还是拉尿时不舒服，还是有血尿？

患者：就是肾不舒服。

护士：肾怎么不舒服呀，是痛还是酸还是觉得软呢？

患者：我用手敲的时候觉得有石头在肾里面滚来滚去。

护士：有血尿吗？

患者：有血尿，有血尿，我一直都有拉血尿。

护士：血尿是什么颜色的？

患者：红色的，红色的。

护士：有这么红吗？（患者回答“没有”。）有这个颜色这么红吗？（患者回答“没有”。）是这个颜色吗？比这个还淡一些？这个颜色？还要淡一些？这个……阿姨，这个已经是浅黄色了。

患者：是，是，是这个，比这个再浅一点。

护士：阿姨，再浅一点就成白开水颜色了！

患者：是的，是的。

护士：……

[**案例**2]

患者：医生，我这个问题严重吗？

医生：阿叔，您各项指标都挺好的，只是有点前列腺增生。

患者：那我这个是不是早期癌症？

医生：按现在的检查结果来看，不是癌症哦。

患者：不是癌症？我们那里的医生说我可能是早期癌症。

医生：至少目前各项检查结果都不支持是癌症，您定期复查就可以了。

患者：我这个癌症有没有转移？

医生：您这都不是癌症。

患者：是早期癌症吗？

医生：不是，您各项指标都挺好的。

患者：那有没有转移啊？

医生：阿叔，我们好像进入对话死循环了……

《健康报》披露的一项调查令人深思。在我国所有的医疗纠纷中，约有50%是医护人员的语言艺术不够而造成的，不中听的话、不礼貌的词很可能使医患矛盾一触即发。“医学之父”希波克拉底曾说过，医生有三大“法宝”，即语言、药物、手术刀。随着医生对技术的重视，位于第一位的“法宝”正在淡出视线。世界医学教育联合会《福冈宣言》指出：所有医生必须学会交流和处理人际关系的技能。缺少共鸣（同情）应该看作与技术不够一样，是无能力的表现。患者是一个特殊的群体，他们不但具有身体上的疾病，心理上也处于焦虑、紧张、恐惧，需要被关心、被同情、被支持的复杂状态，更需要被理解和尊重。尊重、真诚和关注的态度，是护士人际关系修养水平的体现，它决定了护士的身心健康、工作质量和工作效率。护患沟通中，学会换位思考是必不可少的。把自己想作患者或者患者家属来揣摩、感受他们的心理，才能够真正体谅患者的痛苦，理解他们的行为。

执业过程中的沟通方法与技巧：

1）沟通过程要贯穿在患者的整个住院期间。从入院询问患者资料开始，以晨间护理加深护患关系，以过硬的技术操作作为沟通的主要纽带，以午间护理争取护患沟通的最佳时机，以晚间护理营造温馨的沟通氛围，以出院指导巩固沟通成效。

2）沟通过程中要展示自信，目光专注，语言清晰明确，获得患者的信赖。营造轻松、和谐、自然的气氛，便于沟通。耐心倾听，成为患者忠实的听众，同时对患者有所反馈。选择合适用语，引导患者。恰当运用非语言的沟通技巧，比如肢体语言、表情等。运用真挚的安慰性语言、巧妙的告知性语言、合理的解释性语言、恰当的鼓励性语言。熟练掌握和使用规范的职业用语、敬语、谦词，具备一定的语言文字功底。

3）应对患者或家属抱怨的说话技巧。以积极的方式来对待患者或家属的投诉；承认对患者造成的影响并表示理解与同情；倾听患者或家属诉说；真诚地向患者或家属道歉；采取补救行动，表明可以为他做什么，不能做什么，把不良影响降到最低。

护理的本源就是人文关怀。人文关怀是降低医护患纠纷的有效措施，提高人文关怀可缩小医护与患者之间的距离。护理服务应该彰显人文精神，护士应该给患者更好的人文关怀，各方也应该给护士更多的人文关怀。现今医疗系统在医教研人才评价导向要素方面有“新五为”：医德为先，临床为本，学术为尚，创新为力，人文为心。护理的人才评价导向为“回归临床、回归患者、回归人文”，以及岗位胜任能力。专科护士的评价导向要素更应该向以上要求靠拢。

（陈锷）

第三章 护理管理

第一节 泌尿外科护理质量管理

一、泌尿外科临床护理质量敏感指标的建立与管理

【学时】2 学时。
【培训目标】
（1）了解临床护理质量敏感指标的相关概念与内涵。
（2）掌握泌尿外科临床护理质量敏感指标的建立与管理。
（3）了解护理质量敏感指标监测的临床意义。
【主要内容】
（1）护理质量敏感指标的相关概念与内涵。
（2）护理质量敏感指标。
（3）泌尿外科临床护理质量敏感指标的建立与管理。
【教学方法】课堂讲授。

（一）相关概念与内涵

1. 护理质量指标

护理质量指标是用于评价临床护理质量和护理活动的“数值化”测量工具，可视为检测、评估和改善护理质量适当性的依据。

2. 护理质量敏感指标

护理质量敏感指标是为评估护理服务的结构、过程和结局，定量评价和监测影响患者结局的护理管理、临床实践等环节而制订的，是具有敏感性和特异性的护理质量指标。

3. 护理质量敏感指标监测的临床作用

（1）有利于护理质量精准化管理。护理质量敏感指标通过对临床信息的采集、汇总、分析，敏感地反映护理质量水平，是护理管理人员制订护理目标和评价护理结果的

重要手段。监测及分析护理质量敏感指标，有助于管理者进行精准管理，科学评价护理质量和效果；根据指标结果聚焦关键问题，快速定位薄弱环节，有针对性地持续改进。

（2）有利于护理质量纵向比较。由于指标是连续性采集的，护理管理者可以全面掌握本医院的护理质量现状，通过自身历史性、阶段性比较，评价与患者结局有关的护理措施的优劣，有目的地制订护理方案。

（3）有利于护理质量横向比较。由于指标具有规范、统一的特性，管理者可以动态跟踪、比较医院现状和全国平均水平的差异，及时发现某个指标值是否在某一时间段为异常状态。医院通过分析具体指标信息，确定护理工作中可能存在问题的环节或者步骤，然后进行根本原因分析。

（二）护理质量敏感指标

《护理质量敏感指标实用手册（2016版）》归纳了13个护理质量敏感指标，见表3－1。

表3－1　护理质量敏感指标

结构指标（6个）	过程指标（1个）	结果指标（6个）
床护比	住院患者身体约束率（%）	住院患者跌倒率（%）
护患比		院内压疮发生率（%）
每住院患者24小时平均护理时数		插管患者非计划拔管发生率（%）
不同级别护士的配置		ICU导尿管相关尿路感染发生率（‰）
护士离职率（%）		ICU中心静脉导管相关血流感染发生率（‰）
护士职业环境测评		ICU呼吸机相关性肺炎发生率（‰）

《广东省医院临床护理质量管理与控制指标（2014年版）》规定的护理质量相关指标见表3－2。

表3－2　广东省医院临床护理质量管理与控制指标

第一部分　临床护理质量指标			
1	高危药物外渗的发生率（%）或例次	11	失禁患者失禁性皮炎发生率（%）
2	输血/输液反应例数	12	跌倒/坠床高风险患者评估率（%）
3	非计划拔管发生率（‰）或例次	13	跌倒/坠床高风险患者或住院患者跌倒发生率（%）
4	中心静脉导管相关性血流感染发生率（‰）	14	住院患者或高风险患者跌倒/坠床伤害程度，分别统计各级占的百分比
5	尿管相关泌尿系统感染发生率（‰）	15	住院患者误吸高风险评估率（%）
6	手术相关肺部感染发生率（%）	16	住院患者或高风险患者误吸及误吸并发窒息、肺炎发生率（‰）
7	患者入院前已有压疮率（‰）	17	患者走失高风险患者评估率（%）
8	压疮高风险患者评估率（%）	18	患者走失发生率（‰）
9	高风险患者或住院患者压疮发生率（‰）	19	患者足下垂的发生率（‰）
10	住院患者手术室压疮发生率（‰）		

续表 3-2

第二部分　专科护理质量指标	
新生儿护理	住院新生儿烧伤、烫伤发生率（%） 鼻中隔压伤发生率（%）
产科护理	产后出血发生率（%） 产房阴道分娩产后出血发生率（%） 产科病房产后出血发生率（%） 使用催产素并发症发生率（%） 阴道分娩新生儿产伤发生率（%） 阴道分娩新生儿骨折发生率（%） 足月新生儿（阴道分娩）重度窒息发生率（%） 新生儿臂丛神经损伤发生率（%） 阴道分娩尿潴留发生率（%）
ICU 护理	ICU 中心静脉置管相关血流感染发生率（‰） 使用呼吸机患者卧位不正确发生率（%）
血液透析护理	患者血压控制合格率（%） 患者营养状况合格率（%） 透析充分性达标率（%） 患者血管通路（包括自体内瘘/人工血管/深静脉置管）感染发生率（‰） 内瘘、人工血管堵塞（栓塞）发生率（%）
手术护理	手术患者、手术部位及术式错误发生例数（例） 手术患者身份信息正确率（%） 手术部位标识正确率（%） 手术同意书内容合格率（%） TIME OUT 正确执行率（%） 手术过程中异物遗留发生例数（例） 手术物品清点不符发生率（%） 手术标本遗失发生例数（例） 手术标本留置不合格率（%） 手术标本漏送的发生率（%）
急诊护理	接诊护士分诊准确率（%） 急性心肌梗死绿色通道平均停留时间合格率（%）
第三部分　护理工作质量指标	
1	查对制度落实合格率（%）
2	不良事件报告处理符合率（%）
3	使用药物错误的发生率（‰）或发生例数（例）
4	急救设备器材及药品完好合格率（%）
5	无菌物品合格率（%）

（三）泌尿外科护理质量敏感指标的建立与管理

1. 泌尿外科护理质量敏感指标的建立

护理质量敏感指标与患者的健康结果密切相关，是质量管理的重要抓手，根据《护理质量敏感指标实用手册（2016版）》《广东省医院临床护理质量管理与控制指标（2014年版）》的内容及护理质量敏感指标的筛选维度，结合泌尿外科护理工作特点及专科特色，建立泌尿外科专科护理质量敏感指标（表3－3）。

2. 泌尿外科护理质量敏感指标的管理

1）准确收集泌尿外科护理质量敏感指标数据并记录。

2）尽可能使用信息化系统采集与管理护理质量敏感指标的数据，确保数据真实、准确，并提高工作效率。

3）对收集的数据进行分析，针对分析结果持续改进护理质量。

二、质量管理工具在泌尿外科临床护理工作中的应用

【学时】2学时。

【培训目标】

（1）掌握护理质量管理工具的类型及用法。

（2）熟悉质量管理工具在泌尿外科临床护理工作中的应用。

【主要内容】

（1）护理质量管理工具的定义。

（2）护理质量管理工具的类型及用法。

（3）质量管理工具在泌尿外科临床护理工作中的应用。

【教学方法】课堂讲授。

（一）定义

医疗质量管理工具指为实现医疗质量管理目标和持续改进所采用的措施、方法和手段，包括全面质量管理（total quality control，TQC）、PDCA循环、品管圈（quality control circles，QCC）、疾病诊断相关组（diagnosis related groups，DRGs）绩效评价、单病种管理、临床路径管理等。

常用的护理质量管理方法包括PDCA循环、根本原因分析法（root cause analysis，RCA）、医疗失效模式与效应分析法（health failure mode effects analysis，HFMEA）和临床护理路径（clinical nursing pathway，CNP）。

（二）类型与用法

1. PDCA循环

PDCA循环又称“戴明环”，是一种迭代的管理方法，是全面质量管理所应遵循的科学程序。其分为4个阶段，即计划（Plan）—实施（Do）—检查（Check）—处理（Action），是一种程序化、标准化、科学化的管理方式。每一次PDCA循环都需要经过4个阶段8个步骤。

表3-3 泌尿外科专科护理质量敏感指标

指标名称	选择对象	判断及依据	计算方法	改善标准
非计划拔管发生率（‰）或例次	所有置管（尿管、引流管）的患者	(1) 非计划拔管是指停留管道的患者，未达到拔管指征而将导管拔除或导管意外脱出。 (2) 依据《临床护理技术规范》判断危险程度和类型	非计划拔管发生率（‰）= $\frac{\text{置管患者非计划拔管例数}}{\text{周期内住院总日数}}$ ×1 000‰ 或：单位时间内置管患者非计划拔管例数	指标或例次下降
尿管相关泌尿系统感染发生率（‰）	所有使用导尿管的住院患者	(1) 尿管相关泌尿系统感染是指患者留置导尿管后或拔除导尿管48 h内发生的泌尿系统感染。 (2) 依据：《医院感染监测规范》《导尿管相关尿路感染预防与控制技术指南（试行）》、临床诊断和病原学诊断标准	尿管相关泌尿系统感染发生率（‰）= $\frac{\text{留置导尿管相关泌尿系统感染的例数}}{\text{所有患者留置导尿管的总日数}}$ ×1 000‰	指标下降

续表 3 – 3

指标名称	选择对象	判断及依据	计算方法	改善标准
失禁患者失禁性皮炎发生率（%）	所有排便失禁患者，特别是失禁性皮炎高风险患者：指 24 h 内出现 3 次以上无法控制的水样便的排泄，如腹泻、大便失禁或（和）小便失禁者；以及曾患失禁性皮炎或已愈合压疮留下的痕迹或颜色改变且无法恰当地护理或无法自我照顾及沟通，如有如厕依赖、转移依赖、不能步行、洗澡依赖等的老年患者	（1）失禁性皮炎是指皮肤对粪便和（或）尿液暂时性或持续性刺激的炎症反应，表现为皮肤表面的红斑、水肿；严重渗出时可伴有水疱、糜烂或皮肤二次感染。失禁性皮炎发生的部位在会阴部、腹股沟、臀部、肛周、大腿内侧。详见《临床护理技术规范》。 （2）依据：美国国家压疮顾问小组颁布的实用性诊断工具，《临床护理文书规范》中的“失禁护理单”，《临床护理技术规范》中的压疮、失禁性皮炎和擦损性皮炎的鉴别要点。 （3）失禁性皮炎干预工具 IAD-IT	失禁患者失禁性皮炎发生率（%）＝ $\frac{\text{失禁患者发生失禁性皮炎例数}}{\text{所有排便失禁患者人数}} \times 100‰$	指标下降
跌倒/坠床高风险患者评估率（%）	（1）年龄大于 65 岁的老年患者。 （2）临床上有跌倒危险因素的患者	（1）跌倒/坠床高风险是指具有跌倒史、步态问题，或使用辅助装置、服用相关药物、精神状态异常、尿频或经常如厕，或其他危险因素等患者。 （2）依据《临床护理技术规范》，使用 Morse 跌倒风险评估量表得分 > 45 分，使用 Hendrich Ⅱ跌倒风险模型工具评估≥5 分的患者	跌倒/坠床高风险患者评估率（%）＝ $\frac{\text{跌倒/坠床高风险患者评估例数}}{\text{入院时评估属高风险患者总人数}} \times 100\%$	指标上升

续表3-3

指标名称	选择对象	判断及依据	计算方法	改善标准
跌倒/坠床高风险患者或住院患者跌倒发生率（%）	所有住院患者	（1）跌倒是指突发、不自主的、非故意的体位改变，倒在地上或更低的平面上。按国际疾病分类（ICD10）对跌倒的分类，包括以下两类：①从一个平面至另一个平面的跌落；②同一平面的跌倒。 （2）医学诊断 ICD－10. W19. 900（跌倒）、ICD－10. R29. 600（跌倒倾向）	跌倒/坠床高风险患者发生率（%）= $\frac{\text{高风险患者的跌倒例数}}{\text{入院时评估属高风险患者总人数}}\times 100\%$； 住院患者跌倒发生率（%）= $\frac{\text{住院患者的跌倒例数}}{\text{住院患者总人数}}\times 100\%$	指标下降
患者入院前已有压疮率（‰）	所有入院的患者，包括有一处或多处的各级压疮的患者	（1）入院时患者已有1—4级压疮或怀疑深部组织损伤、无法界定压疮。 （2）“压疮评估护理记录单”。 （3）ICD10 褥疮诊断	患者入院前已有压疮率（‰）= $\frac{\text{患者入院前已有压疮的总例数}}{\text{住院患者人数}}\times 1\,000‰$	
压疮高风险患者评估率（%）	所有病情危重、意识障碍、瘫痪/截瘫、感觉障碍者；运动障碍者；营养不良、贫血、浮肿、大小便失禁、出汗者；使用导管、支架或石膏外固定者，医源性限制体位以及高龄老人等患者	（1）依据《临床护理技术规范》压疮危险因素评估表进行评估，分值属高风险的患者。 （2）压疮危险因素评估表：包括 Waterlow 压疮危险因素评估表、Braden 压疮危险因素评估表和 Norton 压疮危险因素评估表	压疮高风险患者评估率（%）= $\frac{\text{高风险患者评估例数}}{\text{入院时评估属高风险患者人数}}\times 100\%$	指标上升

续表 3-3

指标名称	选择对象	判断及依据	计算方法	改善标准
高风险患者或住院期间压疮发生率（‰）	所有住院期间发生压疮的患者，不包括手术中发生压疮的患者	（1）患者局部组织长期受压，影响血液循环，导致局部皮肤和皮下组织发生持续缺血、缺氧、营养不良而致组织溃烂坏死。 （2）依据《临床护理技术规范》压疮的分期进行判断。 （3）医学诊断（CD10. L89）	高风险患者压疮发生率（‰）= $\frac{\text{有一处或多处压疮的患者例数}}{\text{入院时评估属高风险患者人数}}\times 1\ 000‰$； 住院险患者压疮发生率（‰）= $\frac{\text{有一处或多处压疮的患者例数}}{\text{住院患者人数}}\times 1\ 000‰$	指标下降
住院患者手术室压疮发生率（‰）	所有手术患者	住院患者手术室发生压疮是指患者在手术过程中因局部组织受压导致压疮	住院患者手术室压疮发生率（‰）= $\frac{\text{有一处或多处压疮的患者例数}}{\text{住院手术患者人数}}\times 1\ 000‰$	指标下降
术后深静脉血栓发生率（%）	住院手术后发生深静脉血栓的患者	（1）手术后患者单侧下肢出现肿胀、疼痛及影像学检查提示深静脉血栓形成。 （2）深静脉血栓评估量表：Caprini 评估量表	术后深静脉血栓发生率（%）= $\frac{\text{发生术后深静脉血栓例数}}{\text{统计周期内住院手术患者总人数}}\times 100‰$	指标下降

1）计划阶段。第一步：分析质量现状，找到质量问题。第二步：分析产生质量问题的原因或影响因素。第三步：找到影响质量的主要因素。第四步：针对影响质量的主要原因研究对策，制订相应的管理或技术措施，提出改进的行动计划，并预测实际效果。

2）实施阶段。第五步：按照预定的质量计划、目标、措施及分工要求付诸实际行动。

3）检查阶段。第六步：根据计划要求，对实际执行情况进行检查，将实际效果与预计目标进行对比分析，寻找和发现计划执行中的问题并进行改进。

4）处理阶段。对检查结果进行分析、评价和总结。这一阶段是本循环的结束，也是下一次循环的开始，需要明确已解决的问题，还有哪些具体问题有待解决。具体分为两个步骤。第七步：把结果和经验纳入有关标准和规范之中，巩固已取得的成果，避免不良结果再次发生。第八步：把尚未解决的质量问题或新发现的质量问题转入下一个PDCA循环，为制订下一次循环计划提供资料，并建立长效机制。

2. 根本原因分析法

根本原因分析法（RCA）简称根因分析，是一个系统化的问题处理过程，包括确定和分析问题原因，找到问题解决方法，并制定问题预防措施，主要用于系统及流程的问题探讨。RCA是一种回溯性失误分析方法，常用于医疗护理不良事件分析。RCA的核心是一种基于团体的、系统的、回顾性的不良事件分析方法，通过从错误中反思、学习及分享经验，做到改善流程、事前防范，从多角度、多层次提出针对性预防措施，而不是仅仅关注问题的表征。RCA的目的只有一个，即透过“症状因”，找到“根本因”，进而找到“根本解”，从根本上解决问题。RCA的实施一般包括4个阶段。

1）准备阶段。由医院护理部牵头组建RCA工作小组。工作小组的成员构成及人数应根据不良事件的性质及严重程度确定，可根据情况挑选具有RCA理论知识与经验、具有一定组织能力和解决问题能力的成员2～10人，尽可能选择不同科室的人员，便于在分析问题过程中拓展思路。

2）调查阶段。事件调查主要是为了给后续分析提供佐证，尽可能真实地还原事件过程。调查内容包括查看相关病历记录、访谈当事医护人员。访谈内容包括发生的时间、地点、经过、工作流程等，如果发生的事件与操作流程相关，还应评估事件发生时的执行是否与标准流程一致。

3）分析阶段。

（1）制订临时防范措施：根据不良事件的性质，工作小组决定是否在重新修订防范措施前立即采取临时性防范措施，及时介入，避免问题进一步扩散或产生更加严重的后果。

（2）确认根本原因：此阶段在于更深层次的挖掘和探索，以确认问题的根本原因，可采用头脑风暴法、因果分析图法、差异分析法等方法。根本原因的判断可根据以下3点进行分析：根本原因不存在时，事件不会发生；根本原因被矫正或被排除，不良事件不会因为相同诱因而再发生；根本原因被矫正或被排除，不会再有类似事件发生。

4）实施阶段。制订并执行改善计划或防范措施。根据确定的根本原因，制订可操作、标准化的改善计划及防范措施，并督促执行，防止类似事件的再次发生，并在实践中进一步改进，方案执行可结合PDCA循环进行。

3. **失效模式与效应分析法**

失效模式与效应分析法（FMEA）是系统性、前瞻性的分析方法。健康护理失效模式分析（HFMEA）是通过小组成员的集体讨论研究，分析护理工作流程中每一环节或步骤，所有可能产生的不良后果及整个流程造成的可能影响，找出护理过程中的高危、高风险环节，着重预防，做到在不良事件发生之前采取相应护理措施，从而有效降低风险，确保护理质量，增加患者满意度。

FMEA 有 7 个步骤，分别是订立主题、组成团队、画出流程、执行分析、计算风险顺序数（Risk Priority Number，RPN）评估结果、拟定改善计划。

1）订立主题。选择高风险领域或高脆弱性领域的流程来分析，如果流程太多，可以选择其中一个子流程。

2）组成团队。团队成员应包括流程中牵涉的每一个人，如果是跨学科流程，就需要组成一个跨部门的团队。

3）画出流程。将流程的所有步骤用流程图的方式列出来，并将每个步骤编号。

4）执行分析。针对每个列出的失效模式，找出所有可能的原因。

5）计算 RPN 值。RPN 值即危机值，包括 3 个维度：发生可能性，被发现的可能性和严重性。每个维度在 1 ～ 10 分间选择一个数字代表其程度。如对于发生的可能性，1 表示“不可能发生”，10 表示“发生的可能性很大”，以此类推。3 个数值相乘即为该失效模式的 RPN 值。RPN 值最低分是 1 分，最高分数是 1 000 分。计算 RPN 值不但可以帮助团队找出需要优先注意的问题（RPN 值高的失效模式），而且通过比较改善前后 RPN 值，能够帮助评估改善的程度。

6）评估结果。找出 RPN 值中排在前几位的失效模式，优先考虑改善这些失效模式。因为高 RPN 值的失效模式是最需要改善的部分，低 RPN 值的失效模式对流程的影响最小，应该列在最后考虑。

7）拟定改善计划。包括：重新设计流程，以预防失效模式的发生；分析并测试新流程，监测和追踪流程改善的效果。

4. **临床路径**

临床路径（CP）是由临床医师、护士及支持临床医疗服务的各专业技术人员共同合作为服务对象制定的标准化诊疗护理工作模式，同时也是一种新的医疗护理质量管理方法。临床护理路径（CNP）是临床路径的一种，是包含了循证医学、整体护理、健康教育以及持续质量改进在内的标准化护理方法。临床护理路径的引入，使护士的工作更有计划和预见性，使护理过程更为规范化和标准化，使患者更加了解自身的护理计划，形成主动护理与主动参与相结合的护理工作模式，对推动临床护理实践发展具有重要意义。

临床路径的实施过程是按照 PDCA 循环模式进行的，包括以下几个阶段。

1）前期准备。成立临床路径实施小组。临床路径实施小组可分为管理组和执行组。管理组由科主任和护士长组成，负责协调相关部门及人员合作；执行组由责任医生、责任护士等组成，负责收集基础信息，分析和确定实施临床路径的病种或手术。一般来说，临床常见、发病率高、诊断明确、治疗简单、住院时间和费用差异性小、诊疗过程可控性强的病种较适合实施临床路径。

2）制定临床路径。制定临床路径的方法主要有专家制定法、循证法和数据分析法。制定过程中需要确定流程图、纳入标准、排除标准、临床监控指标与评估指标、变异分析等相关标准，最终形成临床路径的医生、护士和患者版本。各版本内容基本相同，但各有侧重，详略程度和使用范围有所不同。这也可以增进医护人员与患者的沟通，有利于患者参与监控，保证临床路径措施的落实。在临床路径管理模式下，医护关系发生了根本的变化，由从属配合关系变为平等合作关系，护士成为执行临床路径团队的核心成员之一。

3）实施临床路径。按照既定路径在临床医疗护理实践中落实相关措施。护理活动可归纳为评估、检验、给药、治疗、活动、饮食护理、排泄、护理指导、出院规划、评价等项目。

4）测评与持续改进。评估指标可分为以下 5 种：年度评估指标（平均住院天数及费用等）、质量评估指标（合并症与并发症、死亡率等）、差异度评估指标（医疗资源运用情况等）、临床效果评估指标（降低平均住院天数、降低每人次的住院费用、降低资源利用率等）及患者满意度评估指标（对医生护士的诊疗技术、等待时间、诊疗环境的满意度等）。根据实施过程中遇到的问题，查找国内外最新进展，结合实际情况，及时对临床护理路径进行修改、补充和完善。

（三）质量管理工具在泌尿外科临床护理工作中的应用

采取适当的质量管理工具，结合泌尿外科的专科特点及专科护理工作特征，进行临床护理质量管理，使护理质量管理规范化、科学化、精细化，从而保障泌尿外科患者诊疗护理过程的安全、有效。RCA 常用于分析与医疗护理相关的不良事件，管理目标是发掘“5 W 1 H”，即：What——发生了什么不良事件，造成了什么样的结果；Who——在哪个患者身上发生的，当事人是谁；When——发生的时间是什么时候；Where——在哪里发生；Why——为什么会发生；How——怎样才能杜绝此类事情再发生。将 RCA 用于泌尿外科护理不良事件管理，在分析过程中，分析者着眼于泌尿外科整个护理质量体系及过程层面，而非护士个人执行行为的咎责层面，要系统、全面地分析，从质量建设和质量体系中去寻找原因。如果导致系统中不良事件的原因继续存在，则还会有系统中的其他人犯错误。为了避免同类事件的发生，应找出事件的根本原因，制订预防措施，为护士创造安全的工作环境。

三、导尿管相关尿路感染的预防与管理

【学时】2 学时。

【培训目标】

（1）掌握导尿管相关尿路感染的定义。

（2）掌握导尿管相关尿路感染的诊断要点与病原学诊断。

（3）掌握导尿管相关尿路感染的预防与管理。

（4）掌握导尿管相关尿路感染预防与控制标准操作规程。

【主要内容】
(1) 导尿管相关尿路感染的定义。
(2) 导尿管相关尿路感染的诊断要点。
(3) 导尿管相关尿路感染的病原学诊断。
(4) 导尿管相关尿路感染的预防与管理。
(5) 导尿管相关尿路感染的操作规程。
【教学方法】课堂讲授、案例教学。

（一）定义

导尿管相关尿路感染（catheter-associated urinary tract infection，CAUTI）是指患者留置导尿管期间或拔除导尿管后48 h内发生的泌尿系统感染。

（二）诊断要点

1）有症状的泌尿道感染必须符合下列标准之一。

标准一：患者至少具有以下体征或症状之一，排除其他原因：发热（>38 ℃），尿急、尿频、排尿困难或耻骨压痛，以及尿培养阳性，即菌落数≥10^5 CFU/mL，病原体不超过2种。

标准二：患者至少具有以下体征或症状之二，排除其他原因：发热（>38 ℃），尿急、尿频、排尿困难或耻骨上压痛。同时，至少有下列情况之一：①尿液白细胞酯酶和（或）硝酸盐试验阳性。②脓尿（非离心尿白细胞数≥10个/mm^3或≥3个/高倍视野）。③非离心尿革兰氏染色见病原体。④非排泄尿（经导尿或耻骨上穿刺抽取）中至少2次尿培养出相同的细菌（革兰氏阴性菌或腐生葡萄球菌），且菌落数≥10^2 CFU/mL。⑤先前已使用针对泌尿道感染的有效抗菌药物治疗，尿液培养的细菌菌落数≤10^5 CFU/ mL，且只有单一的致病菌（革兰氏阴性杆菌或腐生葡萄球菌）。⑥医生诊断为泌尿道感染者。⑦医生针对泌尿道感染采取适当的抗感染治疗。

2）无症状的菌尿症：①患者在留取尿培养前的7日内有留置导尿管。②患者无发热（≥38 ℃）、尿频、尿急、排尿困难或耻骨上压痛等症状或体征。③一次尿培养阳性，即菌落数≥10^5 CFU/mL。

（三）病原学诊断

在临床诊断的基础上，符合以下条件之一：

1）清洁中段尿或者导尿留取尿液（非留置导尿）培养革兰氏阳性球菌菌落数≥10^4 CFU/mL，革兰氏阴性杆菌菌落数≥10^5 CFU/mL。

2）耻骨联合上膀胱穿刺留取尿液培养的细菌菌落数≥10^3 CFU/mL。

3）新鲜尿液标本经离心后用相差显微镜检查，在每30个视野中有半数视野见到细菌。

4）经手术、病理学或者影像学检查，有尿路感染证据。

（四）预防与管理

1. 核心预防控制措施

1）避免不必要的留置导尿管。应严格掌握留置尿管的适应证，避免不必要的留置尿管。留置导尿管不应作为尿失禁的常规处理措施，除非尿失禁的其他处理措施无效，并且患者要求留置尿管。

2）尽早拔除导尿管。一旦患者不再需要留置导尿管应尽早拔除。

3）保持导尿系统的密闭。使用预先连接的密闭导尿系统（导尿管预先连接于封闭的尿袋）以减少导尿管相关性菌尿症（catheter-associated a symptomatic bacteriuria, CAASB）。尽可能减少断开导尿管连接处的次数，始终保持尿袋和连接管低于膀胱平面。

2. 一般预防控制措施

1）插管前：根据年龄、性别、尿道情况选择合适的导尿管口径、类型。成年男性宜选16Fr，女性宜选14Fr。

2）插管时：①使用消毒棉球消毒尿道口及其周围皮肤黏膜，棉球不能重复使用。程序如下：男性自尿道口、龟头向外旋转擦拭消毒，注意洗净包皮及冠状沟。女性先清洗外阴，其原则为由上至下，由内向外，然后清洗尿道口、前庭、两侧大小阴唇，最后清洗会阴、肛门。②插管过程应严格执行无菌操作，动作要轻柔，避免尿道黏膜损伤。

3）插管后：①悬垂集尿袋，不应高于膀胱水平，并及时清空袋中尿液。②保持尿液引流系统通畅和完整，不应轻易打开导尿管与集尿袋的接口。③若采集尿标本并非用于普通细菌和真菌学检查，可从集尿袋采集。④疑似导尿管阻塞应更换导尿管，不得冲洗。⑤ 保持尿道口清洁，日常用肥皂和水保持清洁即可，但大便失禁的患者清洁以后应消毒。⑥患者洗澡或擦身时应注意保护导尿管，避免浸入水中。⑦导尿管不慎脱落或密闭性被破坏时，应更换导尿管。⑧出现可疑尿路感染而需要抗菌药物治疗前，应先更换导尿管。

3. 额外预防控制措施

1）留置导尿管的替换方法。

（1）如果男性患者有留置导尿管指征且膀胱残余尿量极小，安全套导尿管可以代替短期和长期导尿管，以减少无认知障碍患者的CAASB。

（2）间歇导尿可替换长期导尿或短期导尿以减少CAASB和CAUTI的发生。

（3）耻骨上方导尿可替换短期导尿。

2）间歇导尿技术。

（1）门诊及住院患者使用清洁而非无菌技术时CAASB和CAUTI的风险无显著差别。

（2）门诊和住院患者可使用复用导尿管替代一次性导尿管，两者的CAASB和CAUTI风险无显著差别。

（3）拔除导尿管时筛查和治疗CAASB以减少CAUTI的发生：女性短期导尿管拔除后CAASB持续达48 h者，进行抗菌药治疗可降低发生CAUTI的风险。然而，尚无足够数据推荐是否应该对所有导尿管移除的女性患者进行筛查；也尚无足够数据推荐是否应该对男性患者进行筛查或治疗持续性 CAASB。

（4）员工教育与培训：规范并学习留置导尿管的指征，并定期评估对指南的依从性。

（5）方便的评估与医嘱提醒系统：定期评估使用导尿管的医嘱，应考虑使用电子提醒系统和（或）自动停止系统，避免不恰当地使用导尿管。

4. 不推荐的预防控制措施

1）常规使用含消毒剂或抗菌药物的生理盐水进行膀胱冲洗或灌注以预防尿路感染。对于长期留置导尿管的患者，不要常规使用含消毒剂或抗菌药物的生理盐水进行膀胱冲洗或灌注来减少或避免 CAASB 或 CAUTI 的发生。但对于部分外科术后和短期导尿的患者可考虑应用抗菌药物冲洗以降低 CAASB 的发生。

2）常规更换导尿管预防尿路感染。对于长期留置导尿管的患者，建议更换频率为：导尿管 2 周 1 次，普通集尿袋 1 周 2 次，精密集尿袋 1 周 1 次。

3）全身应用抗菌药预防尿路感染。对短期或长期导尿，包括进行外科手术的患者，不推荐常规全身应用抗菌药物来减少 CAASB 或 CAUTI 的发生，否则可能导致选择性耐药。

4）拔除或更换导尿管时常规预防使用抗菌药物。患者拔除或更换导尿管时，不应常规预防应用抗菌药（全身使用或膀胱冲洗）来降低 CAASB 或 CAUTI 的发生。尚无足够数据推荐预防使用抗菌药物是否可以减少该类患者菌尿症的发生。

5）不推荐在集尿袋常规放置抗菌药物。对于长期留置导尿管的患者，不要在尿袋中常规加入抗菌药物或消毒剂来减少 CAASB 和 CAUTI 的发生。

6）常规使用乌洛托品预防尿路感染。

（1）对于耻骨上方导尿、长期间歇和长期导尿的患者，不推荐常规使用乌洛托品来减少 CAASB 或 CAUTI 的发生。尚无足够数据推荐使用乌洛托品是否可以减少使用安全套导尿管患者 CAUTI 的发生。

（2）妇科术后留置导尿管不超过 1 周，可应用乌洛托品以减少 CAASB 和 CAUTI 的发生。其他术后的类似患者亦可应用。尚无足够数据推荐乌洛托品是否优于其他药物。当使用乌洛托品预防 CAUTI 时，尿液 pH 应维持在 6.0 以下。

7）常规筛查和治疗 CAASB。对于短期或长期导尿的患者，不推荐筛查和治疗 CAASB 以减少 CAASB 或 CAUTI 的发生。神经源性膀胱间歇导尿的患者等不推荐筛查和治疗 CAASB 来减少 CAASB 或 CAUTI 的发生。其他留置导尿管的患者不推荐筛查和治疗 CAASB 来减少 CAASB 和 CAUTI 的发生，但孕妇和泌尿系统手术预期有可视黏膜出血的患者例外。

（五）操作规程

预防导尿管相关尿路感染操作规程见表 3－4。

表3-4　预防导尿管相关尿路感染操作规程

措施类别	干预措施	关键控制点	说明
核心措施	掌握留置导尿指征，尽早拔除导尿管	(1) 仅在患者治疗护理需要时留置导尿管和仅在有指征时持续留置。 (2) 考虑其他适宜的膀胱管理方法，如间断导尿。 (3) 如有替代方法，应首选替代方法。 (4) 每日评估留置导尿管的必要性，尽早拔除	建议制订并实施每日评估持续留置必要性的措施： (1) 自动停止式医嘱，需重新下持续留置的医嘱。 (2) 放置于患者病案或电子病历中的标准化提醒
	操作时应严格遵守无菌技术规范	(1) 置管时，进行导尿管维护及任何与导尿管相关操作前后均应严格执行手卫生规范。 (2) 置管和导尿管维护时遵循无菌技术规范，包括使用无菌手套、铺巾、海绵等	—
	清洁与消毒尿道口	(1) 每日清洁尿道口。 (2) 大便失禁患者，清洁后宜消毒尿道周围。 (3) 沐浴或擦浴时应避免导尿管浸在水中。 (4) 不要将集尿袋放在地板上	可选择温开水、生理盐水等进行清洁，无须使用抗菌剂进行尿道口清洁
	保持尿液引流系统畅通性和密闭性	(1) 保持集尿袋高度低于膀胱水平。 (2) 恰当安全固定导尿管，避免移动或尿道牵拉，保持导尿管和收集管不缠绕。 (3) 如密闭性破坏、尿管脱开或出现渗漏，应消毒导尿管与集尿袋的连接处并更换集尿系统。 (4) 不宜频繁更换导尿管 (5) 活动或转运时，暂时夹闭导尿管。	导尿管更换频率应遵循产品说明书

续表 3－4

措施类别	干预措施	关键控制点	说明
其他措施	选择型号、大小、材质适宜的导尿管；合理留取标本	（1）应尽可能选择小的导尿管，导尿管型号达到合适的引流效果即可。型号较小的导尿管可减少对尿道的损伤。 （2）新鲜尿液的检查：收集少量样本，消毒剂消毒后，通过从无针采样口用无菌针/套管接头抽取尿液。 （3）需要做特殊尿液分析时，采用无菌方法从引流袋获取更多尿液	—
	教育和培训	（1）对参与置管、维护导尿管的人员进行 CAUTI 预防知识培训，培训内容包括留置导尿管的替代方法，导尿管置管、维护和拔除规程。 （2）置管和导尿管维护均应由接受过培训的人员操作	—
	目标监测	（1）根据导管使用频率和潜在风险，确定目标性监测的人群或科室。 （2）通过监测反馈不断改进防控措施。 （3）在留置导尿管患者中筛查无症状性菌尿	—
不常规推荐或不推荐的措施	使用银涂层/抗菌药物涂层导管	—	不常规推荐
	在留置导尿管患者中筛查无症状菌尿	—	不推荐
	膀胱冲洗	—	（1）不推荐以预防 CAUTI 为目的的膀胱冲洗。 （2）如果发生尿道梗阻，可使用密闭式膀胱冲洗
	预防性使用抗菌药物	—	不推荐
	常规更换导管	—	不推荐。应遵循产品说明书中的推荐频率更换，或者在导尿管阻塞时及时更换

四、泌尿外科日间手术室的管理

【学时】2 学时。

【培训目标】

(1) 了解日间手术的定义。

(2) 熟悉泌尿外科日间手术室的布局要求及人员管理。

(3) 熟悉泌尿外科日间手术室的设备和手术器械的配置。

(4) 熟悉泌尿外科日间手术室的感染预防与控制。

【主要内容】

(1) 日间手术的定义。

(2) 泌尿外科日间手术室的布局与人员管理。

(3) 泌尿外科日间手术的设备和手术器械的配置。

(4) 泌尿外科日间手术室的感染预防与控制。

【教学方法】课堂讲授、现场教学。

(一) 日间手术的定义

日间手术（ambulatory surgery/day surgery）是指选择一定适应证的患者在入院前做完术前检查、麻醉评估，然后预约手术时间，当日住院，当日手术，24 h 内出院的一种手术模式。

(二) 泌尿外科日间手术室的布局与人员管理

1）泌尿外科日间手术室应严格划分限制区、半限制区和非限制区，不同区域之间采取有效的隔离措施，并建立相应制度，限制人流、物流的相互干扰和影响；并拥有完全隔离的工作人员出入通道、患者出入通道、敷料器械循环供应通道 3 条路线。

2）泌尿外科日间手术室的人员配置包括：麻醉医生、麻醉护士、手术医生、巡回护士、洗手护士、保洁人员等。

3）巡回护士的职责。

（1）手术前：

A. 查看手术通知单，了解患者信息（如过敏史、生化检查等），必要时参加病例讨论，访视患者，做好术前宣教。

B. 确认手术所需物品、仪器、设备、手术体位用物等，处于备用状态。

C. 检查手术间环境是否符合国家规范要求。

D. 遵循一间、一人、一病历原则。

E. 核对手术患者身份，严格执行手术患者交接制度，与病房护士做好交接，在交接单上签名记录。

F. 做好患者的心理护理，减轻患者焦虑；做好患者的安全管理，防止坠床等不良事件的发生。

（2）手术中：

A. 建立静脉通路，按要求给予术前抗菌药物。

B. 执行手术安全核查制度，在麻醉前、手术开始前、患者离室前，与麻醉医生、手术医生共同核对患者相关信息，确保正确的患者、正确的手术部位、正确的手术方式。

C. 协助实施麻醉，协助洗手护士铺无菌台，检查无菌物品的有效期、包装等，确保物品合格。

D. 检查、评估皮肤情况，遵循手术安置体位原则，实施必要的保护和约束，避免因受压、暴露等造成的损伤，保护患者隐私，做好保暖，保证舒适。

E. 随时提供手术所需仪器、设备、器械、耗材等。添加物品时双人清点后及时记录；掉落的物品应集中放于固定位置，以便清点。

F. 严格执行给药、输血查对制度及医嘱管理制度。

G. 做好护理观察：包括出血、用药、输液、输血、尿量、手术体位等。

H. 严格执行并监督手术间所有人员的无菌操作技术、消毒隔离技术、垃圾分类等各项操作的规范落实。

I. 严格执行交接班制度，现场交接，内容包括手术物品、体位及皮肤、管路等，并做好交接记录。

J. 遵循手术标本管理制度，做好手术标本的管理。

K. 执行护理文件书写规定，及时、准确书写各种护理记录，并签字确认。

L. 巡视仪器和设备的运转情况，发现异常及时处理。

（3）手术后：

A. 协助手术医生包扎伤口，保持患者皮肤清洁，衣物整齐，保护隐私，注意保暖。

B. 检查患者皮肤情况，如有皮肤损伤等异常情况，与手术医生共同确认，在护理记录单上记录，并与病房护士交接。

C. 保持管路通畅，标识清楚，固定稳妥。

D. 整理患者所带物品及护理文件，将患者安全送离手术室。

E. 整理手术间，物归原处，并补充所需物品。

F. 严格执行不良事件上报制度，及时上报与患者安全相关的事件。

4）洗手护士的职责。

（1）手术前：

A. 查看手术通知单，了解拟实施手术名称、麻醉方式及患者信息（过敏史、生化检查等）、手术特殊用物，必要时参加病例讨论、访视患者。

B. 备齐手术所需物品，必要时请术者确认关键的器械和物品，如有不妥及时补充、更换。

C. 检查手术所需无菌物品及器械的灭菌标识和有效期。

D. 协助巡回护士安置患者、准备手术仪器设备等。

（2）手术中：

A. 铺置无菌台前确认周边环境符合无菌技术操作要求，再次检查手术所需无菌物品及器械的灭菌标识和有效期。

B. 执行外科手消毒，原则上提前 15 ～ 30 min 刷手。

C. 铺置无菌台后，检查手术器械性能、完整性。

D. 执行手术物品清点制度，与巡回护士共同清点台上物品。

E. 遵循无菌技术操作原则，协助手术医生进行手术区域皮肤消毒、铺置无菌单、戴无菌手套。

F. 与巡回护士连接好各种手术仪器。

G. 关注手术进程，掌握手术步骤，提前准备并正确传递手术器械，及时擦拭器械上的血渍，传递前及使用后均需要检查器械完整性。

H. 对正在使用的器械、纱布、纱垫、缝针等做到心中有数，用后及时收回。

I. 监督手术医生对特殊器械及电刀的安全使用。

J. 负责手术台上标本的管理，严格执行手术标本管理制度。

K. 监督手术台上人员的无菌技术操作，严格执行手术隔离技术。

L. 做好标准预防，正确传递锐器，防止发生锐器伤。

M. 如为特殊感染手术，按感染类别执行 WS/T 367—2012《医疗机构消毒技术规范》相关处理规定。

N. 术中原则上不调换洗手护士，特殊情况必须调换时，严格执行交接班制度，现场交接。

O. 完成第四次手术物品清点后，告知手术医生手术物品数目正确、完整。

（3）手术后：

A. 协助手术医生包扎伤口，清洁手术区域皮肤，正确连接引流管。

B. 遵循手术标本管理制度，做好手术标本的管理。

C. 遵循垃圾分类原则。

D. 做好器械整理，及时与消毒供应人员交接。

（三）泌尿外科日间手术的设备和手术器械的配置

手术间需要配备吊式无影灯、电动手术床、麻醉机、监护仪、高频电刀、X 线观片灯、腔镜仪器设备、工作站、器械桌、托盘、操作台、升降圆凳、脚踏凳、分类垃圾桶等必需的基本设施，以及泌尿外科的手术仪器设备与腔镜器械。安装计算机系统，配置移动式电子工作站，有教学任务的医院考虑设置电视教学装置。另外，还需要有患者转运用的手推轮椅车和转运床。

（四）泌尿外科日间手术室的感染预防与控制

1. 手术前感染因素和控制措施

1）做好患者的风险评估。

2）指导患者规范做好术前准备。

3）如存在手术部位以外的感染，宜治愈后再进行择期手术。

4）术前 15 min 进行术前皮肤准备。

5）清洁切口皮肤消毒应以切口为中心，从内向外消毒；清洁 - 污染切口或污染切口应从外向内消毒。消毒区域应在手术野及向外扩展≥15 cm 部位擦拭。

6）准备清洁床单元，做好环境物表清洁消毒，控制医院感染。

2. 手术中感染因素和控制措施

1）择期手术安排应遵循先清洁手术后污染手术的原则。

2）洁净手术间应保持正压通气，保持回风口通畅；保持手术间门关闭，减少开关频次。限制进入手术室的人员数量。

3）术中保暖，维持患者体温正常。

4）手术人员着装要求符合《手术部（室）医院感染控制规范》。可复用手术器械、器具和其他物品的处置应严格执行供应室消毒技术规范要求。

5）遵守无菌技术操作规程。

6）操作应尽可能减少手术创伤，有效止血，减少坏死组织、异物存留，消除手术部位无效腔。

7）如需放置引流，宜使用闭合式引流装置引流。引流切口应尽量避开手术切口。

8）手术后，应清除所有污物，对手术室环境及物体表面进行彻底清洁消毒。

3. 手术后感染因素和控制措施

1）遵循无菌技术操作规程，严格执行手卫生。

2）加强患者术后观察，如出血、感染等征象。

3）应保持切口处敷料干燥，有渗血、渗液等情况时及时更换。

4）当怀疑手术部位感染与环境因素有关时，应开展微生物学监测。

5）严格执行围手术期抗菌药物的预防用药管理，防范耐药菌产生。

五、泌尿外科专科检查室、治疗室的管理

【学时】2 学时。

【培训目标】

（1）掌握泌尿外科专科检查室、治疗室的设置。

（2）熟悉泌尿外科专科检查室、治疗室的主要仪器。

（3）掌握泌尿外科专科检查室、治疗室的管理要求。

【主要内容】

（1）泌尿外科专科检查室、治疗室的设置。

（2）泌尿外科专科检查室、治疗室的主要仪器。

（3）泌尿外科专科检查室、治疗室的管理要求。

【教学方法】课堂讲授、情景模拟。

（一）泌尿外科专科检查室、治疗室的设置

泌尿外科专科检查室包括体外震波碎石室、尿流动力学检查室、直肠 B 超室检查室、门诊膀胱镜检查室等，主要用于泌尿外科的一些专科检查操作，包括尿流动力学监测、结石成分分析和体外震波碎石等。泌尿外科治疗室是为泌尿外科患者实施注射、穿刺、换药等治疗及存放无菌物品、清洁物品的场所。

（二）泌尿外科专科检查室、治疗室的主要仪器

1．尿流动力学分析仪

1）原理。尿流动力学是应用流体力学和电生理学的基本原理与方法，依据尿路各部分的解剖特点，检测尿路各部位的尿液流率、压力及生物电活动，从而了解尿路排送尿液的功能及机制，分为上尿路尿流动力学和下尿路尿流动力学两部分。前者主要研究肾盏、肾盂及输尿管内尿液的输送过程，后者则主要研究膀胱、尿道贮存及排出尿液的过程。尿流动力学检查包括：①尿流率图。可测知排尿量、尿流时间和尿流速度，并做残余尿量的判定，借以了解膀胱尿道的排尿功能。②尿道压力图。可测得最高尿道压、尿道关闭压力、尿道功能性长度及前列腺尿道长度，并可协助诊断压力性尿失禁等疾病。③充盈及排空膀胱的容积压力图。可测量膀胱的容量，并了解膀胱在储尿期及排尿期的问题。④肌电图。可测定外括约肌的功能，并得知逼尿肌与括约肌的协调度。

2）适应证与禁忌证。

适应证：尿失禁、夜尿症、尿频症、急尿、尿道刺痛、尿流异常、排尿滴沥不尽。

禁忌证：感染急性期、严重膀胱内出血、残余尿大于700 mL、女性月经期等。

2．结石成分分析仪

1）原理。结石成分分析是确定结石性质的方法，包括定性分析和定量分析，通过定性分析就可以满足临床需要。在诊断上，它可对非钙结石的病因判别提供直接的证据，对钙结石则有助于缩小结石代谢评估的范围。在治疗上，它是制定结石预防方案和选用溶石疗法的重要依据，也是对尿石症患者进行个体化治疗的前提条件。

2）适应证。结石成分分析适用于采用红外光谱分析法的人体泌尿系统结石成分的定性分析。

3．体外震波碎石机

1）原理。体外震波碎石术是利用冲击波从体外将人体内的结石击碎，变成细小的碎块，以利于排出体外。

2）适应证与禁忌证。

适应证：肾及输尿管结石除结石下方有梗阻者外均可治疗，大部分膀胱结石与部分尿道结石亦可治疗，部分胆囊结石也可以治疗。

禁忌证：未治愈的出凝血障碍者，肾实质疾患致肾功能不全者，严重的高血压、心功能不全者，未能控制的糖尿病患者，以及结石定位有困难者，如肥胖患者和小儿患者等。

（三）泌尿外科专科检查室、治疗室的管理要求

1）严格按照医院门诊相关规定制度进行布局管理。

2）设置急救车，备有齐全完好的抢救器械、仪器、药品等，所有物品处于备用状态。

3）护理人员掌握泌尿外科专科检查及操作，熟练掌握专科仪器的性能、操作规程及抢救用品的使用。

4）严格按照医院感染管理规定（表3－5）进行医院感染管理。

表 3－5　医院感染管理规定

措施类别	关键控制点
设施配置	配置物品柜、操作台、治疗床、治疗车、手卫生设施、锐器盒、医疗废物桶、非医疗废物桶等设施
环境管理	（1）地面、物体表面湿式清洁消毒≥2 次/天。 （2）环境、物体表面被体液、血液、排泄物、分泌物污染时，应先采用可吸附材料清除污点，再进行清洁与消毒。 （3）对高频接触、易污染、难清洁消毒的物体表面，可采用塑料薄膜、铝箔等覆盖，一用一更换。 （4）换药、清创等可能造成环境污染的操作结束后，应立即实施环境清洁与消毒。 （5）空气流通良好的治疗室，可自然通风也可机械通风；没有与室外直接通风条件的治疗室，应配置紫外线灯或其他符合要求的空气净化装置
诊疗用物管理	（1）诊疗器械根据其危险程度采取恰当的消毒/灭菌处理。 （2）一次性医疗器械、器具不得重复使用。 （3）一次性小包装的瓶装碘附、复合碘消毒剂、氯己定类、醇类等皮肤消毒剂应注明开瓶日期或失效日期，启封后使用时间不超过 7 d。 （4）大包装皮肤消毒剂启用后，根据消毒剂的特性、使用方法、使用频次、环境温湿度等因素确定使用期限，通常不超过 1 个月或遵照产品说明书。 （5）性能不稳定的含氯消毒剂，使用前应进行浓度检测，配制后使用时间不应超过 24 h
操作管理	（1）进行各项诊疗操作前后严格执行手卫生，摘手套后应执行手卫生。 （2）操作前评估是否有接触血液、体液、分泌物、排泄物的风险，根据可能的暴露风险选择适宜的防护用品，包括医用外科口罩、手套、隔离衣、护目镜等。 （3）清洁性治疗与感染性治疗应分室或分时段诊疗。①门诊应设置：Ⅰ类治疗室，进行穿刺、注射等清洁性治疗；Ⅱ类治疗室，进行感染性伤口换药等治疗。②病房如无条件分室设置Ⅰ类与Ⅱ类治疗室，可同室设置，但清洁性治疗与感染性治疗应分时段进行，先清洁性治疗，后感染性治疗

六、泌尿外科专科护理门诊的构建与管理

【学时】2 学时。

【培训目标】

（1）了解专科护理门诊的概念。

（2）熟悉泌尿外科专科护理门诊的类型。

（3）熟悉泌尿外科专科护理门诊出诊护士资质要求。

(4) 熟悉泌尿外科专科护理门诊的工作内容。

(5) 熟悉泌尿外科专科护理门诊的管理

【主要内容】

(1) 专科护理门诊的概念。

(2) 泌尿外科专科护理门诊的类型。

(3) 泌尿外科专科护理门诊出诊护士的资质要求。

(4) 泌尿外科专科护理门诊的工作内容。

(5) 泌尿外科专科护理门诊的管理。

【教学方法】课堂讲授。

(一) 概念

专科护理门诊是一种高级护理实践模式，是以护士为主导的、正式的、有组织的卫生保健服务形式，以满足就诊患者及其家庭护理方面的健康需求。

(二) 类型

根据泌尿外科专科护理门诊的主要职能可以将其划分为治疗类、健康咨询类和综合类护理门诊。

1）治疗类护理专科门诊：主要提供泌尿外科疾病的治疗与护理。

2）健康咨询类护理门诊：主要提供泌尿外科疾病的健康知识。

3）综合类护理门诊：为患者提供泌尿外科疾病治疗护理和健康教育。

(三) 出诊护士资质要求

具有泌尿外科高级实践护理资格的专科护士或具有高级职称以上、在泌尿外科护理领域有专长的临床护理专家。

(四) 工作内容

泌尿外科专科护理门诊以整体护理理念为指导，提供包括教育、咨询、治疗处理、个案管理等服务。服务的维度包括患者的躯体、心理、社会生活 3 个方面。对于来诊患者，专科门诊护士独立接诊、评估、做出护理诊断，给予护理干预并对就诊患者进行基本信息登记，建立健康档案，以方便后续的质量控制及长期随访。

(五) 专科护理门诊的管理

1）条件成熟的泌尿外科可依据医院规定，向医院主管部门或护理部申请开设护理门诊。

2）医院护理部应制定泌尿外科专科护理门诊的设置条件、申请及审批制度。

3）医院护理部应制定泌尿外科专科护理门诊人员资格审查制度。经过审批，护士可以开设专科护理门诊，与同一专科的医疗门诊协同工作。

4）要规范泌尿外科专科护理门诊的管理。建立泌尿外科专科护理门诊工作制度，包括门诊时间、服务项目、收费标准、转介时机等。建立门诊患者的档案。

5）泌尿外科专科护理门诊行政上隶属护理部管理，业务上隶属泌尿外科专科管理。

6）建立泌尿外科专科护理门诊的考核评价制度，评价指标包括患者再入院率、并发症发生率、复诊率、患者满意度等，定期对护理专科门诊的工作质量进行评价，对存在的问题进行持续质量改进。

第二节　泌尿外科护理人力资源管理

一、泌尿外科护理人力组织结构与团队建设

【学时】2 学时。
【培训目标】
(1) 了解护理人力资源管理及团队建设的相关概念。
(2) 熟悉泌尿外科护理人力的组成结构。
(3) 了解团队建设对泌尿外科专科护理发展的意义。
【主要内容】
(1) 护理人力资源管理的相关概念。
(2) 泌尿外科护理人力资源配置。
(3) 泌尿外科护理人力组织架构。
(4) 泌尿外科护理团队建设。
【教学方法】课堂讲授。

（一）相关概念

1. 护理人力资源

护理人力资源指经注册取得护士执业证书，按照《护士条例》规定从事护理活动的护士，以及未取得护士执业证书，经过岗位培训考核合格，协助注册护士承担患者生活护理等职责的护士和护理员。

2. 护理人力资源管理

护理人力资源管理是管理部门以实现“以患者为中心”的护理服务目标为核心，从经济学角度指导和实施护理人力与护理岗位匹配的管理活动过程。

（二）泌尿外科护理人力资源配置

1. 医院护理人力资源配置原则

合理的护理人力资源配置是保障患者安全和护理质量的基础，病房护士的配置应以临床护理工作量为基础，根据收住患者特点、护理级别比例、床位使用情况合理配置。配置原则有：依法配置的原则、基于患者需求动态调配的原则、成本效益的原则、结构合理的原则、责权一致的原则、公平竞争的原则、人有所长的原则等。

2. 泌尿外科护理人力资源配置方法

1)《卫生部关于实施医院护士岗位管理的指导意见》《三级医院评审标准（2022年版)》指出普通病房护士总数与实际床位数比至少达到0.4∶1，每位护士平均管床不超过8床。泌尿外科护理人力配置参照普通病房的床护比配置。

2）依据临床护理工作量及完成工作量所需要消耗的时间来配置护士人力，设立紧急状态下泌尿外科护理人力资源调配预案，实施人力资源动态调配。

（三）泌尿外科护理人力组织架构

泌尿外科护理人力组织架构见图3－1。

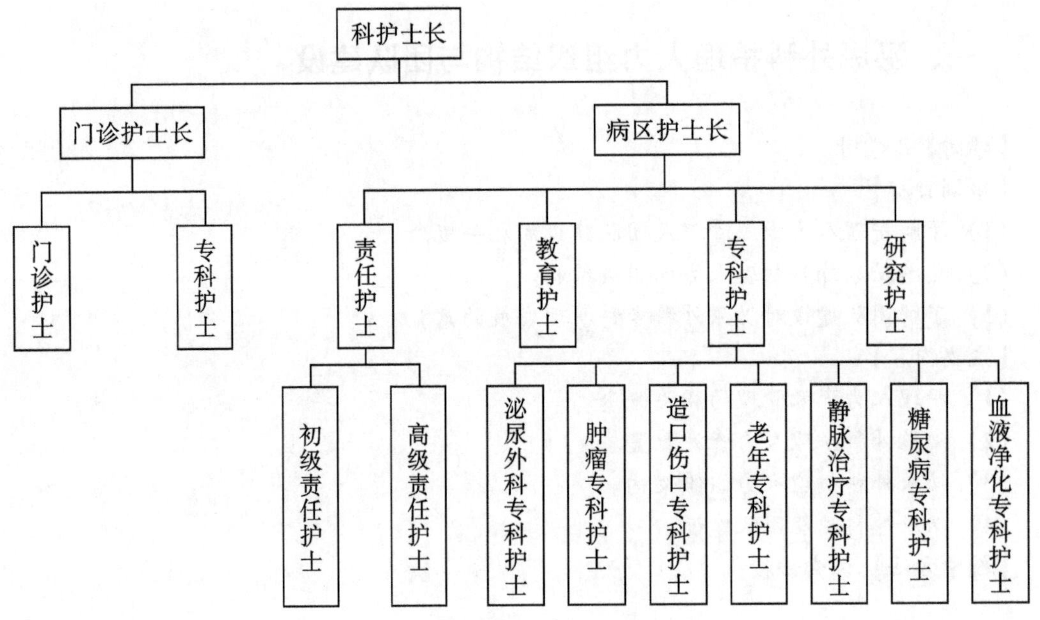

图3－1　泌尿外科护理人力组织架构

（四）泌尿外科护理团队建设

1. 确立护理团队目标

以医院的总目标及科室的业务发展目标为基础，确立泌尿外科护理团队的发展方向。

2. 培养团队精神

护理团队精神是指在一定的环境中经过精心培养而逐步形成的并为护理团队所有成员认同的思想境界、价值取向和主导意识。护士长应以身作则，增加团队的强烈归属感，激发团队的凝聚力与合作意识。

3. 制定团队准则和规范

团队准则和规范是团队成员共同遵守的行为指南和评价标准。准则和规范能够明确质量标准，增加工作透明度，将护理制度及规范具体化，让护士主动按规范标准执行工作。

4. 培养护士的团队情感

定期组织开展丰富多彩的集体活动，使护士之间的关系融洽，激发和增强护士的团队意识。

5. 训练团队精英

管理者应为泌尿外科护理团队培训一支精英队伍，让泌尿外科护士通过学习泌尿专科知识、人文知识等提升个人能力、提高整体素质、改进护理服务质量。

6. 做好团队激励

激励是指通过一定手段使团队成员的需求和愿望得到满足，护士长要充分认识护理人员的价值，关心他们的需求，提供公平的竞争机会，从而调动护理人员的积极性，激发他们最大的潜能，确保既定目标的实现。

7. 建立有效沟通渠道

有效的沟通可使护理团队理解科室的管理与发展目标，增强对岗位的热爱，并能激发护士的主观能动性。

8. 授予责任

护士长应挖掘每个护士的潜力，发挥个体优势，根据能力授以责任，让护士明确要完成的职责。

9. 提升护理团队执行力

组织团队进行执行力提高的专题讲座，明确团队执行力，在执行工作时要求成员具备积极主动和实事求是的工作态度，不要偏离目标，形成执行力文化的共同理念、情感、价值观念和行为准则。

10. 建立学习型护理队伍

医学知识日新月异，管理者应将学习制度化、机制化，激发护理人员的学习积极性、主动性和创造性，培养护理人员建立终身学习的观念和主动学习的行动，提高护理人员的整体素质，增强专科竞争力。

二、泌尿外科专科护士的岗位管理

【学时】2 学时。

【培训目标】

（1）了解专科护士管理相关制度。

（2）熟悉专科护士岗位职责。

（3）掌握专科护士的核心能力。

（4）掌握专科护士考核标准。

【主要内容】

（1）泌尿外科专科护士岗位管理制度。

（2）泌尿外科专科护士岗位职责。

（3）泌尿外科专科护士在实践中应具备的核心能力。

（4）专科护士考核标准。

【教学方法】课堂讲授。

（一）泌尿外科专科护士岗位管理制度

1）泌尿外科专科护士每年从事本专科护理实践时间应达到个人临床护理工作总时

间的2/3以上。

2）泌尿外科专科护士应主动、及时地掌握本专科领域护理新理论、新知识、新技术和新方法。定期参加本专科的护理继续教育项目学习，获得规定的专业继续教育学分。

3）泌尿外科专科护士应精通本学科基本理论、专科理论和专业技能。掌握相关学科知识，掌握专科危重患者的救治原则与抢救技能，在突发事件及急重症患者救治中发挥重要作用。

4）泌尿外科专科护士应加强对其他护理人员的专业指导，并对专科护理有关工作提出完善和改进建议。

5）泌尿外科专科护士完成专科护理工作且考核合格，享受专科护士岗位绩效薪酬。

（二）泌尿外科专科护士岗位职责

1. 专业技能方面

1）具有丰富的临床护理经验及较高的专科理论水平，并具有处理复杂、疑难问题的能力，为泌尿外科患者提供专科护理指导。

2）熟练掌握泌尿外科专科护理理论、技能及危重症患者的抢救护理工作。

3）参加或主持泌尿外科专科复杂病例、危重症病例、疑难患者护理病例讨论、会诊及查房，为患者制订个体化护理目标、护理措施，及时评价护理效果。

4）建立泌尿外科专科护理门诊，对专科患者提供专业指导。

5）与其他医护人员协调配合，有效合作，建立多学科协作护理团队。

2. 护理管理方面

1）能胜任泌尿外科专科责任组长工作，对低年资护士进行带教工作。

2）制订并审核泌尿外科护理常规、护理工作流程、护理工作标准、护理质量评价标准等。

3）制订泌尿外科专科护理发展计划并组织实施。

3. 教育指导方面

1）评价下级护士的专科护理质量，及时纠正不恰当的护理行为并指导规范行为。

2）承担科室实习生、规培生、进修生及专科护士带教工作。

3）完成院内及科内专科护士培训计划。

4）举办泌尿外科专科护理或多学科联合的护理学术交流活动。

5）评价及指导专科护理人员开展继续教育工作。

4. 专科发展方面

1）定期参加泌尿外科专科新知识与技能的学习及学术交流活动。

2）积极查阅国内外相关文献，了解专业领域最新进展。

3）研究泌尿外科专科护理理论，收集护理个案，撰写高质量科研论文，申报专利和成果。

4）指导下级护士开展护理课题研究和论文撰写。

（三）泌尿外科专科护士在实践中应具备的核心能力

专科护士核心能力是指专科护士在从事临床护理工作中必须具备的能力，可以为专科护士的培养提供参考，也是设置专科护士岗位职责、初次定级、晋级和考核标准的依据。泌尿外科专科护士应具备以下5个方面的能力。

1．专业实践能力

泌尿外科专科护士需要凭借丰富的专科及交叉领域的知识和经验，为泌尿外科患者提供准确的护理评估、细致的病情观察、准确的治疗护理措施、专业化的咨询和健康教育及完善的随访管理等。例如，泌尿外科专科护士应掌握泌尿外科疾病的专科理论知识及护理，能够根据问诊、体格检查、专科检查、实验室及影像学检查结果进行系统综合的分析，提出护理诊断，根据患者病情制订个性化宣教方案及护理措施，掌握泌尿外科相关专科技术操作及专科仪器的使用等。

2．评判性思维能力

评判性思维是一种有目的地自我调整判断和不断进行归纳、演绎、推理的过程，是态度、知识、技巧的综合运用，是发展技能、主体知识与实践者态度的综合体现。评判性思维作为决策和解决问题的思维基础，使护士在工作中能灵活运用已有的经验与知识，对面临的问题选择恰当的解决方法。例如，泌尿外科专科护士在护理病例讨论、护理查房、护理会诊方面，应对其他成员的观点提出质疑、分析、推理和评价，以培养寻找问题真相的能力及运用逻辑思维的能力，将丰富的理论和技能应用到临床实践中。

3．管理能力

泌尿外科专科护士应具备发现问题，寻找办法，应用循证思维做好计划、落实执行效果的能力。不仅要善于组织，还要敢于管理，发现护理团队成员的才能，充分发挥团队作用，协助进行护理管理与决策。

4．沟通协调能力

泌尿外科专科护士应擅长与他人合作，处理好医生、护士、患者及其他岗位人员之间的关系，充分发挥专科护士的桥梁和纽带作用。

5．专业发展能力

泌尿外科专科护士应具备解决专科疑难复杂问题的能力：在护理查房过程中能运用专科新理论、新技术、新知识指导护理人员解决疑难复杂问题；发挥科研优势，应用循证护理解决临床问题，促进临床科研成果转化；培养科研能力；能够进行循证护理实践，不断提升专业能力，促进专业发展。

（五）专科护士考核标准

1）加入医院专科护理管理委员会，负责相应专科工作小组的工作并履行相应的职责。

2）制定并审核泌尿外科专科的护理常规、护理工作流程、护理工作标准、护理质量评价标准等。

3）参加护理教学查房、危重疑难病例讨论、多学科协作会诊等活动，参与危急重症患者的抢救。

4）参与临床教学管理，完成一定量的实习、进修及专科护士的带教，对教学工作存在的问题进行质量改善。

5）参与泌尿外科专科质量管理与评价，完成专科护理质量与服务改善项目。

6）能完成新技术新项目的申报，主持市级以上科研立项课题，定期在正规期刊上发表泌尿专科护理论文或综述。

7）每年完成专科护理个案2个以上，每年主持科内护理查房至少3次，主持并组织、指导本院本专科领域的全面业务技术工作。

8）能为泌尿外科患者提供专科宣教计划并组织实施，开设护理专科门诊，能对专科护理门诊的工作进行考评。

表3-6为某三甲医院的专科护士工作评价表。

表3-6　某三甲医院专科护士工作评价

<table>
<tr><td>考评时间</td><td colspan="5"></td></tr>
<tr><td>姓名</td><td></td><td>科室</td><td></td><td>工号</td><td></td></tr>
<tr><td>职称</td><td></td><td>岗位</td><td></td><td rowspan="2">考核达标情况</td><td rowspan="2"></td></tr>
<tr><td>专科方向</td><td></td><td>专科资质获得时间</td><td></td></tr>
<tr><td colspan="6">一、出勤</td></tr>
<tr><td>考评项目</td><td colspan="5">完成情况</td></tr>
<tr><td>出勤</td><td colspan="5">在本专科岗位工作____天，完成____个夜班</td></tr>
<tr><td colspan="6">二、专业实践</td></tr>
<tr><td>考评项目</td><td colspan="5">完成情况</td></tr>
<tr><td>专科护士门诊</td><td colspan="5">专科护理门诊就诊____人次</td></tr>
<tr><td>专科护理会诊</td><td colspan="5">完成院内会诊____次，院外会诊____次</td></tr>
<tr><td>专科护理查房</td><td colspan="5">完成科内专科护理查房____次，院级查房____次</td></tr>
<tr><td>专科护理操作</td><td colspan="5">详细列举专科护理操作名称、次数：</td></tr>
<tr><td>专科疑难病例讨论</td><td colspan="5">参与科内____次，院级____次</td></tr>
<tr><td>危重症患者抢救</td><td colspan="5">参与科内____次，院级____次</td></tr>
<tr><td>个案管理</td><td colspan="5">收集个案____例/年，列举患者信息：</td></tr>
<tr><td>多学科会诊</td><td colspan="5">参与____次</td></tr>
<tr><td colspan="6">三、教学工作</td></tr>
<tr><td>考评项目</td><td colspan="5">完成情况</td></tr>
<tr><td>科室业务学习讲座</td><td colspan="5">完成科室业务学习讲座____学时/年，列举具体题目：</td></tr>
<tr><td>专科知识技能培训</td><td colspan="5">完成科内专科知识技能培训____学时/年，院级____学时/年，列举具体技能题目：</td></tr>
<tr><td>进修护士培训</td><td colspan="5">承担本科进修生带教____人次</td></tr>
<tr><td>实习生带教</td><td colspan="5">承担本科实习生带教____人次</td></tr>
<tr><td>新入科护士带教</td><td colspan="5">承担本科新入科护士带教____人次</td></tr>
<tr><td>基地专科护士带教</td><td colspan="5">承担本科基地专科护士带教____人次</td></tr>
<tr><td>科外、院外指导工作</td><td colspan="5">参加院级教育相关指导工作____次，院外____次</td></tr>
<tr><td>健康教育讲座</td><td colspan="5">面向社会举办健康讲座____次，列举具体题目：</td></tr>
<tr><td>危重症护理课程</td><td colspan="5">完成科内相关危重症护理课程____学时，院级____学时</td></tr>
</table>

续表 3－6

四、科研工作	
考评项目	完成情况
省内或国家级继续教育项目或学术会议	参加省内或国家级继续教育项目或学术会议____学时， 受邀担任讲者开展省内或国家级继续教育项目或学术会议____学时
学术任职	
护理科研项目（课题）	参与课题____项，承担课题____项
护理新技术、新项目	参与护理新技术、新项目____项，主持护理新技术、新项目____项
论文发表	以第一作者发表论文____篇
专利	获得专利____项
专刊、专著	专刊、专著名称、年度、类型：
五、管理工作	
考评项目	完成情况
参与制定或修改科室 SOP 文件	制定 SOP 文件____个，修改 SOP 文件____个
参与重大公共卫生突发事件	参与院内重大公共卫生突发事件____次， 参与院外重大公共卫生突发事件____次
改善护理服务项目	改善护理服务项目____项
参与循证护理学组活动	参与循证护理学组活动____次
参与品管圈活动持续质量改进项目	参与品管圈活动持续质量改进项目____项

三、泌尿外科护理实践中的领导力

【学时】2 学时。

【培训目标】

（1）了解领导力及护理领导力的内涵。

（2）熟悉护理临床实践领导力的策略。

【主要内容】

（1）领导力及护理领导力相关概念。

（2）提升护理领导力的意义。

（3）提升泌尿外科护理临床实践领导力的策略。

【教学方法】课堂讲授。

（一）相关概念

领导力是指正确地规划个人和组织发展方向，有针对性地整合相关资源，凭借人格魅力、工作作风等内在和外在素质的综合作用积极地影响相关人员决策行为，从而实现个人价值或组织效益最大化的能力；也就是领导者把握组织使命并激励员工围绕组织使命奋斗的一种能力。

护理领导力是指护理领导者有效引导护理被领导者共同去确立和实现护理领导目标的作用或力量。护理领导力既可以体现在普通护理人员的常规护理中，也可以体现在护理管理者的领导行为中。提升护理领导力的途径有增强自我意识、勤于学习和思考、积极开展培训、勇于实践探索。

（二）提升护理领导力的意义

护理管理者的领导力在一定程度上决定了护理工作的质量，影响着护理组织的凝聚力和绩效。护理人员自身护理领导力的储备和培养，有利于提高护士专业水平，促进自身发展；提高责任心和工作积极性，以更好地应对工作中出现的各种困难和挑战；减少对医生的依赖，提高临床决策的主动性，提升护理人员的地位；促进制度的完善，提升管理效率；激发组织成员的创新与创造能力，凝聚团队力量。

（三）提升泌尿外科护理临床实践领导力的策略

护理领导力是护士实现自身价值的基础。专科护士在学习和实践中需要通过培养和终身学习，使自己具备临床护理领导力，提高创新和科研能力，精准把握专科发展动态，从而进一步提高专科护理水平和质量。

提升泌尿外科护理临床实践领导力的策略：

1）注重泌尿外科专科护士的个人品格修养，应做到修身正己、公正无私、正直诚信、努力工作。

2）培养专科护士把握全局的能力，用发展、联系的观点看问题，把握事物的内外、纵横联系，运用专业系统的理论解决专科问题。

3）培养专科护士的科学决策能力，将理论与实践结合，利用团队力量，激发学习热情，按计划完成临床实践。

4）提升专科护士临床实践中的沟通协调能力，做到换位思考、平等协商、相互理解、相互支持，找准共同点和关键点，力求达成共识。

5）明确目标，提高效率。制定明确的专科实践发展目标，采取不断自我激励的措施，增强执行力，提高工作效率。

6）勇于突破创新，重视临床实践中的知识结构更新，顺应专科发展变化，培养创新思维，不断改进思维方式和工作思路，注重在实践中提高与探索。

7）持之以恒，不断培养个人的学习兴趣，设定合理的学习目标，遵循基本的学习原则，运用恰当的方法高效学习。

（张莉　陈舒娜　李素琪）

第三节　泌尿外科专科护士管理

【学时】2 学时。
【培训目标】了解泌尿外科专科护士管理的相关内容。
【主要内容】
(1) 泌尿外科专科护士培训课程的组织构建。
(2) 泌尿外科专科护士的学员与师资管理。
(3) 泌尿外科专科护士培训课程的设计、内容和方法。
(4) 泌尿外科专科护士核心能力培训与师资建设。
(5) 泌尿外科专科护士临床实践的培养。
(6) 泌尿外科专科护士客观结构化临床考试的实施与评价。
【教学方法】课堂讲授。

一、泌尿外科专科护士培训课程的组织构建

专科护士培训是护理事业专业化的重要手段，培训课程的质量是决定专科护士培训效果的基石。专科护士培训的前期重点准备工作之一就是培训课程的设计。培训单位应首先搭建培训课程设计团队。例如，广东省护理学会泌尿外科护理专业委员会于 2018 年成立泌尿外科专科护士培训管理委员会，该委员会设有 4 个工作小组，分别为行政及注册工作小组、学术及教育工作小组、考试及认证工作小组、质量监督工作小组，4 个小组人员各司其职，不能交叉重复兼任。

行政及注册工作小组负责内容包括招生及审核学员入学资格、招收和审核临床实践基地的师资和条件、邀请讲者及嘉宾、建立教育培训架构和制度、安排学分注册和发证、准备课程资料、确定理论培训场地、记录考勤及考核情况、管理对外交流事务、负责委员会的伦理及法律事务。

学术及教育工作小组负责内容包括设计课程框架，制定理论课程与临床实践培训课程的具体内容和日程、阶段考核内容、专科护士分级培训标准和内容、实践基地重点学习项目，同时，负责授课老师课程的内容审核。

考试及认证工作小组负责内容包括学员培训结束后的理论和临床实践考核、临床实践基地教学质量的持续评价、专科护士持续晋级认证、理论授课老师和临床实践教师的教学能力审核与评价。

质量监督工作小组负责内容包括分析理论考试、临床实践考核的结果，评估考核成效，评价课程内容、授课方式、考核内容、考核方式的有效性，分析各临床实践基地的培训存在的问题，追踪改善效果，确保教学质量得以持续改进，并将专科护士培训项目

进行规范化、品牌化打造。

值得注意的是，各工作小组成员不能交叉兼任，以确保独立客观；但这不意味着他们之间的工作互不沟通，整个工作环节是连续、交叉进行的，小组间会互相反馈并有追踪。例如，行政及注册工作小组会对招收的学员进行情况摸底，将学员的需求和基础信息进行梳理，反馈给学术及教育工作小组，便于在理论课程上进行微调或强化，在实践培训基地的学员分组上进行完善。考试及认证工作小组会根据具体的培训内容和侧重点制定考核内容和方式，一方面，将考核结果反馈给学术及教育工作小组以便统计分析；另一方面，将考核结果反馈给质量监督工作小组，以便其运用质量工具针对项目的每一个环节，进行多维度、多渠道的现场调查与分析，最后整理出质量分析报告，反馈给其他几个工作组，便于在规定的时间内做调整，并负责追踪效果。

（黄玲　蓝丽）

二、泌尿外科专科护士的学员与师资管理

（一）泌尿外科专科护士学员管理

1）学员准入管理：学员所在医院资质、执业资质、学历、工作年限、职称等必须符合专科学员要求或基地医院要求，学员才能参加理论学习及临床实践。

2）学员必须遵守职业操守，保持良好的医德医风、服务行为，严格遵守国家相关法规，遵守临床实践基地的规章制度和技术操作规程，严守查对制度，避免医疗护理差错及事故的发生。如若违反相关制度，经临床实践基地调查属实，临床实践基地按情节严重程度和学员认识态度提出处理意见。

3）学员必须尊重、同情和关爱患者，明确患者的权利和义务。禁止接受患者或患者家属的馈赠，禁止因个人学习而增加患者痛苦，禁止各种损害患者的行为。

4）尊重培训机构和临床实践基地的各级领导与老师，虚心学习，及时完成老师所交给的各项任务。服从管理，有意见通过正常渠道反映。

5）遵守临床实践基地的作息制度。学习期间不迟到、早退或旷工，不随意请假等。临床实践期间节假日（如国庆节、春节等）由医院按照国家标准安排休息或值班，不得擅自调班。如违反规定，按临床实践基地的相关制度处理。

6）实习期间，学员必须服从临床实践基地工作安排，不得随意更改临床实践基地；需要协调的问题，可通过区护士长—科护士长—护理部逐级反映解决。

7）学员须在临床实践教师指导下进行护理操作，并且不得独立进行护理文件书写。

8）在实践期间拍摄病例相片，必须征得临床实践教师和患者的同意方可进行。

9）学员必须按时完成理论学习及临床实践，并按时完成各项考核任务。认真填写学习及临床实践记录，根据要求请临床实践教师签名确认。

10）学员在学习期间将学习记录、总结及其他实习作业等交临床实践基地，临床实践基地定期组织学员开展学习汇报与各种作业评比，并根据学员的综合表现评选优秀学员等。

（二）泌尿外科专科护士师资管理

1．理论授课教师的授课要求及管理

1）设置本专科适用的、覆盖专科领域的专科理论与技术操作课程。

2）理论课程主要采用集中授课和讨论、案例分析、工作坊等方式进行。

3）理论课时间要求占整个培训学时的1/3～1/2，不得超过1/2。

4）定期对理论授课教师进行课程评估，包括对教学态度、教学内容、教学方法等方面的评估。

2．临床实践教师带教要求及管理

1）每个临床实践基地至少配备1名总带教。

2）按临床实践教师准入考核流程选拔临床老师，包括个人提出申请，经本专科护理小组或科室同意并推荐，个人填写专科护士实践基地教师资质申报表。由护理部教学组进行资格审核，对审核通过的人员进行培训及考核，考核合格人员进入实践教师资格库。

3）实行导师制，临床实践要求采用 对 或 对二带教模式。

4）制定临床实践手册（由各专科根据本专科特点制定）。临床实践期间，各基地按照临床实践手册的培训方案完成指定教学内容。

5）教师和学员均需要按照临床实践手册的内容进行临床教与学的实施，并做好相应的记录。

6）临床实践时间要求占整个培训周期的1/2～2/3。

3．临床实践教师职责

1）在医院护理部和临床实践基地领导的指导下，负责专科护士学员的临床实践带教和管理工作。

2）重视专科护士综合素质培养，临床实践要结合理论、技能、沟通技巧和应变能力，努力发挥学员的主体作用，使其积极参与教学活动，完成实习目标。

3）按临床实践手册的要求，通过看、听、做，指导学员临床实践，理论联系实际，培养学员分析问题、解决问题的独立工作能力。

4）合理安排临床实践带教计划，组织教学查房、业务学习与技能训练。

5）教学态度认真，教学作风严谨，保证实习目标的实施，严格要求，严格训练，每周进行测评及反馈，检查学员的工作完成情况。

6）尊重学员，增进相互交流，做学员的良师益友，听取学员的意见和要求，总结教学质量和临床实践效果，不断提高带教质量。

7）努力钻研业务，储备知识，积极进行教学改革，有创新精神，做到教学内容充实、教学方法新颖、教学效果优良。

8）掌握学员的工作作风、业务能力、服务态度、劳动纪律与规章制度执行情况，及时向临床实践基地领导反馈，实事求是写实践评语及评定等次，做好临床实践手册的记录。

（陈玉英）

三、泌尿外科专科护士培训课程的设计、内容和方法

（一）培训设计

中华护理学会组织架构下的泌尿外科专科护士培训还没有真正开展，培训课程需要根据大量国内外相关文献，并结合国内外专科护士培训的现状以及泌尿外科的专科发展情况设置。目前，广东省护理学会率先在国内开展泌尿外科专科护士培训项目。

广东省护理学会泌尿外科专科护士培训管理委员会联合香港泌尿护理学会专家，对课程设置充分讨论、精心设计、严格审核后制订并实施，课程的专业模块和综合素质模块均结合国内外专科发展前沿设计，旨在为学员提供先进、全面、系统、切合临床需求的泌尿专科护士理论培训与临床实践课程。

设置的课程包括专科护士的基本理论课程、国际合作培训课程［如欧洲泌尿护士协会（EAUN）专科护士必修课程］、国际尿控学会（International Continence Society，ICS）专科护士必修课程、快速康复课程、中西医结合管理课程、医学人文课程、现代泌尿护理管理课程等。专科理论知识参考美国专科护士培训课程，以器官疾病分篇设计课程，针对专业领域中关注度较高的肿瘤学、多发病等内容设计课时占比，充分体现泌尿外科专科疾病诊疗发展前沿的特点。集中培训时间共12周，其中理论授课4周，通过理论考核后，学员分组进入临床实践基地实习8周。全部培训结束，学员通过理论笔试、临床实践、研究课题开题答辩等综合考核后取得结业证书，回原单位按继续教育手册的要求进行临床实践1年。由广东省护理学会组织专家进行毕业认证考核，考核通过后统一颁发“泌尿外科专科护士资格证书”。

（二）培训内容

1）专科护士的基本理论与科研基础：国内外专科护士现状与发展趋势、现代护理学科进展、专科护士的管理与评价、文献检索、医学统计学、护理科研开展与基金申报、循证护理。

2）泌尿外科专科基础理论知识：泌尿外科各器官疾病的发病和诊疗现状、围手术期护理、急慢性并发症的防治与处理等。

3）泌尿外科专科护理操作技能：造口、失禁护理、膀胱镜检查、前列腺穿刺活检、尿流动力学检测、膀胱容量测定、尿失禁患者盆底肌训练及治疗、间歇性导尿技术、膀胱灌注冲洗技术、阴道灌洗技术、中医外治疗法（腕踝针技术）、结石成分分析、泌尿外科专科评估量表的使用、尿管留置及维护等。

4）泌尿外科专科教育与管理：教育与管理的组织、内容、模式、目标、方法、工作流程，管理工具的使用，文档管理，多媒体制作等。

5）泌尿外科专科护士的临床实践能力：教育技能技巧、护理专科门诊看诊、循证思维的个案管理、主持组织疑难病例讨论、标准化护理查房、授课、带组活动实践、联络护士的组织与管理、专科护士在医院导尿管相关性管理的主导能力实践等。

（三）培训方法

理论授课主要通过课堂讲授、操作示范、案例讨论、临床观摩、工作坊等形式巩固

和增强学员的理性认识和感性认识。临床实践主要通过学员在临床实践基地的轮转实习、个案管理、循证实践、观摩学习等形式，定期开展交流和分享活动，帮助学员更好地将理论与实践相结合，充分了解和体会泌尿外科专科护士的临床角色与职责，建立循证护理意识，提高发现问题和解决问题的能力。

现代医学的发展已表现出多学科交叉与融合的特点，护理人员在实际工作中面临着知识层次与结构不断丰富和充实的过程，在设计专科护士培训理论课程时，应结合学员内在的学习需要和特点，体现多学科的融合与交叉，使学员在今后的临床实践中能解决专科复杂疑难护理问题，并能积极主动学习新技术、新理念，具备敏锐的观察力和解决问题的能力。

（黄玲　蓝丽）

四、泌尿外科专科护士核心能力培训与师资建设

（一）泌尿外科专科护士核心能力培训

专科护理是基于循证、研究和实践，与某一护理专业领域相关，综合生理、心理、社会、经济、文化和精神需求的护理门类。美国专科护士协会提出专科护士核心能力应包括较强的解决临床专科护理问题的能力和一定的护理管理、教学与科研能力，且专科护士应作为高级实践护士的培养方向。因此，泌尿外科专科护士需要具备良好的临床实践能力、管理能力、教学能力、科研创新能力、专业发展能力，才能成为高层次、应用型的临床泌尿外科护理专家，最终推动泌尿外科护理专业的发展。

1. 临床实践核心能力培训

临床实践核心能力要求泌尿外科专科护士能使用专科评估工具正确评估病情；掌握本专科领域全面、最新护理技能，运用护理程序为患者（尤其是专科疑难、复杂、危重病例）提供针对性、个性化、有循证依据的专科护理；能指导下级护士护理疑难、复杂、危重、罕见病患者等。培训内容包括：①泌尿外科专科基础理论知识，包括泌尿外科各病种的现状、流行趋势，病因、发病机制及病理生理，诊断标准与分型，心理障碍，检验、检查结果及临床意义，手术及综合治疗、围手术期护理，急慢性并发症的防治与护理等。②泌尿外科专科护理操作技能，包括造口、失禁护理、膀胱镜检查、前列腺穿刺活检、尿流动力学检测、膀胱容量测定、尿失禁患者盆底肌训练及治疗、间歇性导尿技术、膀胱灌注冲洗技术、阴道灌洗技术、中医外治疗法（腕踝针技术）、结石成分分析、泌尿外科专科评估量表的使用、尿管留置标准及维护规范等。③泌尿外科专科教育与管理，包括教育和管理的组织、内容、模式、目标、方法、工作流程及文档管理等。

2. 护理管理核心能力培训

泌尿外科专科护士的护理管理核心能力包括发现专科护理质量管理中的问题、组织开展护理质量改进项目或制定专科护理质量标准、对泌尿外科专科护理质量进行持续改进等能力。培训内容包括护理管理的相关理论和常用管理工具、现代泌尿护理管理课程、泌尿外科联络护士的组织与管理、泌尿外科专科护士在医院导尿管相关管理中的作用等。

3. **护理教育核心能力培训**

泌尿外科专科护士的护理教育核心能力：能主持本专科疑难病例讨论、业务查房、授课，能组织或协助组织继续教育项目或专科学术活动，能制订并落实各级学生、护士或专科护士教学计划，能利用专科知识为患者提供健康教育、咨询服务、护理会诊等。培训内容包括现代高等护理教育理念、教学方法、教学方案的设计与实施，掌握健康教育的目的、意义与方法等。

4. **护理科研核心能力培训**

泌尿外科专科护士的护理科研核心能力：较强的科研意识和能力，要求专科护士能有效开展及带领团队开展专科护理领域的研究。其培训内容为护理研究的基本原则和步骤，包括各类研究设计、科研问题的确立与提炼、文献检索、研究设计、医学统计学、论文书写等方面知识。

5. **沟通与团队合作核心能力培训**

泌尿外科专科护士的沟通与团队合作核心能力：能运用沟通技巧，与医生、护士和患者及其他工作人员进行良好沟通与合作，建立和谐的工作氛围，建立多学科团队，参与多学科协作，跨科联合查房或多学科协作病例讨论等。培训内容包括掌握沟通与团队合作的概念、方法，与不同对象进行沟通与合作的技巧等。

6. **个人专业发展核心能力培训**

泌尿外科专科护士的个人专业发展核心能力：不断学习、自我发展和提高专业技能的意识和能力。对个人发展有清晰的设想，对本专科的发展有一定了解，能用自身的专业优势、技能特长，积极发展自身，并在一定范围内促进专业进步等。培训内容包括专业发展规划、个人学习力、职业生涯规划等。

（二）泌尿外科专科护士师资建设

高素养、高水准的师资决定着专科护士培养的质量，打造一支优秀的师资队伍是培训机构及临床实践基地建设与发展的重中之重。泌尿外科专科护士师资包括理论授课教师和临床实践教师，其中临床实践教师包括基地负责人及临床实践教师。

1. **明确培训师资的准入标准**

理论授课教师原则上应是本科及以上学历，最好有硕士学历，工作年限 10 年及以上，专业理论及技能扎实，从事本专业及相应范畴内具有高级职称的专家或本专业资深护士（主管护师职称）、优秀专科护士。临床实践基地负责人应为本专业及相应范畴内具有高级职称的专家，一般是临床实践基地本专业的专科护理小组带头人或组长，本科或以上学历，副高或以上职称。亦可根据本专业特点选用本专业资深护士（主管护师职称）或是优秀专科护士。临床实践教师应是本科及以上学历，工作年限 6 年以上，主管护理师以上或从事本专科工作 5 年以上，有丰富临床经验的护理师，专业理论及技能扎实，必须有临床实践教师资格证，院校教师应具备高校教师资格证。

2. **选拔培训师资**

选拔高校泌尿外科护理研究方向的教授、医院泌尿外科临床医学与护理专家、护理科研及教育专家等为授课教师，满足“知其然，且知其所以然”的培训要求。总体培训师资应熟悉本专科领域的国内新动态，掌握本专科护理理论和技能，能分析并解决专科疑难、复杂、罕见护理问题，在专科护理领域得到患者和同事的普遍认可，具有指导和培养专科护士学员的能力；同时，应具有较高的科研水平，必须在学术核心期刊以第一作者发表论文1篇及以上，能掌握护理学科发展前沿动态，能组织或指导专科护士学员开展护理科研。

3. **成立培训师资团队**

设立培训负责人1名、教学秘书1名、每期辅导员1名，培训师资若干名，师资人员学历梯队、职称结构合理。

4. **对培训师资进行系统培训**

以教研室为中心铺设网状培训路径，设立专项模块小组，如泌尿外科护理理论组、技能组，病房管理组，护理教学及研究组，沟通合作与职业发展组等，定期组织教学师资小组开展活动，分析探讨教学培训方式，运用头脑风暴法、鱼骨图分析等方法不断丰富师资内涵、提升师资能力，优化培训方案。组织参加泌尿外科学术会议，使师资了解最新相关科研成果与核心技术，选派优秀师资到国内外知名医院研修学习，以提升师资队伍整体水平。

5. **加强培训师资管理及培训质量评价**

此方面包括健全教学管理制度，对培训教师资质准入进行动态管理，每2年对全院临床实践教师进行资质的认证和增补；建立师资信息库，为制订培训及教学安排提供参考；加强教学过程管理，实行教师能级对应；引进临床教学质量考核体系（system for evaluation of teaching qualities，SETQ），包括学习目标与沟通 、专业态度、学习氛围、学生评价和反馈系统5个维度；增设年度和任期（任期设置为3年）考核标准、学员评价反馈表等，综合考量培训师资所带学员考核通过率，以及教师的教学观念、教学方法、教学能力、实操水平、教师素质、工作纪律、参与管理、课堂效果、课业指导等方面。

五、泌尿外科专科护士临床实践的培养

各机构在培养专科护士的过程中，都非常注重专科护士的临床实践，因为绝大多数培养出来的专科护士定位是临床护理专家，必须扎根临床开展工作，为专科疾病患者尤其是急危重患者提供专科护理。

1）临床实践时长：一般采取全脱产或半脱产学习方式，临床实践学习1～3个月。

2）临床实践轮转科室：根据专科实习目标和科室特点，轮转1～3个科室，以满足所有实践目标的需要。

3）临床实践培训方式：采用“一对一”或“一对二”个性化教学的方式，形式多样地进行泌尿外科专科护士培训。主要包括以下培训方式：

（1）个案实践指导：指导学员对患者实施专科个案护理，包括对患者进行专科评估、制订专科护理计划、实施多样化与专业的专科护理措施等。

（2）组织理论授课：结合案例进行专科知识的授课讲解，进一步强化专科理论知识，以及学习新知识、新业务等。

（3）组织专科操作技术示范：通过示范使学员熟练掌握本专科护理相关的操作及

注意事项。

（4）参与或参观专科活动：学员跟随临床医生、专科护士或临床实践教师查房、病例讨论、会诊或门诊，到相关科室进行参观学习等。

（5）组织教学查房或病例讨论：通过组织专科护理查房或病例讨论等，培养与考核学员教学能力。

（6）组织科研或成组计划活动：如每名学员在实践结束前书写一份专科科研开题报告，首次认证前书写科研结题报告。

（7）参加专科其他活动：如专科护理研讨会，探讨本专科护理科研、人才培养、基地建设、患者及科室管理等方面的内容，培养学员专业引领能力和管理能力。

（四）临床实践要求与考核评价

1. 能较好地分管患者并进行专科护理个案实践

每个学员在老师的指导下可分管3～4张床，通过对实践科室的患者实施专科个案护理，将专科的理论与技能运用到具体的专科个案中，进行个案积累与汇报，训练临床思维能力。考核方法：可要求每个学员积累3～4个完整个案，选择其中1例以书面形式上交并在临床实践基地进行汇报，根据评分标准进行评分。

2. 掌握专科理论知识

临床实践中，结合案例进行专科知识的授课讲解，进一步强化专科理论知识以及学习新知识、新业务等。考核方法：考核专科护理相关理论。

3. 掌握专科护理操作技术

通过临床实践，使学员熟练掌握本专科护理相关的操作与技能。考核方法：可考核1～2个专科操作，由临床实践教师严格按照各项技术操作考核标准进行评分。

4. 掌握专科疾病的健康教育

通过学习，使学员掌握不同类型专科疾病教育的技能与沟通技巧，一对一教育、小组教育等的方法和内容，能够针对不同内容、要求、场景，制订个性化疾病教育计划，采取不同的教育方法实施健康教育。考核方法：由临床实践教师选择一病例，学员对病例进行全面评估，并做个案分析，根据患者的情况，重点选择2～3个问题进行个体教育。

5. 具有较好的教学技能

通过组织专科护理查房或专科临床小课等教学活动，培养学员的教学能力。考核方法：学员结合临床病例进行护理查房或讲授临床小课。全程20～30 min，临床实践教师严格按照评分标准进行考核。

6. 具有一定的科研能力

通过组织科研开题汇报或成组计划汇报，如每名学员在实践结束前书写一份专科科研开题报告，首次认证前书写科研结题报告，培养学员的科研能力。考核方法：专家对学科研员开题报告或成组计划进行评价。

7. 具有一定的专科引领能力

如参加专科护理研讨会，探讨本专科护理科研、人才培养、基地建设、患者及科室管理等方面的内容，培养学员专业引领能力和管理能力。

8. **临床实践工作综合评价**

该评价分为自我评价和带教老师评价，从爱岗敬业、医德医风、尊师、仪容仪表、服务态度、关爱患者、工作责任心与主动性、整体性与计划性、理论知识的实际运用能力、独立思考与解决问题的能力、专业知识及技能掌握程度、组织能力、沟通和合作能力、教育与培训能力等方面进行评价。评价要求实事求是、客观公正。

（陈玉英）

六、泌尿外科专科护士客观结构化临床考试的实施与评价

专科护士是一种应用型护理人才，在提高临床质量中发挥着至关重要的作用。对专科护士临床综合能力的培训和对培训效果进行评价是基地培训的重要组成部分。对专科护士培训后综合能力的评价，一方面可以引导临床实践基地加强对学员综合能力的培养，另一方面可以检验临床实践基地的带教效果。

客观结构化临床考试（objective structured clinical examination，OSCE），又称临床多站式考试，是 1975 年 Harden 等开发的通过案例和标准化患者，分站点模拟临床场景考核护理人员临床实践技能的方法。OSCE 既可测试考生的临床能力，同时也是一种对包括知识、技能和态度的临床综合能力评价的方法，是评估临床能力的一种较为标准化的考核方法。OSCE 以高度的有效性和可靠性得到医学教育界的认可，是目前公认的临床综合能力的评价工具，是最能体现考试客观化和标准化的一种临床能力评价方法，现已广泛应用于全国多个专业专科护士培训考核中；OSCE 的优点在于能在个案中灵活、多项目地评价护士的临床判断、处理、应变能力，同时也体现了真实、客观、全面、可重复及公平的特点。

标准化患者（standardized patients，SP），又称为模拟患者，指经过标准化、系统化培训后，能恒定、精确、逼真地模拟特定案例框架下临床患者的病史、体格特征和情感反应等要素，并根据自己的感受和理解在专门设计的表格上记录且评估考生的临床综合能力或操作技能，并提出反馈意见的正常人或患者，是 OSCE 方法中的一部分。

OSCE 一般需要提前 2 ～ 6 个月进行预先规划，基于考核的目的与内容，一般至少设计 6 ～ 20 个考站（最少 10 ～ 12 个以确保可靠性），根据自身资源进行设置。

1. **OSCE 实施步骤**

OSCE 实施步骤为：选定主题——选定站点类型——站点设计（考核哪些操作、哪些技能、哪些专科、哪些病种，横向与纵向考核如何安排）——确定考试评分标准——书写站点内容与指引——同行评议——试运行——考核——评价分析。

OSCE 主题的选定：根据考核对象进行主题的选定，如专科护士核心能力考核、护士 2 年规范化培训结业考核、进修生综合能力考核、护生临床毕业考核等。

2. **OSCE 站点类型选定**

一般每次 OSCE 都需要包括表 3 – 7 里的这些站点类型。

表3－7　OSCE 站点类型

站点类型	描述	举例	优势	局限性
观察类	考官全程在场	沟通技能、操作技能，如盆底肌锻炼宣教指导、膀胱容量测定	直接观察；评估更高层次的学习领域在形成性评价时可立即给予反馈	每个工作站至少需要1名考官
非观察类	考官不在场，结果以纸质或其他方式提交	临床资料的解读，如X线片、检验报告、护理诊断、护理措施	影像学、检验学、护理诊断、护理措施	抽血检查的结果、应变能力、信息技术技能
技术增强型	使用专项培训师或模拟教具	使用标准化患者或高端模拟人、模拟教具等进行体格检查，如心脏、肺部、腹部的体格检查	复杂的决策技巧；利用高仿真模型评估对于急症患者的处理能力	使站点范围增大
串联型	应用相同情景或信息连续设置2个站点	泌尿系统体格检查阳性结果记录及护理计划单书写，如尿流动力学空气测压	每个场景可以评估更多技能类型；有效使用考官资源	需要制定详细的轮转计划

3. OSCE 站点设置及考核要点

OSCE 站点设置及考核要点见表3－8。

表3－8　OSCE 站点设置及考核要点

考站	站点名称	内容	时间/min	评价方式	备注
第1站	病史采集	膀胱癌	5	病史采集评分标准	SP 考站
第2站	体格检查	尿石症患者	10	体格检查评分标准	SP 考站
第3站	专科护理技术	开放性膀胱冲洗	15	开放性膀胱冲洗评分标准	非 SP 考站
第4站	辅助检查判读	泌尿外科疾病常见的异常检验检查结果	5	考评评分	非 SP 考站
第5站	健康教育	盆底肌锻炼宣教指导	10	盆底肌锻炼健康教育评分标准	SP 考站
第6站	急救技能	膀胱癌晚期引起出血性休克	15	膀胱癌晚期引起出血性休克评分标准	非 SP 考站
第7站	病历书写	前列腺癌	15	护理病历书写评分标准	考官考站

4. OSCE 站点内容的制订

根据所设计的站点内容确定案例剧本，如考核的场所、是否需要标准化患者、标准化患者的年龄和性别，此站点所需的物品、设备和环境要求。制定和商讨各项评分标准，注意要确保评分标准的可行性和科学性，对于个别条目可以设置红点提示，对于站点的内容需要进行预运行，找到存在的问题并及时改进，比如病例设置是否合适、考核的时间要求是否可行等。表 3 -9 为 OSCE 站点案例设计。

表 3 -9　OSCE 站点案例设计

泌尿外科专科护士客观结构化临床考试

专科技能：膀胱容量测定

一、站点说明

专科技能：膀胱容量测定。

背景：你是一个泌尿外科病房的责任护士。

任务：为入院第二天的前列腺增生患者行膀胱容量测定。

患者基本情况：36 床，张三，男，60 岁，初中学历，因“排尿困难 1 个月”，诊断为“前列腺增生症”入院，现为入院第二天，精神好，今日遵医嘱拟行膀胱容量测定。

考试时长：10 min。

二、考官指引

（1）请使用核查表（附表一）为考生打分。

（2）考核过程中请勿给考生任何提示/提醒。

（3）记录考生考核情况，并在最后对考生的表现进行整体评价。

三、SP 指引

你是一名 60 岁男性患者，你叫张三，初中学历，因“排尿困难 1 个月”，诊断为“前列腺增生症”入院，现为入院第二天，精神好，今日遵医嘱拟行膀胱容量测定。

四、物品准备

（1）床单位（病床、棉被、枕头、床头卡）。

（2）患者服、患者鞋、手腕带。

（3）SP、医嘱单。

（4）治疗车、快速手消毒液、膀胱容量测定仪、耦合剂、酒精、擦手纸。

五、任务：进行膀胱容量测定。

考核时间：　　年　　月　　日

考官签名：

考生姓名：

说明：如考生能正确完成条目，请在对应的“C”选项内打“√”；如考生未完成或非正确完成该条目，请在“I”的选项内打“√”。

评分细则：“C” =1 分，“I” =0 分。

续表 3－9

项目	C	I
物品准备齐全：包括治疗车、快速手消毒液、膀胱容量测定仪、耦合剂、酒精、擦手纸、医嘱单		
自我介绍		
问候患者		
用手腕带、床头卡核对患者姓名		
向患者解释操作目的，取得患者的配合		
询问患者二便需求		
评估患者昨夜睡眠情况，患者是否有头晕、腹痛等不适症状		
仪器放置于患者右侧床边，准备耦合剂，选择正确测量模式		
告知患者注意事项：平躺，呼吸平稳，测量过程中不能说话		
拉窗布等保护患者隐私		
选择测量位置：耻骨联合上方 3 cm 处，应避开伤口、瘢痕等（测量位置不正确该项不得分）		
将耦合剂涂抹在探头或者体表上；耦合剂剂量选择：图像不显示空气即可		
探头按钮始终朝向患者头部，角度前倾约 30°，探头角度倾斜不易过大，避免耦合剂超过银色边		
左右平移探头，在确保探头按钮方向不变后，根据中心指示线调整探头位置，探头应整体左右平移，至中心指示线显示绿色即可		
中心位置定好后再前后倾斜探头，根据图像上膀胀勾边调整探头角度，选择勾边面积最大的暗区		
当中心指示线保持绿色且暗区面积最大时，按下测量按钮，5 ～ 6 s 后得出测量结果		
按下测量键后需固定探头，探头运动停止前不能移动探头		
测量结束后使用 75% 的酒精纸巾擦拭探头，探头朝上放回车上		
点击存储，保存测量结果，按需打印		
整理用物，洗手		
进行相关健康宣教		
留意机器的电池容量，避免电池过度放电		
总分：		

续表 3－9

整体评价		
不及格□	待定□	合格□
流程不熟悉□ 无条理□ 测量方法错误□ 不关心患者□	掌握流程 条理性差 部分测量方法不正确□ 关心患者不足□	流程熟悉□ 有条理□ 测量方法正确□ 关心患者□

5．SP 的选定与培训

根据站点需要，选取一定数量的 SP，并对其进行系统的培训。培训首先进行 OSCE 模式及 SP 基础理论知识培训；其次，进行言语、临床常见表现培训，使其能够自如表演。

6．OSCE 评价标准

召集临床经验丰富的护士长及护理骨干作为监考老师，并和 SP 组队研讨，最终统一考试评价标准。

7．OSCE 的实施

分站点实施操作考核。每个站点设置 1 名考官、1 个候考区，有专门的老师安排考生在候考区等候，制订详细的站点指引，确保考试流程清晰顺畅，考生知晓考核程序。当第一次哨声响起，考生需要在自己相应的考站门口候考；第二次哨声响起时，考生需要进入考场从容应考；第三次哨声响起时，提示本考站考试结束，考生结束考试，然后进入下一考站候考。考试过程中 SP 表演应生动、逼真，重现临床的实际情景。考生根据疾病的临床表现、典型症状做出疾病的诊断，进行符合实际的技能操作和应急处置。考核过程中，考官本着公平、公正的态度，按照标准，从用物准备、患者评估、环境评估、操作规范、熟练程度、人文沟通、应急处理能力以及理论知识等方面对考生进行综合考评。

8．OSCE 的反馈

考试结束后，监考老师、考生、SP 三方分别根据考试情况进行反馈，综合各方意见做出分析并总结本次考核经验。

总之，专科护士除了要有扎实的理论知识和临床护理技能外，更要有评判性临床思维和解决护理问题的能力。采用 OSCE 模式评价专科护士运用临床知识分析和解决护理问题等综合能力，可以改变以往传统考试的单一评价方式。一方面，通过考核能客观、全面、公平地评价专科护士的培训效果，也能帮助专科护士发现自身在临床能力中的不足，从而激发其学习兴趣，有的放矢地进行学习，提高专项技能；另一方面，专科护士临床实践基地通过科学分析考试结果，能了解培训质量，找准培训方向，调整培训内容和改革培训方法，使专科护士的培训计划更加契合培训目标，培养出优秀的适应临床需求的专科护理人才。

（戴巧艳　蓝丽）

第四章

护理研究

第一节　文献检索与评阅

【学时】2 学时。

【培训目标】

(1) 熟悉获取文献的方法。

(2) 掌握文献评价的方法。

【主要内容】

(1) 文献检索的定义。

(2) 文献检索的基本步骤。

(3) 文献评价的原因。

(4) 文献评价的方法。

【教学方法】课堂讲授、案例讨论。

一、文献检索的定义

广义：将信息按一定的方式组织和存储起来，并根据需要找出相关信息的过程。

狭义：从文献数据库的大量信息中寻找所需要的文献的过程。

二、文献检索的基本步骤

（一）分析整理信息需求

提出问题，明确自己需要解决什么问题，问题涉及哪个学科，哪个专业，分析解决问题所需的文献信息，明确查找文献的目的与要求。

（二）选择文献检索的数据库

1. 常用中文医学数据库

1）中国知网（CNKI）。网址：https://www.cnki.net。该网站为最大的中文期刊全文数据库，独家期刊多，文献类型多样。

2）万方数据知识服务平台。网址：www.wanfangdata.com.cn。该网站为中华医学会独家刊物发布平台，学位论文较多、较早。

3）维普网（期刊数据库）。网址：http://www.cqvip.com。前两种数据库的独家刊可通过文献传递获取，维普网中仅包含期刊论文。

从期刊文献总量看，“维普” > “CNKI” > “万方”。

2. 常用外文数据库

1）PubMed。网址：http://pubmed.gov（com，org，net）。由美国国立医学图书馆（National Library of Medicine，NLM）、国家生物技术信息中心（National Center for Biotechnology Information，NCBI）提供免费MEDLINE检索服务（自1997年6月26日起）。

2）GeenMedical。网址：https://www.geenmedical.com。整合了PubMed、SCI-HUB、百度学术等的资源，可检索，也可以下载大部分文献。

3）Cochrane Library。

4）Embase。

5）Web of Science。

6）Scopus。

（三）确定检索词

检索词是与数据库中文献进行匹配的基本单元，能概括要检索内容的相关词汇，检索词选择恰当与否直接影响检索效果。

确定检索词的方法：①直接选词；②找出隐含检索词；③泛指概念具体化；④结合研究点选择主要检索词；⑤放弃没有检索意义的词；⑥运用主题概念所表达的上位或下位概念；⑦利用AND、OR、NOT的信息概念。

（四）制定检索策略

1）检索词的转换：同义词、近义词等，如cancer、carcinoma、neoplasm、tumor等。

2）截词符：一般的截词符有“?”和“*”。“?”一般表示0～1个字符，“*”表示多个字符，但对词组无效。如“bacter *”，可以检出以bacter为词干的单词bacteria、bacterium等最多600个单词。

3）上位词：也就是可以使用相关的范围更广的词，如：cancer—disease。

4）使用AND、NOT、OR运算符，使用运算符时必须大写。

三、文献评价的原因

在应用文献之前，需要评价文献证据是否真实有效、是否可信、是否能应用于临床情境。

文献质量评价应遵循的基本原则：

①内部真实性。指某个研究结果接近真值的程度（是否偏倚）。②临床重要性。指研究是否具有临床应用价值。③适用性（外部真实性）。指研究结果是否推广应用到研究对象以外的人群。

四、文献评价的方法

1）系统评价（systematic review，SR）论文。系统评价指针对某一具体临床问题系统、全面地收集所有已发表或未发表的临床研究，采用严格评价文献的原则和方法，筛选出符合质量标准的文献，进行定性或定量合成，得出综合可靠的结论，并随着新的临床研究结果的出现不断更新结论。系统评价需要进行全面的检索、严格的评价，采用科学的方法对数据进行提取和分析，从而得出高质量的循证医学证据。

系统评价的要素包括：P——Participants/Patients，研究对象；I——Intervention，干预措施；C——Comparison，对照措施；O——Outcomes，研究结果；S——Study design，研究类型。

常用的专业性系统评价工具有 JBI SUMARI。

澳大利亚 JBI（Joanna Briggs Institute）循证卫生保健中心对系统评价论文的真实性评价条目包括：

①所提出的循证问题是否清晰明确？②文献纳入标准是否恰当？③采用的检索策略是否恰当？④研究论文的来源是否恰当？⑤采用的文献质量评价标准是否恰当？⑥是否由 2 名或 2 名以上的评价者独立完成文献质量评价？⑦提取资料时是否采取一定的措施减少误差？⑧证据整合的方法是否恰当？⑨是否对发表偏倚进行评估？⑩是否对所报道数据支持的政策和（或）实践提出推荐意见？⑪对今后进一步研究的特定方向是否提出恰当建议？

2）随机对照实验（randomized controlled trial，RCT）论文。随机对照实验将研究对象随机分组，对实验组和对照组实施不同的干预措施，比较不同干预措施的效果有无不同。随机对照实验是临床上较为常用的一种研究方法，也是实验性研究中评估治疗疗效的最佳设计方案。RCT 是原始研究中质量最高的证据。

澳大利亚 JBI 循证卫生保健中心对 RCT 论文的真实性评价包括：

①研究对象分配是否真正采取了随机化分组？②分组方案是否采取了分配隐藏？③试验组和对照组基线是否具有可比性？④是否对研究对象采取了盲法？⑤是否对干预者采取了盲法？⑥是否对结果测评者采取了盲法？⑦除了要验证的干预措施，各组接受的其他措施是否相同？⑧随访是否完整，如不完整，是否采取措施处理？⑨是否将所有入组的研究对象均纳入结果分析中？⑩是否采用相同的方式对各组研究对象的结局指标进行测评？⑪结局指标的测评方法是否可信？⑫资料分析方法是否恰当？⑬研究设计是否合理？⑭在研究实施和分析过程中是否有偏离标准 RCT 之处？

总结：一篇高质量的文献，应具有前沿性、创新性、可读性、严谨性、相关性。

第二节　常见医学量表的介绍及使用

【学时】2 学时。
【培训目标】
（1）了解量表的定义。
（2）熟悉量表的评价指标。
（3）掌握泌尿外科常用量表。
【主要内容】
（1）量表的定义与作用。
（2）量表的分类。
（3）量表的信效度评价。
（4）泌尿外科常用量表。
【教学方法】课堂讲授、案例讨论。

一、量表的定义与作用

量表是一种测量工具，它试图确定主观的或是抽象的概念的定量化测量程序，对事物的特性变量规则化数字分配，形成相对标准的测量尺度。

量表是当下临床最有用的辅助工具之一，可用于评价疾病的严重程度。量表有诊断、描述临床特征、筛查、判断患者恢复情况及评价患者状态等功能。

二、量表的分类

量表可分为以下三大类。

1）生命质量/健康状况量表。一般健康量表（General Health Questionnaire，GHQ）、诺丁汉健康量表（Nottingham Health Profile，NHP）、疾病影响程度量表（Sickness Impact Profile，SIP）、简明健康状况调查表（36-Item Short-Form，SF-36）、欧洲五维生存质量量表（EuroQol Five Dimensions Questionnaire，EQ-5D）、世界卫生组织健康相关生命质量测定量表（The World Health Organization Quality of Life BREF，WHOQOL-BREF）。

2）心理/社会功能评价量表。如症状自评量表（Symptom Checklist 90，SCL-90）、康奈尔医学指数、中国心身健康量表（Chinese Psychosomatic Health Scale，CPSHS）、中国人心理健康量表、心理健康诊断测验（Mental Health Test，MHT）、明尼苏达多项人格测验（Minnesota Multiphasic Personality Inventory，MMPI）、社会功能量表（Social Function Scale，SFRS）。

3）专科量表，如儿童发育量表、烧伤评估量表、关节活动量表、肌力评估量表、麻醉术后意识量表、吞咽功能量表、格拉斯哥昏迷量表。

三、量表的信效度评价

信度的定义：信度是指在多大程度上对某个概念的测量的一致性和可靠性。换句话说，如果我们用某一个量表多次测量相同的概念，在潜在的对象没有发生变化的情况下，我们是否能够每次都得到相同的结果。信度是指一致性，不是精确性。例如，某一量表用于评估不同的人群，所有的人群在不同的时间用这个量表得出的结果是一致的，那么这个量表就是有信度的。

效度的定义：效度是指量表在多大程度上反映了想要表达的概念。效度的评估基于量表与一个或多个外部标准相关的程度。例如，某一量表是想要测量同情心的，没有变成同理心相关概念的测量，测量出的结果也反映被测量人群的同情心，那么这个量表就是有效度的。

四、泌尿外科常用量表

肾癌相关量表：Karnofsky 体能评分量表、国际转移性肾细胞癌联合数据库（International Joint Database of Metastatic Renal Cell Cancer，IMDC）风险分层表、疼痛评估量表、肾癌预测预后评价模型。

前列腺相关量表：美国国立卫生研究院慢性前列腺炎症状指数（Institutes of Health Chronic Prostatitis Symptom Index，NIH-CPSI）、放疗相关并发症量表、化疗相关并发症分级量表、前列腺癌记忆焦虑量表、前列腺癌患者生活质量评分、国际前列腺症状评分（International Prostate Symptom Score，IPSS）、生活质量评分（Quality of Life，QoL）。

尿失禁相关量表：膀胱过度活动症评分（Overactive Bladder Syndrome Score，OAB-SS）、国际尿失禁咨询委员会尿失禁问卷简表（International Consultation on Incontinence Questionnaire-Urinary Incontinence Short Form，ICIQ-UISF）。

结石相关评估量表：疼痛评估量表、围手术期血栓风险/出血风险评估表、全身性感染相关性器官功能衰竭评分表（sequential organ failure assessment，SOFA）、脓毒症－3（Sepsis-3）诊断标准。

第三节　科研设计基本方法

【学时】2 学时。

【培训目标】

（1）熟悉科研设计的内容。

（2）掌握护理科研设计的基本方法。

【主要内容】
(1) 科研设计的概念。
(2) 科研设计的内容。
(3) 护理科研的类型。
(4) 量性研究的基本步骤。
(5) 质性研究的基本步骤。
【教学方法】课堂讲授、案例讨论。

一、科研设计的概念

科研设计是研究者用于获得科研问题答案或检验科研假设的总体计划。

护理科研是指用科学的方法反复地探索、回答和解决护理领域的问题，直接或间接地指导护理实践的过程。

二、科研设计的内容

科研设计主要包括以下内容：①研究对象的选择；②研究类型（质性研究还是量性研究，干预性研究还是非干预性研究）；③收集资料的过程；④统计学处理方法。其他还有研究进度安排、具备的研究条件等。

三、护理科研的类型

分析的、经验的、实证主义的研究范式常应用量性研究（quantitative research）方法，建构主义的、解释学的、说明性的研究范式常应用质性研究（qualitative research）方法，折中主义的实用主义（pragmatism）范式应用混合研究（mixed methods research）方法。

以下简要介绍量性研究和质性研究的基本步骤。

四、量性研究的基本步骤

在量性研究中，研究者从研究开始提出问题到研究结束获得答案是一个合理的线性的连续步骤，大部分研究都如此，个别研究中有些步骤会重叠。

（一）形成问题

量性研究的前期步骤具有很强的概念或智力成分。这些活动包括阅读、概念化、理论化、与同事和顾问谈想法等。

（二）设计计划

在量性研究的第二步，研究者要确定用什么方法回答研究问题。这些方法学的确定关系到结果证据的真实性。如果研究中收集资料、分析资料的方法有问题，研究中产出的证据可能就没有什么价值了。

（三）实施

量性研究的实施包括收集资料和为分析资料做准备。通常这一阶段是研究中最耗时的阶段，常常需要几星期、几个月甚至几年的工作时间。

（四）分析

量性研究不是报告那些未加工过的资料，如一堆数字。资料需要经过分析和解释，这是量性研究的第四个阶段。

（五）传播

这一过程包括撰写研究报告、研究论文，将研究成果投稿、申请专利，参加学术交流活动，将研究成果转化为产品或应用于实践活动。

五、质性研究的基本步骤

与量性研究的直线型进程相对照，质性研究的步骤呈环形推进。质性研究者不断地检验、解释研究资料并决定如何在已经发现的基础上进行下去。

（一）概念化和计划阶段

该阶段界定研究现象，确定研究问题。与研究的问题相比，研究的现象更宽泛一些，是研究者在研究中将要涉及的领域范围。研究问题是从研究现象中提炼出来的一个比较具体、集中的焦点。有些研究问题不适合质性研究，比较适合量性研究，所以质性研究开始要对研究问题进行选择和判断。比较适合质性研究的问题有：特殊性问题、过程性问题、情景类问题、描述性问题、意义类问题、解释性问题等。

（二）研究执行阶段

该阶段是资料收集和资料分析阶段。资料的收集看似是一个简单和基础的工作，其实它是一个复杂的工作，要处理的问题很多、很杂，也没有预见性。按照一定的标准，将原始资料进行浓缩，通过各种不同的分析手段将资料整理为一个有一定结构、条理和内在联系的系统。质性研究资料的分析与资料收集同步进行，需要对资料进行归档、分类、编码、归纳分析。也可以用相关的计算机软件进行辅助分析。

（三）研究发现传播阶段

质性研究成果也是以研究报告的形式加以表达，与量性研究报告不同的是，质性研究报告在写作时首先要考虑读者对象、叙述风格、叙述人称、书写角度、研究者的位置（与被研究者、研究问题的关系）等。

第四节　统计学入门与数据收集

【学时】2 学时。
【培训目标】
（1）熟悉统计分析的相关概念。
（2）掌握收集资料的方法。
【主要内容】
（1）统计分析的概念。
（2）变量及变量的测量。
（3）收集资料的方法。
【教学方法】课堂讲授、案例讨论。

一、统计分析的概念

统计分析（statistics analysis）又称分析资料，包括有关统计指标的选择与计算、统计图表的绘制、有关统计方法的选用，以及 SAS、SPSS、Stata 等统计软件的应用等，是指在相关科学理论的指导下，利用统计调查并整理所掌握的大量资料，运用统计的方法，对研究对象的规模、速度、范围、程度等数量关系进行分析研究。统计分析的目的是在表达数据特征的基础上，阐明和揭示事物间的相互关系、变化规律和发展趋势，借以达到对事物的正确解释和预测，用于指导理论和实践。

统计分析包括统计描述（statistical description）和统计推断（statistical inference）两大类。

统计描述是指用统计指标、统计表、统计图等方法，对资料的数量特征及其分布规律进行测定和描述，不涉及由样本推论总体的问题。统计推断指如何在一定的可信程度下由样本信息推断总体特征，包括如何由样本统计指标（统计量）来推断总体相应指标（参数），称为参数估计（estimation of parameter）；如何由样本差异来推断总体之间是否可能存在差异，称为假设检验（hypothesis test）或显著性检验（significance test）。

二、变量及变量的测量

变量（variable）是根据研究目的，对研究对象的某个或某些特征（亦称研究指标或项目）实施观测，这些特征即变量，如身高、体重、性别、血型、疗效等。变量的观察值（即变量值）构成数据或资料（data）。

按变量的值是定量的还是定性的，可将变量分为以下两大类型。变量的类型不同，变量的分布规律亦不同，对它们采用的统计分析方法也不同。在处理资料之前，首先要分清变量类型。

（一）数值变量

数值变量（numerical variable）的变量值是定量的，表现为数值大小可经测量取得，多有度量衡单位，如身高（cm）、体重（kg）、血压（mmHg）、脉搏（次/分）、白细胞计数（$\times 10^9$/L）等。这种由数值变量的测量值构成的资料称为数值变量资料，亦称为定量资料（quantitative data）。大多数的数值变量为连续型变量，如身高、体重、血压等；而有的数值变量的测定值只能是正整数，如脉搏、白细胞计数等，但在医学统计学中它们也被视为连续型变量。

（二）分类变量

分类变量（categorical variable）的变量值是定性的，表现为互不相容的类别或属性。分类变量可分为无序变量和有序变量两类。

1. **无序分类变量**

无序分类变量（unordered categorical variable）是指所分类别或属性之间无程度和顺序的差别。它又可分为：①二项分类，如性别（男、女）、药物反应（阴性、阳性）等；②多项分类，如血型（O、A、B、AB）、职业（工人、农民、商人、学生、军人）等。对于无序分类变量的分析，应先按类别分组，清点各组的观察单位数，编制分类变量的频数表，所得资料称为无序分类资料，亦称计数资料。

2. **有序分类变量**

有序分类变量（ordinal categorical variable）各类别之间有程度的差别。例如，尿糖化验结果按－、±、＋、＋＋、＋＋＋分类，疗效按治愈、显效、好转、无效分类。对于有序分类变量，应先按等级顺序分组，清点各组的观察单位个数，编制有序变量（各等级）的频数表，所得资料称为等级资料。

变量类型不是一成不变的，根据研究目的的需要，各类变量之间可以进行转化。例如，血红蛋白量（g/L）原属数值变量，若按血红蛋白正常与偏低分为两类时，可按二项分类资料分析；若按重度贫血、中度贫血、轻度贫血、正常、血红蛋白增高分为5个等级时，可按等级资料分析。有时亦可将分类资料数量化，如可将患者的恶心反应以0、1、2、3表示，则可按数值变量资料（定量资料）分析。

三、收集资料的方法

收集资料是一个经周密设计并通过不同方法从研究对象处获取数据和资料的过程，是整个研究过程中具体且非常重要的工作环节。然后研究者对所收集到的资料进行处理，并经综合分析，从而得出理性的结论。资料的真实准确与否直接关系到研究结果的真实性和科学性，因此应严格按照设计方案规定的方法和要求进行资料的收集。

护理量性研究常用的收集资料方法有观察法、自我报告法和生物医学测量法。

（一）观察法

观察法（observation）是由研究者通过对事物或现象进行系统的观察，直接从研究对象处获得资料的方法。由于在护理研究的过程中，有部分护理问题很难测量，如被观察对象的特征、活动形态、语言和非语言沟通行为、护理技术熟练程度、环境特点等，故常采用观察法作为护理研究中收集资料的方法。

（二）自我报告法

自我报告法（self-report）又称自陈法，是护理研究中最常用的收集资料方法。自我报告法可以通过会谈或日记的形式，也可以通过问卷调查的形式，获得研究对象的信息。在护理研究中，自我报告法最常用的方法是问卷调查法。一般是研究者针对某一活动领域编制一系列问题，并以问卷或表格的方式表达出来，要求研究对象填写，从而评价研究对象的特征。它不仅可以测量外显行为，也可以测量个体对环境的感受。

问卷调查可以采用公认的量表或问卷，或自行设计的问卷。在确定研究工具时，根据研究目的先要查询有无与所要研究的课题目的相一致的量表或问卷。如果可能，尽量使用现成的量表或问卷进行资料收集。

问卷调查法收集资料的方式有以下 5 种。

1. 面对面访谈

对自己不能填写问卷者（如未上过学者）可采用此方式，也适用于对复杂问题的问卷调查。在访谈中可以深入获得更多细节问题，也能补充问卷设计中的不足之处。这类问卷中问题的设计最好与调查员询问的导语一致，以保证询问问题语句的一致性，避免由此带来的误差。但面对面访谈所花费的时间和人力较多，而且需要一定的会谈技巧。

2. 电话访谈

通过电话的方式收集资料，效率较面对面访谈法高，且花费较低。

3. 邮寄问卷

邮寄问卷的调查范围较广，但回收率低，常需重复邮寄。一般回收率在 60% 以上是较好的结果。邮寄法的回收率低，与问卷的内容、研究对象是否有时间和兴趣答卷、问卷的排版、印刷质量等因素有关。标准的邮寄问卷应包括首页、问卷正文、回寄地址及贴足邮票的信封 3 部分。对在一定时间内（2 ～ 3 周）尚未寄回问卷者，可再次寄信或电话提醒研究对象，有条件时可再寄一份问卷，以防研究对象遗失前一次的问卷。

4. 小组问卷调查

有条件的情况下可以把部分研究对象组织起来，同时填写问卷。研究者可以事先把研究目的、填写方法及填写时的注意事项等加以说明，然后由研究对象自己填写，填写后当场统一收回，如有遗漏之处还可及时请研究对象补全。此种方式花费时间少，效率高，问卷回收率高，但是资料填写的深度可能会受到限制。

5. 网络问卷调查

通过网络收集问卷可以节约时间、成本，不受地域限制，但信息易失真。

（三）生物医学测量法

在护理研究过程中，可以综合应用各种方法和手段进行资料的收集。除了上面所介绍的观察法和问卷调查法之外，还可借助特殊的仪器设备和技术进行测量，以获得准确的客观数据。在护理研究过程中，可以根据研究问题的性质选用相应的仪器设备或先进技术等测量数据和收集资料。测量的内容可以包括机体的指标，如体温、血压、脉搏、心电图等；也可以包括实验室的一些指标，如动脉血氧分压、二氧化碳分压、细菌培养、病理组织活检等。

使用生物医学测量法获得的数据较为客观、准确，因此可信度较高。但由于是借助一定的仪器或工具进行测量，因此仪器和工具的精确度与功能会影响测量结果，因此在使用之前一定要做好仪器或工具的校对工作，以免产生测量偏倚。同时，由于生物医学测量法往往涉及专科基础，因此在进行数据收集时常常要与专业人员合作。另外，在使用生物医学测量法进行测量时，还应该考虑一系列的影响因素，如研究经费是否充足、测量方法是否有创新性、是否熟练掌握仪器的使用方法、是否需要专业人员的帮助、是否需要进行测量人员的培训以减小测量误差等。

第五节　护理论文撰写

【学时】2 学时。

【培训目标】

（1）熟悉护理论文的类型。

（2）掌握护理论文的撰写技巧。

【主要内容】

（1）护理论文的分类。

（2）护理论文的写作技巧。

【教学方法】课堂讲授。

护理科研论文主要指研究护理学最新科研成果及总结临床护理经验方面的论文，护理科研论文的发表可加强护理学术交流，促进护理学科发展。

一、护理论文的分类

论文可以根据资料来源、写作目的、研究内容、论述体裁等进行分类。

（一）试验研究类

此类论文一般为原创性研究，在护理期刊中比较常见，多有基金项目支持。可以是试验性研究、类试验性研究、病例对照研究、队列研究等。主要报道护理新方法、新技术的临床应用，利用各种指标进行评估，为护理新方法、新技术的临床推广提供依据。如《家庭、社区、社会三层面综合干预对改善空巢失能老年人身心健康的效果》《老年人髋关节骨折并发压力性损伤影响因素的前瞻性队列研究》《高海拔地区人工气道患者湿热交换器与超声湿化效果的比较研究》。

（二）临床经验类

此类论文在护理期刊发表的论文中占比较高，是对临床护理工作实践经验和体会的总结与论证，强调工作中的要点、经验和教训。主要为一些专科护理，如内科护理、外科护理、妇产科护理等，不设对照。如《极低出生体质量儿使用无创高频通气的护理》《3D 打印人工颈椎植入术围手术期护理》《体外受精－胚胎移植后合并卵巢癌的原因分析及护理干预》。

（三）量表编制/体系构建类

此类论文格式比较固定。量表编制指从国外引进量表进行翻译汉化、调适或自行编制临床量表，并检验其信效度，为临床评估提供有效测评工具，如《肺癌放疗患者自我管理行为量表的初步编制》。体系构建指构建临床护理质量评价指标体系或护理模型评价指标体系等，如《阿尔茨海默病照护健康素养评价指标体系的构建》。

（四）调查分析类

此类论文是在特定的人群中，如患者、护士、患者照顾者等，通过普查或抽样调查方法，利用问卷或量表收集特定时间内相关资料进行分析。如《先天性心脏病患儿父母需求与影响因素分析》。

（五）个案类

研究对象一般为临床少见病、罕见病或疑难病，也可以是新技术、新方法的临床应用。要求护理方法有亮点，针对性强，如《一例 CT 引导 3D 打印模板辅助儿童眼眶胚胎型横纹肌肉瘤粒子植入的护理》。

（六）护理管理类

护理管理类论文内容广泛，主要包括护理人力资源管理、护理质量管理、护理安全管理、护理信息化管理等方面。如《互联网＋、医护一体化模式在川崎病出院患儿服药依从性中应用的可行性研究》《30 ～ 40 岁护士职业规划影响因素初探》《精神科护士工作疲溃感及影响因素调查》《从手术室到 ICU 交接的多学科质量改进制度对交接错误及满意度的影响》。

（七）护理教育类

护理教育是护理专业的一门独立学科，主要研究护理教育现象与规律，包括护理教学、护理人才培养及在职继续教育等方面，如《混合式教学模式在 ICU 实习护生临床带教中的应用效果》《以核心能力为导向的低年资助产士多元化培训方案的构建与应用》。

（八）健康教育类

健康教育是通过有计划、有组织、有系统的教育活动，教育人们树立健康意识、采纳有益于健康的行为和生活方式，预防疾病，促进健康，提高生命质量。健康教育类论文的内容主要包括健康教育模式、健康教育方法的研发及临床应用等方面。如《护士主导式家庭健康计划对中早期乳腺癌患者术后家庭功能和生命质量的影响》《行为分阶段转变理论在边远山区居家腹膜透析患者健康教育中的应用》。

（九）质性研究类

质性研究指通过现象学、扎根理论、民族志、叙事学等研究方法，主要以非结构式或半结构式访谈为主，发现共性问题，揭示事物本质。研究对象可以是患者、患者照顾者、护理人员等。如《老年专科护士培训体验的质性研究》《口腔癌围手术期患者口腔护理体验的质性研究》《门诊老年压力性损伤患者主要照顾者营养照护体验的质性研究》。

（十）发明专利类

此类论文主要介绍新发明、新创造在临床中的应用情况，为发明专利的临床推广提供依据。个别期刊设有“专利之窗”栏目。如《约束衣的制作及在重症患者中的应用》《实用新型鼻饲装置专利技术在急性重症胰腺炎患者中的应用》。

（十一）文献加工类

文献加工指依据一定的文献检索策略检索数据库，筛选符合条件的文献，对文献进行归纳总结、对比、分析和评价。此类论文可细分为综述、Meta 分析、热点分析等，不同的内容书写格式亦不同。综述要求结合实践经验，对文献进行整理、归纳、分析，写成概述性、评述性学术论文，如《第三产程不同管理方式的研究进展》。Meta 分析是采用统计学方法对多个具有相同研究目的的独立研究结果进行系统分析，得出结论，如《快速康复外科护理模式对骨科围手术期患者并发症影响的 Meta 分析》。热点分析是经文献检索，采用聚类分析软件或社会网络分析系统等析出当前某一护理领域的研究热点，为临床选题提供参考依据，如《基于 Web of Science 皮肤病学领域护理研究热点的可视化分析》。

（十二）人文护理类

人文护理是当前护理研究的热点之一，要求关注人的生存和发展，尊重患者、保护患者隐私、关怀患者等，注重人文精神的护理服务。人文护理类论文的内容主要包括人文护理教育教学、人文关怀专科护理、人文护理标准体系的构建、护理人文素质、人文关怀测评工具研究、安宁疗护或灵性照护等。如《人文关怀在护理实践教学中的运用及创新》《利用微信公众平台对重症患儿家属以人文关怀为基础的护理宣教的效果观察》《情景教学法对大专老年服务与管理专业学生人文关怀品质的影响》《消化道恶性肿瘤患者灵性健康现状及影响因素分析》。

（十三）中医护理类

中医护理指在中医基本理论和技术指导下的护理工作。中医护理类论文要体现中医特色，内容包括中医护理干预、中医辨证施护、中医护理模式探讨、中医护理教学、中医护理人才培养等。如《中医特色护理结合个体化健康教育在眩晕多专业一体化诊疗平台中的应用效果》《抚触联合穴位按摩对缓解口腔种植手术中患者焦虑情绪及疼痛的效果观察》《基于 Fink 课程模式构建中医医院新入职护士全周期人才培养体系的初探》。

二、护理论文的写作技巧

（一）标题

1）标题应遵循的原则：

（1）简洁、信息丰富（中文标题字数在20字以内，英文标题在10～12个单词以内）。

（2）使用学术语言，客观反映研究内容。

（3）推荐使用医学主题词，提高论文主题表述和检索的准确性。

2）标题的写作技巧：

（1）标题应避免使用非公用的缩写词语、符号、代号、公式等。外国人名、常见的缩略语和符号（如CT、ATP、DNA等）可以使用，但不宜将原形词同时列出，亦不必再写出中文全名。以外国人命名的综合征或体征，不必译成中文。

（2）标题中出现的数字均用阿拉伯数字，但不包括作为名词或形容词的数字，如“十二指肠”不能写成“12指肠”，“三叉神经”不能写成“3叉神经”。

（3）下列情况，应在文题的右上角加标注，并在首页下以脚注形式说明标注的具体内容。论文系××科研基金会资助的课题总结，加注“本文系××科研基金会资助”；论文曾在国际学术会议上做过报告，加注“本文曾在××××年某国际学术会议上报告”等。

3）小标题要求：

论文中各级标题依次用阿拉伯数字连续编号，标题第一级用1，第二级用1.1，第三级用1.1.1，其余依次类推。各级标题序号均需顶格书写，之后空一格书写标题。一篇文章中标题层级不宜太多。

（二）摘要

摘要是对研究目的、方法和科学发现的凝练。摘要一般要求字数在200～250字，摘要的撰写逻辑分为背景/目的（background/objective）、方法（methods）、主要结果（results）和结论（conclusion）四个部分。综述、学术探讨、专题评述、文献研究等内容可以内容梗概的形式书写。

（三）关键词

所有文章须标引3～8个关键词。尽量使用美国国立医学图书馆编辑的最新版*Index Medicus*中医学主题词表（MeSH）内所列的词。如果无相应的词，可根据树状结构表选用最直接的上位主题词，必要时可采用自由词。各关键词间用分号隔开。

（四）前言/引言/序言

论文开始的一段是前言，目的是向读者介绍本文的背景知识、主题、目的和总纲，引导读者阅读和理解文章内容。前言内容主要有简述研究课题来源及理论依据，包括密切相关的少量文献资料及该项研究的重要价值、研究目的、范围、方法及特点。字数一般为150～300字。

（五）材料与方法

本部分应体现科研构思和实验设计的各项要求，是论文的重要组成部分，篇幅较大，一般分析性和实验性研究需要1 500字左右。

“材料”部分主要交代作者用什么具体实验对象或什么具体的资料来进行研究。“方法”部分指用什么具体实验方法或搜集资料的方法来收集资料。因此“材料与方法”在有些论文中也称为“对象与方法”或“资料来源与方法”。“材料与方法”不能与“结果”部分合并撰写。应注意材料与方法的内容应遵循伦理原则。

（六）结果

1）对指标进行归类描述（切忌流水账），不做分析、解释，但要体现思路。

2）文字、图、表相对独立，但避免重复。

3）避免统计错误。

（七）讨论

1）背景材料：展开问题的提出；有关本研究的一些基本知识内容。

2）本实验结果分析：各指标的意义（与文献值比较），研究结果说明什么问题。

3）结合文献进一步分析结果。

4）本工作的意义、结语或小结，进一步提出的新问题。

（八）参考文献

按 GB/T 7714—2015《信息与文献　参考文献著录规则》采用顺序编码制著录，依照文中引证的先后顺序用阿拉伯数字加方括号标出。参考文献中的作者，1 ～ 3 名全部列出，3 名以上只列前 3 名，后加“，等”或其他与之相应的文字。外文期刊名称用全称，以 *Index Medicus* 中的格式为准；中文期刊用全名。

第六节　循证护理临床应用

【学时】2 学时。

【培训目标】

(1) 熟悉循证护理的概念。

(2) 掌握循证护理临床应用方法。

【主要内容】

(1) 循证护理的概念。

(2) 循证护理的基本要素。

(3) 循证护理的阶段。

(4) 循证护理的步骤。

(5) 循证护理的实践过程举例。

(6) 循证护理的意义。

【教学方法】课堂讲授、案例讨论。

一、循证护理的概念

循证护理的发展源于循证医学。循证护理（evidence - based nursing，EBN）指护理人员在计划护理活动过程中，审慎地、明确地、理智地将科学结论与临床经验以及患者愿望相结合，获取证据，作为临床护理决策的依据的过程。

循证护理存在的误区：①将循证护理等同于开展原始研究。②简单地将循证护理等同于将文献综述后的结果应用于临床实践。③将证据等同于随机对照试验结果。④将循证护理等同于系统综述或 Meta 分析。

二、循证护理的基本要素

最佳证据：指经过研究及临床应用后，证明可信、有效、能够有力地促进医疗或护理结局向积极方向改变的措施、方法。经过严格评价的研究结果可成为证据。

护理人员的专业判断：要求护理人员有系统的临床知识、丰富的实践经验、敏感的发现问题的能力、缜密的思维及熟练的实践技能。

患者的需求和偏好：分析患者多种多样的需求，寻求满足患者需求的最佳方式，而非一味按常规行事。

应用证据的临床情境：除了考虑拟采纳的证据的科学性和有效性，还应考虑证据实施的临床情境。

三、循证护理的阶段

（一）证据生成

证据生成即证据的产生。证据可来源于研究结果、专业共识、专家临床经验、成熟的专业知识、逻辑演绎和推理，但设计严谨的研究无论采用哪种方法，研究结果均比个人观点、经验报道更具有可信度。JBI 循证卫生保健模式认为，医疗保健专业人员对证据属性的理解是宽泛的，有效性是证据的重要属性之一。证据还需要考察其可行性、适宜性以及意义，即证据的 FAME（feasibility，appropriateness，meaningfulness and effectiveness）属性。

（二）证据综合

证据综合即通过系统评价寻找并确立证据。该阶段包括以下 4 个步骤：①明确问题；②系统检索文献；③评价文献质量；④汇总证据。

（三）证据传播

证据传播指通过发布临床实践指南、最佳实践信息册等形式，由专业期刊、专业网站、教育和培训等媒介将证据传递到护理系统、护理管理者、护理实践者。

（四）证据应用

证据应用即遵循证据改革护理实践活动。该阶段包括情景分析、促进变革、评价证据应用效果 3 个环节。

四、循证护理的步骤

循证护理的步骤：①明确问题；②系统的文献检索；③严格评价证据；④通过系统评价汇总证据；⑤传播证据；⑥引入证据；⑦应用证据；⑧评价证据应用后的效果。

五、循证护理实践过程举例

以下以“促进剖宫产术后产妇早期离床活动”为实例，说明循证护理实践的过程。

第一步：明确问题。在该选题之下，临床的问题是可以采取哪些措施促进剖宫产术后产妇早期离床活动。根据 PIPOST 原则：P1 为人群，即剖宫产术后产妇；I 为干预措施，包括早期离床活动、疼痛管理、导管管理、产妇活动日记等；P2 为利益相关人群，包括产科护士及医生、麻醉师、药师；O 为结局，主要结局指标为首次离床活动时间，次要结局指标包括术后住院时间、肠梗阻发生率等；S 为证据应用场所，即重症孕产妇救治中心，其中 80% ～ 90% 的孕妇为高危妊娠；T 为证据类型，包括指南、系统评价、推荐实践、证据总结、专家共识。

第二步：系统的文献检索。按照金字塔“6S”证据模型，以“early rehabilitation/early recovery/speed up rehabilitation /enhanced recovery/fast track surgery”“cesarean”为英文关键词，以“早期离床/早期康复/快速康复/加速康复/早期活动”“剖宫产术”为中文关键词，最终纳入 5 篇文献，包括 1 篇证据总结、2 篇指南、2 篇专家共识。

第三步：严格评价证据。由 2 名研究者根据文献评价标准进行独立评价，对纳入的文献进行独立阅读及内容提取，评价结果冲突时由第 3 名研究者进行仲裁，最终共提取 15 条剖宫产术后产妇早期离床活动的证据。

第四步：通过系统评价汇总证据。由评价小组根据 JBI 的 FAME 模式（F，feasibility，可行性；A，appropriateness，适宜性；M，meaningfulness，临床意义；E，effectiveness，有效性）从可行性、适宜性、临床意义和有效性 4 个方面对 15 条证据进行评价，最终纳入 8 条证据，并转化为 12 条审查指标。

第五步：传播证据。包括走廊宣教栏图文宣教、电视播放视频宣教、健康教育手册印刷、家属与产妇集中讲授等形式。

第六步：引入证据。采用鱼骨图分析，经团队讨论确定存在的障碍因素。

第七步：应用证据。采取变革行动：建立围手术期健康教育制度，制订术后产妇疼痛管理方案，完善术后产妇管路安全流程，开展术后早期离床活动相关培训。

第八步：评价证据应用后的结果。包括循证实践前后剖宫产术后产妇早期离床活动审查指标执行情况比较，循证实践前后剖宫产术后产妇疼痛情况、首次离床活动时间、术后 24 h 离床率、肠梗阻发生率及住院时间比较，循证实践前后医护人员对剖宫产术后产妇早期离床活动证据认知水平的比较。

六、循证护理的意义

1）循证护理可帮助护理人员更新专业观，改进工作方法。循证护理要求护理人员在做出临床判断时，遵循来自研究结论的、有效的、科学的证据，要对文献进行审慎、明确、明智地评审，同时将科研证据与护理人员的临床专业经验以及患者的需求和愿望相结合，转化为临床证据，而做出最后的临床判断。

2）循证护理促进护理知识向临床实践转化。开展循证护理一直被视为一项从观念更新到实践方式改革的系统工程，因此，循证护理可促进护理知识、研究结果向临床实践转化。

3）循证护理顺应了医疗卫生领域有效利用卫生资源的趋势。循证护理可充分利用现有的研究资源，避免重复研究，同时减少实践中的变异性带来的不必要的卫生资源浪费，并加速新知识和新技术的应用，以满足人群的卫生保健需求。因此，循证护理是提高护理质量，为患者提供科学的、经济的、有效的护理服务的途径。

4）循证护理可提高临床护理实践的科学性和有效性。运用循证护理可帮助护理人员建立严谨的、科学的、实事求是的专业态度和工作方法，促进科学的护理实践活动。循证护理提倡护理人员将临床经验与系统的研究证据相结合，以获得科学的护理方法，这对提高护理学科的地位和独立性有着积极的意义。

5）循证护理有利于科学、有效地制定临床护理决策。循证护理要求决策者必须具备以下决策技能：①能够提出决策的核心问题；②能够通过文献检索找到所需证据；③能够评价相关研究的质量；④能够区分不同的证据及证据的适用性；⑤能够判断研究结果在类似人群中的推广性；⑥能够判断研究结果在本地人群中的适用性；⑦能够将依据证据的决策付诸实践。可见，循证护理为科学有效的临床护理决策提供了依据和工作方法。

6）开展循证实践是将我国护理人员推向多学科合作和国际化平台的契机。循证实践强调多学科的合作，通过在全球护理信息平台上检索、评估、引入、利用护理证据资源，可切实开拓我国护理人员的专业视野，检索并分析全球最新、最佳文献，并通过证据应用将知识转化为实践，与专业判断、患者需求和本地区情形结合，促进科学的护理决策、有效的护理干预、专业化的护理氛围。

七、常用证据资源的来源

1）临床证据：

http://www.clinicalevidence.com

《英国医学杂志》（BMJ）发行，是全球最权威的循证医学数据库之一，有3 000种治疗措施的证据，每日更新。

2）最佳实践：

http://bestpractice.bmj.com

《英国医学杂志》（BMJ）和美国内科医师协会（ACP）发行，涵盖基础、预防、诊断、治疗和随访等证据。

3）澳大利亚JBI循证卫生保健中心数据库（JBI library）：

http://www.joannabriggs.edu.au

4）加拿大安大略护理学会（RNAO）临床指南：

www.rnao.org

5）复旦大学循证护理中心：

http://nursing.fudan.edu.cn

6）美国国立指南库（National Guideline Clearinghouse，NGC）：
http://www.guidelines.gov

7）英国指南库（Guidelines）：
http://www.his.ox.ac.uk/guidelines/

8）加拿大指南库：
http://mdm.ca.cpgsnew/cpgs

第七节　护理标书书写及基金申请

【学时】2 学时。
【培训目标】
(1) 了解标书书写的定义。
(2) 熟悉如何进行标书书写。
(3) 了解基金申请。
【主要内容】
(1) 护理标书的书写。
(2) 医学科研基金申请的写作技巧。
(3) 医学科研基金申请的申报技巧。
【教学方法】课堂讲授、案例讨论。

护理科研项目申请书（以下称护理标书）是护理研究者将护理研究项目的计划或正在研究的项目计划以书面形式呈报主管或资助部门，以获得在经济、设备和管理等方面支持的申请。一份高质量、高竞争力的申请书更有机会获取资助。因此，能否成功撰写护理标书是衡量护理科研工作者是否具有科研能力的关键因素之一。

一、护理标书的书写

（一）选题

围绕目前的研究热点、焦点、难点等进行创新性的选题，如针对现阶段医患关系紧张的问题，提升优质护理服务等方面的选题具有重要的现实意义。选取一个准确而恰当的项目名称，特别注意新名词的变化，书写前可先拟多个项目名称，经过反复思考后确定最终项目名称。注意题目要少于 25 个汉字，其中要显示研究内容、方法、创新点等。选题应具有独特性，勿与已发表的文献或已立项的护理标书意义相近。

（二）摘要书写

摘要的内容应包括使用的主要方法、研究内容、预期结果、理论意义及应用前景等，字数在400字内。

（三）立项依据

标书应有层次性，可从以下几个方面书写：①项目的重要性。简要概述所申请项目的科学意义或应用价值。②最新相关的国内外研究进展。对国外已有研究结论的项目开展新的研究，须充分阐明研究理由，如社会经济、种族差异等。申报者应重视国内（尤其是本项目组）所获得的相关成果，给予充分肯定。同时，可介绍申报者的研究工作及申报者在国内外的学术地位，有助于评审专家正确评价申请者的学术水平。③凝练科学问题，提出科学假设。包括前期研究工作所发现的新的科学问题，该科学问题的必要性、先进性及新颖性，拟研究的科学问题在国内外所处地位等。

具体书写步骤：①介绍本课题研究背景，对新的研究领域应做一些必要的介绍，使评审者能对课题有初步了解，做出客观的判断。②介绍本课题当前国内外研究的动向和趋势，阐述尚未解决的问题，分析未能解决的原因；介绍本课题研究的现状、水平和最新技术成就，必要时可列举和比较不同学派的观点。③在肯定他人和自己的研究成果的同时，引出尚未解决的关键的科学问题。④针对关键的科学问题，引述文献中的证据和申请人前期工作基础，提出"科学假说"。在分析存在问题的基础上，找出本课题研究领域中的空白点、未知数、焦点、难点，确立本课题的着眼点，形成清晰、严密、合乎逻辑的假说和设想。⑤针对"科学假说"阐述研究思路，阐明将使用的技术条件和实验方法，从而解决所提出的问题，证实该假说或设想。⑥点明该研究工作的意义或应用前景。如研究工作将会在理论或实际应用中解决的问题，将会对学术理论或国民经济和社会发展所起的作用及价值。⑦选择权威且最新的参考文献，一般10～15篇。

（四）研究方案

1．项目的研究内容、研究目标及拟解决的关键科学问题

1）研究内容：是为完成本课题从不同角度的阐述。要求内容具体、完整、紧扣主题，使评审者了解拟做哪些工作，是否值得做，这样做是否能达到目标。写研究内容要遵循4个基本原则：研究内容紧扣科学问题，研究内容与研究方案一致，研究内容能够实施，研究内容呼应选题。内容要紧扣目标，高度概括，注意每个方面或分题计划均要有可供考核的技术或经济指标。

2）研究目标：研究目标是项目申请的精髓，指通过研究要达到的具体目的。阐述通过本课题研究将达到什么目标，课题研究的理论意义、直接或潜在的应用价值以及可能产生的社会效益和经济效益。撰写时注意目标要具体，条理清晰，不要"小题大做"或"浅做"；目标一般2～4个。

3）拟解决的关键问题：是指项目的关键与难点。关键技术即在整个研究过程中的主要技术环节，关系着整个实验成败的核心技术等问题。需要说明关键的主要技术特征和指标、控制条件和掌握程度、可能出现的问题及处理措施。关键技术要准确、具体，紧紧围绕研究内容和方法，一般1～2条。

2．实验方案及可行性分析

1）研究方法：研究方法是指在研究中发现新现象、新事物，或提出新理论、新观点，揭示事物内在规律的工具和手段。一般包括文献调查法、观察法、思辨法、行为研究法、历史研究法、概念分析法、比较研究法等。提出研究方法时应注意要切实可行且具有创新性。

2）技术路线：是指具体实验中的技术路线及进行实验的程序和操作步骤。按实验过程依次简要叙述，每一步骤关键点要讲清楚，且具有可操作性。也可适当采用流程图或示意图。注意技术路线要清晰、简练；要与研究内容一致，将内容有机串联起来。

3）实验手段：根据实验内容分段说明实验名称、所用仪器名称、具体实验方法的依据、制剂名称与剂量；明确处理因素的数目、水平、强度，并探讨因素间的相互关系；实验条件、操作程序和步骤、中间质控标准、实验数据的处理，要与技术路线一致，分步进行，尽可能地应用先进技术手段与方法。

4）可行性分析：可行性分析是指对技术路线的关键步骤、新的或关键的技术方法、实验中涉及的实验动物模型或干预模型的建立等技术问题，以及对可能出现的问题的解决措施及实施方案，做一可行性分析或自我评价。书写时注意阐明理论上可行、实验设计合理，重点放在研究方法和研究方案的可行性上。

3. 特色与创新

项目本身具有特色或者本课题在选题、设计、方法、技术路线、成果、应用等方面有创新之处。注意创新点应在充分查阅资料的基础上提出，合理利用查新结果；一般小于4条。

4. 年度研究计划及预期研究成果

1）年度研究计划是根据课题技术路线对研究内容做一阶段性的安排。一般以年度为单位，一个工作单元可以并列安排不同分题任务。

2）预期研究成果指学术上预期解决什么问题，得到什么技术成果或学术论点等。书写时注意要与预期目标呼应，成果要体现在论文、著作或专利中。

5. 研究基础与工作条件

1）研究基础指与本项目相关的研究工作积累和已取得的成绩，书写时注意：①介绍与申请项目直接相关的研究结果，找出与课题相关的论文。②附上预实验结果。③以往应用与申请项目有关的技术方法的经历。

2）实验条件：本单位（包括合作单位）已具备的实验条件，尚缺少的实验条件和拟解决的途径。包括：①动物模型、仪器设备、关键性的试剂药品、合格的实验动物（来源、品系和等级）。②已有的条件、原材料及加工条件。③相关资源，如单位其他实验室的条件。

6. 申请人简介书写

此即申请人和项目组主要成员简介，包括：学历，科研工作简历，申请、主持、参加过的研究课题，曾获得的研究奖励，发表过的论文等。青年科学基金申请者还应注明学位论文名称及导师姓名与工作单位，一般要有3个人的简历，注意专业、技能、背景、论文的相互补充。

二、医学科研基金申请的写作技巧

1）突出课题特色和本人成绩（特别是省级项目）。

2）选准学科投送。

3）申请跨学科项目，如基础和临床合作。

4）院内自我评议，科室自我把关，以提高标书质量，提高中标率，这对申请者也是一次极好的学习机会。

三、医学科研基金申请的申报技巧

1）研究申报指南，了解已批准的项目。

2）针对不同科研基金的特点、要求，适当变换学科门类，多渠道申请基金。

3）充分展示申请人的工作基础及完成课题的连续性。

4）充分查阅参考文献，用最新的以及自己为作者的参考文献。

5）项目组成员构成合理。

6）使用国家重点实验室或部门开放实验室。

7）设计合理的课题质量控制体系。

8）科研管理部门把好形式审查关。

9）院内审查，提高学术水平，综合上报审批。申报要突出本人或课题组成员的科研基础和技术优势，标书的科研设计完整、系统，采用的技术路线先进、可行，技术力量雄厚，人员的专业及年龄结构合理，技术指标先进、具体、明确，经费预算适当。标书要求按统一格式打印，条理清晰，能够充分表达自己的思路和特点。

（蒋凤莲　朱翠）

第二部分　专 科 理 论

第五章
泌尿外科基础学

第一节　泌尿系统应用解剖学和生理学

【学时】2 学时。
【培训目标】掌握泌尿系统应用解剖学和生理学相关知识。
【主要内容】
(1) 肾上腺的解剖学和生理学。
(2) 肾的解剖学和生理学。
(3) 输尿管的解剖学和生理学。
(4) 膀胱的解剖学和生理学。
(5) 前列腺的解剖学和生理学。
(6) 尿道的解剖学和生理学。
(7) 男性生殖系统（睾丸、附睾、输精管、精索、射精管、精囊、阴茎、阴囊）的解剖学和生理学。
【教学方法】课堂讲授。

泌尿系统由肾、输尿管和尿道组成。其主要功能是排出机体新陈代谢过程中产生的废物和多余的水，保持机体内环境的平衡和稳定。肾生成尿液，输尿管输送尿液至膀胱，膀胱为储存尿液的器官，尿液经尿道排出体外。

一、肾上腺的解剖学和生理学

肾上腺位于肾的上方，质软，呈淡黄色，与肾共同被包裹于肾筋膜内。左侧肾上腺似呈半月形，右侧肾上腺呈三角形，质量为6.8～7.2 g。肾上腺前面有不太明显的肾上腺门，是血管、神经和淋巴管出入之处。

肾上腺皮质分泌盐皮质激素、糖皮质激素和性激素，作用分别是调节体内水盐代谢、调节碳水化合物代谢、影响第二性征。肾上腺髓质可分泌肾上腺素和去甲肾上腺素，前者的主要功能是作用于心肌，使心跳加快、心肌收缩力加强；后者的主要作用是使小动脉平滑肌收缩，以维持血压稳定等。

二、肾的解剖学和生理学

肾是实质性器官，左、右各一，位于腹后壁，形似蚕豆。肾长约10 cm（8～14 cm）、宽约6 cm（5～7 cm），厚约4 cm（3～5 cm），质量为134～148 g。因受肝的挤压，右肾低于左肾1～2 cm。肾分内、外侧两缘，前、后两面，以及上、下两端。肾的前面凸向前外侧，后面较平，紧贴腹后壁。上端宽而薄，下端窄而厚。内侧缘中部的凹陷称肾门，为肾的血管、神经、淋巴管及肾盂出入的门户。出入肾门的结构为结缔组织所包裹，称肾蒂。因下腔静脉靠近右肾，故右肾蒂较左肾蒂短。肾蒂内各结构的排列关系，自前向后的顺序为肾静脉、肾动脉和肾盂末端；自上向下的顺序为肾动脉、肾静脉和肾盂。由肾门伸入肾实质的腔隙称肾窦，容纳肾血管、肾小盏、肾大盏、肾盂和脂肪等结构。肾窦是肾门的延续，肾门是肾窦的开口。

从肾的冠状切面观，肾实质分为肾皮质和肾髓质。肾皮质主要位于肾实质的浅层，厚1.0～1.5 cm，富含血管，新鲜标本为红褐色，并可见许多红色点状细小颗粒，由肾小体与肾小管组成。肾髓质位于肾实质深部，由15～20个呈圆锥形的肾锥体构成。肾锥体的肾皮质底朝皮质、尖向肾窦，光滑致密，有许多颜色较深、呈放射状的条纹。肾锥体的条纹由肾直小管和血管平行排列形成。2～3个肾锥体尖端合并成肾乳头，突入肾小盏，每个肾有7～12个肾乳头，肾乳头顶端有许多小孔称乳头孔，终尿经乳头孔流入肾小盏内。伸入肾锥体之间的肾皮质称肾柱。肾小盏呈漏斗形，共有7～8个，其边缘包绕肾乳头，承接排出的尿液。在肾窦内，2～3个肾小盏合成1个肾大盏，再由2～3个肾大盏汇合形成1个肾盂。肾盂离开肾门后向下弯行，约在第2腰椎上缘水平逐渐变细与输尿管相移行。成人肾盂的容积为3～10 mL，平均7.5 mL。

三、输尿管的解剖学和生理学

输尿管是位于腹膜外位的肌性管道，平第2腰椎上缘，起自肾盂末端，终于膀胱。长20～30 cm，管径平均0.5～1.0 cm，最窄处口径只有0.2～0.3 cm。

输尿管全程有3个狭窄处：①上狭窄位于肾盂输尿管移行处；②中狭窄位于小骨盆

上口，输尿管跨过血管处；③下狭窄位于输尿管的壁内部。狭窄处口径只有0.2～0.3 cm。

四、膀胱的解剖学和生理学

膀胱是储存尿液的肌性囊状器官，其形状、大小、位置和壁的厚度随尿液充盈程度而异。通常正常成年人的膀胱容量平均为350～500 mL，超过500 mL时，因膀胱壁张力过大而产生疼痛。膀胱的最大容量为800 mL，新生儿的膀胱容量约为成人的1/10，女性的容量小于男性，老年人因膀胱肌张力低而容量增大。

男性膀胱的后方与精囊、输精管壶腹和直肠相毗邻，女性膀胱的后方与子宫和阴道相毗邻。男性两侧输精管壶腹之间的区域称输精管壶腹三角，借结缔组织连接直肠壶腹，称直肠膀胱筋膜。耻骨前列腺韧带和耻骨膀胱韧带以及脐正中襞与脐外侧襞等结构将膀胱固定于盆腔。这些结构的发育不良是膀胱脱垂与女性尿失禁的重要原因。

五、前列腺的解剖学和生理学

前列腺形似栗子，质量为8～20 g，质韧，色淡红。上端宽大，为前列腺底，横径约4 cm，前后径约2 cm，垂直径约3 cm。下端尖细部分为前列腺尖，与尿生殖膈相贴。前列腺底与前列腺尖之间的部分为前列腺体。前列腺体的后面平坦，中间有一纵行浅沟，称前列腺沟。活体直肠指诊可触及此沟；前列腺肥大时，此沟消失。男性尿道在前列腺底近前缘处进入，经前列腺实质前部下行，由前列腺尖穿出。在近前列腺底的后缘处，射精管穿入前列腺，斜向前下方，开口于尿道前列腺部后壁的精阜上。前列腺的输出管开口于尿道前列腺部后壁尿道嵴两侧。

前列腺分为五叶：前叶、中叶、后叶和两侧叶。前叶很小，位于尿道前方和左、右侧叶之间。中叶呈楔形，位于尿道和射精管之间。左、右侧叶分别位于尿道、中叶和前叶两侧。前列腺增生多发生在中叶和侧叶，压迫尿道，造成排尿困难甚至尿潴留。后叶位于中叶和侧叶的后方，是前列腺肿瘤易发部位。

六、尿道的解剖学和生理学

男性尿道有排精和排尿功能，起自膀胱的尿道内口，止于阴茎头的尿道外口。成人尿道管径平均为5～7 mm，长为16～22 cm；分前列腺部、膜部和海绵体部三部分。

女性尿道长为3～5 cm，直径为0.6 cm，特点是较男性尿道短、宽、直。

七、男性生殖系统（睾丸、附睾、输精管、精索、射精管、精囊、阴茎、阴囊）的解剖学和生理学

（一）睾丸

睾丸位于阴囊内，左右各一，一般左侧略低于右侧；是产生精子和分泌雄性激素的器官。

（二）附睾

附睾呈新月形，由睾丸输出小管和迂曲的附睾管组成，紧贴睾丸上段和后缘。附睾

有暂时储存精子、分泌附睾液营养精子、促进精子进一步成熟的作用。

（三）输精管

输精管是附睾管的直接延续，长约50 mm，一般左侧较右侧稍长，管壁较厚，肌层较发达，管径约3 mm，管腔窄小。活体触摸时，呈坚实的圆索状。依输精管的形成可分为四部：睾丸部、精索部、腹股沟管部、盆部。

（四）精索

位于睾丸上端和腹股沟管腹环之间的一对柔软的圆索状结构。精索内主要有输精管和睾丸动脉、蔓状静脉丛、输精管血管、神经、淋巴管和腹膜鞘突的残余（鞘韧带）等。

（五）射精管

由输精管的末端与精囊的输出管汇合而成，长约2 cm，向前下穿前列腺实质，开口于尿道前列腺部。射精管管壁有平滑肌纤维，能够产生有力的收缩，帮助精液排出。

（六）精囊

精囊又称精囊腺，为长椭圆形的囊状器官，表面凹凸不平，位于膀胱底的后方、输精管壶腹的下外侧；左右各一，由迂曲的管道组成，精囊输出管与输精管壶腹的末端汇合成射精管。精囊分泌的液体参与精液的组成。

（七）阴茎

由两个阴茎海绵体和尿道海绵体构成。海绵体内部由许多海绵体小梁和与血管相通的腔隙组成。当腔隙充血时，阴茎即变粗变硬而勃起。

（八）阴囊

阴囊是位于阴茎后下方的皮肤囊袋，由皮肤和肉膜组成。皮肤薄而柔软，颜色较深，有少量阴毛；阴囊皮脂腺的分泌物有特殊气味。肉膜为浅筋膜，与腹前外侧壁的Scarpa筋膜和会阴部的会阴浅筋膜（Colles筋膜）相延续；内含有平滑肌纤维，随外界温度变化而舒缩，以调节阴囊内的温度，有利于精子的发育与生存。阴囊皮肤表面沿中线有纵行的阴囊缝，对应的肉膜向深部发出阴囊中隔（septum of scrotum）将阴囊分为左、右两腔，容纳两侧的睾丸、附睾及精索等。

（黄小萍　何宇文　李艳清）

第二节　泌尿外科患者的专科评估：病史、体格检查、尿检

【学时】2 学时。

【培训目标】

（1）了解专科评估的内容。

（2）熟悉病史收集、体格检查项目、尿检的内容。

（3）掌握病史、体格检查、尿检的方法和注意事项。

（4）了解病史收集、体格检查项目、尿检的个性化。

【主要内容】

（1）病史收集。

（2）体格检查。

（3）尿检。

（4）尿液标本留取。

【教学方法】课堂讲授、操作示范。

一、病史收集

主诉：反映患者就医的初衷、主要诉求。

现病史：典型症状的持续时间、严重程度、迁延性、周期性等，伴随的阳性症状及鉴别诊断的阴性症状。

既往史：有序、连续的（尤其与泌尿系统相关的）常见病、多发病，如高血压、糖尿病、尿路梗阻、慢性泌尿系统感染、心肺脑疾病等；手术相关史，如腹腔手术、妇科手术等；药物史，如抗凝药、降压药等；过敏史，如抗生素过敏、虾或蟹过敏等。

个人史：吸烟（膀胱癌等泌尿系统肿瘤的危险因素），饮酒（急性尿潴留的危险因素），冶游史（梅毒、艾滋病及淋病等的高危因素），职业（毒物接触史等）。

家族史：遗传相关疾病，常见病种如肿瘤、成人型多囊肾、结节性硬化症、肾小管酸中毒、胱氨酸尿症等。

二、体格检查

（一）全身状态检查

全身状态检查可以观察到患者的一般状态和许多全身体征，能够判断患者的皮肤是否有黄染、苍白，营养状态如何等。例如，向心性肥胖的表现是“水牛背”和腹纹，这是肾上腺皮质功能亢进的特征；而虚弱和色素沉着可能为肾上腺功能低下的表现；男性乳腺增生可能是由于内分泌疾病所导致，还可能是前列腺癌激素治疗的副作用；外生

殖器和下肢水肿可能由于心功能失代偿、肾功能衰竭、肾病综合征，或盆腔、腹膜后淋巴回流受阻所致。锁骨上淋巴结肿大可能是任何一种泌尿系统肿瘤转移所致，常见于前列腺癌或睾丸癌；腹股沟淋巴结肿大可能继发于阴茎或尿道肿瘤。

（二）泌尿系统

1. **肾脏**

1）视诊：首先应观察两侧肾区是否对称，有无隆起，脊柱是否侧弯。

2）触诊：可取仰卧位，屈髋屈膝，使腹肌松弛。采用双手合诊，左手置于腰背脊肋角区，右手置于腹部肋缘下，嘱患者深呼吸，亦可采用侧卧位、坐位或立位。正常情况下肾脏常不能触及，偶可触及肾下极。当肾脏肿大、下垂或异位时，则可被触及。应注意部位、大小、质地、活动度及表面情况。

3）叩诊：了解有无肾区叩击痛。以左手掌贴于肋脊角区，右手握拳用轻到中等力量叩击左手背，引发疼痛者提示可能存在肾或肾周炎症、肾结石或肾积水。叩诊不宜过度用力，肾外伤时禁做叩诊检查。

4）听诊：肾动脉狭窄者可在腹部或背部听到血管杂音。

2. **输尿管**

输尿管由于位置深，于体表不能触及。着重检查输尿管压痛点：上输尿管压痛点位于腹直肌外缘平脐水平；中输尿管压痛点位于髂前上棘与脐连线中外 1/3 交界内下 1.5 cm 处；下输尿管压痛点，直肠指诊时位于直肠前壁、前列腺外上方处，女性行阴道双合诊时位于阴道前壁穹隆部侧上方。输尿管点压痛提示输尿管病变。当有结石或其他炎性病变时，沿输尿管路径可能有深压痛，但无反跳痛。

3. **膀胱**

1）视诊。患者取仰卧位，充分暴露全腹部。下腹正中可看到明显的隆起时，膀胱容量通常已经超过 500 mL。

2）触诊。多采用双合诊，即检查者一手放于膀胱区，另一手经直肠或阴道进行触诊。该方法可了解膀胱肿瘤或盆腔肿瘤的大小、浸润范围、膀胱活动度，以及判断手术切除病灶的可能性。

3）叩诊。膀胱叩诊应从紧邻耻骨联合上缘开始，逐渐向上，直到叩诊音由浊音变为鼓音为止，此处为膀胱的上缘。

异常表现：最常见的膀胱异常为尿潴留，在男性，由良性前列腺增生或尿道狭窄引发的膀胱出口梗阻所致。另外，男女均可见各种神经源性因素导致的膀胱排空障碍。耻骨上痛提示膀胱炎症。先天性膀胱外翻时，在下腹部正中可见腹前壁及膀胱前壁缺损，并可见双输尿管口间歇性喷尿，尿道上裂及阴茎畸形。

4. **尿道**

男性尿道位于阴茎腹侧，尿道外口位于阴茎头中央。观察尿道外口的位置与大小。女性尿道外口为不规则的椭圆小孔，介于耻骨联合下缘及尿道口之间的阴道前庭。检查尿道外口有无分泌物、处女膜伞及新生物等，还可以了解是否在咳嗽时尿外流。

异常表现：尿道下裂的尿道外口位于阴茎腹侧。从阴茎根部开始依次触压阴茎腹侧的尿道至尿道外口，如有尿道结石，可触及局部硬物；如有脓性分泌物，应收集检验。

（三）男性生殖系统

1. **阴茎**

观察阴毛分布、阴茎发育和包皮情况。

阴茎的皮肤在阴茎头处向内翻转覆盖于阴茎表面称为包皮。翻开包皮检查阴茎头或冠状沟有无溃疡、肿物，大多数的阴茎癌发生于未经环切的包皮或阴茎头。应注意尿道开口的位置，尿道口可位于阴茎头的腹侧（尿道下裂），也有极少数会位于背侧（尿道上裂）。检查完毕后应将包皮复位，以免造成包皮嵌顿。

异常表现：小阴茎表现为阴茎短小但外形正常，多见于先天性睾丸发育不良等。包皮过长是指包皮覆盖尿道口，但能上翻露出阴茎头；包茎是指包皮口狭小，使阴茎头不能露出，但4岁以前小儿的包皮不能退缩至冠状沟属正常。阴茎头的肿物及新生物常为阴茎癌或尖锐湿疣，阴茎头糜烂或溃疡可能为疱疹或梅毒。阴茎触诊时，可用拇指或示指触捏背侧阴茎海绵体，如有结节及压痛，提示可能有阴茎海绵体硬结症。

2. **阴囊**

1）视诊。观察阴囊的颜色及两侧的对称性，注意有无溃疡、炎症、结节、瘘管及湿疹样病变。阴囊肿块或精索静脉曲张也能在视诊中被发现。

有阴囊内肿物的患者，均应行透光试验。用手电筒紧抵阴囊后侧并向肿物照射，检查者透过纸筒在阴囊前壁观察，如有光线透过为阳性。

2）触诊。阴囊内容物触诊时首先检查睾丸，然后是附睾及索状结构，最后是腹股沟外环。

异常表现：精索静脉曲张时，阴囊皮下的静脉曲张成团，使阴囊呈“蚯蚓袋”样外观，多见于左侧。

3. **睾丸**

检查时一手固定睾丸，另一手触诊，并进行双侧对比。注意睾丸的体积、形状、硬度以及有无结节和压痛等。

异常表现：正常成人的睾丸体积为15～25 mL。小而软的睾丸表示睾丸功能不良；睾丸肿大伴沉重感，应怀疑睾丸肿瘤；阴囊空虚则提示睾丸下降不全或隐睾。

4. **附睾**

附睾纵向贴附于睾丸的后外侧。检查者应自上而下依次触及附睾的头、体和尾部，注意对比两侧有无结节、肿物及压痛。

异常表现：急性附睾炎所致的附睾肿大多以附睾头部为重。患者常因疼痛而抗拒触诊；附睾结核肿块常位于附睾尾部，质硬，呈结节状硬块且无压痛；输精管可呈串珠样改变。精液囊肿位于附睾头部，触之有囊性感，但张力较低。

5. **精索**

检查精索时一手向下牵拉睾丸，用另一手拇指和示指依次自下而上滑行触摸精索和输精管，注意有无精索静脉曲张与输精管结节。精索鞘膜积液的肿块位于精索，与睾丸分离，透光试验阳性。

牵拉睾丸时，如感精索疼痛，即为精索牵拉痛征阳性，提示精索炎。精索扭转时，睾丸常上提至外环处并呈横位，精索增粗并有肿痛。睾丸托举试验亦有助于鉴别诊断，方法是检查者用手向上托起患者睾丸时，如果痛感加重，则提示睾丸扭转，这是由于托举睾丸时扭转的精索进一步受挤压所致；如果痛感减轻，则表明睾丸炎的可能性大。

6. **前列腺**

通过直肠指诊来进行检查，主要评估前列腺大小、质地及有无压痛和结节等，同时还可检查肛门括约肌张力。

检查前患者应排空膀胱，取膝胸位、侧卧位或直立弯腰位。检查者戴上橡皮手套，润滑后将示指缓缓滑入肛门。首先注意肛门括约肌的功能，在直肠前壁依次触摸前列腺的左侧叶、中央沟、右侧叶及前列腺尖部下方的膜部尿道，尽量检查前列腺上方的精囊。检查前列腺的大小、形态、质地、表面是否光滑、是否有结节及压痛、中央沟是否存在或变浅。正常前列腺呈栗子形大小，表面平滑，质地柔韧似橡皮。检查完毕时注意有无指套染血，慢性前列腺炎必要时可行前列腺按摩，取前列腺液送检。急性前列腺炎禁止做前列腺按摩。

异常表现：前列腺增生时两侧叶通常呈对称性增大，质韧，中央沟变浅、消失或隆起；前列腺癌的特征性表现是质硬，腺体内有坚硬不平的结节；前列腺炎则有明显的压痛和肿胀；前列腺如有波动感时，应考虑前列腺脓肿。

（四）女性外生殖器及尿道外口检查

男性泌尿外科医师为女性患者实施检查时应有女护士或其他医务人员陪同，应在充分保护患者隐私的情况下进行。采用截石位进行检查，首先检查外阴和阴唇，要特别注意外阴的萎缩性变化、分泌物和溃疡等。尿道口检查是否有囊肿、黏膜脱垂、黏膜增生、肿瘤或肉阜等。再嘱患者腹部加压，观察是否有膀胱或直肠脱垂。然后嘱患者咳嗽，此时可能诱发压力性尿失禁。双合诊可以用来检查膀胱、子宫和附件。

异常表现：触诊可发现尿道憩室，憩室有感染时，可从尿道挤压出脓性分泌物。女性尿道旁腺囊肿表现为尿道口肿物、肿大疼痛、腺管开口红肿、挤压有脓性分泌物。各种盆底脏器脱垂，如膀胱脱垂、子宫脱垂、直肠脱垂亦可探及。

（五）泌尿生殖系神经体格检查

1）球海绵体反射检查。

2）提睾反射检查。

3）感觉检查：阴茎、阴囊、阴唇、阴道、会阴区感觉异常，提示骶神经或骶神经根病变。

三、尿检

（一）尿液常规检查

在泌尿系统疾病中，大多需要收集新鲜尿液进行检查，以中段尿为宜。尿液常规检查包括颜色、透明度、比重、pH、蛋白和葡萄糖定性以及离心沉淀后显微镜检查，显微镜检查包括检查尿中细胞成分（红细胞、白细胞、上皮细胞及相应管型）、各种微生物和结晶等。

正常新鲜尿液呈淡黄色、清晰透明，比重为 1.003 ～ 1.030，pH 为 6.5 左右（5.0 ～

8.0)，定性检查尿蛋白、葡萄糖、酮体、胆红素及亚硝酸盐等均阴性，镜检尿红细胞0～3个/HP，白细胞0～5个/HP，一般不含管型。尿液常规异常可初步提示病变情况，如白细胞增多常见于尿路感染，红细胞增多常见于泌尿系统肿瘤、结石、肾小球肾炎等，病理性蛋白尿提示肾小球或肾小管病变，尿糖阳性常见于糖尿病等。

（二）尿三杯试验

该试验根据排尿过程中红细胞或白细胞在尿中出现的时段不同，从而初步判断泌尿系统疾病的病灶部位。方法是将一次排尿过程的开始、中间和终末三部分的尿液分别置于3个容器内送检。如第一杯尿液异常而且程度最重，说明病变可能在前尿道；第三杯尿液异常而且程度最重，说明病变在膀胱颈或后尿道；三杯均异常，说明病变部位在膀胱、输尿管或肾脏。

（三）尿病原学检查

尿病原学检查包括定量培养、涂片检查和DNA鉴定等。标本留取需要做无菌处理及准备，采集中段尿。男性应上翻包皮，女性应清洁外阴部，也可经导尿获取。在尿细菌培养的同时一般应加做药物敏感试验，为针对性治疗提供依据。疑有真菌、结核菌、厌氧菌等感染时，应做相应的特殊培养。尿液涂片检查是一种快速定性诊断方法，检出率低于定量培养。一般采用革兰氏染色后镜检，检查结核菌时做抗酸染色。此外，还可通过聚合酶链反应（polymerase chain reaction，PCR）进行结核菌DNA鉴定。

（四）尿脱落细胞检查

尿脱落细胞检查标本应留取新鲜中后段排空尿液30～50 mL，离心沉淀后立即进行涂片染色检查找肿瘤细胞。该检查主要用于诊断泌尿系统上皮细胞肿瘤，包括肾盂、输尿管、膀胱及尿道的上皮细胞肿瘤；而对于肾实质肿瘤或前列腺癌，阳性率则较低。

（五）尿液生化检查

1. 尿肌酐及尿素氮

当急性肾炎或肾功能不全时，尿肌酐含量降低；尿素氮增高表示体内组织分解代谢增加，降低见于肾功能不全、肝实质病变。

2. 尿钾、钠

肾功能不全、肾上腺皮质功能异常以及钾钠摄入不足等均可引起尿钾、钠异常。

3. 尿钙、磷

尿钙、磷排出量增高主要见于甲状旁腺功能亢进，可引起多发性尿路结石。

（六）膀胱癌肿瘤标记物检查

目前膀胱癌的肿瘤标记物多用尿液进行检测，简单、快速、无创，可用于膀胱癌的诊断、疗效观察和预后评估。但迄今为止，尿液肿瘤标记物还不能完全代替膀胱镜和尿细胞学检查。

1. 荧光原位杂交技术

荧光原位杂交技术（fluorescence in situ hybridization，FISH）是利用膀胱肿瘤中发生的染色体异常来检测膀胱肿瘤，探测尿脱落细胞的第3、7、17号染色体数目异常和9号染色体短臂缺失的畸变。其敏感性为73%～90%，特异性为65%～100%。

2. 膀胱肿瘤抗原

膀胱肿瘤抗原（bladder tumor antigen，BTA）是一种快速诊断膀胱肿瘤的方法，其原理是应用单克隆抗体与膀胱肿瘤抗原相结合胶体金技术。其敏感性为60%，特异性为77%。可作为初筛或随访，应避免血尿严重时使用。

3. 核基质蛋白

核基质蛋白（NMP22）是细胞核内的一种网状结构蛋白，其功能主要是参与DNA的复制、RNA的合成和基因表达的调节等。膀胱癌患者NMP22蛋白表达明显增高，由于癌细胞的脱落和凋亡使NMP22大量释放于尿中。其诊断膀胱癌的敏感性为47%～100%，特异性为60%～90%。NMP22诊断膀胱癌优于尿细胞学，也是目前唯一被FDA批准可用于膀胱癌高危人群筛查的肿瘤标记物，而且对膀胱癌术后是否复发有很高的预测性。

（七）尿激素测定

1. 尿17－羟类固醇、17－酮类固醇

17－羟类固醇和17－酮类固醇均为类固醇激素的代谢产物，测定其在尿中的含量有助于肾上腺疾病的诊断。含量升高见于肾上腺皮质功能亢进，如库欣综合征；含量降低见于肾上腺皮质功能不全，如艾迪生（Addison）病等。

2. 尿儿茶酚胺和香草扁桃酸

儿茶酚胺包括去甲肾上腺素、肾上腺素和多巴胺；香草扁桃酸（vanillymandelic acid，VMA）是肾上腺髓质激素的代谢产物，即3－甲氧基－4－羟基－苦杏仁酸。儿茶酚胺、香草扁桃酸在尿中含量增高见于嗜铬细胞瘤等。

3. 尿醛固酮

醛固酮为肾上腺皮质球状带分泌，可调节电解质和水的平衡。其含量增高见于原发性醛固酮增多症、充血性心力衰竭、腹水型肝硬化及肾病综合征等引起的继发性醛固酮增多症。

四、尿液标本留取

（一）尿标本的种类

男性：中段尿。

女性：清洁外阴、分开阴唇留中段尿。

四段尿：VB1、VB2、EPS、VB3。

理想条件下应1小时内检测尿液。

（二）尿液物理学检查

颜色：正常为淡黄色，受疾病、食物、药物影响。

混浊度：如脓尿、乳糜尿。

密度：正常为1.001～1.035。

渗透压：正常为50～1 200 mOsm/L。

pH：正常为5.5～6.5。

（三）化学检查

1. 干化学

血尿：红细胞 >3 个/HP。

白细胞尿：白细胞≥5 个/HP。

蛋白质：正常 80 ～ 150 mg/d，>1 g/d 怀疑肾小球疾病，>3 g/d 基本确定肾小球疾病。

葡萄糖：肾脏的葡萄糖阈值为 180 mg/dL。

酮体：乙酰乙酸、丙酮酸、β－羟基丁酸。（糖尿病、孕期、长期饥饿等情况）

尿胆原、胆红素：提示肝脏疾病或胆道梗阻。

白细胞酯酶、亚硝酸盐：白细胞酯酶活性提示尿液中存在白细胞，亚硝酸盐的存在明确提示为细菌尿。

2. 血尿鉴别诊断：尿常规，尿红细胞位相

肾小球血尿：红细胞大多数为畸形红细胞。

外科血尿：以正型红细胞为主。

（黄小萍　莫承强　何宇文　李艳清）

第三节　泌尿外科影像学检查：护士角色

【学时】2 学时。

【培训目标】

(1) 掌握 X 线、超声波、断层扫描、磁共振及核子医学检查的适应证、禁忌证、注意事项。

(2) 了解泌尿外科常见疾病的影像学检查项目。

【主要内容】

(1) 泌尿系统 X 线检查。

(2) 尿路造影。

(3) 泌尿系统超声检查。

(4) 直肠 B 超及直肠 B 超下前列腺穿刺活检。

(5) 泌尿系统 CT 检查。

(6) 泌尿系统 MRI 检查。

(7) 泌尿系统核查检查。

(8) 泌尿外科常见疾病影像学检查推荐意见。

【教学方法】课堂讲授、案例分享。

一、泌尿系统 X 线检查

泌尿系统平片（kidney ureter bladder，KUB）又称腹部平片，包括肾、输尿管、膀胱区域，是泌尿系统 X 线检查中的基本方法，也是静脉尿路造影术前必不可少的常规摄片。

1. 适应证

泌尿系统结石、钙化等。

2. 禁忌证

妊娠早期。

3. 注意事项

1）检查前 12 h 禁食，6 h 禁水。

2）检查前晚服泻药（如蓖麻油 30 mL）；如无大便，于检查前 1 ～ 2 h 灌肠，以除肠内容物及积气；否则，肠内容物太多，对结石判断不准确。

二、尿路造影

（一）排泄性尿路造影

排泄性尿路造影（excretory urography）又称静脉肾盂造影（intravenous pyelography，IVP），含碘水溶性造影剂由静脉注入，经肾小球滤过、肾小管浓缩后，排入肾盏和肾盂内，能显示肾盏、肾盂、输尿管和膀胱的内壁及内腔形态，了解尿路的解剖结构、通畅程度，也能大致了解双肾的排泄功能。

1. 适应证

1）肾、输尿管疾患，如结核、肿瘤、畸形、积水、结石等疾病，且需要了解肾功能的患者。

2）原因不明的血尿和脓尿。

3）尿道狭窄不能插入导管或不能做膀胱镜检查者。

2. 禁忌证

1）碘剂过敏者。

2）妊娠期及产褥期。

3）碘造影剂高危者慎用。

3. 注意事项

1）造影前不宜进食使胃肠胀气的食物，如菠菜、豆类、水果及烘烤的面食。

2）造影前 12 h 禁食，6 h 禁水。

3）检查前做碘过敏试验。妊娠及肾功能严重损害为禁忌证。

4）保持肠道清洁，避免肠内容物造成的误影，造影前晚服泻药（如蓖麻油 30 mL），必要时造影前 1 h 清洁灌肠。

5）造影前排空膀胱。

6）腹部加压是排泄性尿路造影时压迫输尿管的一种方法，加压时，可能出现腹部不适，一般能忍受。如果出现面色苍白、出冷汗、烦躁不安等，这是加压引起的迷走神经反应，降低压力后症状即可缓解。

7）造影剂可引起的副反应：轻者可表现为皮肤潮红、灼热感、恶心、呕吐、头痛、皮肤荨麻疹等，应报告医生。

8）造影剂存在肾毒性，对肾功能受损者应慎用或禁用。

9）3 个月以内的孕妇禁做此项检查。

10）造影后多饮水，以促进造影剂的排泄。

（二）逆行肾盂造影

逆行肾盂造影（retrograde pyelography，RP）是经膀胱镜下将导管逆行插入输尿管并注入含碘造影剂，使肾盏、肾盂、输尿管显影的检查方法。

1．适应证

1）无法进行 IVP 者。

2）IVP 观察欠满意者。

2．禁忌证

1）急性下尿路感染。

2）膀胱内大出血。

3）心脏功能严重不全者。

4）存在前列腺增生等尿道狭窄的因素时插管困难，为相对禁忌证。

3．注意事项

1）检查前可照常饮食。检查前排空膀胱。

2）清洁阴部，包皮过长的男患者，将包皮上翻后洗涤包垢。

3）检查时常见的并发症有：尿道损伤、尿道热、出血和急性尿潴留。因此，检查后应注意排尿情况，如有无尿频、尿急、尿痛、血尿等。

4）饮水，每小时 100 ～ 200 mL，保持尿量 2 000 mL 以上，以达到自然冲洗尿道、预防感染的目的。

5）休息 1 ～ 2 天，按医嘱服抗生素。

（三）排尿期膀胱尿道造影

排尿期膀胱尿道造影（voiding cystourethrography）时先排尽膀胱内尿液，将导管插入膀胱，注射 100 ～ 200 mL 造影剂，令患者排尿，于排尿过程中摄仰卧位片，包括双肾、输尿管及膀胱。也可先做 IVP，然后放松压迫带，令患者憋尿，待膀胱充满后，于排尿过程中摄片。

1．适应证

1）儿童膀胱输尿管反流性肾病。

2）膀胱疾患，如肿瘤、炎症、结石、外伤、发育畸形和憩室等。

3）观察盆腔肿瘤、前列腺病变与膀胱的关系。

4）脐尿管未闭和输尿管口囊肿。

2．禁忌证

1）膀胱及尿道急性炎症。

2）严重外伤或大出血休克。

（四）肾血管造影

肾血管造影（renal angiography）属于有创性检查，主要用于检查肾血管病变；还可进行肾血管病变及肾肿瘤的介入治疗。肾血管造影分肾动脉造影和肾静脉造影两种。

1．肾动脉造影

肾动脉造影（renal arteriography）方法有两种：腹主动脉 - 肾动脉造影及选择性肾动脉造影（selective renal arteriography）。两种检查都采用经皮经动脉穿刺插管（即 Seldinger 技术），用动脉穿刺和导丝、导管的换置法进行动脉造影。

1）适应证：①肾血管性高血压；②肾血管性病变；③进一步确定肾肿瘤性质或已确定恶性肿瘤需要术前栓塞治疗者；④肾创伤的确诊；⑤肾移植术前后的检查，术前了解供肾者的肾动脉情况，肾移植术后处理并发症时；⑥原因不明血尿，尿路造影阴性者。

2）注意事项：①检查前做好碘过敏试验，检查前 4 ～ 6 h 禁食。②穿刺区域皮肤清洁。③检查前排空大小便。④3 个月以内的孕妇禁做此项检查。⑤穿刺点加压包扎，穿刺侧肢体限制活动 6 ～ 12 h。

2．肾静脉造影

肾静脉造影（renal venography）用于诊断肾静脉疾患，如肾静脉内瘤栓形成及肾内外肿块压迫肾静脉等，尤其对诊断肾病综合征的重要并发症——肾静脉血栓——有较高的特异性。采用右股静脉 Seldinger 技术，左右肾静脉同时分别插管，注射造影剂后可用普通照相或数字减影血管造影（digital substraction angiography，DSA）。

三、泌尿系统超声检查

超声能直接显示肾实质、肾盂、肾盏等断层结构，具有简便、经济和不受肾功能影响等优点，有助于早期发现肾内肿物并进一步显示病变内部结构（囊性、实性或混合性）。该法通常作为泌尿系统疾病的首选影像检查技术，可以检出和诊断畸形、结石、肿瘤等肾、输尿管及膀胱的大多数病变。超声引导穿刺肾脏肿物可提供组织学和细胞学等病理诊断依据。

超声对肾动脉、肾静脉栓塞或瘤栓有较大的诊断意义。然而，超声易受肠内气体的干扰，对较小病变的检出以及定性具有一定的局限。

注意事项：

（1）肝、胆、胰腺及腹腔内包块检查，检查前 12 h 禁食。

（2）肾、肾上腺、输尿管 B 超检查前无须特殊准备。

（3）膀胱、前列腺检查时，要求膀胱充盈，必要时于检查前 1 ～ 2 h 饮水 500 ～ 1 000 mL，使膀胱充盈，以便检查时显示清楚。

四、直肠 B 超及直肠 B 超下前列腺穿刺活检

（一）目的

B 超引导下经直肠行前列腺穿刺是诊断前列腺癌最常用的方法。利用超声探头在直肠内做各方向的扫查可了解前列腺及其周围组织结构的形态学改变，并可借助超声的引

导对前列腺的可疑肿物行穿刺活检。

（二）注意事项

1. 穿刺前

1）穿刺日晨可正常饮食。

2）穿刺前患者及家属需要了解穿刺目的及风险并签署手术知情同意书。

3）穿刺前遵医嘱口服药物行肠道准备 3 d，通常为可左氧氟沙星、甲硝唑以及小檗碱等。

4）穿刺前 1 h 左右行清洁灌肠。

5）因高血压或冠心病等基础疾病需要长期口服阿司匹林或硫酸氢氯吡格雷片等抗凝药物者，穿刺前 1 周需停用该类药物。

2. 穿刺中

穿刺时可能会有疼痛、出血等局部不适，可以适当深呼吸，尽量放松肛门肌肉，缓解紧张的心态。

3. 穿刺后

1）建议穿刺后休息 30 min 左右，无不适后方可离开。

2）穿刺后需要多饮水，保持大小便通畅，每天尿量 1 500 ～ 2 000 mL 以上。

3）穿刺后建议继续预防抗感染治疗至少 3 d。

4）穿刺后常见的并发症有发热、血尿和血便等，应注意密切观察。血尿及血便多数于几天内自行缓解，如穿刺后出现较多的血块，伴排尿困难，或出现头晕、脸色苍白、出冷汗，或体温超过 37. 5 ℃时须及时就诊。

五、泌尿系统 CT 检查

CT 可以提供肾脏及集合系统的精细解剖信息，在泌尿系统的各种疾病诊断中占有越来越重要的位置。对于结石的检出，CT 比 KUB 更敏感，定位更准确。CT 增强扫描对肿瘤的定位及定性诊断准确性很高，还可以对恶性肿瘤进行分期。CT 尿路造影（CT urography，CTU）可整体观察肾盂、输尿管和膀胱，已经逐渐代替 IVP，应用越来越广泛。CT 血管成像（CT angiography，CTA）可以很好地显示腹主动脉、肾动脉及两者的主要分支，准确诊断肾动脉狭窄及先天异常。

（一）CT 平扫检查

泌尿系统 CT 平扫检查为 CT 常规检查方法，对于泌尿系统结石、单纯囊肿和多囊肾等疾病，CT 平扫就能明确诊断。

（二）CT 增强检查

1. 适应证

1）肾及肾区肿块的定位及定性诊断，如肾及肾上腺的囊肿、肿瘤、炎性包块、发育异常等。

2）IVP、RP 或超声检查后仍不能明确性质的肾及肾上腺病变。

3）泌尿系统肿瘤鉴别诊断及恶性肿瘤分期。

4）泌尿系统创伤。

5）血尿待查。

2. 注意事项

1）检查前行碘过敏试验，阳性反应者不能注射造影剂。

2）腹部检查者于检查前4～6 h禁食。

3）携带相关X线片、B超及有关检查结果，按时检查，最好有家属陪伴，危重者需要专人护送。

4）检查时配合采取适当体位，检查过程中不可乱动，以便准确定位，对不合作者或小孩应酌情使用镇静药。

六、泌尿系统MRI检查

在泌尿系统疾病的影像检查中，MRI因组织分辨力高，以及多参数、多序列、多方位成像的优势，能进一步显示病变的特征，成为超声和CT检查的有效补充方法，适用于泌尿系统肿瘤和病变的定位、定性诊断、鉴别诊断及对恶性肿瘤的分期诊断；动态增强MRI可半定量分析肾脏的排泄功能；MRI尿路成像对尿路梗阻性病变的显示有明显的优势；MRI非造影剂增强血管成像可用于显示肾动脉及测量肾动脉血流动力学；MRI功能成像可提供肾脏的水分子扩散及血流灌注等信息。

注意事项：

1）安装有心脏起搏器者绝对禁行MRI检查，因MRI的干扰可致停搏；体内有金属如假肢、弹片、止血夹、人工瓣膜、固定用钢板、螺钉、人工股骨头等，也不可行MRI检查，因金属异物移动可损害重要脏器和大血管，如位于受检部位则可产生伪影。

2）检查前带备X线片、CT或B超结果及相关资料，按时检查，鼓励家属陪同。

3）小儿及不合作者需要镇静后方能检查，危重患者需要有医护人员陪同。

4）检查前不可携带金属物品（如手表、耳环、戒指、项链、钥匙、金属假牙、眼镜、义眼、硬币、小刀等）和磁性物体（如磁卡、磁盘、手机等），以防干扰检查结果及损坏所携带的物品。

5）检查前做好全身清洁卫生。行腹部检查于检查前4 h禁食。行盆腔检查于检查前1 h饮水500 mL，不要小便，使膀胱充盈。

6）因检查时间较长（一般需30 min），且检查仓内有噪音，需要患者密切合作，勿紧张，受检过程中全身放松，平静呼吸，不移动身体，以免影响影像诊断结果。

七、泌尿系统核素检查

（一）目的

1）肾图：测定肾小管分泌功能及显示上尿路有无梗阻。

2）肾显像：通过显像清晰度、核素分布特征、显像和消退时间，可了解肾形态、大小及有无占位病变等；计算肾膀胱排泄系数，可了解肾功能、肾小球滤过率和有效肾血流量。

3）肾上腺皮质和髓质核素显像对肾上腺疾病的诊断有价值。

4）骨扫描可显示全身骨骼系统有无肿瘤转移。

（二）注意事项

1）无须特殊准备，可进餐，多饮水。

2）带 250 mL 水到核素检查室。

八、泌尿外科常见疾病影像学检查推荐意见

（一）肾癌

1. 推荐必须包括的影像学检查项目

腹部 B 超或彩色多普勒超声、胸部 CT 平扫、腹部 CT 平扫和增强扫描（碘过敏试验阴性、无相关禁忌证者）。腹部 CT 平扫、增强扫描及胸部 CT 平扫是术前临床分期的主要依据。

2. 推荐参考选择的影像学检查项目

推荐选择的影像学检查项目及相应指征：①核素肾图或静脉尿路造影（intravenous urography，IVU）检查。指征：未行 CT 增强扫描，无法评价对侧肾功能者。②核素骨显像检查。指征：有相应骨症状，碱性磷酸酶高，临床分期为Ⅲ期及以上的患者（证据水平 1b）。③头部 MRI、CT 扫描检查。指征：有头痛或相应神经系统症状的患者（证据水平 1b）。④腹部 MRI 扫描检查。指征：肾功能不全、超声波检查或 CT 检查提示下腔静脉瘤栓患者（证据水平 1b）。

（二）膀胱肿瘤

1）对膀胱肿瘤患者应询问病史，进行体格检查、超声检查、静脉尿路造影或泌尿系统 CT/MRI 检查及胸部 X 线检查。

2）对所有怀疑膀胱癌的患者，应行膀胱镜检查、病理活检或诊断性经尿道电切术（transurethral resection，TUR）及病理检查。

3）对怀疑原位癌、尿脱落细胞阳性而无明确黏膜异常者，应考虑随机活检，可选择行荧光膀胱镜或窄带成像（narrow band imaging，NBI）膀胱镜检查。

4）对肌层浸润性膀胱癌疑有骨转移者，可选择骨扫描检查。

（三）前列腺癌

1）直肠指检联合前列腺特异性抗原（prostate-specific antigen，PSA）检查。这是目前公认的早期疑似前列腺癌的最佳检查方法。临床上通过前列腺系统性穿刺活检取得组织病理学诊断方能确诊。少数患者是在前列腺增生手术后的病理检查中偶然发现前列腺癌的。

2）前列腺癌的其他影像学检查：①CT 检查。CT 对早期前列腺癌诊断的敏感性低于 MRI。前列腺癌患者进行 CT 检查的目的主要是协助临床医师进行肿瘤的临床分期，了解前列腺邻近组织和器官有无肿瘤侵犯及盆腔内有无肿大淋巴结。②MRI 扫描。MRI 检查可以显示前列腺包膜的完整性、肿瘤是否侵犯前列腺周围组织及器官，也可以显示盆腔淋巴结受侵犯的情况及骨转移的病灶，在临床分期上有较重要的作用。③磁共振波谱检查（magnetic resonance spectroscopy，MRS）。根据前列腺癌组织中枸橼酸盐、胆碱

和肌酐的代谢与前列腺增生和正常组织中的差异呈现出不同的波谱线来诊断，在前列腺癌诊断中有一定价值。④全身核素骨显像检查（emission computed tomography，ECT）。前列腺癌的最常见远处转移部位是骨髓。ECT 可比常规 X 线片提前 3 ～ 6 个月发现骨转移灶，敏感性较高但特异性较差。

（四）睾丸肿瘤

常规行 B 超、胸部 X 线、腹部/盆腔 CT 检查，怀疑肿瘤转移的患者可进行相应部位的 CT 检查。有条件的地区必要时也可采用 MRI 和 PET-CT 检查。

（五）阴茎癌

阴茎癌推荐行阴茎超声明确有无海绵体侵犯，必要时可选择 MRI 检查。影像检查为非必需的检查。

（六）泌尿系统结石

具有泌尿系统结石临床症状的所有患者都应做影像学检查，影像学检查结果对于结石的进一步检查和治疗具有重要的价值。

1）超声波检查。简便、经济、无创伤，可以发现 2 mm 以上的 X 线阳性及阴性结石。此外，超声波检查还可以了解结石以上尿路的扩张程度，间接了解肾实质和集合系统的情况。对膀胱结石，超声检查能够同时观察膀胱和前列腺，寻找结石形成的诱因和并发症。但是，由于受肠道内容物的影响，超声波检查诊断输尿管中下段结石的敏感性较低。超声可作为泌尿系统结石的常规检查方法，尤其是对肾绞痛为首选方法。

2）尿路平片（KUB 平片）（推荐）。尿路平片可以发现约 90% 的阳性结石，能够大致确定结石的位置、形态、大小和数量，并且初步提示结石的化学性质，因此，可以作为结石检查的常规方法。在尿路平片上，不同成分的结石显影程度依次为：草酸钙、磷酸钙和磷酸镁铵、胱氨酸、含尿酸盐结石。单纯性尿酸结石和黄嘌呤结石能够透过 X 线（X 线阴性），脱氨酸结石的密度低，后者在尿路平片上的显影比较淡。

3）静脉尿路造影（IVU）（推荐）。静脉尿路造影应该在尿路平片的基础上进行，其价值在于了解尿路的解剖，确定结石在尿路的位置，发现尿路平片上不能显示的 X 线阴性结石，鉴别尿路平片上可疑的钙化灶。此外，还可以了解分侧肾脏的功能，确定肾积水程度。

4）非增强 CT 扫描（non-contrast CT，NCCT）（推荐）或 KUB。CT 检查分辨率较 KUB 高，可发现 1 mm 的结石，解决了 KUB 成像的组织重叠问题，不易受肠道内气体干扰，不受结石成分、肾功能和呼吸运动的影响，且螺旋 CT 能够同时对所获得的图像进行二维或三维重建，将横切面图像转换成类似 IVU 图像，可以清楚地显示包括阴性结石在内的结石的形态和大小。此外，还可以通过结石的 CT 值来初步判断结石的成分，通过增强 CT 了解肾积水的程度和肾实质的厚度，同时还能评估肾脏炎症情况。螺旋 CT 进行三维重建可以更准确地估计出结石体积，术前准确判断结石负荷，从而对治疗方法的选择提供重要的参考价值。由于 CT 检查不需要做肠道准备，不受肾功能限制，检查所需时间短，对结石的显示非常敏感，可以明确梗阻部位及梗阻原因，对肾绞痛患者的病因诊断具有重要意义，因此，对肾绞痛患者，可首选 CT 平扫，再依据 CT 检查结果适当选择其他影像学检查，以提高诊断准确率。

5）CT 增强 + 三维重建（CTU）（可选择）。CTU 是将螺旋 CT 扫描与 IVU 检查相结合的一种检查方法，可以准确判断有无结石及结石的大小、数量、部位，以及梗阻、积水的情况。对于合并有肾结石且需要同时治疗的患者可行 CTU 检查评估肾脏情况，作为 IVU 的替代检查。但 CTU 的价格较昂贵，且较 IVU 需要接受更高的放射剂量。

6）逆行或经皮肾穿刺造影（可选择）。此法属于创伤性检查方法，不作为常规检查手段，仅在静脉尿路造影不显影或显影不良以及怀疑是阴性结石时需要做进一步的鉴别诊断时应用。

7）磁共振尿路成像（magnetic resonance urography，MRU）（可选择）。磁共振对尿路结石的诊断效果极差，因而一般不用于结石的检查。但是，MRU 能够了解上尿路梗阻的情况，而且不需要造影剂即可获得与静脉尿路造影同样的效果，不受肾功能改变的影响，因此，对于不适合做 IVU 的患者（如造影剂过敏、严重肾功能损害、儿童和孕妇等）可考虑采用 MRU。

8）放射性核素检查（可选择）。放射性核素检查不能直接显示泌尿系统结石，但是，它可以显示泌尿系统的形态，提供肾脏血流灌注、肾功能及尿路梗阻情况等信息，因此对手术方案的选择以及手术疗效的评价具有一定价值。此外，肾动态显影还可以用于评估体外冲击波碎石对肾功能的影响情况。

（七）良性前列腺增生

1）前列腺超声检查（推荐）。超声检查可以了解前列腺的形态、大小、有无异常回声、突入膀胱的程度，以及残余尿量（postvoid residual volume）。经直肠超声（transrectal ultrasonography，TRUS）还可以精确测定前列腺体积（前列腺体积 = 0.52 × 前后径 × 左右径 × 上下径）。经腹部超声检查可以了解膀胱壁的改变以及有无结石、憩室或占位性病变。

2）静脉尿路造影检查（可选择）。下尿路症状同时伴有反复泌尿系统感染、镜下或肉眼血尿、怀疑肾积水或者输尿管扩张反流、泌尿系统结石的患者应行静脉尿路造影检查。要注意的是，当患者对造影剂过敏或者肾功能不全时禁止行静脉尿路造影检查。

3）尿道造影（可选择）。怀疑尿道狭窄时建议行此项检查。

4）上尿路超声检查（可选择）。此检查可了解肾、输尿管有无扩张、积水、结石或占位病变。尿常规分析异常、大量残余尿、肾功能不全或有泌尿系统疾病史的患者推荐该检查。

（八）神经源性膀胱

1）泌尿系统超声。此检查无创、简便易行，通过检查重点了解肾、输尿管、膀胱的形态，残余尿 B 超可用来评估肾脏及输尿管解剖的许多特征，包括肾脏大小、肾积水、肾皮质厚度、肾畸形、肾结石和肿瘤、输尿管扩张等。对神经源性下尿路障碍患者，检测肾脏积水及输尿管扩张极其重要，可提示下尿路严重病变，但超声不能辨别功能及器质性梗阻，也不能证实膀胱输尿管反流及程度，经常需要用其他影像技术进一步明确。超声是一种测定肾积水及输尿管扩张程度、观察病情进展、评估治疗反应的有效工具。

2）泌尿系统平片。可了解有无隐性脊柱裂等腰骶骨发育异常、是否合并泌尿系统结石等。

3）静脉尿路造影。是传统的了解肾、输尿管、膀胱形态以及分侧肾功能的影像学方法，检查的成功依赖于有足够的肾功能，在肾功能异常时应慎重使用造影剂，以免加重对肾脏的损害。

4）泌尿系统 CT。为上尿路解剖提供有用的信息，能够较直观地了解肾脏皮质厚度、肾盂积水的形态改变、输尿管扩张程度、泌尿系统结石和新生物等。增强扫描能更清楚地显示解剖特征（依赖于肾功能）。与 B 超和静脉肾盂造影相比，能更清楚地显示上尿路及膀胱形态，了解泌尿系统邻近器官情况，但肾功能异常时应慎重选择增强扫描。螺旋 CT 泌尿系统三维重建技术可以在冠状面等多个层面非常清晰、完整地显示肾脏大小、皮质厚度、肾盂积水形态、输尿管迂曲扩张、壁段输尿管狭窄、膀胱形态等尿路形态变化，并对上尿路积水扩张程度进行分度。

5）泌尿系统 MRU。MRU 对上尿路的评估与 CT 相似，该检查无须使用造影剂，即可在冠状面等多个层面非常清晰、完整地显示肾盂积水形态、输尿管迂曲扩张、壁段输尿管狭窄、膀胱形态等尿路形态变化，并对上尿路积水扩张程度进行分度，且不受肾功能影响。泌尿系统 MRU 检查还可辅助诊断硬脊膜粘连或脊椎手术形成的脊髓栓系综合征。

6）核素检查。包括肾图、利尿肾图或肾动态检查，可反映分侧肾功能情况，明确肾脏供血状态。利尿肾图可以鉴别上尿路梗阻（如壁段输尿管梗阻）的性质是机械性的还是动力性的，但检查结果受到利尿剂注射时间、水合作用和利尿作用、膀胱是否充盈和膀胱内压力等的影响，当怀疑有上尿路梗阻性疾病时推荐采用利尿肾图联合膀胱引流综合判断。

7）膀胱尿道造影。可以了解膀胱尿道形态，是否存在膀胱输尿管反流，并对反流程度进行分级，是否存在 DSD 等情况；尿动力学检查时可同期行此项检查，即影像尿动力学检查。

（九）压力性尿失禁

1）膀胱镜检查。怀疑有膀胱颈梗阻、膀胱肿瘤和膀胱阴道瘘等疾病时，需要做此检查。

2）膀胱尿道造影。适用于既往有手术史，怀疑有膀胱输尿管反流，或需要进行压力性尿失禁分型的患者。

3）超声。可了解有无上尿路积水、膀胱容量及剩余尿量。

4）静脉肾盂造影。可了解有无上尿路积水及重复肾、输尿管，以及重复或异位输尿管开口位置。

5）CT。CT 增强及三维重建可了解有无重复肾、输尿管，以及重复或异位输尿管开口位置。

（黄小萍　李艳清　何宇文）

第六章

泌尿外科手术及护理概论

第一节　泌尿外科手术发展史

【学时】1 学时。

【培训目标】了解泌尿外科手术发展过程。

【主要内容】泌尿外科手术发展历程。

【教学方法】课堂讲授。

泌尿外科手术发展至今可分为三代。第一代为开放手术。第二代为腔镜手术，腹腔镜手术更是已被公认为现代微创外科技术的代表。机器人手术被认为是在腹腔镜手术基础上产生的第三代手术，其最大优点是手术解剖更加精细和平稳，从而使外科治疗对患者的创伤再次微小化。

20 世纪 80 年代以前，泌尿外科所有的手术方式均为开放式手术，手术创伤大、出血量多、术后恢复慢、感染率高，是当时整个外科手术都面临的严峻问题。1806 年，Bozzini 第一次使用膀胱镜直视下观察膀胱。1987 年 3 月 17 日，法国里昂的 Philippe Mouret 成功地施行了世界上首例腹腔镜手术——腹腔镜胆囊切除术，从此掀起了一场外科治疗手段的革命。80 年代后，腔内泌尿外科学在全国迅速发展。1980 年，美国加州大学 Kaplen 教授应邀到天津医学院总医院传授经尿道前列腺切除术（transurethral resection of the prostate，TURP）及经尿道膀胱肿瘤切除术（transurethral resection of the bladder tumor，TURBT），后北京协和医院的吴德诚和天津总医院的韩树楠及中国医科大学附属第一医院的张明铮在国内较早地开展了该技术。北京协和医院泌尿外科在国内连续成功举办 3 期腔内电切术学习班，对在国内泌尿外科界普及此项技术起到了推动作用，使 TURP 逐渐成为我国腔内治疗前列腺增生症的“金标准”。

80 年代初，体外冲击波碎石术（extracorporeal shock wave lithotripsy，ESWL）在我国应用于肾结石的治疗并取得成功。到 20 世纪末，ESWL 已成为治疗泌尿系统结石的基本手段，在全国县级以上医院大多已常规开展。1985 年，吴开俊、李逊等在国内首次报道了经皮肾镜取石术（percutaneous nephrolithotomy，PCNL）及逆行经皮肾镜取石术，为我国肾镜、输尿管镜的临床应用做了开拓性的尝试。1992 年，那彦群在国内报道了腹腔镜在泌尿外科中的应用，北京协和医院泌尿外科开始应用腹腔镜手术治疗肾上腺肿瘤。1993 年李汉忠在《中华外科杂志》上发表了《腹腔镜肾上腺肿瘤切除》，为国内最早发表的泌尿外科腹腔镜手术相关文章。紧接着武汉同济医院张旭应用腹腔镜技术广泛开展了各类腹腔镜手术，成为这一领域的领军人物。1993 年，中华医学会泌尿外科学分会在北京召开了第一次腔内泌尿外科学术会议。这些手术技术的开展使我国腔镜技术基本上达到了国际水平。

进入 21 世纪，在全球性技术革命浪潮的冲击下，以电子信息、生物基因工程、现代影像科学、计算机多媒体技术及高分子生物材料为代表的新技术不断渗入生命科学、医学科学，并在理论研究与实际应用中取得了令人瞩目的成果。单孔腹腔镜手术、经自然腔道内镜手术、三维腹腔镜技术和机器人辅助腹腔镜技术已成熟地应用于泌尿外科领域，引领腔道泌尿外科学进入一个新的时代。

（陈桂丽　钟美浓　蔡有弟　娄翔）

第二节　泌尿外科腹腔镜及人工智能技术（机器人手术）的开展

【学时】1 学时。
【培训目标】了解泌尿外科常见的腹腔镜手术方式及手术机器人的研究进展。
【主要内容】泌尿外科腹腔镜技术的临床使用及人工智能技术的发展现状。
【教学方法】课堂讲授。

一、泌尿外科腹腔镜技术的演化

腹腔镜技术发轫于腹部外科，细溯其源，腹腔镜技术与泌尿外科内镜技术有着千丝万缕的联系。1806 年，Bozzini 第一次使用膀胱镜直视下观察人体体腔。此后 100 多年，膀胱镜技术在光学和手术器械方面不断地改进和积累，为腹腔镜技术的出现奠定了设备和技术的基础。泌尿外科腹腔镜技术起步较晚，早期的手术入路和操作方法借鉴了腹部外科和妇科手术的经验。

（一）腹腔镜技术应用于上尿路疾病

自 1990 年美国 Clayman 教授第一次成功施行经腹腔入路腹腔镜肾切除术以来，经腹腔入路逐步成为国外泌尿外科上尿路腹腔镜手术的主流入路。1992 年，那彦群在国内报道了腹腔镜在泌尿外科中的应用，之后国内泌尿外科腹腔镜技术经过30年的迅速发展，形成了以腹膜后入路为主的上尿路腹腔镜技术体系。目前有4种入路用于腹腔镜泌尿外科上尿路手术，即经腹腔前入路、经腹腔侧入路、经后腹腔侧入路和经后腹腔后入路。腹腔镜泌尿外科手术入路的选择与术者的手术经验有很大关系。经腹腔前入路时，患者取仰卧位或稍微倾斜，术中图像更符合常规观察习惯并能同时处理双侧病变，但需要较多套管来放置器械以帮助显露术野。经腹腔侧入路最早由 Gagner 使用，也是目前国外用得比较多的入路：患者取斜卧位，沿患侧肋弓下及腰放置3～4个套管，术中解剖标志明显，操作空间大。经后腹膜腔侧入路时，入路更直接，对腹腔脏器干扰少，有过上腹部腹腔脏器手术史的患者也不受影响；但缺乏明显的解剖标志，操作空间较小，处理血管的难度相对增大，尤其是肥胖患者更增加了手术难度和手术风险，以及中转开放手术的机会。经后腹腔后入路能同时处理双侧病变而不需要变换患者体位。

（二）腹腔镜技术应用于下尿路疾病

根治性膀胱切除加盆腔淋巴结清扫术是目前治疗肌层浸润性膀胱癌的标准术式。1992年，Perra 首先报道了腹腔镜单纯膀胱切除术。1995年，Sanchez 等人首次报道了腹腔镜根治性膀胱切除（laparoscopic radical cystoprostatectomy，LRC），回肠输出道在体外完成。不断涌现的腹腔镜设备和器械，如 Ligasure 血管闭合系统、等离子切割系统等，提升了腹腔镜根治性膀胱切除术的安全性。腹腔镜根治性膀胱切除术的难点在于尿流改道，其术式主要有乙状结肠或直肠代膀胱、回肠膀胱和正位回肠膀胱等。1995年，Puppo 等人首次成组报道了5例腹腔镜联合经阴道入路行根治性膀胱切除术，通过腹壁小切口建立回肠通道。2000年，Gill 等人首次报道了全腹腔镜根治性膀胱切除加回肠通道术，并于2002年报道了首例全腹腔镜根治性膀胱切除加原位回肠膀胱术，取得了良好的效果。2001年，Turk 等人报道了5例全腹腔镜根治性膀胱切除术加可控性 Sigma 或 MAINZ Ⅱ直肠乙状结肠尿囊转流。2004年后陆续有大宗报道，尿流改道多为通过腹壁小切口于体外完成回肠通道术或原位新膀胱重建，也有国内报道成功完成了全腹腔镜下尿流改道术。腹腔镜膀胱根治性切除术与开放性膀胱根治性切除相比有明显优势：①手术创伤小，切口小，术中出血少，术后疼痛轻，恢复快；②操作细致，能精确地处理盆底深部的重要结构，盆腔淋巴结清扫彻底，尿道括约肌损伤概率较小，有助于保留神经血管束；③避免肠管长时间暴露，有利于术后肠道功能恢复，减少术后肠粘连；④更能保护身体的免疫机制，减少术后感染并发症。腹腔镜膀胱根治性切除术目前的缺点是腹腔镜手术时间长、手术技术要求高、费用较高、学习曲线长，但随着器械的改进、技术的熟练，手术时间将逐渐缩短。

（三）腹腔镜应用于其他泌尿外科疾病

1997年，美国 Raboy 报道了首例经腹膜外途径的腹腔镜前列腺癌根治术（laparoscopic radical prostatectomy，LRP）。这项技术被法国的 Bollens 进一步发展，并于2001年报道了他们最初50例的结果。德国的 Stolzenburg 对腹膜外途径的 LRP 也做了诸多技术改进，如标准化的保留性神经技术、保留耻骨前列腺韧带改善早期尿控以及筋膜内的前列腺根治性切除术等。经过30余年的发展完善，LRP 的关键技术已趋于标准化，成为一项很成熟的技术。来自全球多中心数千例的研究报道显示，在肿瘤的控制、尿控的保留和勃起功能的保留方面均达到开放手术的治疗标准，同时它还具有创伤小、出血少、视野清晰和有助于辨认盆腔精细解剖结构等优点。LRP 从手术途径上可分为经腹腔和经腹膜外途径，从切除的顺序上可分为顺行切除和逆行切除。我国在开展 LRP 的早期主要使用经腹腔途径顺行切除技术。

二、泌尿外科人工智能技术（机器人手术）的发展

（一）手术机器人及其演化历程

传统的外科治疗是通过开放手术来完成的，腹腔镜和机器人手术通过器械的技术革新使手术微创化，使传统外科学得到了进一步发展。腹腔镜应用于外科手术，使切口缩小达到了极限，通过视频辅助，使手术的操作部位有理想的显露。但是，传统腹腔镜也存在着不足之处，如：镜头的不稳定性；视野是二维的，没有立体感；直器械自由度小；不符合术者人体工程学标准；等等。机器人手术系统在外科手术的临床应用进一步提高了手术的微创化，克服了传统腹腔镜的不足，使微创手术更加完美。

20 世纪 80 年代，为解决手术中精密定位与辅助操作的难题，创新性地将工业机器人的成熟技术应用于脑部手术的定位中。而将机器人应用于腔内泌尿外科的尝试始于 1989 年，由伦敦皇家学院机械工程系研究组研发了名为 PROBOT 的机器人系统。该系统是一个半自动化机器人系统，用于经尿道前列腺切除术，术中执行精确的、重复性的、受控制的操作，但是由于上市批准问题，并没有商业化。法国里昂 Edouard Herriot 医院泌尿移植科的 Albert Gelet 于 1993 年研制了高强度超声聚焦消融装置治疗前列腺癌。该装置利用预先创建的前列腺三维模型，通过一个可引导机器人直肠内探头的电脑系统计划并监测全部治疗过程。意大利研究组于 1995 年开发了 SR 8438 Sankyo Scara 机器人系统。由于整合了超声监测功能，该系统可以在经会阴前列腺穿刺活检操作中帮助进行精确定位，同时用 4 个摄像机记录患者的位置和身体形态，这是泌尿外科首个遥控机器人程序。

随着时代的发展，以微创手术为代表的先进手术方式对安全性和灵活性提出了更高的要求，因此通过与远程信息和智能化工程技术相结合，针对微创外科手术机器人的系统研究与应用得以迅速发展起来。纵观微创外科手术机器人的研究和临床应用发展历程，手术机器人可以分为两大类。

1. 持镜机器人

1994 年，美国 Computer Motion 公司研制了第一台协助微创手术的内镜自动定位系统，即持镜机器人（AESOP，伊索）（图 6－1），将其应用于临床，采用串联结构，可以模仿人手臂的功能，并通过语音命令自动调节手术视野，提供比人手控制更精确、更一致的镜头运动，为手术医生提供直接、稳定的手术视野，可完全取代扶镜助手的工作。

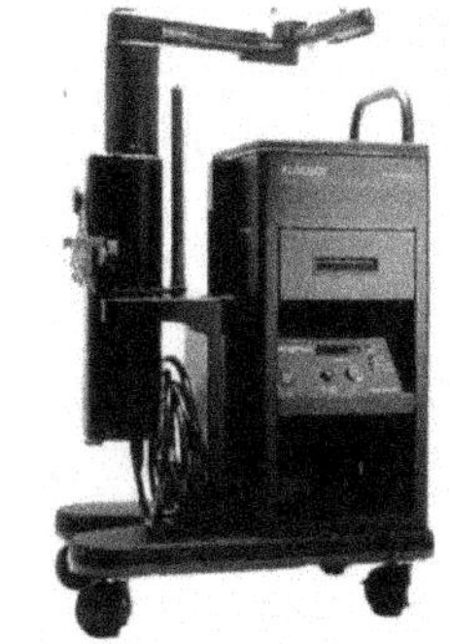

图 6－1　AESOP（伊索，1994）

2. **操作机器人**

1998 年，第一代操作机器人（ZEUS，宙斯）（图 6－2）面世，该系统采用主从手遥操作技术，但由于系统的局限性，后来被 Intuitive 公司收购。

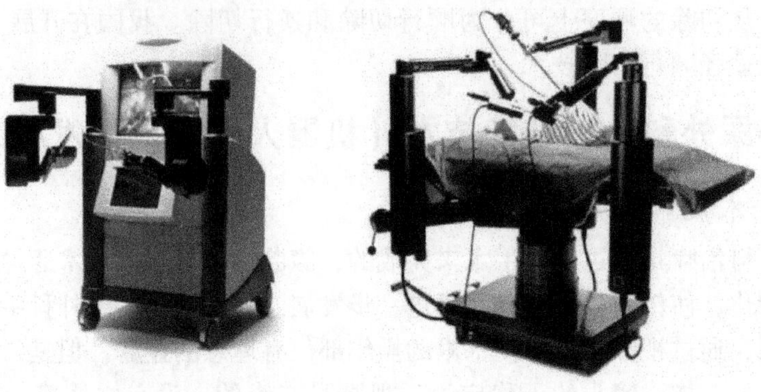

图 6－2　ZEUS（宙斯，1998）

2000 年，第二代操作机器人（Da Vinci Surgical System，Da Vinci 手术机器人系统）研制成功，并于当年 7 月经美国 FDA 批准，成为允许在临床使用的第一个合法的商品化手术机器人。第一代 Da Vinci 手术机器人系统包括 3 个机械臂。第二代 Da Vinci 手术机器人系统包括 4 个机械臂。第三代 Da Vinci 手术机器人系统（图 6－3）则为双控制台、高清三维视觉，整体更加小巧和高效；其后单独增加了一套单孔腹腔镜手术机器人系统。2014 年 4 月，第四代 Da Vinci 手术机器人系统创新性应用了吊杆式安装与移动平台，可以满足手术微器械到达各个方向的手术区域，同时安置便捷快速，手术机械臂较前更小、更薄，能够达到更大的手术覆盖范围，适应更多的鞘管穿刺位置，而且还增加了一键开启系统功能，且支持实时语音辅助控制，以便每次使用系统时快速、准确地设置。其采用了基于解剖的激光定位系统辅助设备和器械连接，以保证最佳的配置，使手术方案顺利进行，并使机器人手术系统融入现代手术室的标准护理管理信息系统。视觉系统应用最新的晶透 3D 高清摄像系统，且融入荧光显像采集系统，能够提供实时的血管等灌流组织器官的可视化图像。

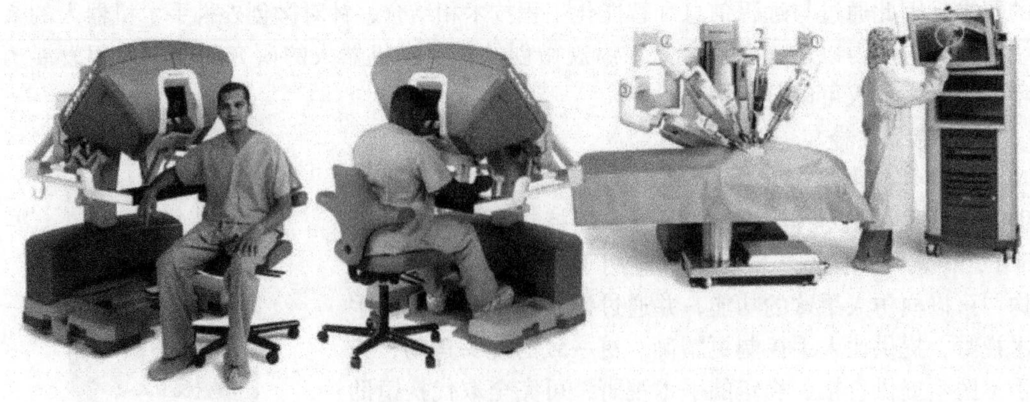

图 6－3　Da Vinci 手术机器人系统（2010 年）

（二）机器人辅助腹腔镜手术在泌尿外科的临床应用

机器人外科手术最先用于胸心外科，然后才应用于泌尿外科。机器人外科手术在泌尿外科临床的广泛应用造就了目前 Da Vinci 手术机器人系统在全球的普及，从而促进了手术机器人系统在外科手术领域的研究和发展。据统计，自 2007 年 10 月解放军总医院泌尿外科成功实施了我国大陆泌尿外科首例 Da Vinci 手术机器人前列腺癌根治性切除手术后，截至 2019 年年底，我国 Da Vinci 手术机器人系统累计装机量为 87 台，我国全年完成各类机器人手术约 4 万例，单机平均完成手术 460 台，这标志着我国在微创泌尿外科领域的尖端技术已达国际先进水平。

（三）单孔腹腔镜手术机器人系统

单孔腹腔镜技术是目前开展并增长最快的微创手术方式，是腹腔镜手术理念的又一次更新。但是传统单孔腹腔镜手术，由于视野从立体改为平行，需要克服器械打架、操作自由度不佳、术者对距离和深度的判断困难及术野显露差等难题，对手术医生腹腔镜操作技术的要求非常高，显著延长了学习曲线。单孔腹腔镜手术机器人系统（图 6－4）辅助开展单孔腹腔镜手术主要采用 8.5 mm 预弯型微器械，更换微器械较困难，依旧存在“筷子效应”，手术适应证较窄，尚未充分发挥机器人技术的优势，并未在临床广泛开展。世界上一些主要发达国家，如美国、德国、日本等已经开展下一代单孔腹腔镜手术机器人技术的研究。该技术利用单个孔道，单一杆件作为操作平台，研发出前端具有多个蛇形柔性臂的微型手术器械操作系统，其中较为成熟的是 Oleynikov 等人将经自然腔道手术与机器人技术相结合，利用纤维支持通道，创新性研发出灵巧、微型的腔内手术机器人。虽然目前机器人单孔微创手术技术取得了一定进展，但是仍然存在很多难以克服的技术问题，尚处临床前研究阶段。

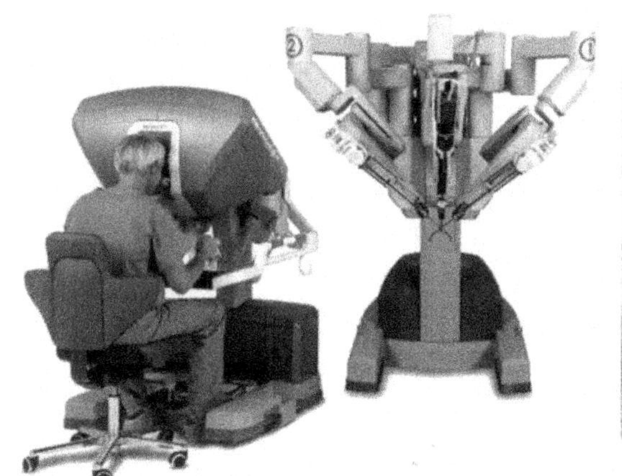

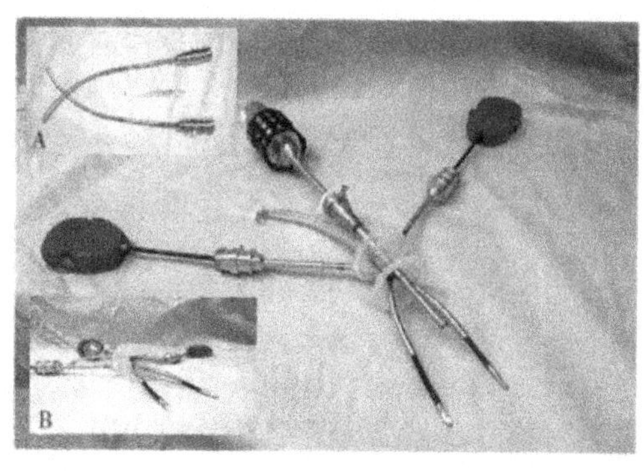

图 6－4　单孔腹腔镜手术机器人系统

（四）输尿管软镜辅助手术机器人系统

针对输尿管软镜及软镜下激光碎石的操作较难掌握的问题，已开始探讨并设计开发输尿管软镜手术辅助机器人系统。2008 年，美国泌尿外科医生 Desai 等报道在猪动物模型中进行了机器人辅助输尿管软镜的实验，该技术可增加输尿管软镜手术的操作范围、精度和稳定性，极大地提高软镜下激光碎石的可操作性，并缓解医生的劳动强度。2013年，土耳其 ELMED 公司推出一款输尿管肾盂软镜辅助机器人系统（robot assisted flexible ureterorenoscope），称为 Roboflex Avicenna，已应用于临床。

（五）泌尿外科其他类型手术机器人系统

目前的手术机器人系统虽然突破了传统腹腔镜技术发展的一些限制，极大地拓展了腔镜手术的适应证，提高了手术的精确度和可操作性，但仍处于发展成长期，随着手术机器人系统进一步向小型化、无创化、智能化、经济实用的方向发展，传统腔镜技术将得以传承，微创外科技术将得以在泌尿外科获得更好的发展。

三、未来展望

（一）手术机器人的智能化

机器人技术是智能技术，智能性是机器人的核心，这也是机器人之所以能够被称为“人”的主要原因。同时，智能性也是机器人技术的难点，尽管目前人工智能技术已经获得了较大的突破，但相对于人的智能而言，机器人的智能化程度较低，尚需改进。微创外科手术机器人目前仅为外科医生手的延伸。随着各领域技术发展的整合，未来的微创外科手术机器人可能会具有人机交互、危险动作预警、思维控制操作等功能。

（二）手术机器人的触觉感知化

触觉是医生获取组织及疾病信息的一种仅次于视觉的重要知觉形式，是机器人实现与手术部位直接作用的必需媒介。与视觉不同，触觉本身有很强的敏感能力，可直接感知靶病灶及术野周围组织的多种性质特征，因此触觉不仅仅只是视觉的一种补充。Okamura 等研发出可视化触觉系统，该系统在手术缝合打结期间通过显示器向外科医生发送所观察到的触觉信息。彩色显示条位于机器手前端的图像旁，红色表明过大的力量（如缝合线可能会被拉断），而绿色及黄色表示恰当适度的拉线力量。现有的微创外科手术机器人系统均未实现触觉反馈，需要外科医生、工程师和神经科学家通力合作，创造出新的主动触觉反馈系统，以解决触觉反馈缺失的问题。

（三）手术机器人的远程操作

操作机器人技术的快速发展及网络和通信技术的进步使得远程手术成为可能。远程外科（telesurgery）是涉及多学科领域的综合性尖端医疗技术，可使患者与经验丰富的外科医生之间建立全新的联系，节约医生和患者大量的时间和金钱，加强医生间的技术交流和学习，并实现医疗资源的均衡分布。远程手术在军事、航天及空间探索方面具有更为重要的意义，可以开展全球范围的手术，不受地理位置和距离的限制，可在伤后黄金救治时间内完成手术，提高救治水平和成功率。但目前该技术受阻于网络时间延迟和高清图像传输等困难，且成本高，功能有限，存在发展的瓶颈，期待机器人技术能够获得突破，进一步提升远程手术的功能。

机器人技术的外科应用毋庸置疑地对传统手术操作进行了革新，并在将来会成为主流。虽然进口机器人手术系统的昂贵价格限制了机器人手术在国内的广泛开展，但从卫生经济学角度来看，机器人手术的微创和术后较快恢复，能够让患者早日投入工作，创造财富；并通过更为优秀的组织结构重建或更高的肿瘤控制率，降低患者术后的复发风险，延缓或消除进一步手术或放化疗的需求，从而减少后续的医疗支出。由此看来，随着科技的进步以及具有我国自主知识产权的机器人手术系统的出现，更多的患者将享受到这一先进的医疗技术。机器人手术是传统外科及以腹腔镜为代表的微创外科技术的进一步发展和挑战，它标志着人类将要跨进一个崭新的医学新时代，必将开创一个机器人微创外科手术的新世纪。

（陈桂丽　钟美浓　蔡有弟　娄翔）

第三节　泌尿外科经自然腔道内镜手术的开展

【学时】0.5 学时。
【培训目标】了解泌尿外科常见的经自然腔道手术方式及研究进展。
【主要内容】泌尿外科经自然腔道手术发展现状。
【教学方法】课堂讲授。

一、概述

经自然腔道内镜手术（natural orifice transluminal endoscopic surgery，NOTES）是在腹腔镜手术之后外科领域的又一次革新，经自然腔道内镜手术是指经过食管、胃、结肠、阴道、膀胱等自然腔道，进入纵隔、胸腔或腹腔内进行疾病诊断和治疗的全新微创技术方式。相比于传统的开放手术，经自然腔道内镜手术降低了腹壁切口与手术并发症发生的概率，具有痛苦少、体表无瘢痕、创伤小、恢复快等优势，更加符合当代超级微创治疗的理念。2006 年，国际上首次正式提出自然腔道内镜手术的概念。2007 年，Branco 等成功地为 1 例右肾无功能的患者实施了经腹部与经阴道联合入路的 NOTES 肾切除术，标志着泌尿外科的 NOTES 从实验阶段开始走向临床应用。我国学者也很快接受了这一概念，并较早开始了动物实验和临床研究。经过国内外学者 10 多年的艰苦努力，自然腔道内镜手术的应用范围逐渐扩大，技术日臻成熟，取得了许多关键性突破。就当前情况来看，我国泌尿外科在开展经自然腔道内镜手术时，能够利用的人体自然腔道主要涉及阴道、尿道、肠道等。

（一）经阴道内镜手术

由于阴道本身的解剖结构和生理因素，切除的手术标本可以经过阴道后穹隆切口取出，并且经阴道进行手术操作在妇科领域已经积累了相当丰富的临床经验和理论基础，经阴道入路较为成熟，因而在泌尿外科领域得到广泛运用。目前绝大多数上尿路手术均可采用经阴道 NOTES 完成，并取得了较好的手术效果。常见的手术方式包括经阴道膀胱阴道瘘修补术、尿道憩室切除术、腹腔镜或机器人辅助混合经阴道 NOTES 肾癌、尿路上皮癌根治术等。

（二）经尿道内镜手术

经尿道内镜手术最早于 1964 年由 Marshall 提出，当时的输尿管镜不能主动偏转方向，没有工作通道，仅能用于局部镜检。1987 年，美国 Johnston 发明了输尿管软镜，得益于内镜技术的出现，泌尿外科的微创治疗迎来了飞速发展。目前经尿道内镜治疗已成为泌尿外科最主要的治疗手段之一。常见的手术方式包括经尿道输尿管镜下膀胱/肾盂/输尿管碎石取石术、经尿道膀胱镜下膀胱肿物电切术、经尿道精囊镜治疗血精及精囊结石等。

（三）经肠道内镜手术

由于泌尿系统本身就拥有尿道作为自然腔道，且经肠道的行非肠道手术将增加不必要的感染风险，因此目前泌尿外科经肠道的手术仅限于经直肠前列腺穿刺活检术。

二、展望

目前我国泌尿外科在使用经自然腔道内镜手术时，能够利用的人体自然腔道主要涉及阴道、尿道、肠道等，但这些自然腔道各有利弊。经过口腔进入胃部途径的空间较开阔，但其缺点在于路径相对较长，加大了手术的难度。经阴道手术目前在临床中使用得相对较多，临床经验相对丰富，其主要优点是能够在直视下进行手术，从而大大降低手术难度，提高手术的成功率和临床治疗效果。而经尿道手术目前在临床中的使用较为局限，主要用于输尿管、膀胱、前列腺等的手术，但由于尿道解剖结构狭窄及男女差异较大等因素的影响，经尿道手术的操作难度大，对操作者的技术和经验有较高的要求，并且在术后容易出现尿道损伤和尿道狭窄等并发症。这些问题的普遍存在，使得手术入路成为当前外科手术中亟待解决的问题。

综上所述，近年来随着社会与科技的迅速发展，NOTES 不断改进，特殊的器械与新型机器人系统正在大力研发，大大提升了手术的效果与质量，并且还可降低术后并发症的发生率，从而为泌尿外科 NOTES 的广泛应用提供更加广阔的适应范围。

（陈桂丽　钟美浓　蔡有弟　娄翔）

第四节 泌尿外科常见引流管的基本原则

【学时】2 学时。

【培训目标】

(1) 熟悉泌尿外科常见引流管及其分级。

(2) 掌握泌尿外科常见引流管管理的基本原则。

(3) 掌握管道护理健康教育。

(4) 了解专科管道护理规范。

【主要内容】

(1) 泌尿外科常见引流管。

(2) 泌尿外科管道分级。

(3) 泌尿外科常见引流管管理的基本原则。

(4) 管道护理健康教育。

(5) 专科管道护理规范。

【教学方法】课堂讲授。

一、概述

引流是指将渗出液、坏死组织、尿液或其他异常增多的液体，通过引流管或引流条导出体外的技术。泌尿外科引流的基本作用就是排除积液、引流尿液、消除有害物质、解除管腔阻塞，便于计量与观察，以达到治疗疾病和促进伤口愈合的目的。

二、泌尿外科常见引流管

泌尿外科常见引流管有三腔尿管、双腔尿管、蘑菇头导尿管、肾造瘘管、膀胱造瘘管、肾周引流管、腹腔引流管、盆腔引流管、内支架管、外支架管等。

三、泌尿外科管道分级

泌尿外科管道根据留置管道的种类和治疗目的可分为输入性管道、引流性管道，根据管道治疗目的和管道发生意外后的风险程度，可分为低危、中危、高危管道。

（一）低危管道

输入性管道：普通胃管（鼻饲）、氧气管。

引流管道：普通胃管（胃肠减压）、普通尿管。

（二）中危管道

输入性管道：中心静脉导管。

引流管道：腹腔引流管、盆腔引流管、肾造瘘管、膀胱造瘘管、输尿管支架管（单J管）、伤口引流管（肾窝引流管、肾周引流管等）、覆膜支架管。

（三）高危管道

输入性管道：透析管、硬膜外镇痛管等。

引流管道：胸腔引流管、心包引流管、专科尿管（前列腺及尿道术后）等。

四、泌尿外科常见引流管管理的基本原则

（一）标识目视管理

根据管道分级使用不同颜色标识贴对管道进行分级标识，注明管道名称和留置时间。

1. 低危管道

低危管道使用绿色标识（图6－5）。

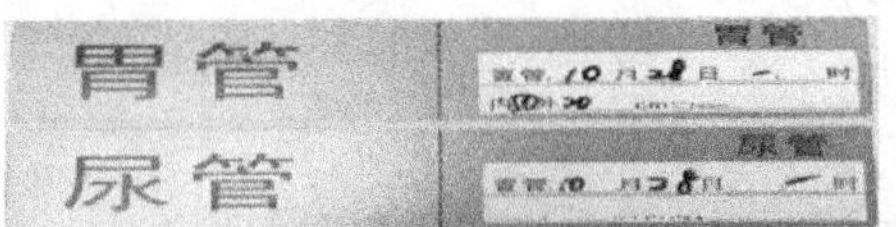

图6－5　低危管道（绿色标识）

2. 中危管道

中危管道使用黄色标识（图6－6）。

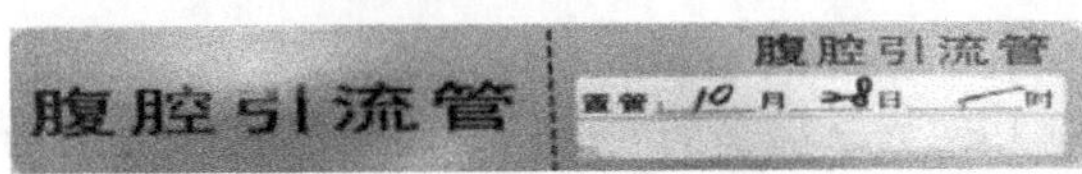

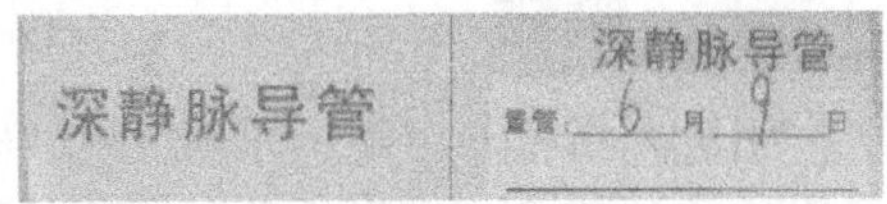

图6－6　中危管道（黄色标识）

3. 高危管道

高危管道使用红色标识（图6－7）。

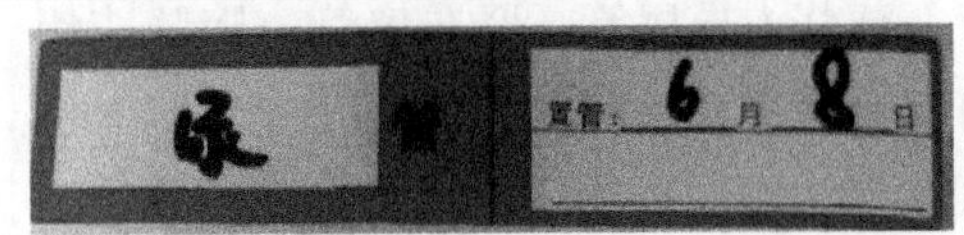
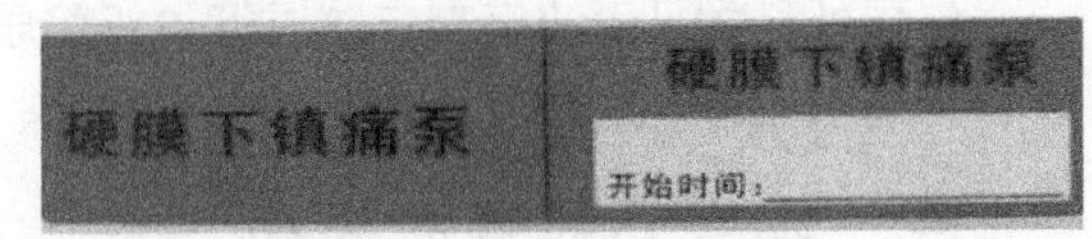

图6－7　高危管道（红色标识）

（二）固定原则

管道的固定需要遵循牢固、舒适、美观的原则。

1. 牢固性

安全有效的固定能够确保管道的安全留置，有效降低非计划性拔管的发生。而管道固定的牢固性依赖于合适的固定方法、合理的固定位置、仔细的护理与观察。

1）合适的固定方法。泌尿外科常用的管道固定方法有缝线内固定、气囊内固定、

敷料或胶布粘贴外固定、棉绳捆绑外固定等，或多种方法结合使用。主要根据不同引流管类型及部位选择固定方法。例如，尿管采用水囊内固定和胶布外固定，肾造瘘管选择缝线固定和敷料粘贴外固定，一般伤口引流管采用缝线固定和胶布外固定等。

2）合理的固定位置。选择合适的位置进行管道固定，利于固定和引流的有效性。避免固定在活动度大的部位或裤腰位置，以免体位的改变或裤腰的移动和压迫导致管道受折叠或牵拉。引流管连接的引流袋装置应挂至患者看得见、不影响翻身和活动的位置，避免间接牵拉引起意外脱管。

3）仔细的护理与观察。每班交接时注意查看各种引流管的固定情况，观察缝线有无脱落、管道有无移位、外固定有无松脱。发现缝线脱落时，应及时联系医生，沟通是否需要重新缝线。外固定棉绳松脱时，应及时调整松紧度，防止牵拉脱管。外固定敷料或胶布若松脱、潮湿、被污染，应及时更换。撕除敷料或胶布时采用0°或180°撕除手法，避免损伤皮肤；粘贴敷料时遵循无菌原则，以管道出口为中心，先固定中间，再向两边抚平；粘贴胶布时避免从一端拉向另一端，造成皮肤张力过大；皮脂油脂多、残胶过多的皮肤可以先用75%酒精清洁皮肤，待充分干燥后粘贴，使得粘贴更牢固；外固定部位毛发过多时，根据情况需要去除毛发后粘贴；若患者皮肤薄且易破损，可在贴敷料或胶布之前喷涂皮肤保护膜。使用胶布固定时将末端反折，便于下次更换时撕除。

注意特殊固定的严密观察。前列腺切除术后患者常留置三腔尿管持续膀胱冲洗，尿管内固定水囊水量根据需要保留至50～60 mL，同时尿道口采用纱布牵拉尿管，避免尿管滑动，以压迫前列腺窝止血。这类患者需要遵医嘱按时抽出适量尿管水囊内的生理盐水，定时观察纱布牵拉有无松脱或过紧，避免影响龟头血运。

2. 舒适度

管道固定要考虑患者舒适度，尽量避免管道固定位置或粘贴胶布引起的不适感，如肾造瘘管的固定应避免过于靠后，否则可能导致患者平卧休息时长期压迫造成折管或压疮；男性留置尿管外固定可粘贴于腹股沟或下腹壁处，以免患者晨勃引起管道牵拉导致疼痛。

3. 美观性

管道固定还需要保持外观美观，避免无效的反复粘贴或敷料过大、胶布过长，可适当予衣物遮盖，保护隐私。

4. 常用固定方法

1）高举平台法（图6－8）。

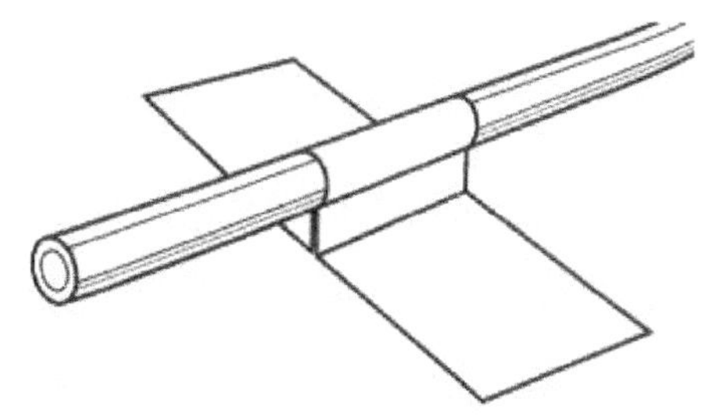
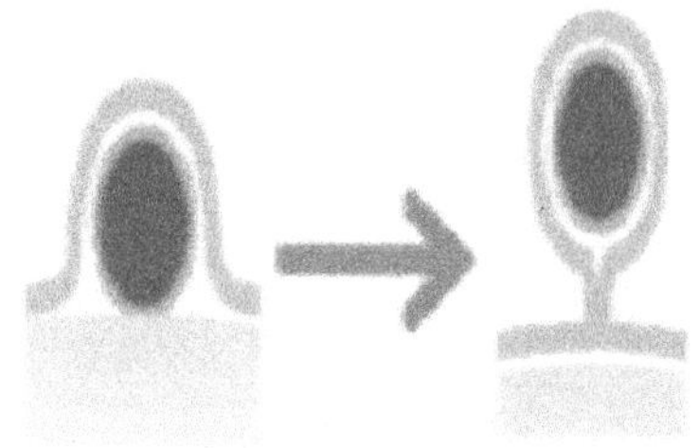

图6－8　高举平台法

2）蝶形交叉固定（图6－9）。

3）末端反折（图6－10）。

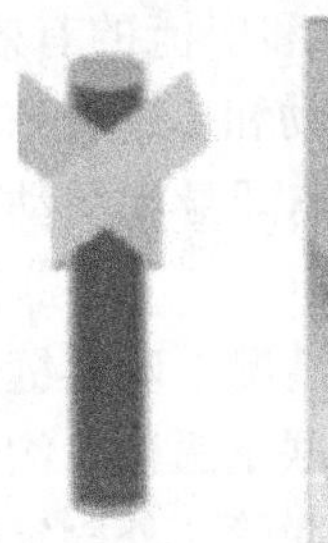
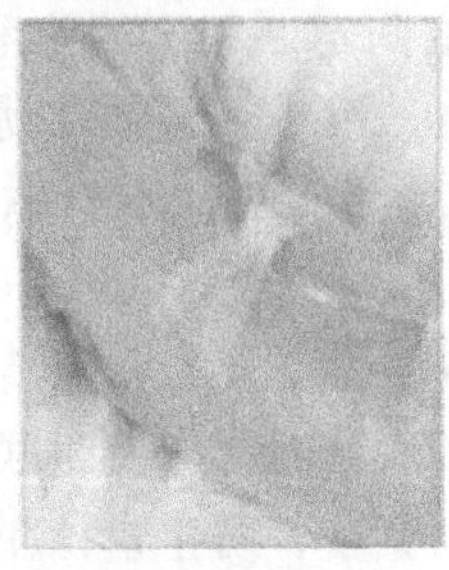

图6－9　蝶形交叉固定

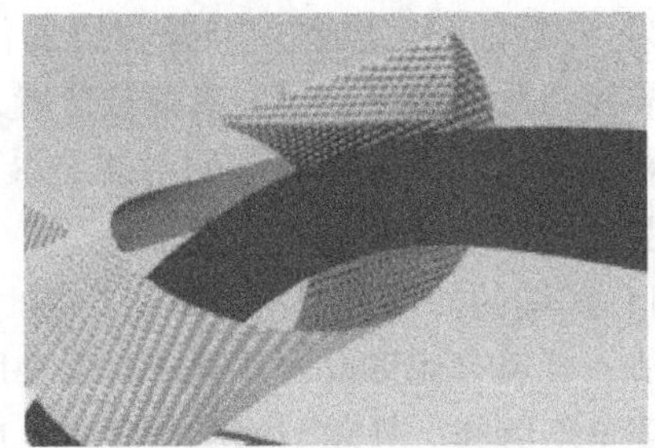

图6－10　末端反折

（三）通畅原则

保持管道通畅才能维持有效的引流，留置引流管应防止管道受压、扭曲、折转成角而影响引流。当引流液较为黏稠或含絮状物等杂质时，应定期由管道出口端向远端挤捏管道，避免堵塞。当组织、血凝块等堵塞管道时，可在无菌操作下用生理盐水进行低压冲洗，冲洗速度应缓慢，以免压力过高导致并发症发生。

（四）无菌原则

管道护理要遵循无菌原则，防止管道相关性感染的发生。日常活动时，引流管和引流袋不得抬高于管道出口平面，防止引流液反流。因治疗需要移动管道时，可先夹闭管道出口再行操作。注意清洁或消毒管道出口周围皮肤，保持皮肤清洁、干燥。留置尿管应每天2次擦洗会阴；留置伤口引流管应保持切口敷料清洁、干燥，有渗血渗液时及时更换；根据管道材质和留置时间按时更换引流管或引流袋，操作时注意无菌操作原则，避免污染。

（五）严密观察

护理人员每班观察管道是否在位，以及引流液的颜色、性状、量和气味。正常尿液颜色为无色透明或淡黄色，如出现乳白色、洗肉水色尿液，可考虑出现泌尿系统感染、结核或肿瘤；泌尿系统手术后尿液也可呈暗红色或淡红色，但正常情况下术后1～2天逐渐转为淡黄色，当尿液为持续鲜红色时，提示有术后出血或输尿管内支架管移位、滑脱等。伤口引流管每小时量小于100 mL，连续2 h，颜色鲜红，应立即告知医生，警惕活动性出血的发生。长期留置尿管者应观察有无漏尿及发生程度、会阴周围皮肤情况，必要时指导会阴清洁，喷涂皮肤保护膜；对于造瘘口、泌尿造口、伤口，应观察造口大小、黏膜完整性、血运是否良好，伤口有无红肿、疼痛、粘连，周围皮肤有无破损，有无分泌物，以及分泌物的颜色、形状、量和气味，及早发现造口血运不良或伤口感染现象。

（六）预防脱管

进行翻身、过床等操作时，首先摆放好管道，避免意外脱管；对于烦躁、不配合的患者，应加强巡视观察，必要时给予保护性约束；并做好患者及陪人预防拔管知识宣教，避免意外拔管。

1）告知患者管道的位置、作用及重要性。

2）局部皮肤如有瘙痒等不适，及时告知护士处理。

3）离床活动时，先固定好管道；引流瓶（袋）低于引流管插入部位的 20 ～ 30 cm。

4）变换体位、穿脱衣服时注意保护管道。

（七）明确标识与准确记录

患者留置管道要粘贴管道标识，标识注明管道名称、置管时间，粘贴部位明显，粘贴牢固不易脱落。明确置管目的与部位，并做好交接与护理记录。护理记录应客观、具体记录管道名称、置入时间，每班记录管道固定情况、引流情况，及时记录管道的特殊处理，如堵塞后处理措施，更换引流管、拔除引流管等。

五、管道护理健康教育

管道固定在患者身上会受到患者行为的影响，因此管道固定的有效性以患者良好的护理依从性为基础，应加强对患者的管道自我管理的指导。告知患者留置管道的目的、作用、意外脱管的风险、妥善固定的重要性与方法，以及管道意外脱落的应急处置措施。嘱患者避免曲折、牵拉管道或私自移除固定敷料、胶布等行为，取得患者管道护理的依从性。告知患者和家属管道护理的配合注意事项及指导患者防范脱管的方法，协同观察引流液的颜色、性质和量。指导患者和家属注意观察伤口敷料情况，如有渗液立即通知医护人员，如发现管道固定松动或脱出则立即通知医护人员处理。

六、专科管道护理规范

（一）尿管护理

1）向患者及其家属解释留置导尿管的目的和护理方法，使其认识到预防泌尿系统感染的重要性。

2）鼓励患者多饮水以达到内冲洗的目的，并协助更换卧位。发现尿液浑浊、沉淀、有结晶时应查找原因，对症处理，每周做尿常规检查 1 次。

3）患者离床活动时，导尿管及集尿袋应妥善安置。搬运时夹闭引流管，防止尿液逆流。注意要及时开放引流管，以保持引流通畅。

4）患者沐浴或擦身时应当注意对导尿管的保护，不应把导尿管浸入水中。

5）若导尿管不慎脱出或导尿装置的无菌性和密闭性被破坏时，应立即更换导尿管。

6）保持导尿管及集尿袋低于膀胱水平面。

7）导尿管与集尿袋引流管接口无须使用复杂装置或者使用胶带。

8）每天评估留置导尿的必要性，无继续留置指征时尽早拔除导尿管，尽可能缩短留置导尿时间。

9）尿液引流不畅时，检查管道是否扭曲或打折，及时进行纠正。

10）长期留置导尿管拔除前，一般不做常规夹管（特殊情况根据医嘱执行），拔管后加强盆底肌收缩锻炼指导。

（二）肾造瘘管护理

1）保持造瘘管通畅，防脱落、扭曲、折叠。

2）观察伤口敷料，引流液的量、颜色、性质。

3）术后 4 ～ 6 h 可根据医嘱夹闭造瘘管，以利用肾盂内的压力止血。

4）不做常规冲洗，如有堵塞时可用生理盐水 5 ～ 10 mL 缓慢低压冲洗。冲洗要求：无压、少量、多次、无菌。

5）拔管后健侧卧位，防止尿液自瘘口流出，影响愈合。

6）拔管后伤口自然愈合（5 ～ 7 天），无须缝针。

（三）膀胱造瘘管护理

1）密切观察伤口敷料情况，保持造瘘管通畅。

2）每班观察引流液的量、颜色、性质，正确记录在护理记录上。

3）保持造瘘口清洁，保护瘘口皮肤。

4）定期更换造瘘管和尿袋。

5）多饮水，每天饮水 2 500 ～ 3 000 mL。

6）拔管：可试夹管，观察排尿情况，无渗尿或者尿漏可拔出。

（四）伤口引流管护理

1）妥善固定伤口引流管、保持引流通畅。

2）观察伤口敷料有无渗液、渗血、局部有无肿块。

3）引流管每小时量 >100 mL，连续 2 h，提示出血可能。

4）连续 3 天 24 h 引流液量小于 50 mL 可拔管。

5）拔管后观察伤口敷料情况，注意有无渗血、渗液等情况。

（五）支架管护理

1）每天饮水 2 500 ～ 3 000 mL，不憋尿，及时排尿。

2）保持大便通畅，使用坐厕，避免打喷嚏等，不做重体力劳动及剧烈活动。

3）不做四肢同时伸展活动，弯腰、做下蹲动作要缓慢。

4）一般轻微血尿为正常，多喝水即可；如出现大量肉眼血尿伴明显的尿急、尿频、尿痛、发热、管道脱落，请及时告知医生。

（六）管道非计划性拔管应急预案

若发生脱管，根据管道种类及分级，通知医生，立即采取应急处理措施，避免发生不良后果，保证患者安全。

（陈桂丽　钟美浓　蔡有弟）

第五节　泌尿外科围手术期的护理管理

【学时】2学时。
【培训目标】
(1) 了解围手术期的概念及手术分类。
(2) 掌握泌尿外科术前护理管理。
(3) 熟悉泌尿外科麻醉患者的护理管理。
(4) 掌握泌尿外科术后护理管理。
【主要内容】
(1) 围手术期护理定义及手术分类。
(2) 术前护理管理。
(3) 术中护理管理。
(4) 术后护理管理。
【教学方法】课堂讲授。

一、概述

(一) 围手术期

围手术期（perioperative period）是指从患者确定接受手术治疗开始，到手术治疗直至基本康复的围绕手术的一个全过程。它包括术前期、术中期、术后期3个阶段。术前期：从患者决定接受手术到将患者送至手术台；术中期：从患者被送上手术台到患者手术后被送入复苏室或病房；术后期：从患者被送到复苏室或病房至患者出院。

(二) 围手术期护理

围手术期护理（perioperative nursing care）是指在围手术期为患者提供全程、整体的护理。旨在加强患者术前至术后全过程的身心护理，通过全面评估，充分做好术前准备，并采取有效措施维护机体功能，提高手术安全性，减少术后并发症，促进患者康复。围手术期护理也包括术前、术中、术后护理3个阶段，每个阶段的护理工作重点不同。

术前护理：全面评估患者身体功能和心理状况，针对潜在的危险因素，做好充分的应对准备。

术中护理：主要由手术室护士完成，包括手术环境的准备、手术中患者的护理和麻醉患者的护理。

术后护理：手术后患者的观察和护理，防治并发症，促进患者早日康复。

（三）手术分类

1. 按手术目的分类

1）诊断性手术：以明确诊断为目的，如前列腺穿刺活检术、膀胱镜检查术等。

2）根治性手术：以彻底治愈疾病为目的，如腹腔镜肾癌根治性切除术。

3）姑息性手术：以减轻症状为目的，用于条件限制而不能行根治性手术时。

2. 按手术时限分类

1）急症手术（emergency operation）：病情危急，经医生评估后认为需要在最短的时间内实施手术治疗，以抢救患者器官或生命。如睾丸扭转、完全性泌尿系统梗阻、严重外伤性肾损伤、巨大出血性肾错构瘤等。

2）限期手术（confine operation）：手术时间可以选择，但有一定限度，应在限定的时间内做好术前准备，否则会影响治疗效果或失去治疗有利时机的一类手术。如泌尿系统恶性肿瘤的根治术、肾上腺疾病手术等。

3）择期手术（selective operation）：手术时间没有明显的限制，可在充分术前准备后进行手术。如尿道下裂成形术、腹股沟疝修补术等。

手术的具体种类也取决于疾病当时的情况，同一种疾病的不同发展阶段，手术种类可能会不同。

二、术前护理管理

手术前要充分评估患者的情况，包括可能增加手术危险性的生理和心理因素及潜在因素。通过详细询问病史、全面体格检查，结合各项辅助检查结果，评估患者身体各个系统的功能状况，尤其是循环、呼吸、泌尿系统，以及营养、心理状态等，以准确估计患者的手术耐受力，做好术前准备，并对高危因素给予术前控制，以保证手术顺利实施。

（一）护理评估

1. 健康史

重点了解与本次疾病有关或可能影响患者手术耐受力及预后的病史。

1）一般情况：性别、年龄、职业、生活习惯、烟酒嗜好、饮水习惯、居住地、排尿情况等。

2）现病史：自发病以来疾病的发生、发展及治疗经过。

3）既往史：患者平素的身体健康状况及过去的患病情况，各系统伴随的疾病，过敏史，外伤手术史。

4）用药史：如抗凝药、抗生素、镇静药、降压药、利尿药、皮质激素类药物等的使用情况及不良反应。

5）月经史：了解女性患者的月经周期，评估围手术期月经来潮情况。

6）家族史：家庭成员有无同类疾病、遗传病史等。

2. 身体状况

1）一般生命体征：评估意识和生命体征，判断有无休克征象。

2）主要疾病情况：有无腰腹部疼痛或绞痛、肿胀、包块等；有无伤口及伤口引流液体；有无血尿、排尿困难、尿频、尿急，尿液的量、颜色、透明度及比重；有无肾功能不全、尿路感染等。

3）合并症情况：评估有无重要内脏器官功能损害、有无合并症，以及合并症控制情况、手术耐受性。如有无高血压及血压控制情况；有无心血管疾病及凝血功能、心功能情况；有无呼吸系统疾病，以及呼吸受限、清理呼吸道无效等方面的改变。

3. 辅助检查

了解实验室各项检查结果，如血、尿、大便三大常规和血生化检查结果，了解X线、超声、CT及MRI等影像学检查结果，以及心电图、尿流动力学检查结果等。

4. 心理－社会状况

了解患者对手术的心理反应、围手术期的情绪改变、家庭经济承受能力以及家庭对患者的关心与支持程度。

（二）护理措施

1. 心理护理

1）建立良好的护患关系：了解患者病情及需要，主动关心、安慰患者与家属。通过适当的沟通技巧，取得患者信任，对待患者态度礼貌温和，尊重患者的权利和人格，为患者营造一个安全、舒适的术前环境。

2）心理支持和疏导：鼓励患者表达感受，倾听患者诉说，帮助患者宣泄恐惧、焦虑等不良情绪；动员患者的社会支持系统，使患者感受到被关心和重视。

3）认知干预：耐心解释手术的必要性及可能取得的效果、手术的危险性及可能发生的并发症等，帮助患者正确认识病情，鼓励患者以积极的心态配合手术治疗与护理。

2. 一般准备与护理

1）饮食和休息：加强饮食指导，鼓励摄入营养丰富、易消化的食物。消除引起不良睡眠的诱因，创造安静、舒适的环境，告知放松技巧，促进患者睡眠。病情允许者，适当增加白天活动，必要时遵医嘱予以镇静安眠药。

2）皮肤准备：术前根据手术方式与部位给予术区皮肤准备，无须常规去除毛发。手术部位皮肤表面无明显肉眼可见毛发（如颈前部、胸部、上腹部、背部、四肢等手术部位）且不影响手术进行，可采取使用抗菌沐浴露清洁皮肤的方法。当手术切口部位或切口周围的毛发对手术有干扰确需去除时，应术前即刻或在术前2 h进行，避免使用刀片刮除毛发，应当使用不损伤皮肤的方法，如电动剪毛器或脱毛剂去除手术部位毛发。如有特殊原因确需使用备皮刀刮除毛发者，除毛时间距手术时间应不超过2 h，并小心操作，避免刮伤皮肤，备皮刀一人一用一更换，备皮范围包括切口周围至少15 cm的区域。腹腔镜手术者应注意脐部清洁，若皮肤上有油脂或胶布粘贴的残迹，用松节油或75%乙醇溶液擦净。指导患者术前日洗头，修剪指甲，拭去指甲油、口红等化妆品，更换清洁病号服。

3）呼吸道准备：术前戒烟，指导患者行深呼吸、有效咳嗽、咳痰训练，痰液较多者给予雾化吸入等治疗，改善通气功能，预防术后并发症。

4）适应性训练：根据病情指导患者进行术中、术后体位训练，如经皮肾镜手术术前指导侧卧位腰桥训练。为预防术后出现血栓、压疮、尿失禁等并发症，术前应指导患者行功能锻炼，如床上翻身、盆底肌功能锻炼、股四头肌功能锻炼、直腿抬高、踝泵运动等。

5）胃肠道准备：一般为术前禁食 8 h、禁饮 2 h。前列腺癌根治术、膀胱癌回肠代膀胱术等手术患者需要清洁肠道，可提前 3 天进行流质饮食，减少术前大便的产生；术前一日晚上使用开塞露或缓释剂等方法促使残留粪便排出，减少术后早期排便，且避免麻醉后幽门括约肌松弛，粪便排出，增加污染机会。

6）备血和补液：拟行大手术前，遵医嘱做好血型鉴定和交叉配血试验，备好一定数量的浓缩红细胞或血浆。术前给予补液治疗，纠正水、电解质及酸碱平衡失调。

7）术晨准备：患者取下活动性义齿、眼镜、发夹、手表、首饰和其他贵重物品，备好手术需要的病历、影像学（X 线、CT 等）资料、特殊用药或物品等，随患者带入手术室，与手术室接诊人员仔细核对患者、手术部位及名称等，做好交接。根据手术类型及麻醉方式准备病房麻醉床，备好床旁用物，如输液架、心电监护仪、吸氧装置等。

3. 急症手术准备与护理

对于需要实施紧急手术的患者，在最短时间内做好急救处理，同时进行必要的术前准备，如完善必要检查与检验，尽快处理外伤伤口，备血，备皮，肠道准备，输液，改善水、电解质及酸碱平衡失调状况等。若患者处于休克状态，立即建立 2 条以上静脉通道，迅速补充血容量。

4. 合并症术前护理

1）合并高血压者。血压在 160/100 mmHg 以下可不做特殊准备；若血压高于 180/100 mmHg，术前应选用合适的降压药物，使血压稳定在一定的水平。

2）伴有心脏疾病的患者。术前密切观察患者心率、心律变化及相关症状，结合针对性检查与检验结果，对心脏危险因素进行充分评估，必要时给予合适的术前处理，确保手术顺利。

3）合并呼吸系统疾病患者。术前评估肺功能情况，加强呼吸锻炼改善肺功能。针对急性呼吸系统感染者，若为择期手术应推迟至治愈后 1 ～ 2 周再行手术；若为急症手术，需要用抗生素并避免吸入麻醉；重度肺功能不全并发感染者，必须采取积极措施改善患者呼吸功能，待感染控制后再施行手术。

4）合并糖尿病患者。手术治疗易发生感染，术前应连续观察血糖值，积极控制血糖及相关并发症。饮食控制血糖者，术前无须特殊准备；口服降糖药者，应继续服用降糖药至手术前一日晚上；平时用胰岛素注射者，术前应维持正常糖代谢，在手术日晨禁食、停用胰岛素，静脉输注葡萄糖加胰岛素，维持血糖在正常或轻度升高状态（5.6 ～ 11.2 mmol/L）；伴有酮症酸中毒者如需要接受急诊手术，应尽可能纠正酸中毒、血容量不足和水、电解质及酸碱平衡失调。

5）存在凝血功能障碍患者。凝血功能障碍可能引起术中出血或术后血栓形成，术前需监测凝血功能，观察皮肤黏膜有无出血点、判断有无出血倾向，必要时遵医嘱做相应的处理，如输注血小板或使用抗凝药物。对于使用抗凝药物者，应注意：术前 7 日停用阿司匹林；术前 2 ～ 3 日停用非甾体药物（如布洛芬）；术前 10 日停用抗血小板药（如氯吡格雷）；术前使用华法林抗凝者，小手术可安全施行，大手术前 4 ～ 7 日停用，但是血栓栓塞的高危患者在此期间应继续使用肝素；择期行大手术患者在手术前的 12 h 内不使用大剂量低分子肝素，前 4 h 内不使用大剂量普通肝素；心脏外科患者手术前 24 h 内不用低分子肝素；对于在抗凝治疗期间需要急诊手术患者，一般应停止抗凝治疗，用肝素抗凝者可用鱼精蛋白拮抗，用华法林抗凝者可用维生素 K_1 和（或）血浆或凝血因子制剂拮抗。

三、术中护理管理

泌尿外科患者手术常用的麻醉方式有局部麻醉（简称“局麻”）、椎管内麻醉（包括硬脊膜外隙阻滞和蛛网膜下隙阻滞）、全身麻醉（简称“全麻”），不同的手术方式选用不同的麻醉方式，不同的麻醉方式的术中护理管理重点不同。

（一）局部麻醉手术

手术和麻醉对机体影响小，术中主要观察患者有无发生麻醉药物的毒性反应或过敏反应，可以通过在局麻药内加入适量肾上腺素，或麻醉前给予巴比妥类或苯二氮䓬类药物，以提高毒性阈值，减少不良反应的发生。一般术中无异常，无须特殊护理。

（二）硬脊膜外隙阻滞（又称硬膜外麻醉）

1. 麻醉期间

需要严密监测生命体征、手术情况、术中出血量等，观察皮肤和黏膜色泽、血氧饱和度，听诊肺部呼吸音。建立静脉通路，遵医嘱补液，保证足够的循环血量。

2. 麻醉后

早期每 15 ～ 30 min 测血压、脉搏、呼吸 1 次，病情稳定后可延长监测的间隔时间。关注患者呼吸及循环功能，同时还要观察尿量、体温、肢体的感觉和运动情况，以及各种引流液的颜色、性状和量。如有异常应及时报告医师。硬膜外麻醉后不会引起头痛，但因交感神经阻滞，血压多受影响，因此术后建议平卧（可不去枕）4 ～ 6 h。

3. 术中并发症的护理

常见的术中并发症有全脊椎麻醉（total spinal anesthesia）、血压下降、呼吸抑制、恶心、呕吐、脊神经损伤、硬膜外血肿等。

1）全脊椎麻醉：是硬膜外麻醉最危险的并发症，表现为患者在注药后迅速出现呼吸困难、血压下降、意识模糊或消失，甚至呼吸、心跳停止。处理措施：①立即停药；②行面罩正压通气，必要时行气管插管维持呼吸；③ 加快输液速度，遵医嘱给予升压药，维持循环功能。因交感神经被阻滞，阻力血管和容量血管扩张易导致血压下降，一旦发生，加快输液，必要时静脉注射麻黄碱，以提升血压。

2）呼吸抑制：与肋间肌及膈肌的运动抑制有关。为了减轻对呼吸的抑制，应采用小剂量、低浓度局麻药，以减轻运动神经阻滞。同时在麻醉期间，严密观察患者的呼吸，常规面罩给氧，并做好呼吸急救准备。

（三）蛛网膜下隙阻滞（又称“腰麻”）

术中的观察与护理同硬膜外麻醉手术。常见并发症护理如下。

1）腰麻后头痛。主要因腰椎穿刺时刺破硬脊膜和蛛网膜、脑脊液流失、颅内压下降、颅内血管扩张刺激所致。表现为枕部、顶部或颞部疼痛，呈搏动性，抬头或坐立位时头痛加重，平卧时减轻或消失。预防措施：①麻醉时采用细穿刺针，提高穿刺技术，避免反复穿刺，缩小针刺裂孔；②保证围手术期输入足量液体，防止脱水；③术后应常规去枕平卧 6 ～ 8 h。发生后的处理措施：①平卧休息，每日补液或饮水 2 500 ～ 4 000 mL；②遵医嘱给予镇痛或安定类药物；③用腹带捆紧腹部；④严重者于硬脊膜外隙注入生理盐水或 5% 葡萄糖或右旋糖酐 30 mL/s，必要时采用硬膜外自体血充填疗法。

2）尿潴留。因支配膀胱的副交感神经恢复较迟，下腹部、肛门或会阴部手术后切口疼痛，手术刺激膀胱及患者不习惯床上排尿所致。表现为膀胱内充满尿液不能排出，或排尿不畅，常有尿不尽感，伴有下腹部疼痛。预防措施：术前指导患者练习床上排尿，嘱术后一旦有尿意，及时排尿。发生后处理措施：①足三里、三阴交等穴位按摩，或热敷、按摩下腹部、膀胱区促进排尿；②遵医嘱肌内注射副交感神经兴奋药卡巴胆碱；③必要时留置导尿管。

（四）全身麻醉手术

全身麻醉是临床上最常用的麻醉方式，患者表现为神志丧失、全身痛觉丧失。其护理主要包括麻醉前护理评估、麻醉后护理评估、麻醉期间护理、麻醉恢复期护理。

1．麻醉前护理评估

主要了解既往手术、麻醉史，近期有无呼吸道或肺部感染，有无影响完成气管插管的因素，如颌关节活动受限、下颏畸形或颈椎病等，有无呼吸系统、循环系统、中枢神经系统疾病，有无药物过敏史，有无牙齿缺少或松动，是否有义齿，患者及家属对麻醉方式、麻醉前准备、麻醉中护理配合和麻醉后康复知识的了解程度等。其余同术前护理评估。

2．麻醉后护理评估

主要了解术中情况，包括：麻醉方式、麻醉药种类和用量，术中失血量、输血量和补液量，术中有无发生并发症或意外事件，意识和基本生理反射是否存在，感觉是否恢复，有无麻醉后并发症征象等。其余同术后护理评估。

3．麻醉期间护理

1）病情观察。麻醉期间，应连续监测患者呼吸和循环功能状况，必要时采取相应措施维持患者呼吸和循环功能正常。

（1）呼吸功能：主要监测指标为呼吸的频率、节律、幅度及呼吸运动的类型等，皮肤、口唇、指（趾）甲的颜色，脉搏、血氧饱和度（SpO_2）、氧分压（PaO_2）和二氧化碳分压（$PaCO_2$）、酸碱度、潮气量、每分通气量、呼吸末二氧化碳分压等。

（2）循环功能：主要监测指标为脉搏、血压、中心静脉压（CVP）、肺毛细血管楔压、心电图、尿量、失血量、出入平衡情况等。

（3）全身情况：注意表情、神志的变化，严重低血压和缺氧可使患者表情淡漠和意识丧失。

（4）体温监测：特别是小儿，体温过高可致代谢性酸中毒和高热惊厥；体温过低易发生麻醉过深而引起循环抑制，麻醉后苏醒时间延长。

2）并发症的护理。

（1）反流与误吸。由于患者的意识、咽反射消失，一旦有反流物即可发生误吸，引起急性呼吸道梗阻，如不能及时有效进行抢救，可导致患者窒息甚至死亡。为了预防反流和误吸，应减少胃内物滞留，促进胃排空，降低胃内压，加强对呼吸道的保护，备好负压吸引装置，必要时及时给予人工吸引。

（2）上呼吸道梗阻。由舌后坠、口腔分泌物阻塞、异物阻塞、喉头水肿、喉痉挛等引起，不全梗阻表现为呼吸困难并有鼾声，完全梗阻时有鼻翼扇动和三凹征。发现后应迅速将下颌托起，放入口咽或鼻咽通气管，清除咽喉部分泌物和异物。喉头水肿者，给予糖皮质激素，严重者行气管切开。喉痉挛者，应解除诱因，加压给氧，无效时静脉注射琥珀胆碱，经面罩给氧，维持通气，必要时予气管插管。

（3）下呼吸道梗阻。常为气管导管扭折、导管斜面过长而紧贴在气管壁上、分泌物或呕吐物误吸、支气管痉挛等所致。轻者出现肺部啰音，重者出现呼吸困难、潮气量减低、气道阻力增高、发绀、心率加快、血压下降。一旦发现，立即报告医师并协助处理。

4．麻醉恢复期护理

1）病情观察。苏醒前有专人护理，常规持续监测生命体征和血氧饱和度，同时注意患者皮肤、口唇色泽及周围毛细血管床的反应，直至患者完全清醒，呼吸循环功能稳定。

2）维持呼吸。给氧；保持呼吸道通畅，包括术前应禁食、禁饮，术后去枕平卧，头偏向一侧，及时清除口咽部分泌物，对于痰液黏稠、量多者，使用抗生素、氨茶碱、皮质醇及雾化吸入等。

3）维持循环。在麻醉恢复期，患者的血压容易波动，体位变化也可影响循环功能。应严密监测血压变化，维持循环稳定，出现异常时查明原因，对症处理。

4）其他监护。注意保暖，提高室温。保持静脉输液及各引流管通畅，记录苏醒期用药及引流量。患者苏醒过程中常出现躁动不安或幻觉，容易发生意外伤害，应注意适当防护，必要时加以约束，防止患者发生坠床、碰撞及不自觉地拔出输液或引流管等事故。

5）拔除气管插管。拔除气管插管的条件为：①意识及肌力恢复。可根据指令睁眼、开口、舌外伸、握手等，上肢可抬高 10 s 以上。②自主呼吸恢复良好，无呼吸困难表现。潮气量 >5 mL/kg，肺活量 >15 mL/kg，呼吸频率 15 次/分左右，最大吸气负压为 -25 cmH_2O，$PaCO_2<45$ mmHg（6 kPa），$PaO_2>60$ mmHg（8 kPa）（吸空气时），$PaO_2>300$ mmHg（40 kPa）（吸纯氧时）。③咽喉反射恢复。④鼻腔、口腔及气管内无分泌物。

6）转回病房。患者达到以下标准即可送回病房：①神志清醒，有定向力，回答问题正确。②呼吸平稳，能深呼吸及咳嗽，$SpO_2>95\%$。③血压及脉搏稳定 30 min 以上，心电图无严重的心律失常和心肌缺血改变。

四、术后护理管理

手术损伤可导致患者防御能力下降，术后伤口疼痛、禁食及应激反应等均可加重患者的生理、心理负担，不仅可能影响创伤愈合和疾病康复，而且可能导致多种并发症的发生。因此，术后护理管理极为重要，旨在通过实施一系列综合护理措施，帮助术后患者减少痛苦与不适，防治并发症，促进康复。

对于局麻手术患者，如包皮手术、输尿管支架取出术、局麻下膀胱镜检查等患者，注意术后排尿情况，一般无须特殊护理。对于全麻手术患者，需要实施一系列综合护理措施，以帮助患者康复。

（一）护理评估

1．手术情况

了解患者实施手术的时间、手术方式和麻醉类型，术中出血、输血、补液量等，以判断手术创伤大小及对机体的影响。

2．身体状况

1）一般情况：评估患者生命体征、意识状态，有无持续鲜红血尿、发热、肢体麻木、肿胀、腹胀、疼痛，以及疼痛部位与程度等。

2）伤口状况：了解有无伤口、伤口部位及敷料包扎情况，有无渗血、渗液，有无伤口疼痛，伤口周围皮肤有无红肿等。

3）引流管：了解引流管种类、数量、位置及作用，引流是否通畅，是否妥善固定，引流液的颜色、性状和量等，具体按泌尿外科常见引流的基本原则护理。

4）出入量：评估术后患者尿量、各种引流的丢失量、失血量及术后补液量和种类等，判断出入是否平衡。

5）营养状态：评估术后患者每日摄入营养素的种类和途径，摄入量是否达标，了解术后营养变化，有无低于机体需要量。

6）结合患者术后辅助检查结果（如患者术后血常规、尿常规、生化检查、血气分析等实验室结果，尤其注意尿常规、肝功能、肾功能、血常规、电解质等的变化）及临床表现，评估患者有无发生术后出血、感染、伤口裂开、深静脉血栓形成等危险因素或并发症发生。

3．心理－社会状况

评估术后患者及家属对手术的认识和看法，了解患者术后的心理感受，进一步评估有无引起术后心理变化及原因：①担心不良的病理检查结果、预后差或危及生命；②手术致正常生理结构和功能改变，担忧手术对今后生活、工作及社交带来不利影响；③术后出现伤口疼痛等各种不适；④出现并发症，身体恢复缓慢；⑤担忧住院费用昂贵，家庭经济能力难以维持后续治疗。

（二）护理措施

1．病情观察

监测生命体征、意识状况，注意体温变化，观察引流液、尿液的颜色、性状及量，准确记录 24 h 出入量，及早发现出血、感染、休克、膀胱痉挛、管道堵塞等并发症。

2．饮食护理

非腹部手术、未动及肠道的腹腔镜手术或腹部手术：术后 4 ～ 6 h 无恶心、呕吐，即可进流食，逐渐过渡到普通饮食。

动及肠道的腹腔镜手术或腹部手术：建议排气后进食，必要时口服营养补充剂，提供均衡营养素以满足机体对营养物质的需求。术后 1 天如未出现腹痛、腹胀等不适症状，可少量多餐进食流质饮食，并观察有无进食后腹胀、腹痛。早期忌食牛奶、豆浆、含糖过高类等食物，防止肠胀气。

术后患者宜进食易消化、富含营养、富含纤维的食物，以防便秘，留置导尿管期间鼓励患者多饮水。

3. 休息与活动

早期下床活动有利于增加肺活量、减少肺部并发症、促进血液循环、促进伤口愈合、预防深静脉血栓形成、促进肠蠕动恢复。患者麻醉清醒后即可鼓励患者在床上做深呼吸、间歇翻身、股四头肌锻炼、直腿抬高与被动活动等。活动时，固定好各导管，防跌倒，并予以协助行走。休克、心力衰竭、严重感染、严重血尿及极度虚弱的手术患者则不宜早期活动。

4. 呼吸道护理

根据麻醉类型及手术方式安置患者体位，全麻、椎管内麻醉未清醒者，应去枕平卧 6 ～ 8 h，头偏向一侧，避免呕吐物误吸。

呕吐时及时清除呕吐物，使用镇痛泵者应暂停使用。

遵医嘱给予止吐药物、镇静药物及解痉药物，持续性呕吐者应查明原因并处理。

指导缩唇呼吸锻炼，促进肺功能的恢复。对于痰多者指导有效咳嗽、咳痰方法，给予翻身拍背、雾化吸入等方法促进痰液的排出，保持呼吸道通畅。

5. 引流管护理

明确患者术后带回病房的各引流管的名称、放置的部位和作用，妥善固定，密切观察，并做好标记与记录。具体按泌尿外科常见引流的基本原则护理。

6. 疼痛护理

1）原因：碎石对尿道的损伤，留置输尿管支架引起的痉挛，麻醉作用的消失，术后咳嗽、深呼吸、下床行走和关节功能锻炼等，都会引起疼痛。剧烈疼痛可影响各器官的正常生理功能和患者休息。

2）护理：

（1）观察患者疼痛的时间、部位、性质和规律、伴随症状。

（2）指导患者正确运用非药物镇痛方法，减轻机体对疼痛的敏感性，如分散注意力、协助变换体位、减少压迫等。

（3）遵医嘱给予镇静、解痉镇痛药，如酮咯酸氨丁三醇注射液、间苯三酚注射液、曲马多注射液、黄体酮注射液等。

7. 预防感染

护理操作时严格遵守无菌原则，做好会阴部清洁，鼓励患者多饮水，保持尿量在 1 500 mL/d以上。

观察尿液和引流液的颜色、性状和量，遵医嘱使用抗生素。

保持伤口敷料清洁干燥，观察伤口有无渗血或渗液、伤口周围皮肤有无红肿，及时发现伤口感染、伤口裂开等异常情况。

术后卧床期间指导患者做深呼吸运动、有效咳嗽锻炼，协助患者翻身、叩背，促进气道内分泌物排出。病情允许时鼓励术后患者早期下床活动，预防坠积性肺炎。

8. **发热护理**

1）原因：由于手术创伤的反应，抵抗力下降会出现手术热，但一般不超过38 ℃，术后1～2 d逐步恢复正常。尿路感染、碎石后感染病灶未完全控制、肺部感染、伤口感染等会致体温超过38 ℃。

2）护理：监测患者生命体征，观察伴随症状，及时检查切口部位有无红、肿、热、痛或波动感，结合病史，血、尿、大便三大常规和血生化检查结果，术后影像学检查等寻找病因并针对性治疗，遵医嘱应用退热药物或（和）物理降温。

9. **皮肤护理**

1）原因：术后由于切口疼痛、手术特殊要求需要长期卧床，局部皮肤组织长期受压，同时受到汗液、尿液、各种引流液等的刺激，以及营养不良、水肿等原因，导致压疮的发生率较高。

2）护理：

（1）定时翻身，每2 h 1次；对于年老、病情严重、翻身困难、需要长期卧床的患者使用气垫床。

（2）保持床单位整洁、干燥；协助并鼓励患者进行主动运动或被动运动；给予营养支持；护理操作时动作轻柔，避免推、拉、拽等造成的皮肤损伤。

（3）一旦发生压疮，首先要去除致病原因。小水疱未破裂可自行吸收，大水疱在无菌操作下用注射器抽出疱内液体，再用无菌敷料包扎。Ⅱ级以上压疮及时请造口师会诊，根据溃疡情况使用敷料处理。

10. **液体管理**

1）静脉通路：选择粗、大、直的上肢血管建立静脉通路。对于病情危重患者，需要建立以中心静脉为主的通路，确保液体迅速输入，达到简便、可靠、有效的要求。

2）液体需求评估：根据患者病史、体重、尿量、血压、皮肤肿胀程度、面容、自主反应、血生化、尿液生化、中心静脉压等指标综合评估患者所需的液体量。

3）输液安排：结合患者病情及治疗需要合理安排输注顺序，常规顺序为先晶体后胶体，先盐后糖；同时应掌握正确的给药途径和速度，对于心功能不全者，严格控制补液速度，20～30滴/分，减少补液总量。

11. **心理护理**

关心患者及家属的心理改变，鼓励患者及家属敞开心扉，表达内心感受，认真倾听患者的心理顾虑，耐心帮助患者排除疑虑、排解其不良情绪，正确认识术后改变与正视疾病，减少心理负担，树立康复的信心和乐观的态度。

12. **健康教育**

1）日常行为：嘱多饮水，每日1 500 mL以上，多进食高蛋白、高纤维食物，避免辛辣刺激食物，保持大便通畅。根据结石类型，对结石患者进行饮食宣教，减少高草酸食物的摄入。保证充足的睡眠。活动量循序渐进。留置输尿管支架的患者避免重体力活动及增加腹压的动作，如突然弯腰下蹲，四肢同时伸展。前列腺术后患者避免做骑跨运动，不能长时间骑自行车。

2）康复锻炼：告知患者康复锻炼的知识，指导术后康复锻炼的具体方法，如前列腺手术患者术后坚持盆底肌功能锻炼。

3）用药指导：遵医嘱按时、按量服药，膀胱癌术后患者按照疗程行膀胱化疗药物灌注等。

4）定期复诊：告知患者恢复期可能出现的症状，有异常立即返院检查。定期复查尿常规、血生化、肾功能，以及行膀胱镜检查等，留置输尿管支架的患者一般1个月左右预约拔管时间，膀胱造瘘患者1个月更换一次造瘘管。

（陈桂丽　钟美浓　蔡有弟）

第六节　泌尿外科围手术期血栓的预防与管理

【学时】2学时。

【培训目标】

（1）了解VTE发生的机制。

（2）熟悉VTE的诊断和治疗。

（3）掌握泌尿外科围手术期VTE的预防与管理。

（4）制订泌尿外科围手术期VTE防治的护理方案。

【主要内容】

（1）VTE的概述。

（2）血栓形成的危险因素。

（3）VTE的风险评估。

（4）VTE的诊断。

（5）VTE的预防与管理。

（6）VTE预防相关护理质量评价。

【教学方法】课堂讲授、案例讨论。

一、概述

（一）静脉血栓栓塞症概述

静脉血栓栓塞症（venous thromboembolism，VTE）包括深静脉血栓（deep vein thrombosis，DVT）和肺血栓栓塞症（pulmonary thromboembolism，PE），与心肌梗死、卒中合称世界三大最常见的心血管疾病，是导致患者院内非预期死亡和围手术期死亡的重要原因。研究调查显示，国内接受中大型手术后 DVT、PE 的发生率分别为 0.20% 和 0.08%。VTE 是围手术期可控可防的并发症，可通过风险识别、分层干预来降低 VTE 的发生率和死亡率。

DVT 是指血液在下肢深静脉腔内的不正常凝结，阻塞静脉管腔所致的静脉回流障碍性疾病，可伴有下肢肿胀、疼痛、功能障碍等临床症状。外科术后、限制卧床、肿瘤体质、代谢性疾病及抽烟史是 DVT 发生的常见人群特点。当股浅静脉下段血栓严重时全下肢静脉深静脉血栓形成，造成血液回流受阻、血运障碍，DVT 患者下肢功能可部分或者完全丧失而致残，严重时可发生 PE。PE 是肺动脉或肺动脉子分支被来自静脉系统或右心的血栓堵塞所致疾病，大多数是由下肢静脉血栓松动、脱落并运输到肺部而引起的急症，以肺部气体-循环交换障碍为主要临床特征，PE 的症状与血栓的大小、堵塞位置和程度有关，当较大的血栓堵塞肺动脉可使血流完全停止，导致猝死，病死率极高。DVT 最常见的长期并发症是血栓后综合征（post-thrombotic syndrome，PTS），多继发于 DVT 后深静脉瓣膜功能受损所导致的慢性静脉功能不全，PTS 严重影响 DVT 患者的生活质量。

（二）泌尿外科围手术期 VTE 的概述

泌尿外科肿瘤手术患者以中老年居多，常合并心脑血管、呼吸道及内分泌系统疾病，均为引起深静脉血栓形成的高风险因素，因此 VTE 是泌尿外科围手术期常见的并发症之一。PE 与 DVT 是同一疾病的不同阶段，只有 DVT 得到有效的预防，才能防止进展至致命性的 PE，并改善 PTS 患者的预后。

VTE 的临床表现因人而异，呈间断性或持续性，血栓形成时症状多隐匿，需要通过影像学检查明确诊断。泌尿外科手术后 DVT 的发生率为 25% ～30%，其中伴有临床症状的 DVT 为 1% ～5%。当合并 DVT 的手术患者因条件刺激导致血栓脱落引起 PE 时，往往发病急骤，病情危急，若诊断、抢救不及时，死亡率可高达 30%。据国外研究报道，VTE 是泌尿外科围手术期安全的潜在风险，未执行规范化 VTE 评估和预防干预的手术患者，术后 DVT 发生率高达 33%，其中 1% 的患者并发 PE。采取不同泌尿外科术式的患者，VTE 的结局不同，根治性膀胱切除术后 VTE 发生率为 4.9%，前列腺癌根治术后发生率为 0.5%。但研究表明，依然有将近 1/3 的患者在围手术期过程未接受规范化的 VTE 预防。

泌尿外科围手术期 VTE 防治形势严峻，对患者采取精准的 VTE 防控策略是患者安全的重要保证。

二、血栓形成的危险因素

VTE 形成的主要危险因素包括静脉壁损伤、血流缓慢和血液高凝状态。泌尿外 VTE 的风险主要取决于手术因素，但也受到患者个体因素的影响。手术因素包括手术时间、手术类型、手术部位、麻醉方式等，患者个体因素包括高龄、肥胖、VTE 病史、种族、制动、恶性肿瘤、妊娠等。

（一）手术因素

凝血的激活主要源于血管内皮的受损，手术操作导致基底膜暴露，胶原和某些糖蛋白复合物可激活凝血因子导致内源性凝血系统激活，血小板和内皮下结缔组织中的胶原接触后可以产生胶原诱导的促凝活性，此时产生凝血连锁反应，进一步引起血凝块形成。泌尿外科肿瘤手术涉及盆腔、腹膜后和腹腔等血管密集部位，有致密的静脉吻合丛、神经和淋巴组织，在分离和电凝过程中可造成血管创伤，在手术麻醉药物诱导作用下，血管平滑肌处于松弛状态，外周静脉收缩能力下降，进一步加重手术所累及的下肢静脉血运障碍。

泌尿外科术中多采用截石位、侧卧位及头低足高等特殊手术体位。腹腔镜手术需要气腹状态以保证术中视野清晰，当气腹压力超过下腔静脉回流压力时，通过物理因素限制下腔静脉回流，导致血管异常扩张，血流缓慢。当腹腔压力过大时，胸腔活动空间减少，心肺活动空间会因此而受限，容易导致心肺血管内压力继发性增高，血流滞缓。

泌尿外科 Da Vinci 机器人手术后并发 VTE 的危险因素，除了有与常规腹腔镜和开放手术共同的危险因素外，因其特殊的手术方式及手术前准备要求，还有特殊危险因素：①Da Vinci 机器人手术时间通常更长，较高的气腹压力使心排出量减少，全身血流淤滞。②Da Vinci 机器人在根治性切除和淋巴结清扫上具有清扫范围大、清扫淋巴结数量多且更彻底的优势，相关研究指出扩大淋巴结清扫增加了 VTE 的风险。③不同麻醉方式下，常规腹腔镜和机器人辅助腹腔镜前列腺癌根治术患者围手术期促凝血因子和抗凝血因子的变化不一，与常规腹腔镜手术患者相比，使用机器人手术系统的患者血栓前标志物显著增加，体内的抗凝蛋白如蛋白 S，则显著减少。

术中静脉穿刺置管操作可引起血管内皮损伤，术中术后输血、使用止血带、机体处于脱水状态、术后下地时间晚、主动或被动功能锻炼差均可引起血液滞缓，从而使 VTE 发生风险增加。

（二）患者因素

泌尿外科手术患者人群具有显著的年龄特征，中老年人是泌尿外科主要的患者群。研究证明，年龄和 DVT 的发病呈正相关：40 ～ 45 岁人群 VTE 的发病率开始上升，70 岁以上的患者发病率高达 14.3%。与非老年患者相比，老年患者带有卒中病史、糖尿病史、高血压病史、心血管病史及卧床制动史，导致发生下肢静脉血栓的比例更高，治疗效果更差。

DVT 是肿瘤常见的并发症，是肿瘤患者的第二大死因。恶性肿瘤患者体内促凝物质增加，抗凝物质减少。组织因子（tissue factor，TF）升高是肿瘤患者高凝状态的主要机制。肿瘤细胞通过多种途径活化血小板，易于形成血栓。体内抗凝血酶Ⅲ、蛋白 C、蛋白 S等抗凝物质减少，亦使机体处于高凝状态。肿瘤所致内环境紊乱可使内皮细胞受损。肿瘤治疗应用的化疗药物的细胞毒性可直接损伤内皮细胞；同时，肿瘤浸润压迫盆腔周围组织和血管，致瘤体周围血流淤滞或血管灌注缺乏使内皮细胞受损。泌尿系统肿瘤合并瘤栓者多继发引起周围静脉系统受累。例如，肾癌患者可出现下肢水肿、下肢静脉曲张且平卧休息不能缓解，以及腹壁的浅静脉怒张、肺动脉栓塞等；膀胱癌及前列腺癌围手术期化疗及新的辅助化疗的治疗方式可导致血栓发生，可能与身体免疫力下降、药物作用、肿瘤刺激等因素造成血管内皮细胞非急性损伤、长期抑制凝血抑制剂生成及增加促凝物质释放有关。

三、VTE的风险评估

（一）VTE风险评估

1．评估工具

1986年，Joesph Caprini博士根据患者发生VTE事件相关因素制定了Caprini血栓风险评估表，并于1991年首次发布。该评分结合遗传性和获得性危险因素，个体危险因素的评分从1～5分不等，具体取决于导致血栓形成的事件的风险，目前在全球被广泛采纳并纳入国家筛查指南。

目前，Caprini血栓风险评估是适合外科患者的VTE风险评估工具，被国内外多种相关指南推荐。根据Caprini血栓风险评估，泌尿外科肿瘤大手术的患者存在VTE危险因素，主要包括高龄、肿瘤、腹腔镜手术、中心静脉置管等。

Caprini血栓风险评估表（表6－1）包含38个危险因素，每个危险因素根据程度的不同分别给予1～5分，根据总分分为4个等级：低危（0～1分）、中危（2分）、高危（3～4分）、极高危（≥5分）。

表6－1　Caprini血栓风险评估

1分	2分	3分	5分
41～60岁	61～74岁	年龄≥75岁	卒中（1个月内）
计划性小手术（<45 min）	关节镜手术	VTE病史	择期下肢关节置换术
BMI＞25 kg/m^2	大手术/腹腔镜手术（＞45 min）	血栓家族史	髋、骨盆或腿骨折
下肢水肿	恶性肿瘤（既往或现患）	Ⅴ因子Leiden突变阳性	急性脊髓损伤（1个月内）
静脉曲张	患者需要卧床＞72 h	凝血酶原G20210A阳性	多发性创伤（1个月内）
妊娠或产后（1个月内）	石膏固定	狼疮抗凝物阳性	—
不明原因死产，习惯性流产（≥3次），早产伴有新生儿毒血症或发育受限	中心静脉通路	抗心磷脂抗体阳性	—
口服避孕药或者激素替代疗法	—	血清同型半胱氨酸升高	—
败血症（1个月内）	—	肝素诱导的血小板减少症	—
肺功能异常，慢性阻塞性肺病	—	其他的先天性或获得性血栓疾病	—

续表 6 - 1

1 分	2 分	3 分	5 分
41 ～ 60 岁	61 ～ 74 岁	年龄≥75 岁	卒中（1 个月内）
大手术史（ >45 min，1 个月内）	—	—	—
急性心肌梗死	—	—	—
充血性心力衰竭（1 个月内）	—	—	—
炎症性肠病史	—	—	—
卧床的内科患者	—	—	—
其他因素（BMI >40 kg/m^2、吸烟、糖尿病、化疗、输血史、手术超过 2 h）	—	—	—
总分			

2. **评估时机**

泌尿外科患者住院期间发生 VTE 的风险会随着治疗方案改变和（或）疾病进展而动态变化，建议护士在以下时机对患者进行评估：①入院或转入 24 h 内；②手术后当天；③出现病情变化时；④转科或出院时。所有入院患者 24 h 内完成血栓风险评估，手术患者术后 6 h 内、转科患者转入 6 h 内及患者出院前应再次评估，当患者 VTE 危险因素变化时随时评估。

泌尿外科患者血栓风险随疾病进展而发生动态变化。术前阶段：由于术前不具备手术操作相关因素的影响，风险水平相对较低，但老年肿瘤患者术前多为中高危分级。术后早期阶段：手术、麻醉因素导致机体内环境变化，术后患者发生 VTE 的风险较高，随着病情的转归，患者的 VTE 风险因素也将随之改变，如输血、中心静脉导管置入等均能增加患者的 VTE 风险。因此，建议当患者病情发生严重变化时，应重新进行 VTE 风险评估，以达到动态监测并发 PE 风险、调整 VTE 预防措施的目的。术后康复阶段：术后早期康复活动可以降低 VTE 的风险。出院时应再次评估，根据风险等级进行护理。

（二）出血风险评估

抗凝治疗是血栓形成中高危风险患者的主要预防和治疗手段。正常情况下，由于血液在一定的压力下不停地循环，加上体内的生理抗凝作用，血液不会在血管内自行凝固。抗凝治疗前对血栓风险因素和出血风险因素进行平衡处理尤为关键。对于泌尿外科 VTE 中高危风险患者，术前应通过出血风险评估工具（表 6 - 2）及时评估患者的出血风险，以降低出血事件的发生率，保证患者安全。

泌尿外科围手术期出血风险因素包括手术因素和患者个体因素两方面。泌尿外科围手术期患者在进行 VTE 药物预防的情况下，大部分出血事件可归类为轻微出血，严重出血性并发症非常罕见，因出血事件而停止 VTE 预防的患者比例为 2%，因出血再次手术的患者不到 1%。由于手术相关因素及抗血栓治疗也会增加个体出血易感性，对于出血倾向较大的患者，应进行额外的术前检查，改善药物治疗策略，以降低出血风险并改善长期疗效。

表 6－2　手术患者出血风险评估

常规危险因素	手术特异性危险因素	出血并发症可能会导致严重后果的手术
□活动性出血 □既往大出血病史 □已知、未知的出血疾病 □严重肾功能或肝功能衰竭 □血小板减少症 □未控制的高血压 □腰穿、硬膜外麻醉或椎管内麻醉前 4 h 至术后 12 h □同时使用抗凝药、抗血小板治疗或溶栓药物	腹部手术： □恶性肿瘤男性，术前血红蛋白 <1.3 g/dL，行复杂手术（联合手术、分离难度高或超一个吻合术） 胰十二指肠切除术： □败血症，伴随肝外器官切除，原发性肝癌，术前血红蛋白数量和血小板数量低 心脏手术： □使用阿司匹林 □BMI $> 25\ \text{kg/m}^2$，非择期手术，放置 5 个以上支架，老年患者 □老年患者，肾功能不全，非搭桥手术但心脏体外循环时间较长 胸部手术： □全肺切除术或支气管扩张切除术	□开放手术 □脊柱手术 □脊柱创伤 □游离皮瓣重建手术
□无以上危险因素		

患者的个体因素包括需要手术干预的活动性出血、颅内出血、中重度凝血病（如肝病）以及基础出血性疾病或血小板减少症。若患者存在 1 项或 1 项以上的上述出血危险因素，为 VTE 药物预防禁忌，应考虑采取其他替代措施，直到出血危险因素被纠正。

四、VTE 的诊断

（一）临床症状

急性下肢 DVT 的主要表现为：①血液异常凝结，阻塞血管，从而引起患肢肿胀、疼痛等。②循环的血液在循环过程中产生了栓塞，容易出现瘀积，呈现不同程度的凹陷性水肿。③血栓周围的软组织受到感染，可能出现发热、皮温升高的症状，或伴有周围软组织的疼痛。④远期并发症可有浅静脉显露或扩张。股青肿是下肢 DVT 最严重的情况，指下肢深静脉血栓形成后不断生长、蔓延，从深静脉系统蔓延到浅静脉系统，使整个下肢静脉系统全部充满血栓，静脉血流被完全阻塞。临床表现为下肢极度肿胀、剧痛、皮肤透亮青紫、皮温低伴有水疱出现，足背动脉搏动消失，高热。如不及时处理，下肢张力继续升高，可引起动脉痉挛，供血不足导致休克及下肢静脉性坏疽。

（二）体格检查

血栓位于小腿肌肉静脉丛时，霍曼氏（Homans）征和尼霍夫（Neuhof）征呈阳性。Homans 征又称为直腿伸踝试验。检查时患者仰卧，下肢膝关节伸直，检查者一手放于患者股后并将患者下肢稍托起，另一手持足部将踝关节背伸牵拉腓肠肌，如小腿后部明显疼痛属阳性。Neuhof 征：患者仰卧屈膝，足跟平置检查台上，检查者用手指挤压腓肠肌，若有增厚、浸润感或压痛为阳性，是小腿肌肉静脉丛或下肢深静脉栓形成的体征，也称腓肠肌压疼阳性。

（三）实验室检查

血浆 D－二聚体测定：D－二聚体是纤维蛋白复合物溶解时的产物。下肢 DVT 发生时，血液中的 D－二聚体升高。D－二聚体的敏感性虽高，但单独依据 D－二聚体不能诊断 VTE，如手术操作后、恶性肿瘤、妊娠都能引起 D－二聚体指标升高，因此，D－二聚体显著增高不能作为 VTE 的特异指标。D－二聚体检测的实际意义是阴性结果可排除 VTE 诊断。

（四）影像学检查

1）静脉超声。是临床目前推荐的首选检查方法，血管加压超声诊断 DVT 的特异度达 97%，准确性达 97%，已取代静脉造影成为 DVT 诊断的“金标准”。

2）彩色多普勒超声检查。如连续 2 次超声检查均为阴性，对于低可能的患者可以排除诊断。但超声检查对近端髂静脉的评估并不敏感和准确，对临床上怀疑 DVT 或症状不稳定的患者，要及时汇报医生，需要进一步完善诊断策略，如计算机断层扫描血管造影（computed tomography angiography，CTA）。

五、VTE 的预防与管理

对接受泌尿外科手术的患者应常规进行 VTE 评估和预防管理。医护人员应根据 Caprini血栓风险评估结果，共同制订适宜的 VTE 分级护理方案（表6－3），并实时监控患者 VTE 的预防效果，有利于动态调整预防措施。

表6－3　预防 VTE 分级护理流程

低危	中危	高危	极高危
告知患者	告知患者	告知患者	告知患者
基础预防	基础预防	基础预防	基础预防
	功能锻炼	功能锻炼	功能锻炼
	物理预防	药物预防	物理预防
		可联合或不联合物理预防	基础预防

（一）基础预防

1）功能锻炼。

（1）早期离床活动。建议患者术后早期下床活动，早期离床活动除能降低 VTE 风险外，还可以促进患者术后早期肠道功能的恢复。术后达到离床活动的功能水平通常是可以终止其他 VTE 预防措施的标志。

（2）床上肢体活动。卧床期间督导患者定时变换体位，指导其做下肢的主动和被动运动，如下肢各关节的屈伸运动、举腿运动、踝泵运动，经常按摩腓肠肌等以促进静脉回流，每天锻炼 3 ～ 4 次，每次 20 ～ 30 min。踝泵运动对预防 DVT 是有效的，术后即刻开始踝泵运动并且坚持 4 ～ 8 周可促进静脉回流，避免血流滞缓，能有效预防下肢 DVT 的发生。研究结果表明，卧床期间进行踝泵运动不会增加泌尿手术创面的活动性出血，而且安全、易于施行。

2）做好基础护理。患者勤翻身，注意肢体保暖，避免受凉导致的血流缓慢。

3）体位管理。卧床期间抬高下肢 30°，促进静脉血液回流；禁止腘窝及小腿下单独垫枕头。

4）保持大便通畅。排便行为可诱发下肢深静脉血栓并发肺栓塞，指导患者采取合适的方法排便很重要。指导患者进食高维生素、高纤维、易消化软食，以保持大便通畅。建议既往大便干燥的患者早期应用开塞露等软便药物，大便时避免用力过度。

5）避免脱水。在患者病情允许下，予以患者适度补液，保证患者足够的水分，避免血液浓缩，建议患者每天饮水 1 500 ～ 2 500 mL。

6）避免在下肢外周静脉输液（特别是左下肢），尽量避免在外周静脉注射对血管有刺激的药物。

7）改善生活方式。指导患者养成健康、科学的生活方式，如戒烟、限酒、控制血糖及血脂等。

（二）机械预防

VTE 机械预防包括间歇充气加压（intermittent pneumatic compression，IPC）、压力梯度弹力袜（graduated compression stockings，GCS）和足底静脉泵（venous foot pumps，VFP）。

1. 压力梯度弹力袜

1）作用机制。GCS 利用压力使血液循环系统由下向上逐渐减少压力，从而促进肢体远端的血液回流至心脏，使深静脉内血流速度和血流量增加，从而预防、缓解和治疗下肢静脉病变。不同的分级 GCS 对静脉血管内的压力不同，合适的压力对静脉瓣膜物理加压，从而缓解下肢水肿的症状，促进静脉回流。GCS 可增强骨骼肌静脉泵作用，调节凝血因子水平以增强下肢深部组织氧合作用，从而有效预防 DVT。

2）分型与分级。根据长度不同，GCS 可分为膝下型（短筒）、大腿型（长筒）和连裤型，这是 GCS 最常见的分型方式。连裤型 GCS 与膝下型、大腿型相比穿着不舒适，临床应用并不广泛。根据趾端封口设计有无，可分为封口型和开口型（露趾型）。根据临床作用不同，可分为预防型和治疗型。

GCS 所施加的压力以踝部所受的接触压为基准，接触压由远向近呈递减的趋势。分级主要依据是踝部所受的压力，目前有 5 个版本（英国版、德国版、法国版、欧洲版、美国版）的压力分级标准，可分为 3 ～ 4 个压力等级，尚无国际统一标准，我国行业标准参照欧洲标准（试行）实施。（表 6 －4）

表 6 －4　GCS 压力分级和范围

标准	压力分级/mmHg			
	Ⅰ级	Ⅱ级	Ⅲ级	Ⅳ级
英国	14 ～ 17	18 ～ 24	25 ～ 30	无
德国	18 ～ 22	23 ～ 33	34 ～ 36	>49
法国	10 ～ 15	16 ～ 20	21 ～ 36	>36
欧洲（试行）	15 ～ 22	23 ～ 32	33 ～ 46	>49
美国	15 ～ 20	21 ～ 30	31 ～ 40	无

注：1 mmHg =0. 133 kPa。

3）GCS 的适应证和禁忌证。

（1）GCS 的适应证：①Ⅰ级压力。预防 VTE 和下肢静脉曲张，如长期卧床者、长期站立或静坐者、重体力劳动者、孕妇、术后下肢制动者。②Ⅱ级压力。下肢静脉曲张保守及术后治疗，血栓后综合征，下肢血管畸形等。③Ⅲ级压力。淋巴水肿，静脉性溃疡等。④Ⅳ级压力。不可逆性淋巴水肿，一般极少应用。

（2）GCS 的禁忌证：①严重心肺功能不全。②下肢局部情况异常，如皮炎、感染、坏疽、血管病变、近期接受皮肤移植手术等，严重下肢动脉病变。③新发的 DVT、血栓性静脉炎，严重周围神经病变、感觉障碍、下肢畸形、开放伤口、过敏。④严重下肢缺血、动脉硬化、肢体畸形、水肿等。⑤严重的下肢水肿慎用。

4）压力选择。

（1）用于 VTE 预防：采用Ⅰ级压力 GCS。

（2）用于 VTE 治疗：《中国血栓性疾病防治指南》推荐采用 30 ～ 40 mmHg（足踝部压力）的Ⅱ级 GCS。所选压力应与疾病严重程度相符，并尽可能选择可缓解下肢肿胀等症状的最低压力，注重患者舒适度感受，部分患者可因穿戴困难或不适导致依从性降低。

5）长度选择。大腿型 GCS 比膝下型 GCS 更有效，如果大腿型 GCS 因某些原因不适合，可用膝下型 GCS 替代。实际应用中，膝下型 GCS 比大腿型 GCS 更舒适，无论是患者还是医护人员均更容易穿着，患者出现问题较少，满意度较高，具有更好的耐受性和依从性。

6）尺寸测量。

（1）测量体位：宜在患者处于直立位的腿上进行测量，但对于一些不能站立仅能处于坐位或平卧位患者，不要勉强其站立，可在坐位或平卧位测量。

（2）测量部位：①膝下型（短筒）：在踝部最小周长处、小腿最大周长处测量。②大腿型（长筒）：在踝部最小周长处、小腿最大周长处、腹股沟中央部位向下5 cm部位周长处测量。③连裤型：可参照大腿型测量部位测量。

（3）测量要求：按照要求测量双下肢相应部位周长。根据测量结果，对照GCS说明书中的尺寸范围进行选择。若患者偏瘦或过度肥胖，测量结果不在说明书提供的尺寸范围内，可联系厂家定制或用弹力绷带替代治疗（需要在医护人员指导下）；若患者双下肢周长相差过大，应根据测量结果分别选择不同尺寸GCS，测量后应记录GCS最初穿着时所测量的腿部周长，以便与下一次测量值进行对比。

7）穿着时机与时长。有VTE预防指征的患者，在排除禁忌证的情况下，建议手术开始时即开始穿着弹力袜，并建议日间及夜间连续穿戴，直至患者恢复正常活动水平（活动量不再减少或恢复至疾病前活动水平）。但不推荐急性DVT患者常规穿着GCS。

8）并发症预防与护理。

（1）下肢血液循环障碍。其主要原因包括GCS尺寸过小、下肢活动效能降低、GCS穿着位置不佳、大腿型GCS频繁下滑至膝关节或膝下型GCS过度拉伸至膝盖上等。其主要表现为下肢肿胀、疼痛等，伴发下肢动脉供血不足，导致肢端疼痛、麻木、皮温变化、皮肤颜色变化、足背动脉搏动减弱或消失等。预防与护理：①根据下肢腿围尺寸选择压力等级和尺寸合适的GCS。②穿着GCS时保持平整，评估末梢血运情况。③膝下型GCS穿着期间不能过度上拉至膝盖上，应保持其上端处于膝盖下水平。④一旦出现下肢血液循环障碍，应立即脱去GCS，评估下肢肿胀或缺血程度，根据病情再次判断是否适合当前的GCS治疗。

（2）皮肤过敏。其主要原因包括GCS使用不恰当、对GCS材质过敏等。主要表现为皮肤发红、瘙痒、皮疹、水疱，严重者可出现皮肤溃烂等情况。预防与护理：①穿着前及时询问患者有无GCS材质过敏史。②穿着期间需要定期检查患者皮肤情况，做好皮肤清洁护理。③出现过敏反应须及时处理。

（3）压力性损伤。多发生于受压和缺乏脂肪组织保护、无肌肉包裹或肌层较薄的骨隆突处。当患者自主活动受限、营养不良、周围组织灌注不足时，所穿戴GCS过紧、压力过高则容易引起压力性损伤。预防与护理：①测量下肢腿围尺寸，选择压力等级和尺寸合适的GCS。②白天应定期脱下GCS，检查皮肤情况，夜间穿戴，睡前应再次检查；关注老年患者有无下肢疼痛等不适主诉。③对营养不良患者进行营养护理，加强饮食指导和营养供给。④发生压力性损伤时，应停止GCS治疗，寻找其他替代治疗方法。

2. 间歇充气加压

1）IPC的作用机制。IPC可在不增加出血事件及死亡率的同时，通过压迫深静脉促进血液回流，增加静脉峰值血流速度，还可以提高内皮细胞一氧化氮合成酶的活性，使内皮细胞释放一氧化氮，促进血管扩张，减少血液凝集，并可以降低纤溶酶原激活抑制剂-1的活性，从而提高内源性纤溶活性，有效预防血栓形成。

2）IPC的适应证与禁忌证。适应证：对于VTE低风险的患者（如Caprini血栓风险评估1～2分）或者VTE中高风险（如Caprini评分≥3分）且同时存在出血风险的患者，推荐采用机械预防；对于无出血风险但存在 VTE 中（高）风险的患者，使用机械预防或（和）药物预防。国内外相关指南在 IPC 适应证方面一致。

禁忌证：怀疑或被证实存在 VTE、充血性心力衰竭、加压肢体出现血栓性静脉炎、动脉缺血性疾病、皮肤异常（如溃疡、皮炎、近期接受皮肤移植手术、开放性损伤或放置引流管等）、肢体严重畸形或残缺致无法使用加压套、对加压套严重过敏等。由周围神经系统病变致肢体感觉障碍、意识障碍及严重下肢水肿患者应谨慎使用。

3）IPC 压力选择。IPC 分为分级加压和等压加压两种。分级加压即将气压由远端至近端加压于肢体上，可迅速地将淋巴液及静脉血液驱向肢体近心端，减小肢端组织压力，在气体排空的时间内，动脉血供迅速增强。等压加压是腿套向腿部不同部位施加相等的压力。无论采用哪种模式加压，均推荐对大腿和（或）小腿施加 35 ～ 40 mmHg 范围内的压力，腿套内充气每次大约 10 s，然后放松 1 min，再重复该循环。

4）加压时机与时长。早期开始机械预防对于预防 VTE 有重要意义。在无禁忌证的情况下，推荐自入院即可使用 IPC 来预防 VTE。推荐对于 VTE 中风险以上的外科患者，可在麻醉前开始使用 IPC，在术中与术后可结合抗血栓袜（anti-embolism stockings，AES）使用，术后建议不间断使用，直到患者出院或恢复正常活动水平。采用 IPC 进行 VTE 预防，建议每日不少于 18 h。在实际工作中，常因 IPC 装置配备不足、患者经济负担及使用中的舒适度等问题，导致部分患者应用时间不足。当 IPC 装置数量不能满足患者需求时，建议采用其他机械预防措施（如 GCS 等）预防 VTE。

5）IPC 相关并发症的预防与护理。IPC 治疗期间可能出现以下并发症：①肺栓塞。主要因未被发现的血栓脱落后随静脉血液回流到心脏，再到达并阻塞于肺动脉或其分支而导致，是最严重的并发症。②肢体缺血。由于肢体局部承受的压力过大，动脉血无法顺利到达肢体末梢，导致肢体缺血、缺氧，可表现为皮肤苍白、皮温下降、肢体麻木、间歇性跛行等。③压力性损伤。IPC 相关压力性损伤是由长时间充气加压气囊压迫造成的皮肤和（或）软组织局部损伤，可能导致皮下及软组织缺血坏死，可表现为皮肤红、热、痛等，严重时会有水疱形成、皮肤溃疡甚至坏死。④加压套材质过敏。较少见，一旦出现，可能会出现皮肤发红、瘙痒，严重时出现水疱、湿疹、皮肤破溃等。

在进行 IPC 治疗前，应充分了解患者病情，评估患者无使用禁忌证，治疗期间做好观察，及时发现并发症并处理。

3．药物预防

1）低分子肝素。一般情况下，泌尿外科手术患者 VTE 预防首选低分子肝素。低分子肝素具有抗Ⅹa 活性，药效学研究表明它可以抑制体内和体外的血栓形成，同时还可以抑制动脉和静脉的血栓形成，但不影响血小板聚集和纤维蛋白原与血小板的结合。在发挥抗栓作用的同时，出血的倾向相对较小。不同的低分子肝素制剂用于 VTE 预防的剂量不同。临床常见的依诺肝素，建议使用剂量为40 mg/4 000 IU，皮下注射，每日 1 次。对于肥胖患者，如 BMI > 40 kg/m^2 或体重 > 120 kg，建议依诺肝素使用剂量为 40 mg/4 000 IU，皮下注射，每 12 h 1 次。对于中度肾功能不全（肌酐清除率 30 ～ 60 mL/min）的患者，无须调整低分子肝素用量。对于重度肾功能不全（肌酐清除率<30 mL/min）的患者，建议使用依诺肝素 20 mg/2 000 IU 或 30 mg/3 000 IU，皮下注射，每日 1 次。透析患者应避免应用低分子肝素，改用普通肝素 5 000 IU，皮下注射，每8～12 h 1 次。

低分子肝素的禁忌证包括：①凝血障碍者；②重度肝肾功能不全者；③组织器官损伤出血者；④急性消化道出血者；⑤有肝素诱发血小板减少史者；⑥外伤或术后渗血者；⑦急性感染性心内膜炎者；⑧药物过敏者；⑨重症高血压尚未控制者。

如有药物预防指征，对于非 VTE 高危且有出血风险的患者，药物抗凝建议从术后当晚或术后第 1 天开始；若术后出血风险较小，确认患者安全后尽早开始 VTE 药物预防。对于 VTE 高危患者，如恶性肿瘤患者，若患者出血风险可控，建议在术后 2～12 h开始药物预防。VTE 药物预防一般持续到术后 7～10 天、患者出院或患者完全恢复至正常活动水平时。对于大型盆腔腹腔手术或恶性肿瘤患者，术后 VTE 风险水平长时间存在，建议药物预防抗凝可延长至术后 4 周。出院之后需要继续行 VTE 药物预防的患者，可改用口服抗凝药物。

2）其他抗栓药物。①常用的抗栓药物包括抗凝药物和抗血小板药物两大类。抗凝药物主要预防静脉血栓和房颤引起的血栓栓塞事件，常用药物如华法林、利伐沙班及低分子肝素。抗血小板药物主要预防动脉血栓、急性冠状动脉栓塞及脑血管意外事件的发生，常用药物如阿司匹林。②需要接受泌尿外科手术的 VTE 患者，术前应进行充分评估，围手术期可采取的措施包括：暂缓手术直至不需要抗栓治疗，术前停用抗栓药物，术后择期恢复，围手术期继续使用原抗栓药物，围手术期使用其他抗栓药物代替。在降低血栓风险的同时减小出血风险，即抗栓药物的桥接疗法。（表 6－5）

表 6－5　常见抗栓药物分类及泌尿外科手术建议术前停用抗栓药物时长

种类	药物分类	代表药物	术前停用时长
抗凝血药	直接凝血酶抑制剂	达比加群酯	1～3 d
		低分子肝素	12～24 h
	间接凝血酶抑制剂	普通肝素	12 h
		磺达肝癸钠	24 h
	维生素 K 拮抗剂	华法林	3～5 d
		利伐沙班	1～3 d
	直接Ⅹa 因子抑制剂	依度沙班	1～3 d
		阿哌沙班	1～3 d

续表 6－5

种类	药物分类	代表药物	术前停用时长
抗血小板药	环氧化酶抑制剂	阿司匹林	3～7 d
		阿昔单抗	5 d
	Ⅱb/Ⅲa 抑制剂	替罗非班	5 d
		氯吡格雷	5 d
	二磷酸腺苷抑制剂	替格瑞洛	5 d
		普拉格雷	5～7 d

4. 病情观察

1）关注发生深静脉血栓的高危时段。深静脉血栓的高发期是术后的 12～24 h，这一阶段没有明显的深静脉血栓的临床表现，但是后果严重。在此阶段，护理人员应关注高危患者双下肢有无肿胀、沉重感，如出现，应每天测量并记录下肢周径，测量双下肢皮温，以及触摸足背动脉搏动，感知其强弱变化。

测量下肢周径的方法：大腿周径测量在髌骨上缘 10 cm 处，小腿周径测量在髌骨下缘15 cm处。双下肢皮温正常值 33～35 ℃，与健侧相比温差应在 2 ℃以内。若发现两侧下肢的周径相差 0. 5 cm 以上、皮温差距明显，或足背动脉波动异常消失，应及时通知医生，进行下一步诊断。

2）关注术中和术后充足的补液量。由于泌尿系统围手术期患者大多合并多系统或心肺功能减退，或血管退行性病变，术前肠道准备、术中失血失液、术后禁食、补液量不足致围手术期体内脱水等导致血液浓缩、血黏度增加，更易形成血栓。因此，对于大手术患者，在心肺功能许可的前提下，应注重足量稳定液体支持，术中和术后适当补液，避免脱水的发生，并达到扩容的目的，有效稀释血液，降低血液黏滞度，以预防静脉 DVT、PE 的发生。

3）关注肺栓塞相关并发症表现。观察患者血压、脉搏、呼吸，注意患者有无胸闷、胸痛、呼吸困难、心率增快、烦躁不安等症状，警惕肺栓塞可能。肺栓塞一旦发生，立即判断患者是否急性发作，并启动肺栓塞应急预案。对于血流动力学不稳定的高危患者，包括心脏停搏、梗阻性休克或保证充分充盈状态下仍需要使用升压药才能将收缩压维持在 90 mmHg 及以上，同时合并终末器官低灌注或持续性低血压者，应根据医疗团队讨论结果，立即将患者收治到相关监护病房，给予静脉溶栓、导管介入、外科取栓或体外膜肺氧合（extracorporeal membrane oxygenation，ECMO）等治疗。

对于血流动力学稳定的患者，应基于肺栓塞严重指数、超声心动图或 CT 下肺动脉造影检查、肌钙蛋白和（或）B 型利钠肽水平进行危险分层。中高危患者应根据临床表现收治到普通病房或监护病房观察，给予抗凝治疗，病情恶化时应考虑挽救性再灌注治疗。中低危患者建议住院观察，低危患者可选择门/急诊观察或居家治疗。对症选择药物抗凝。

5. 发生下肢 DVT 的应急预案

发生下肢 DVT 的应急预案见图 6－11。

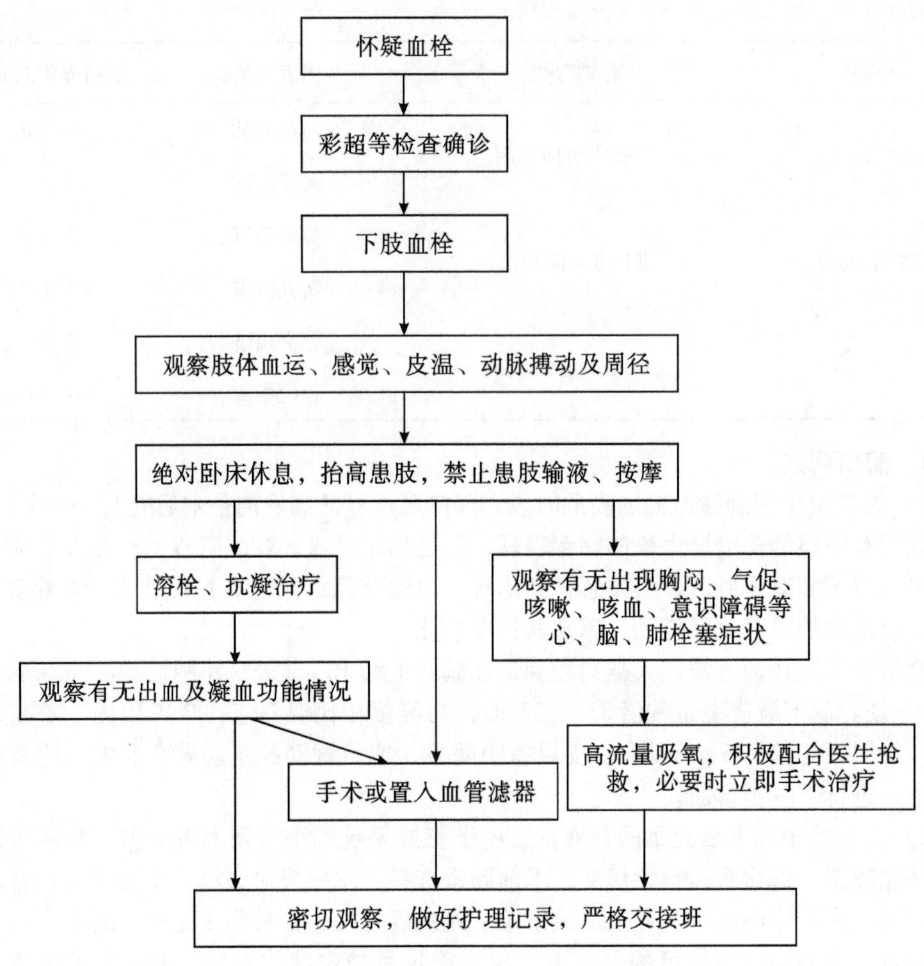

图 6-11　发生下肢 DVT 的应急预案

六、VTE 预防相关护理质量评价

（一）质量管理内容

护理部制订全年 VTE 预防护理质量管理目标和计划，布置全年 VTE 预防相关护理督查内容。各护理单元设置病区 VTE 联络员。VTE 联络员工作包括：制定护理操作流程和考评标准、开展 VTE 相关护理技术的培训、教育和管理 VTE 患者、规范护理质量控制、参与建立 VTE 护理预防体系、负责传递院内 VTE 预防护理工作精神。VTE 护理管理小组制作或更新 VTE 科普视频资料进行宣传教育。存在疑难病症合并 VTE 或 VTE 复杂病例时，相关部门统筹多学科 VTE 护理会诊；协助开展 VTE 护理相关科学研究；构建住院患者 VTE 标准化防治管理体系，并通过 VTE 风险预警防治管理系统推广，制定规范化文件。护理单元形成护理质量考评标准，通过规范化 VTE 预防护理文书记录，开展 VTE 事件应急演练，推进 VTE 防治体系建设规范化、标准化，进一步提高医疗质量，保障患者安全。

（二）VTE 预防相关护理文书要求

护理文书记录应反映 VTE 预防内容，包括：VTE 风险因素（可通过血栓风险评估表体现）及采取的预防措施，机械/药物预防期间出现的不良反应及采取的措施，机械预防措施的应用和移除时间，实施机械预防时患者皮肤评估结果，药物预防管理（如药物名称、剂量、时间、途径、并发症等），与 VTE 预防规范有任何差异的原因（如患者应采用机械/药物预防但实际未应用等情况），对患者实施健康教育的内容等。

（三）质量管理评价

医院建立 VTE 控制指标，病区根据疾病特点，建立敏感性的护理指标。在科室形成 VTE 防治管理组织架构，明确工作职责，制定相关管理制度、工作流程、应急预案和相关技术规范、操作规程等。

护理部定期进行病区 VTE 护理质量自查及各病区 VTE 护理质量互查，完成院内 VTE 护理质量指标（包括风险评估率、预防措施实施率、健康教育实施率等）考评并整理反馈，明确改善重点，以促进院内 VTE 的有效预防和质量的持续改进。

（陈桂丽　钟美浓　蔡有弟　钟金宏）

第七节　泌尿外科围手术期的加速康复管理

【学时】2 学时。
【培训目标】
（1）了解加速康复外科的定义。
（2）掌握加速康复外科核心项目及措施。
【主要内容】
（1）ERAS 的概述。
（2）ERAS 的核心项目及措施（术前）。
（3）ERAS 的核心项目及措施（术中）。
（4）ERAS 的核心项目及措施（术后）。
【教学方法】课堂讲授、案例讨论。

一、概述

加速康复外科（enhanced recovery after surgery，ERAS）以循证医学证据为基础，通过外科、麻醉、护理、营养等多科室协作，对涉及围手术期处理的临床路径予以优化，通过缓解患者围手术期各种应激反应，达到减少术后并发症、缩短住院时间及促进康复的目的。这一优化的临床路径贯穿于住院前、手术前、手术中、手术后、出院后的完整诊疗过程，ERAS 的核心是强调以患者为中心的诊疗理念。研究结果显示，ERAS 相关路径的实施有助于提高外科患者围手术期的安全性及满意度，缩短术后住院时间，有助于降低术后并发症的发生率。

随着精准外科理念及微创技术的推广普及，ERAS 理念及路径在泌尿外科得到了越来越广泛的应用。近年来的临床实践表明，泌尿外科围手术期实施 ERAS 安全有效。ERAS 促进了多学科团队的协作，提高了泌尿外科手术的安全性，也极大改善了患者对手术过程的体验，康复质量和速度均有显著提高。然而，不同专科疾病、术式，围手术期应激反应及并发症的发生率往往差异很大，因此，泌尿外科实施 ERAS 应结合患者自身情况、诊疗过程、科室及医院的实际情况，不可简单、机械地理解和实施 ERAS，在最大限度保证安全的基础上实现加速康复。

二、ERAS 的核心项目及措施（术前）

（一）术前宣教

大多数手术患者术前都会存在不同程度的焦虑、紧张、恐慌情绪，患者在心理和生理方面都会产生不同程度的应激反应，影响患者围手术期准备和术后康复。术前应针对不同患者，采用卡片、手册、多媒体等形式重点介绍麻醉、手术及围手术期加速康复外科处理等诊疗事项，以缓解患者焦虑、恐惧情绪，使患者及家属充分了解自己在 ERAS 路径中的重要作用，以更好地配合项目实施，是泌尿手术后护理成功的关键。

（二）术前戒烟、戒酒

吸烟可降低组织氧合，增加切口感染、血栓栓塞以及肺部感染等并发症的风险，与术后住院时间和病死率显著相关。吸烟高危人群为：①吸烟指数≥800 支/年；②吸烟指数≥400 支/年且年龄≥45 岁；③吸烟指数≥200 支/年且年龄≥60 岁。研究结果显示，术前戒烟 4 周以上可显著减少术后住院时间、降低切口感染及总并发症发生率。戒酒可显著降低术后并发症发生率。戒酒 2 周即可明显改善血小板功能，缩短出血时间，一般推荐术前戒酒 4 周。

（三）术前访视与评估

术前应全面筛查患者营养状态、心肺功能及基础疾病，并经相关科室会诊予以针对性处理；审慎评估手术指征、麻醉与手术的风险及患者耐受性等，针对伴随疾病及可能发生的并发症制订相应预案，初步确定患者是否具备进入 ERAS 相关路径的条件。

（四）预康复

预康复指拟行择期手术的患者，通过术前一系列干预措施改善患者生理及心理状态，以提高对手术应激的反应能力。预康复主要内容包括：

1）术前贫血的纠正。贫血可致住院时间延长，显著增加急性肾损伤发生率、病死率及再入院率。建议常规进行贫血相关检查、评估并予以及时干预。

2）预防性镇痛。术前根据手术类型进行预防性镇痛可缓解术后疼痛，降低术后谵妄风险以及减少术后镇痛药物剂量。术前用药包括非甾体抗炎药、选择性环氧化酶抑制剂等。

3）衰弱评估。衰弱是因生理储备下降所致的抗应激能力减退的非特异性状态。术前衰弱评估及有效干预可降低术后病死率，建议以临床衰弱量表（Clinical Frail Scale，CFS）进行衰弱评估及术前干预。

4）术前锻炼。围手术期体力活动减少是导致术后不良预后的独立危险因素。建议进行术前活动耐量评估，制订锻炼计划，提高功能储备。

5）认知功能评估。围手术期患者特别是老年患者的认知功能受损可增加术后发生并发症和病死率的风险，谵妄、痴呆和抑郁是认知功能评估的关键因素。建议术前应用简易智力状态评估量表（Mini-Mental State Examination，MMSE）和蒙特利尔认知评估量表（Montreal Cognitive Assessment，MoCA）进行认知功能评估，并可作为术后评估的基线参考值。必要时请专科医生干预。

6）术前炎症控制。研究结果显示，术前应用类固醇类药物可以缓解术后疼痛，减轻炎性反应和早期疲劳。在保障安全的前提下，可行激素预防性抗炎治疗。

7）术前心理干预。泌尿系统恶性肿瘤患者术前常存在焦虑或抑郁，采用焦虑抑郁量表（Hospital Anxiety and Depression Scale，HADS）评估患者心理状况，进行有效干预。

（五）术前呼吸道管理

术前对患者进行准确的呼吸道系统评估并进行干预有助于提高肺功能及对手术的耐受性，可以明显降低术后肺部相关并发症的发生率。术前评估患者肺功能、吸烟指数，判断患者有无气道炎症等。指导患者进行肺功能恢复锻炼，包括有效咳嗽。建议患者术前戒烟（至少2周），术前戒烟1个月可以明显降低手术患者术后肺部并发症的发生率。必要时可应用气道管理药物，主要包括静脉注射或口服抗菌药物、雾化吸入糖皮质激素、应用支气管扩张剂和黏液溶解剂。

（六）术前营养支持

术前推荐采用营养风险筛查2002（NRS 2002）评估患者的营养风险。对有营养风险的患者（NRS 2002评分≥3分），应制订营养诊疗计划，包括营养评定、营养干预与监测。当存在下述任一情况时应予术前营养支持：①6个月内体重下降超过10%；②NRS 2002评分≥5分；③BMI < 18.5 kg/m^2 且一般状态差；④血清白蛋白小于30 g/L。

术前摄入目标能量为25～30 kcal/（kg·d）和蛋白质量为1.5 g/（kg·d）。术前营养支持强调蛋白质补充，有利于术后恢复。建议非肿瘤患者术前每餐摄入的蛋白质≥18 g，肿瘤患者术前每餐摄入蛋白质≥25 g，以达到每天蛋白质的需要量。术前营养支持首推口服高蛋白质食物和口服营养补充剂，次选管饲肠内营养，如能量和蛋白质无法达到目标量，可考虑行肠外营养支持。术前营养支持时间一般为7～10 d，存在严重营养问题的患者可能需要更长时间，以改善营养状况，降低术后并发症发生率。围手术期营养不良患者推荐使用口服营养补充剂7 d及以上。术前需要肠外营养支持的患者推荐营养支持时间为7～14 d；部分重度营养不良患者，可酌情延长至4周。

（七）术前预防血栓管理

静脉血栓栓塞包括深静脉血栓和肺血栓栓塞症，是泌尿外科围手术期常见并发症之一。恶性肿瘤、化疗、复杂手术和长时间卧床的患者是静脉血栓栓塞的高危人群。建议应用 Caprini 血栓风险评估表对患者进行评估，根据风险评分结果给予分级预防，主要预防措施包括基本预防、物理预防和药物预防。有 VTE 预防指征的患者，建议手术开始时即穿着弹力袜，并建议日间及夜间连续穿戴，直至患者恢复正常活动水平；恶性肿瘤患者，若出血风险可控，建议在术前 2 ～ 12 h 开始药物预防，推荐预防性应用肝素或低分子肝素。

（八）术前禁食、禁饮

缩短术前禁食时间，有利于减少手术前患者的饥饿、口渴、烦躁、紧张等不良反应，减少术后胰岛素抵抗，缓解分解代谢，缩短术后的住院时间。除合并胃排空延迟、胃肠蠕动异常、糖尿病、急诊手术等患者外，推荐禁饮时间延后至术前 2 h，之前可口服清流质饮料包括清水、糖水、无渣果汁、碳酸类饮料、清茶及黑咖啡（不含奶）等，不包括含乙醇类饮品；禁食时间延后至术前 6 h，之前可进食淀粉类固体食物（牛奶等乳制品的胃排空时间与固体食物相当）。术前推荐口服含碳水化合物的饮品，通常在术前 10 h 饮用 12.5% 碳水化合物饮品 800 mL，术前 2 h 饮用不超过 400 mL。

（九）术前肠道准备

术前机械性肠道准备对于手术患者为应激因素，特别是老年患者，可致脱水及电解质失衡。研究表明，术前不予肠道准备并未增加吻合口漏及感染的发生率。因此，不推荐对包括结直肠手术在内的腹部手术患者常规进行机械性肠道准备。术前肠道准备仅适用于需要行术中结肠镜检查或有严重便秘的患者。针对左半结肠及直肠手术，根据情况可选择性进行短程的肠道准备。

（十）术前麻醉用药

术前不应常规给予长效镇静和阿片类药物，会延迟术后苏醒。如果必须给药，可谨慎给予短效镇静药物，以减轻硬膜外或蛛网膜下腔麻醉操作时患者的焦虑。老年患者术前应慎用抗胆碱药物及苯二氮䓬类药物，以降低术后谵妄的风险。

三、ERAS 的核心项目及措施（术中）

（一）预防性应用抗生素与皮肤准备

预防性应用抗生素有助于降低择期腹部手术后感染的发生率。其应用原则是：①预防性用药应针对可能的污染细菌种类。②应在切皮前 30 ～ 60 min 输注完毕。③尽量选择单一抗菌药物预防用药。④如果手术时间超过 3 h 或超过所用药物半衰期的 2 倍以上，或成人术中出血量大于 1 500 mL 时，可在术中重复应用。例如，TURP 属于高感染风险手术，按照清洁－污染手术的规定给予相应的抗菌药物应用。推荐术前 30 min 静脉输注青霉素类或二代头孢菌素或喹诺酮类等抗菌药物，术后总用药时间不超过 48 h。推荐葡萄糖酸氯己定乙醇皮肤消毒液作为皮肤消毒的首选。在清洁－污染及以上级别的手术中，使用切口保护器可能有助于减少手术部位感染，但切口保护器的使用不应优先于其他预防 SSI 的干预措施。

（二）麻醉管理与抗应激管理

选择全身麻醉联合硬膜外麻醉或椎旁神经阻滞、切口局部浸润镇痛等均可满足手术无痛的需求，并抑制创伤所致的应激反应。麻醉药物的选择应以手术结束后能够快速苏醒、无药物残留效应和快速拔管为原则。因此，短效镇静药、短效阿片类镇痛药及肌松药为全身麻醉用药的首选，如丙泊酚、瑞芬太尼、舒芬太尼等，肌松药如罗库溴铵、顺式阿曲库铵等。肌松监测有助于精确的肌松管理，深肌松可在低气腹压下满足腹腔镜手术操作的空间需求，同时降低内脏缺血风险和对心肺功能的影响，术毕采用舒更葡糖钠可以快速拮抗罗库溴铵的残余肌松效应，并降低术后肺部并发症的发生率。全身麻醉联合硬膜外麻醉、外周神经阻滞以及局麻药浸润镇痛不可有效抗应激，还有助于减少阿片类药物用量，减缓阿片类药物对麻醉苏醒以及术后肠功能的不良影响。推荐常用的局麻药物为0.5%～1.0%利多卡因、复合0.25%～0.50%罗哌卡因，在此基础上根据术中脑电双频指数值调整丙泊酚靶控浓度或持续输注速率，持续输注瑞芬太尼0.2～0.4 μg/L，或者靶控输注瑞芬太尼6～8 μg/L。对于手术时间3 h及以上的患者，持续输注舒芬太尼可致术后苏醒延迟并影响肠功能恢复。右美托咪定具有抗应激、镇静、抗炎、免疫保护以及改善肠道微循环等效应，对于创伤大、时间长以及合并缺血－再灌注损伤的腹部手术，可复合连续输注右美托咪定。

（三）术中输液及循环管理

液体治疗是围手术期治疗的重要组成部分，能够影响手术患者的预后，应避免因低血容量导致组织灌注不足和器官功能损害，还应注意容量负荷过重所致组织水肿。提倡目标导向液体治疗（goal directed fluid therapy，GDFT）联合预防性缩血管药物指导围手术期液体治疗，维持等血容量（体液零平衡）。推荐适当使用α肾上腺素能受体激动剂，如肾上腺素或低剂量去甲肾上腺素等缩血管药物，维持术中血压不低于术前基线血压的80%，老年患者及危重患者不低于术前基线血压的90%。对于无肾功能异常的患者，术中可给予胶体溶液如羟乙基淀粉溶液等。危重及复杂手术患者建议实施有创动脉血压监测，必要时实施功能性血流动力学监测。对于心功能较差或者静脉内气栓高危患者，建议实施经食管超声心动图监测。在缺乏目标导向液体监测的条件时，腹腔镜手术建议维持液体用量为1～2 mL/（kg · h），开放手术为3～5 mL/（kg · h），并结合尿量、术中出血量和血流动力学参数等进行适当调整。

（四）体温监测

保障患者术中恒定而又合适的温度是术中体温监测的重点，术中低体温是常见的问题。有多项荟萃分析及随机对照试验（randomized controlled trial，RCT）研究显示，腹腔镜/机器人辅助/开放复杂的前列腺癌根治术、膀胱癌根治术或盆腔淋巴结清扫术，手术中避免低体温可降低外科感染、心脏并发症的发生率，降低出血和异体血输血需求，改善免疫功能，缩短全身麻醉后苏醒时间。术中应常规监测患者体温直至术后；建议保持患者术中中心体温大于36 ℃，可采用提高手术室室温、加温床垫、加压空气加热（暖风机）或循环水加温系统、输血输液加温装置等措施维持患者术中中心体温。

（五）手术方式与手术质量

根据患者肿瘤分期及术者的技术等状况，可选择腹腔镜、机器人辅助或开放手术等。创伤是患者最主要的应激因素，而术后并发症直接影响术后康复的进程，提倡在精准、微创及损伤控制理念下完成手术，以降低创伤应激。术者尤应注意保障手术质量并通过减少术中出血、缩短手术时间、避免术后并发症等环节促进患者的术后康复。

（六）留置引流管

术中是否放置引流管主要取决于术中具体情况，涉及手术范围、手术创面、术中出血情况。对于手术相对范围小、手术顺利、创面小、出血少、术后感染概率低的情况，建议减少各种引流管甚至不放置引流管。

1. 鼻胃管的留置

择期腹部手术不推荐常规留置鼻胃管减压，以降低术后肺不张及肺炎的发生率。如果在气管插管时有气体进入胃中，术中可留置鼻胃管以排出气体，但应在患者麻醉苏醒前拔除。

2. 腹腔引流

对于腹部择期手术患者，术后预防性腹腔引流并不降低吻合口漏及其他并发症的发生率或减轻其严重程度，因此，不推荐腹部择期手术常规放置腹腔引流管。而对于存在吻合口瘘危险因素，如血运差、张力高、感染、吻合不满意等，建议留置腹腔引流管。

3. 导尿管的留置

非必要留置导尿管，一般于 24 h 后拔除。尿道狭窄患者建议留置尿管 7 ～ 14 d；前列腺电切术后一般于 3 ～ 7 d 后拔除导尿管。

三、ERAS 的核心项目及措施（术后）

（一）术后疼痛管理

疼痛是患者术后主要的应激因素之一，可增加患者术后发生并发症的风险，影响其术后早期活动和康复。倡导预防性镇痛，推荐采用多模式镇痛方案，目标是：①有效的疼痛控制（视觉模拟评分 <3 分）；②较低的镇痛相关不良反应发生率；③促进患者术后早期肠功能恢复；④有助于术后早期下床活动。不同患者对疼痛和镇痛药物的反应存在个体差异，泌尿外科不同手术的疼痛强度和持续时间也存在较大差异，与手术部位、类型密切相关。应根据患者的疼痛程度，选择口服或静脉给药、硬膜外镇痛、患者自控镇痛（patient controlled analgesia，PCA）等不同镇痛方式。个体化镇痛应综合考虑各种因素，制订最优化的疼痛管理方案。镇痛药物一般以对乙酰氨基酚和（或）（nonsteroidal antiinflammatory drugs，NSAID）为基础，手术切皮前 15 ～ 30 min 给予首次量，术后 24 ～ 48 h 按时追加给药，但应注意药物的禁忌证。对于微创手术，首选对乙酰氨基酚和（或）NSAID 镇痛，如效果不佳，可按需给予阿片受体部分激动剂。对于创伤大、疼痛剧烈的开腹手术，可给予阿片受体激动剂静脉自控镇痛（patient controlled intravenous analgesia，PCIA），并联合应用右美托咪定，以及低浓度局部麻醉药复合阿片类药物的硬膜外自控镇痛（patient controlled epidural analgesia，PCEA）。在疼痛治疗过程中，

要注意评估和记录镇痛效果与不良反应，以及镇痛相关知识的宣教。

（二）术后恶心呕吐管理

术后恶心呕吐（postoperative nausea and vomiting，PONV）是 ERAS 管理的重要环节之一。PONV 的风险因素主要包括：女性、低龄（<50 岁）、晕动病或 PONV 病史、非吸烟者、手术方式（腹腔镜手术）、吸入麻醉、麻醉时间（>1 h）以及术后给予阿片类药物等。依据《术后恶心呕吐防治专家共识》推荐，对于存在 PONV 风险因素的患者提倡使用 2 种及以上止吐药联合预防 PONV。5-HT3 受体拮抗剂为一线用药，可以复合小剂量地塞米松（5～8 mg）。二线用药包括神经激肽－1 受体拮抗剂（neurokinin-1 receptor antagonists，NK1）受体拮抗剂、抗多巴胺能药、抗组胺药、抗胆碱能药物等，也可依据患者情况采取非药物措施降低 PONV 的风险，如针灸、补液等。当 PONV 预防无效时，患者应接受不同药理学作用的止吐药物治疗。此外，相关共识还建议麻醉诱导和维持使用丙泊酚，避免使用挥发性麻醉药，围手术期阿片类药物用量最小化及保障日间手术患者足够液体量等，从根本上降低 PONV 风险。

（三）呼吸道管理

呼吸管理作为 ERAS 的重要环节之一，应用于临床可减少肺部并发症，降低死亡风险、再入院率和住院费用。术后肺部并发症的高危因素主要有麻醉苏醒时间长、疼痛、痰潴留、活动少等。术后应及时进行有效镇痛、早期下床活动、呼吸功能锻炼等。术后呼吸道管理药物主要为雾化吸入糖皮质激素，应用支气管扩张剂和黏液溶解剂。雾化吸入糖皮质激素可减轻气道炎症反应，支气管舒张剂可有效缓解反应性高张高阻状态，降低迷走神经张力，预防支气管痉挛。如患者合并哮喘、慢性阻塞性肺疾病，推荐使用 β_2 受体激动剂和抗胆碱能药物治疗。

（四）术后饮食管理

术后早期恢复经口进食是安全的，且对术后恢复至关重要。研究结果显示，对于择期腹部手术患者，术后早期恢复经口进食、饮水可促进肠道功能恢复，有助于维护肠黏膜屏障，防止菌群失调和易位，从而降低术后感染发生率及缩短术后住院时间。因此，术后患者应根据耐受性尽早恢复正常饮食。术后摄入能量的目标量为 25～30 kcal/（kg·d），摄入蛋白质的目标量是 1.5～2.0 g/（kg·d），术后足量的蛋白质摄入比足量的能量摄入更重要。首选经口进食，当经口摄入少于正常量的 60% 时，应添加口服营养补充剂，根据需要可依次考虑管饲肠内营养和肠外营养，不推荐术后早期应用肠外营养。术后早期蛋白质摄入应足量，蛋白质摄入量不足将会导致瘦组织群的丢失，阻碍机体功能的恢复。推荐应用成品营养制剂，传统的清流质和全流质饮食不能够提供充足的营养和蛋白质，不推荐常规应用。多数肿瘤患者出院后营养摄入量不足，采用 ERAS 围手术期策略，更应重视出院后的随访和营养监测。对于行 4 级手术或有严重营养不良风险的患者，均应给予较长时间的 ONS。

（五）胃肠功能管理

术后胃肠功能障碍（postoperative gastrointestinal dysfunction，POGD）又称术后胃肠功能紊乱，它是各种围手术期因素导致术后胃肠功能不能恢复的一系列症状和体征的总称。ERAS 的核心机制之一是肠功能的快速恢复。推荐术后早期恢复口服营养。POGD 的危险因素主要包括患者因素（高龄、男性、低蛋白血症、电解质紊乱等）、麻醉与镇痛、手术相关因素（外科刺激、手术类型）。POGD 的防治：减少不必要的肠道准备，合理液体管理，术后早期下床活动、术后假食、术后早期经口进食，减少阿片类药物的使用，纠正电解质紊乱、纠正低蛋白，促胃动力药使用，中医治疗等。

（六）血糖管理

血糖异常是围手术期的常见问题，可分为高血糖、低血糖及血糖波动。高血糖又可分为合并糖尿病的血糖升高以及与手术有关的短暂性可恢复的应激性高血糖。血糖升高严重威胁手术患者预后，可增加术后感染概率、延迟伤口愈合等。血糖管理应根据手术类型和患者具体情况，制订个体化血糖控制目标及治疗方案。对于有糖尿病或者高风险患者，术前应评估筛查血糖及糖化血红蛋白，有利于确定患者糖尿病、应激性高血糖和糖耐量异常三种状态。术前可采用胰岛素替代治疗并及时向患者宣教。围手术期血糖管理的目标包括：①术前将糖化血红蛋白水平控制在 <7.0% 。②术中实施有效抗应激管理，监测并调控血糖浓度 ≤8.33 mmol/L。③术后尽快恢复经口饮食，严密血糖管理。④避免发生低血糖，维持血糖平稳。

（七）术后早期下床活动

早期下床活动可促进呼吸、胃肠、肌肉骨骼等多系统功能恢复，有利于预防肺部感染、压疮和下肢深静脉血栓形成。实现早期下床活动应建立在术前宣教、多模式镇痛以及早期拔除各种引流管的基础之上。推荐术后清醒即可半卧位或适量在床上活动，无须去枕平卧 6 h。小手术可当天下床活动，大手术或者复杂手术术后 1 d 即可开始下床活动，设立每日活动目标，逐日增加活动量。

（八）术后引流管管理

术后尽早减少或拔除各种引流管，可减少术后感染发生率，尽早恢复患者的术后活动时间，减少术后各种并发症的发生，是住院时间缩短的独立预后因素。但当患者手术创面存在感染、切口张力过大、吻合口血运不佳等，建议根据情况留置引流管。

（九）出院基本标准

应制定以保障患者安全为基础的、可量化的、可操作的出院标准。例如，恢复半流质饮食或口服营养补充；无须静脉输液治疗；口服镇痛药物可良好止痛；切口愈合佳，无感染迹象；器官功能状态良好，可自由活动；患者同意出院。

（十）出院随访

应加强患者出院后的随访和监测，建立明确的再入院的“绿色通道”。在患者出院后 24 ～ 48 h 内应常规进行电话随访及指导，一般术后 1 周应至门诊进行回访。回访内容主要包括：切口拆线、告知病理学检查结果、饮食运动指导、康复锻炼指导、告知进一步治疗方案等。一般而言，ERAS 的临床随访至少应持续到术后 30 d。

（陈桂丽　钟美浓　蔡有弟　张金媚）

第七章
泌尿外科与男科疾病护理

第一节　泌尿系统感染

【学时】2 学时。

【培训目标】

(1) 了解紫色尿袋综合征，以及泌尿系统感染的流行病学、发病机制、治疗和护理。

(2) 熟悉泌尿系统感染的诱因、感染途径、诊断和常见治疗方法。

(3) 掌握尿源性脓毒症的评估及处理。

(4) 掌握导管相关性泌尿系统感染的护理。

【主要内容】

(1) 紫色尿袋综合征的定义、发病机制、高危因素、临床评估与护理。

(2) 泌尿系统感染的危险因素、感染途径、临床诊断、治疗与护理。

(3) 尿源性脓毒症的诊断、识别、预防、治疗与护理。

(4) 导尿管相关性泌尿系统感染的诊断与护理。

(5) 尿源性脓毒症的定义与临床诊断、危险因素、识别、预防与护理。

【教学方法】理论授课、病例分享。

泌尿系统感染（urinary tract infection，UTI）即尿路感染，是病原微生物在泌尿道停留和繁殖，侵袭泌尿系统黏膜或组织，引起的一系列泌尿系统炎症表现的总称。根据感染的部位，尿路感染可分成上尿路感染和下尿路感染；根据尿路有无解剖结构或功能异常，有无全身性疾病，尿路感染可分为复杂性尿路感染和单纯性尿路感染两类。复杂性尿路感染是指尿路感染同时伴有获得感染或者治疗失败风险的合并疾病，如泌尿生殖道的结构或功能异常，或其他潜在疾病。

泌尿系统感染是临床常见病和多发病，在感染性疾病中，泌尿系统感染发病率居第二位，仅次于呼吸系统感染。据统计，全球每年约有 1.5 亿人发生泌尿系统感染。我国普通人群泌尿系统感染的发病率约为0.91%，女性的发病率约为2.05%，男女发病率比约为1∶10。泌尿系统感染若治疗不及时，可引发全身感染，甚至是脓毒症，从而导致治疗失败，严重威胁患者生命安全。因此，对于泌尿系感染患者而言，实施精准的医疗处理，开展早期病情识别，不断优化护理配合是十分必要的。

[临床病例1]

患者，女，82岁，长期卧床，有脑梗死、便秘及尿失禁病史，长期留置导尿管导尿。患者留置导尿管2个月后，出现尿袋中尿液颜色发紫的现象（图7－1）。为进一步诊治，患者入院治疗。主管医生查体未发现明显阳性。实验室检查示：白细胞 14.7×10^9/L，血红蛋白 97 g/L，血小板 198×10^9/L，超敏C反应蛋白75 mg/L，葡萄糖6.34 mmol/L，尿素氮 7.79 mmol/L，肌酐131 μmol/L。患者自述近期未服用利福平，无食用甜菜根等可能影响尿液颜色的药物或食物。

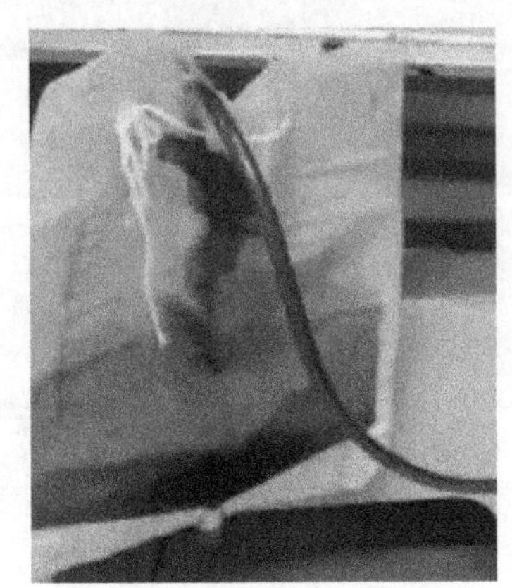

图7－1 紫色尿袋

[问题1] 通过上述病史，患者最可能的诊断是什么？紫色尿袋的患者应该如何护理？

根据该患者的症状、既往史、个人史以及实验室检查结果，考虑泌尿系统感染、紫色尿袋综合征的可能性大。

[知识点1] 紫色尿袋综合征的定义

紫色尿袋综合征（purple urine bag syndrome，PUBS）是指留置导尿管患者的导尿管、尿袋出现深浅不同的紫色色素沉淀的现象。PUBS是一种良性过程，但目前已倾向于将其视为高危患者尿路感染诊断的重要临床标志。PUBS以无症状性菌尿为主要表现，可伴有发热、低血压等症状。PUBS患者的病死率可高达6.8%，其中尿毒症、休克、糖尿病、白细胞增多和女性是患者死亡的重要危险因素。

[知识点2] 紫色尿袋综合征的发病机制

目前，普遍认为紫色尿袋的产生是由于食物中的色氨酸分解生成吲哚，经门静脉进入肝脏合成硫酸吲哚酚，通过尿液排泄时被携带磷酸酶和硫酸酯酶的革兰氏阴性菌转化为吲哚酚，氧化后生成靛蓝和靛玉红，此2种物质在与聚氯乙烯材质的导尿管和尿袋接触后，接触区出现了深浅不一的紫色。紫色尿袋的变色程度与接触持续时间呈正相关，常见于导尿管和引流袋内壁，也可见于长期留置的肾造瘘管和引流袋中。PUBS患者的尿液本身并非紫色，可能颜色正常或为带浑浊的脏棕色，若将尿液储存于无菌玻璃容器中，不会观察到紫色的变化。

［知识点 3］紫色尿袋综合征的高危因素与临床评估

PUBS 的高危因素：①膳食色氨酸增加。②便秘。③长期留置导尿管。④肾功能衰竭。⑤碱性尿液。⑥高尿细菌负荷。⑦使用聚氯乙烯材质的导尿管和（或）尿袋。

PUBS 的临床评估：①重点是观察尿液和（或）尿袋是否出现标志性紫色。为减少主观误差，建议使用牛津尿液比色卡（Oxford urine chart）识别尿液颜色。②了解患者是否为 PUBS 的高危人群。③结合试纸尿分析和尿液细胞细菌学检查结果综合判断。

［知识点 4］紫色尿袋综合征的护理

1）勤换尿袋，缩短导尿管留置时间：①根据变色程度缩短更换和留置时间，必要时根据患者的偏好确定更换频率。②PUBS 发生期间，尽量使用非聚氯乙烯材质的抗反流引流尿袋，以减少紫色尿袋的形成。③当导尿管表面生物膜培养阳性或在抗生素治疗尿路感染期间导尿管已放置超过 7 d，应尽早拔除或更换导尿管。④病情较重的 PUBS 高危患者，优先选择使用含抗菌涂层或抑制导尿管表面细菌生物膜沉积和延缓结壳的特殊涂层导尿管。⑤病情轻且留置时间短的患者，尽量选择舒适度高且感染率小的硅胶导尿管。

2）正确留取尿细菌培养标本：①长期留置导尿管者，收集标本前应更换导尿管。②若不拔除导尿管，应从引流系统端口采集标本。③留取标本时严格无菌操作，充分清洗、消毒外阴或引流端口后再留取，注意尿内勿混入消毒液。④常规尿标本在使用抗菌药物前或停用抗菌药物 1 周后留取，且应保证尿液在膀胱内停留超过 4 h。⑤PUBS 发生且合并发热等其他症状时，应立即留取标本，留取前嘱患者更换体位，保证膀胱内尿液充分混匀。⑥标本应在 1 h 内送检，以免因污染或细菌繁殖造成假阳性。

3）合理使用抗菌药物：①在更换导尿管后仍出现紫色尿袋的 PUBS 患者，尤其是有多种合并症的患者，要根据药物敏感试验结果使用抗菌药物治疗，以预防感染性并发症。②在尿袋颜色恢复正常之前应继续治疗。③仅有下尿路感染者持续治疗 1 周，合并发烧、菌血症、器官损伤或败血症应再延长 1 周。④姑息治疗者需要医护人员全面评估病情，在患者出现症状前预测 PUBS 的发生，根据临床决策、患者状况和护理目标提供针对性照护。

4）加强进食、水管理：①控制便秘是 PUBS 的重要管理措施，除有计划地使用泻药外，还应根据患者病情制订饮水计划，保证每日尿量大于 2 000 mL。②摄入富含膳食纤维的食物，减少富含色氨酸食物的摄入，避免摄入黑莓、甜菜、火龙果等可导致尿液颜色变化的食物。

5）加强健康教育，减少不良情绪：①在 PUBS 发现早期，可以避免使患者看见紫色尿袋，必要时立即更换。②及时向患者及家属讲解疾病相关知识，告知 PUBS 的预后大多较好，帮助其树立控制疾病的信心。③PUBS 发生时伴有强烈臭味，无法使用空气清新剂掩盖，当温度升高或中央供暖时气味会变得更强烈，可引起病友不满，亲友探访时患者容易感到尴尬，因此应加强 PUBS 患者的病房环境管理，每日开窗通风，及时清理污物，保持适宜温湿度，同时嘱家属与患者多沟通，给予心理支持。

［知识点5］泌尿系统感染的危险因素

1）梗阻因素：泌尿系统的先天性异常、良性息肉、肿瘤、结石、狭窄、前列腺增生等。

2）医源性因素：导尿、尿道扩张、前列腺穿刺活检、膀胱镜检、输尿管镜等侵入性操作。

3）机体抵抗力低：长期卧床、高龄，糖尿病、贫血、低蛋白血症、慢性肝病、慢性肾病、艾滋病等疾病的患者，恶性肿瘤接受化疗或激素治疗的免疫抑制者等。

4）解剖因素：女性尿道短，容易导致上行感染，经期、更年期、性交时更易发生。尿道外口畸形或尿道外口附近有感染灶等也易诱发泌尿系统感染。

［知识点6］泌尿系统感染的途径

1）上行性感染：最常见，好发于妇女新婚期、妊娠期及尿路梗阻的患者，多数是由粪原性病原体发生上行而感染的。

2）血源性感染：不多见，仅占感染的3%左右，致病菌多为金黄色葡萄球菌。

3）淋巴道感染：较罕见，因盆腔器官与肾淋巴管相通，升结肠和右肾淋巴管联系紧密，因此有学者认为，盆腔炎症、阑尾炎或结肠炎发生时，细菌通过淋巴管可能进入肾脏，引发感染。

4）直接感染：邻近器官感染直接蔓延。

［问题2］为进一步明确诊断，应做哪些实验室相关检查？

最重要的检查项目是尿常规和尿培养，可明确有无脓尿、血尿，判断是哪一种病原体感染，以指导临床准确应用敏感抗生素。

［知识点7］泌尿系统感染的临床诊断

2015年国家卫生和计划生育委员会“十二五”规划教材《内科学》中的现行尿路感染的病原学诊断标准为：①新鲜中段尿沉渣革兰氏染色后用油镜观察，细菌>1个/视野；②新鲜中段尿细菌培养计数≥10^5CFU/mL；③膀胱穿刺的尿细菌培养阳性。符合以上指标之一者，可诊断为尿路感染。

［知识点8］复杂性尿路感染的临床诊断

复杂性尿路感染的诊断有2条标准，尿细菌培养阳性及包括以下至少1条合并因素：①留置导尿管、支架管或间歇性膀胱导尿。②残余尿>100 mL。③任何原因引起的梗阻性尿路疾病。④膀胱输尿管反流或其他功能异常。⑤尿流改道。⑥化疗或放疗损伤尿路上皮。⑦围手术期和术后尿路感染。⑧合并肾功能不全、移植肾、糖尿病和免疫缺陷等。

［知识点9］导尿管相关尿路感染的临床诊断

导尿管相关尿路感染（CAUTI）的2个诊断标准：①留置导尿管后或拔除导尿管48 h内出现尿路感染相应的症状体征，如发热、寒战、神经状态的改变、全身乏力、嗜睡、急性血尿、骨盆不适及耻骨上压痛等，且无其他原因可以解释。②经导尿管留取的标本或拔除导尿管48 h内留取的清洁中段尿标本中，细菌培养菌落计数≥10^3 CFU/mL或检出真菌。

［知识点10］尿亚硝酸盐

一些革兰氏阴性杆菌，如大肠杆菌、肺炎克雷伯菌等，可以将尿液中的蛋白质代谢产物硝酸盐还原为亚硝酸盐，因此测定尿液中是否存在尿亚硝酸盐（urine nitrite，NIT），可快速判断是否存在泌尿系感染。NIT阳性可以初步诊断尿路感染，但阴性也不能排除尿路感染的可能性。NIT假阴性的可能原因包括：①引起尿路感染的细菌缺乏亚硝酸盐还原的能力。②尿液在膀胱中潴留不足4 h。③饮食中缺乏硝酸盐。④使用利尿剂。⑤服用抗生素。⑥尿比密增高。⑦尿量过多。⑧尿中含有大量维生素C。

［知识点11］ESBL阳性细菌

超广谱β-内酰胺酶（extended-spectrum β-lactamase，ESBL）主要由革兰氏阳性杆菌产生。ESBL阳性细菌指可产生超广谱β-内酰胺酶的细菌。ESBL阳性细菌能水解含有β-内酰胺环的抗生素（如青霉素类、头孢菌素类及氨曲类抗生素），从而使抗生素失效。ESBL阳性细菌主要存在于革兰氏阴性杆菌，以肠杆菌科细菌多见（大肠埃希菌和克雷伯菌最为常见）。推荐治疗ESBL阳性细菌的抗生素包括碳青霉烯类抗生素（如亚胺培南、美罗培南及帕尼培南等）、头孢菌素类、含有β-内酰胺酶抑制剂（如舒巴坦、他唑巴坦及克拉维酸等）的抗生素。

［问题3］患者尿常规结果提示白细胞为+++，治疗和护理的重点有哪些?

泌尿系统感染的治疗以抗菌药物治疗为主，可针对感染灶或引起感染的病因实施相应的手术治疗，辅以对症治疗、病情观察及全方位护理。

［知识点12］泌尿系统感染的治疗

1）一般治疗：包括对症治疗、多饮水及健康的生活方式等。

2）观察：对无症状菌尿患者密切观察病情，无须常规抗生素治疗。

3）抗菌药物治疗：抗菌药物治疗是泌尿系统感染的主要治疗方法，具体治疗原则见表7-1。

表7-1　泌尿系统感染抗菌药物的治疗原则

品种选择	(1) 在未获知药敏试验结果前，可根据患者感染部位、发病情况、发病场所、既往用药史及治疗反应等推测可能的病原体，并结合当地细菌耐药性监测数据，给予经验性用药。 (2) 有条件的医疗机构，对尿路感染的患者应在抗菌治疗开始前，及时留取尿标本和血标本，以尽早明确病原菌和药敏试验结果，并据此调整治疗方案：①尿培养结果阴性者，根据经验性用药的治疗效果和患者情况采取进一步措施。②根据不同药物的代谢特点并结合患者感染部位选择抗菌药物。③对于下尿路感染，选择尿中药物能达到有效浓度的抗菌药物。④对于上尿路感染，因不能排除血流感染，故选择的抗菌药物既需要在尿中有高浓度，也需要在血液中有高浓度，如左氧氟沙星和β-内酰胺类
给药剂量	(1) 治疗上尿路感染，尤其是严重感染时，抗菌药物剂量宜较大。 (2) 治疗单纯性下尿路感染时，可应用较小剂量。 (3) 根据肝肾功能情况调整给药剂量
给药途径	(1) 对于下尿路感染者，应予口服治疗，不必采用注射给药。 (2) 存在以下情况时，可先予以注射给药：①不能口服或不能耐受口服给药；②存在可能影响口服药物吸收的情况；③所选药物有合适抗菌谱但无口服剂型；④治疗依从性差。 (3) 对于上尿路感染者，初始治疗以静脉用药为主，病情稳定后可改为口服用药。 (4) 抗菌药物的局部应用如前列腺注射和膀胱灌注抗菌药物应尽量避免。目前有循证医学证据的膀胱灌注给药方面，只有对氟康唑耐药念珠菌导致的膀胱炎可膀胱灌注两性霉素 B
给药次数	(1) 为保证药物发挥最大药效、杀灭感染灶病原菌，应根据药代动力学、药效动力学原理，患者病情和肝肾功能等情况决定给药次数。 (2) 抗菌药物分为时间依赖性抗菌药物和浓度依赖性抗菌药物：①时间依赖性抗菌药物（包括β-内酰胺类和碳青霉烯类等，大多每日多次给药）的浓度达到一定程度后，再增加浓度时抗菌作用无明显增强，即游离药物浓度高于最低抑菌浓度时间越长，抗菌效果越好；②浓度依赖性抗菌药物（如喹诺酮类和氨基糖苷类）的浓度越高，抗菌效果越好，大多每日给药 1 次
给药疗程	(1) 抗菌药物的疗程因感染不同而异，对于急性单纯性下尿路感染，疗程基本不超过 7 天。 (2) 上尿路感染，如急性肾盂肾炎，疗程一般为 2 周。 (3) 对于反复发作的尿路感染，可根据情况进行长期抑菌治疗

4）手术治疗：在适当的时机，针对感染灶或引起感染的病因实施相应的手术治疗。对于梗阻、积水引发的感染，可通过置入输尿管内支架或行肾造瘘引流术等方法进行手术治疗。

5）中医治疗：中医药治疗尿路感染可有效减少抗生素用量和毒副作用，能有效改善患者临床症状和预防复发。中医治疗包括口服中药制剂、中药坐浴、外敷、艾灸和按压穴位等多种方式，能减轻对抗菌药物的耐药性，缓解病情进展。

［知识点 13］泌尿系统感染的护理

1．增加尿量

可以通过多饮水增加尿量，膀胱内尿液越少，停留时间越长，细菌的数量就越多。每天饮水量 2 500 mL 左右，可以维持足够的尿量，增加尿液对尿道的冲洗作用，减少细菌的滋生。

2．清洁卫生

提醒患者注意个人清洁卫生，勤换内衣裤，减少或避免使用公共泳池、浴盆等，不共用毛巾。指导女性使用卫生纸时应由会阴部向后擦至肛门，避免将肠道细菌带入尿道。

3．合理饮食，规律作息

为了保持尿液酸化，应减少刺激性食物的摄入，如酒、咖啡、辣椒等，可多食用富含维生素 C 的水果。指导患者作息规律，治疗期间要多休息，增加抵抗力。

4．用药护理

询问并记录患者的过敏史，观察各类抗生素的治疗效果和不良反应，注意配伍禁忌，保证用药安全。

5．导管相关泌尿系感染的护理

1）手卫生：①留置导尿管前应进行手卫生。②收集尿标本或排空引流袋等操作前及操作后应进行手卫生。③拔除导尿管后应进行手卫生。④戴手套前及脱手套后应进行手卫生。⑤当手被体液或引流液污染时应洗手。⑥置管时使用无菌手套，每日进行护理时使用清洁手套，接触不同患者前更换手套。

2）留置导尿管的指征：①每天评估留置导尿的必要性，缩短留置的时间，减少尿路感染风险。②留置导尿管的指征包括部分外科手术围手术期，时间较长、需要大量输液或利尿、需要监测尿量的手术，ICU 患者需要每小时评估尿量，急性尿潴留和尿道梗阻的处理，辅助尿失禁患者压力性溃疡或皮肤移植的愈合，提高终末期患者的舒适度。③结合患者病情需要，可考虑其他的处理方法，如使用尿套、间歇性导尿等。

3）导尿管的更换和拔除：①长期留置导尿管的患者，不宜频繁更换导尿管，具体更换频率参照产品说明书。②当患者疑似尿路感染而需要行抗菌药物治疗前，应先更换导尿管，并留取尿标本进行病原微生物检测。③不建议在拔除导尿管前夹闭导尿管进行膀胱功能训练。④拔管后观察患者能否自主排尿、排尿次数、排尿量和排尿耗时等，首次排尿后用膀胱 B 超测定残余尿。⑤出现尿潴留或残余尿大于 100 mL，依据残余尿量确定间歇导尿的次数，按照患者体重（饮水 30 mL/kg）及汗液、大便水分的量制订饮水量。⑥能自主排尿且残余尿小于 100 mL，提醒患者及时排尿，不可过度憋尿。⑦前列腺增生及膀胱逼尿肌过度活跃者及时诊治。

4）留置导尿管时严格执行无菌技术：①确保无菌置管所必需的器械都已备齐且方便取用。②插入导尿管时应严格无菌操作，正确铺无菌巾，使用单独包装的无菌润滑剂，插管时应佩戴无菌手套。③导尿管置入前，使用含有效碘 1 000 ～ 2 000 mg/L 的碘附棉球充分消毒尿道口及其周围皮肤黏膜，棉球不能重复使用。

5）导尿管的选择：①根据患者年龄、性别、尿道情况等选择合适型号、材质的导尿管，使用型号尽可能小的导尿管，最大限度降低尿道损伤和尿路感染发生率。②需要长期留置导尿管者，尽量使用全硅胶导尿管。③不推荐常规使用抗菌导尿管，如在严格遵循留置导尿管指征和无菌技术规范等措施后，CAUTI 发生率仍未降低，方可考虑使用抗菌剂或防腐剂浸渍的导尿管。

6）导尿管及引流装置的固定：①导尿管插入后，向气囊注入 10 ～ 15 mL 无菌液体，轻拉尿管以确认尿管妥善固定。②对留置导尿管进行妥善的外固定，常见外固定部位为大腿内侧及下腹部。③患者体位改变时，须调整集尿袋的位置，重新固定导尿管及引流装置。

7）引流装置的管理：①防反流装置不能代替日常护理措施。②保持引流装置的密闭性，防止污染。③保持尿液引流通畅，避免导尿管扭曲，集尿袋应始终低于膀胱水平，避免接触地面。④不支持频繁更换集尿袋，更换频率可参照产品说明书。⑤当无菌状态被打破、接头处断开或尿液漏出时，应使用无菌方法更换引流装置。

8）导尿管的日常护理：①每班观察导尿管，记录引流液的量、颜色、性质、尿道口及周围皮肤黏膜情况。②每日评估留置导尿管的必要性，及时拔除不必要的导尿管。③使用个人专用收集容器，及时清空集尿袋尿液。④当集尿袋内尿液达到 3/4 时就要排放，转运患者前应排空集尿袋。⑤留置导尿管者，无须常规使用消毒剂消毒尿道口，只需要每天洗澡或使用清水、0.9% 氯化钠、肥皂水清洗尿道口周围区域。⑥不推荐常规使用抗菌溶液、乳霜或软膏清洁消毒尿道口、会阴区和导管表面。⑦清洁时从会阴部向直肠方向擦洗。⑧大便失禁者，每次便后及时清洁，可使用含有效碘 1 000 ～ 2 000 mg/L的碘附消毒会阴、尿道口、肛周及外露导尿管表面。

9）膀胱冲洗：①留置导尿管期间，无须常规进行膀胱冲洗。②因治疗需要进行膀胱冲洗时，应严格无菌操作，保持引流系统密闭性。

10）尿标本的采集、保存和送检：①留取少量尿标本时，应消毒导尿管后使用无菌注射器抽取尿液送检。②留取大量尿标本可采用无菌方法从集尿袋中获取。③尿培养标本应在采集后 2 h 内送检；如不能立即送检，应先放置于 2 ～ 8 ℃的冰箱中。

[临床病例 2]

患者，女性，78 岁，主诉行右逆行肾内手术（retrograde intrarenal surgery，RIRS）半月余。患者入院时畏寒、气促、尿频、尿急、尿痛，无肉眼血尿。体温 39.3 ℃，脉搏 130 次/分，呼吸 30 次/分，血压 130/80 mmHg，血氧饱和度 90%，白细胞 21.4×10^9/L，血红蛋白 100 g/L，血乳酸 7.03 mmol/L。既往有右肾结石伴积水、高血压、冠心病及肺栓塞病史。无药物过敏史。患者肺部 CT 显示无明显肺部感染征象。心电图示正常窦性心律。

[问题1] 通过上述病史，该患者最可能的诊断是什么？

根据该患者的症状、生命体征、既往史以及实验室检查结果，考虑尿源性脓毒症的可能性大。

[知识点14] 尿源性脓毒症的定义与临床诊断

尿源性脓毒症是指尿路感染所致的脓毒症，是一种泌尿系统感染通过血行扩散导致严重全身感染的疾病，致死率高达17.9%～27.8%。尿源性脓毒症的诊断标准：患者血培养结果阳性或降钙素原大于2 ng/mL便可确诊感染。在符合感染诊断条件下，符合以下至少2个条件便可确诊尿源性脓毒症：①体温 <36 ℃或 >38 ℃。②心率 >90次/分。③呼吸频率 >20次/分。④需要接受机械通气。⑤白细胞计数 $<4\times10^9/L$ 或 $>12\times10^9/L$。脓毒性休克为在脓毒症的基础上出现持续性低血压，在充分容量复苏后仍需要血管活性药物维持平均动脉压（mean arterial pressure，MAP）≥65 mmHg，以及血乳酸浓度 >2 mmol/L。脓毒症和脓毒性休克的临床诊断流程见图7－2。

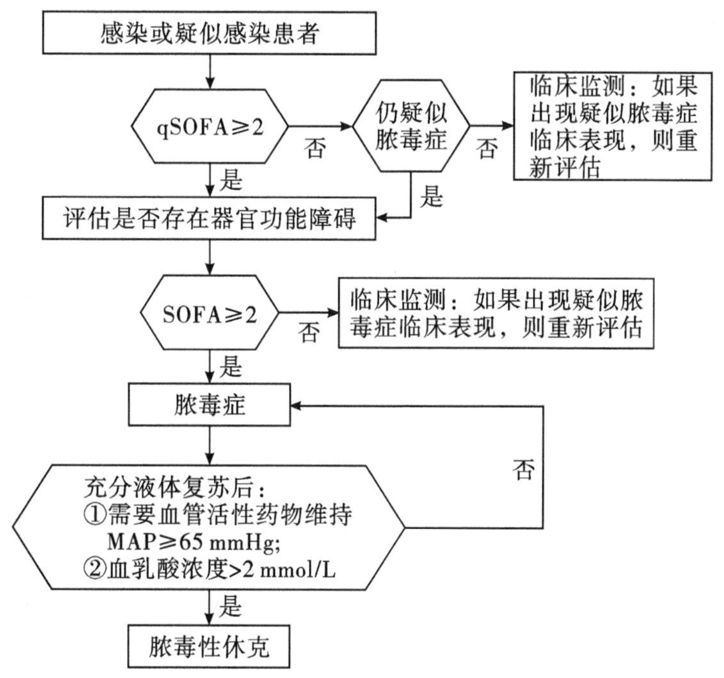

qSOFA：quick sequential organ failure assessment，快速序贯器官功能衰竭。

SOFA：sequential organ failure assessment，序贯器官衰竭。

图7－2 脓毒症和脓毒性休克的临床诊断流程

[问题2] 接诊该患者后，应该如何处理？

快速识别、明确诊断最重要；早期进行规范有效的抗生素治疗；保证早期组织氧合，维持血流动力学稳定；有效引流是早期治疗的关键步骤；泌尿外科、重症监护、感染科、护理等多学科协作是必需的。

[知识点15] 尿源性脓毒症的危险因素

1. 人口学因素

人口学因素包括年龄≥60岁、女性、肥胖。

2. 疾病因素

疾病因素包括糖尿病、贫血、低蛋白血症、肿瘤、长期应用免疫抑制剂和（或）糖皮质激素、重度肾积水、孤立肾、肾功能衰竭、长期留置导尿管或输尿管支架管、近期反复发热。

3. 结石和感染因素

结石和感染因素包括既往结石手术史、尿路梗阻史、多发结石、结石负荷大（结石直径≥2 cm，如铸型结石）、感染性结石、术前尿培养阳性、尿亚硝酸盐阳性、术前未规范使用抗生素。

4. 手术因素

手术因素包括多通道肾造口、术中低体温、术中液体灌注量≥30 L（肾盂压力过高）、腔内取石术手术时间>90 min、术后引流不畅。

[知识点16] 尿源性脓毒症的识别

1. 症状识别

神志和意识改变、血压下降、心率增快和体温异常改变是尿源性脓毒症的早期症状。

2. 病情进展的识别

使用英国国家早期预警评分（NEWS评分，表7-2）评估病情进展：①评分为0分者，每12 h评估病情1次；②评分为1～3分者，每4～6 h评估病情1次；③评分为4～6分或单项评分为3分者，每1 h评估病情1次；④评分≥7分者，持续心电监护，做好急救复苏准备。

表7-2　英国国家早期预警评分（NWES评分）

项目	评分标准						
	3分	2分	1分	0分	1分	2分	3分
呼吸/（次/分）	≤8	—	9～11	12～20	—	21～24	≥25
血氧饱和度/%	≤91	92～93	94～95	≥96	—	—	—
是否吸氧	—	是	—	否	—	—	—
体温/℃	≤35.0	—	35.1～36.0	36.1～38.0	38.1～39.0	≥39.1	—
收缩压/mmHg	≤90	91～100	101～110	111～219	—	—	≥220
脉搏/（次/分）	≤40	—	41～50	51～90	91～110	111～130	≥131
意识水平（AVPU）*	—	—	—	A	—	—	V，P，U

*：A为意识清醒，V为对声音有反应，P为对疼痛有反应，U为无反应。

3. 识别量表和频率推荐

可疑尿源性脓毒症者优先使用快速序贯器官功能衰竭评分（qSOFA 评分，表 7－3）进行早期识别，当 qSOFA≥2 分，立即启动序贯器官功能衰竭评分（SOFA 评分，表 7－4）进行替代，并实施动态评估。

表 7－3　快速序贯器官功能衰竭评分（qSOFA 评分）

项目	评分标准（满足则计 1 分，否则计 0 分）
呼吸频率	≥22 次/分
意识	改变
收缩压	≤100 mmHg

表 7－4　序贯器官功能衰竭评分（SOFA 评分）

项目	评分标准				
	0 分	1 分	2 分	3 分	4 分
呼吸系统：PaO_2（或 FiO_2）/［mmHg（kPa）］	≥400（53.3）	<400 且≥300（53.3）	<300 且≥200（40.0）	<200(26.7) 且≥100＋机械通气	<100(13.3)＋机械通气
凝血系统：血小板/（10^3/μL）	≥150	<150 且≥100	<100 且≥50	<50 且≥20	<20
肝脏：胆红素/［mg/dL(μmol/L)］	<1.2	1.2～1.9	2.0～5.9	6.0～11.9	≥12
心血管系统	MAP≥70 mmHg	MAP<70 mmHg	多巴胺<5 或多巴酚丁胺任何剂量*	多巴胺 5.1～15.0 或肾上腺素≤0.1 或去甲肾上腺素>0.1*	多巴胺>15 或肾上腺素>0.1 或去甲肾上腺素>0.1*
中枢神经系统：格拉斯哥昏迷量表**（分）	15	13～14	10～12	6～9	<6
肾脏：肌酐/［mg/dL(μmol/L)］	<1.2（110）	1.2～1.9（110～170）	2.0～3.4（171～299）	3.4～4.9（300～440）	>4.9（440）
尿量/(mL/d)	—	—	—	<500	<200

*：儿茶酚胺类药物给药剂量单位为 μg/（kg · min），给药至少 1 h。

**：格拉斯哥昏迷量表评分范围为 3～15 分，分数越高代表神经功能越好。

4. 早期预警指标识别

1）白细胞为反应最为迅速的指标之一，白细胞进行性下降，若术后 2 h 白细胞<2.85×10^9/L，是尿源性脓毒症休克的预警指标。

2）降钙素原 > 10 ng/mL 提示患者已经发生严重尿源性脓毒症，有高死亡率。

3）超敏 C 反应蛋白 > 15mg/L 是尿源性脓毒症休克的预警指标，在脓毒症反应中存在滞后性，早期预警不如白细胞和降钙素原迅速。

4）血乳酸 > 2 mmol/L 提示患者组织低灌注，预后不良。

5）血小板计数 < 50×10^9/L 提示患者感染严重。

［知识点 17］尿源性脓毒症预防与护理

1. 术前预防及护理

1）术前预防性使用抗生素。

2）合并泌尿系统感染者术前必须抗感染治疗，治疗时间至少 1 周。

3）在抗生素使用前，进行中段尿培养，以指导抗生素的选择。

4）术前查阅患者病例，访视并全面评估患者，判定术前可控危险因素是否纠正。

2. 术中预防及护理

1）术中协助医生控制灌注泵的流速和压力，降低肾盂内压，必要时配合使用负压吸引。

2）控制手术时间，避免大量液体吸收，如经皮肾镜取石术手术时间大于 90 min，输尿管软镜碎石术和输尿管硬镜碎石术手术时间大于 60 min 时，需要引起重视。

3）合并严重感染时，如穿刺液呈脓性，应先配合医生行经皮肾造瘘引流，感染控制后再行二期碎石。

4）术中配合医生进行肾盂尿培养及结石细菌培养，以指导术后抗生素使用。

3. 术后预防及护理

1）严密监测生命体征及血液学指标变化，如有无血压下降、呼吸增快、血氧饱和度下降、血白细胞下降或升高、血小板下降、乳酸（lactic acid，LAC）升高、降钙素原（procalcitonin，PCT）升高等。

2）尿源性脓毒症患者的早期临床症状不明显，初期患者常有“畏寒”的主诉，容易与麻醉后的副作用混淆。护士要重视患者的早期主诉，严密观察患者有无口渴、呼吸频率增快和心动过速等症状，做到早发现、早处理。

3）一旦出现尿源性脓毒症的迹象，护士要立刻实施相应措施，立即建立静脉通路，遵医嘱为患者进行持续心电监护，每 15 min 评估 1 次生命体征和意识状态；当血氧饱和度小于 90% 时，应立即给予面罩吸氧，氧流量一般为 4 ～ 6 L/min，对于存在Ⅱ型呼吸衰竭患者，酌情降低氧流量。

4）早期使用敏感抗生素是治疗尿源性脓毒症的关键。

5）充分引流感染灶，保持尿管、肾造瘘管和双 J 管引流通畅。

6）在诊断为脓毒性休克起 3 h 内输注至少 30 mL/kg 的溶液进行初始复苏，复苏时首先考虑使用晶体溶液（推荐平衡盐溶液）维持血压。

7）可根据中心静脉压（或 MAP）、血压、出入量及皮肤黏膜情况调整输液量和速度，防止血容量不足或肺水肿的发生。

8）充分液体复苏后如仍存在低血压，可遵医嘱使用血管活性药物以维持 MAP≥65 mmHg。

9）充分液体复苏和用血管活性药物仍不能使血流动力学稳定时，可使用糖皮质激素。

10）对合并肾损伤且存在透析指征者，配合医生行连续肾脏替代治疗或肾脏替代治疗。

11）对脓毒症诱发急性呼吸窘迫综合征者，配合医生给予小潮气量机械辅助通气；氧合指数小于 150 mmHg 时，协助患者行俯卧位通气；机械通气过程中，遵医嘱小剂量持续或间断使用镇静剂，密切观察患者神志和反应。

12）肠内营养应尽早开始；鼻饲过程中摇高床头，预防误吸和呛咳。

13）对存在应激性溃疡风险的患者，遵医嘱使用质子泵抑制剂。

14）对镇静或意识不清者，每 2 h 更换卧位，保持呼吸道通畅，做好基础护理。

（刘丽欢　刘春香　张苏迎　范葵娣）

第二节　泌尿系统结石

【学时】2 学时。

【培训目标】

（1）了解泌尿系统结石的流行病学、分类和发病机制。

（2）熟悉泌尿系统结石的治疗原则和护理配合。

（3）掌握体外冲击波碎石的围手术期护理。

（4）掌握泌尿系统结石围手术期并发症的识别及处理。

【主要内容】

（1）泌尿系统结石的定义、流行病学病因和发病机制、临床诊断、评估及护理。

（2）泌尿系统结石术后出血的评估与护理。

（3）泌尿系统结石术后常见并发症的识别与护理。

（4）泌尿系统结石的预防。

【教学方法】理论授课、病例分享。

［临床病例 1］

患者，女，57 岁。因“右侧腰部胀痛伴间歇性肉眼血尿 1 月”入院。患者 1 个月以来反复出现右腰部胀痛，偶见血尿，诉无尿频、尿急、尿痛等症状，精神食欲可，大便正常，睡眠佳。既往有高血压病史，规律服用硝苯地平缓释片。门诊 CT 示“右肾盏有 2.1 cm×1.6 cm 结石，左肾萎缩”。查体无明显阳性体征。

[问题1] 为进一步了解患者右肾结石情况，还需要完善哪些检查?

[知识点1] 泌尿系统结石的定义

泌尿结石是泌尿系统的常见病，结石可见于肾、膀胱、输尿管和尿道的任何部位，其中以肾与输尿管结石最为常见。临床表现因结石所在部位不同而存在差异，肾与输尿管结石的典型表现为肾绞痛与血尿，膀胱结石的主要表现是排尿困难和排尿疼痛。平日一般无症状，可由剧烈运动、重体力劳动、长途乘车等因素导致突发绞痛。

[知识点2] 泌尿系统结石的流行病学

随着人们生活水平的提高，高脂、高嘌呤饮食等不良生活习惯逐渐显现，泌尿系统结石的发病率逐年上升。据报道，5% ～ 10% 的人在一生中至少发生过 1 次尿路结石。欧洲泌尿系统结石的新发病率为（100 ～ 400）人/10 万人。我国尿路结石的发病率为 1% ～5%，南方地区高达5% ～10%，新发病率为（150 ～200）人/10 万人。我国是世界上三大结石高发区之一，具有南方发病率高于北方（其中广东发病率高达 11.06%）、男性发病率高于女性和农村发病率高于城市的特点。泌尿系统结石好发于机体代谢异常、患有尿路梗阻、尿路感染等人群，或服用某些特殊药物的人群。

[知识点3] 泌尿系统结石的病因和发病机制

泌尿系统结石包括草酸钙结石、磷酸盐结石、尿酸结石、胱氨酸结石和感染性结石等。其中以草酸钙结石最常见，约占 80% 以上，其形成与个体尿钙、尿草酸浓度升高相关。结石形成的最核心机制是尿液成石物质过饱和，当尿液中可溶性盐达到一定浓度时便会析出结晶体，在结晶体的吸附效应下，结石可对尿液中的其他无机盐成分产生滚雪球样的生长效应。结石的形成与种族、遗传、性别、年龄、地理环境、饮食习惯、营养状况以及尿路本身疾病等均有关系。具体病因如下。

1. 代谢异常

1）尿液酸碱度。因某些身体代谢异常，尿液酸碱度超出正常范围，容易导致不同的离子和化合物沉积，形成各种类型的结石晶体。当尿 pH 值低于 5.5 时，尿酸结石形成风险将急剧增加；当尿 pH 值高于 6.5 时，磷酸钙结石的风险将增加。

2）高钙尿症。原发性高钙尿症分 3 型，即吸收性高钙尿症、肾性高钙尿症和重吸收性高钙尿症。此外，一些代谢性疾病也能引发继发性高钙尿症及含钙结石的形成，如远端肾小管性酸中毒、结节病、长期卧床、佩吉特（Paget）骨病、糖皮质激素过多、甲状腺功能亢进和维生素 D 中毒等。

3）高草酸尿症。高草酸尿症是草酸钙结石形成的另一重要病理因素，摄入含草酸高的食物、体内草酸合成过多及原发性高草酸尿都可导致尿草酸排泄增加。原发性高草酸尿症是一种常染色体隐性遗传性疾病，临床较少见。继发性高草酸尿症的原因包括维生素 C 过量摄入、草酸及其前体物质的过量摄入、饮食中钙的摄入减少、肠源性高草酸尿症和维生素 B_6 缺乏等。

4）高尿酸尿症。尿液中尿酸盐过饱和是尿酸结石形成的主要危险因素。尿酸是嘌呤的代谢产物，可被肝脏中的尿酸氧化酶分解为尿囊素，但由于多基因的突变使得高级灵长类动物的肝脏缺少尿酸氧化酶，因此尿酸主要以尿酸盐的形式随尿液排出体外，当尿酸盐过饱和时即容易析出难溶性结晶。高尿酸尿是指 24 h 尿酸排泄量大于 800 mg（男性）或大于 750 mg（女性），当 24 h 尿酸排泄量持续大于 1 100 mg 时，尿酸结石的发生率可达 50%。此外，尿酸增高使尿液 pH 值下降，为其他结石的形成提供了有利条件。

5）其他代谢异常。胱氨酸尿症、低枸橼酸尿症、低镁尿症等代谢紊乱因素容易引发泌尿系统结石。

2. 局部病因

尿路梗阻、感染和尿路中存在异物是诱发泌尿系统结石形成的局部因素，梗阻可以导致感染和结石形成，而结石本身也是尿路中的异物，可加重梗阻与感染程度。尿路梗阻性疾病包括机械性梗阻和动力性梗阻两大类。机械性梗阻的常见原因包括肾盂输尿管连接部狭窄、膀胱颈部狭窄、海绵肾、肾输尿管畸形、输尿管口膨出、肾囊肿、肾盏憩室、良性前列腺增生、膀胱憩室和马蹄肾等。神经源性膀胱和先天性巨输尿管则属于动力性梗阻的原因，同样可以造成尿液滞留和结石形成。

3. 药物相关因素

药物引起的肾结石占所有结石的 1% ～ 2%，药物因素分为 2 大类：①尿液中的浓度高而溶解度较低的药物，包括氨苯蝶啶、硅酸镁和磺胺类药物等，这些药物本身就是结石成分。②能诱发结石形成的药物，包括乙酰唑胺、维生素 C、维生素 D 和皮质激素等，这些药物在代谢过程中导致了结石的形成。

4. 诱发因素

1）饮食。饮食中动物蛋白、精制糖增多，纤维素减少，可促使上尿路结石形成。大量饮水使尿液稀释，能减少尿中晶体形成。原发性膀胱结石多发于男孩，与营养不良和低蛋白饮食有关。

2）生活习惯。长期卧床，饮水较少，尿量少，使盐类和有机物质的浓度增高。不注意个人卫生，导致尿路感染频发，细菌可将尿素分解为游离氨，使尿液碱化，促使磷酸盐、碳酸盐以菌团或脓块为核心而形成结石。

［知识点 4］泌尿系统结石的临床诊断

1. 诊断标准

若有两种或两种以上的影像学检查报告存在结石，且患者有典型的症状、体征（肾绞痛、排尿突然中止和肾区叩击痛等）以及辅助的实验室检查发现血尿等，即可确诊泌尿系统结石。

2. 体格检查

上尿路结石多有典型的肾绞痛，严重肾积水时可在上腹部触及增大的肾脏，在输尿管走行区相应部位有明显压痛。怀疑是尿道结石的患者，前尿道结石可沿尿道扪及，后尿道结石经直肠指检可触及，较大的膀胱结石可经直肠腹壁双合诊扪及。

3. 实验室检查

1）血液分析。血液检查包括检测血肌酐、血钙、血磷、血尿酸、血钠、血钾、血碳酸氢根及甲状旁腺素等指标。血清中的钙、磷及甲状旁腺素有助于排除甲状旁腺功能亢进或其他机体矿物质代谢失调所致的肾结石。血清中的肌酐则有助于评估患者的肾功能。血清中的钾、钠、氯、碳酸氢根则有助于排除肾小管酸中毒。采取药物预防结石复发的患者应定期行血液生化检查，监测体内电解质水平。如应用噻嗪类药物的患者，应注意定期检测血钾和血钠，观察有无低钾和低钠血症发生；应用枸橼酸钾预防结石的患者，应注意高钾血症的发生。

2）尿液分析。常能见到肉眼或镜下血尿，伴感染时可出现脓尿，感染性结石患者需要做尿细菌及真菌培养。尿液分析能测定尿液 pH、钙、磷、尿酸、草酸等。禁食晨尿 pH≥5.8 则考虑为完全性或不完全性肾小管性酸中毒，可同时做酸负荷试验及血液 pH、钾、碳酸氢盐和氯化物测定。发现晶体尿则做尿胱氨酸检查等。

3）结石成分分析。对于结石患者，结石成分分析相当于患者的“病理”结果。明确结石成分对寻找结石成因及预防意义重大。对于感染性结石、尿酸结石、胱氨酸结石及其他罕见结石，结石成分分析是制订治疗策略的最重要的环节。目前常用的结石成分分析方法包括红外光谱分析法和 X 线衍射方法。研究表明，部分反复发生结石的患者，其结石成分会发生变化。随着时间的推移，21.2%的患者的结石成分会发生改变。患者的结石成分可在草酸钙和磷酸钙之间转化，并且过去的尿酸结石在以后可形成草酸钙结石。因此，对于反复发作的结石患者，每次结石取出或排出后，均应行结石成分分析，以判断新发结石的成分及类型，从而制订有针对性的结石预防方案。

4. 影像学检查

1）B 超。为临床常用的检查手段，更是儿童和孕妇在怀疑尿路结石时首选的方法。通常可发现 2 mm 以上 X 线阳性及阴性结石，可以了解结石以上尿路的扩张的程度。

2）尿路平片（KUB 平片）。是泌尿系统结石诊断最便捷的方法，可发现 90%左右 X 线阳性结石，能够大致确定结石的位置、形态、大小和数量，初步区分结石的化学性质。

3）静脉尿路造影（IVU）。是一种有创检查。医生将尿路造影与尿路平片的检查结果同进行综合分析，其价值在于了解尿路的解剖结构，确定结石在尿路的位置，还可鉴别平片上可疑的钙化灶，了解分肾功能等。但碘过敏、严重肝肾功能不全及心血管疾病者禁做该检查。

4）非增强 CT 扫描。可发现大于 1 mm 的结石，分辨率高，不易受腹部脏器活动干扰，可以清楚地显示包括阴性结石在内的结石的形态和大小，对于肾绞痛患者可首选 CT 平扫。低剂量 CT 诊断效果仍优于 KUB 和 IVU，是诊断结石的可靠方法。

5）CT 尿路成像（CTU）。CTU 是将螺旋 CT 扫描与 IVU 检查相结合的一种检查方法，进一步提高了诊断的准确性和分辨率，但价格较贵，较 IVU 具有更高的辐射剂量。

6）逆行或经皮肾穿刺造影。这是一种有创检查，一般在需要做进一步的鉴别诊断时应用，不作为常规检查手段。

7）磁共振尿路成像（MRU）。可获得与 IVU 同样的诊断效果，并且受肾功能改变的影响较小，对于不适合做 IVU 的患者（如造影剂过敏、严重肾功能损害、儿童和孕妇等）可考虑采用此法。MRU 价格昂贵，并非诊断泌尿系结石的首选方法。

8）放射性核素检查。显示泌尿系统的形态，检测肾脏血流灌注、肾功能及尿路梗阻情况，用于进一步诊断或评估分肾功能。

[问题 2] 如何根据检查结果为患者选择最适宜的治疗方式?

[知识点 5] 泌尿系统结石的治疗

尽可能取出结石、积极治疗引发结石的疾病及防止结石复发是泌尿系结石的首要治疗原则。泌尿系统结石的主要治疗手段为药物排石、体外冲击波碎石及手术取石。当患者突发剧烈肾绞痛时，可进行止痛、解痉等急诊处理。患者疼痛缓解后，可协助其调整生活方式，避免久卧、久坐，增加每日活动量，避免饮水过少或憋尿，避免高嘌呤、高脂肪食物的过度摄入。

1. 药物治疗

建议排石治疗 1 ～ 2 个月。排石治疗的适应证：结石直径 0.5 ～ 1.0 cm，其中以 0.6 cm以下为适宜；结石表面光滑；结石以下尿路无梗阻；结石未引起尿路完全梗阻，停留于局部少于 2 周；经皮肾镜、输尿管镜碎石及体外冲击波碎石（ESWL）术后的辅助治疗。

1）一般方法。每日饮水 2 000 ～ 3 000 mL，昼夜均匀。吲哚美辛栓剂肛塞。非甾体抗炎药能够减轻输尿管水肿，减少疼痛发作，促进结石排出，推荐应用于输尿管结石。口服 α 受体阻滞剂：坦索罗辛是一种高选择性 α 肾上腺素能受体阻滞剂，可使输尿管下段平滑肌松弛，促进输尿管结石排出。

2）溶石疗法。推荐应用于尿酸结石和胱氨酸结石。

（1）尿酸结石：口服别嘌呤醇，24 h 尿酸排泄总量低于 4 mmoL。口服枸橼酸氢钾钠或碳酸氢钠片，以碱化尿液，维持尿液 pH 值在 6.8 ～ 7.2。

（2）胱氨酸结石。口服枸橼酸氢钾钠或碳酸氢钠片，以碱化尿液，维持尿液 pH 值大于 7.5。此外，α - 巯丙酰甘氨酸和乙酰半胱氨酸有溶石作用。卡托普利有预防胱氨酸结石形成的作用。治疗无效者，应用青霉胺，但要注意药物副作用。

（3）感染性结石。口服药物溶石的方案为短期或长期的抗生素治疗。使用氯化铵或甲硫氨酸，以酸化尿液。对于严重感染者，使用尿酶抑制剂，如乙酰羟肟酸和羟基脲等。

2. 手术治疗

当疼痛不能被药物缓解或保守治疗效果不佳时，应考虑外科治疗。

1）上尿路手术方式。

（1）体外冲击波碎石（ESWL）。通过 X 线或超声对结石进行定位，利用高能冲击波聚焦后作用于结石，使结石粉碎成细砂，随尿液排出体外。禁忌证：结石远端尿路梗阻、妊娠、出血性疾病、尿路感染、严重心肺脑血管病、糖尿病、主动脉或肾动脉瘤、严重骨骼畸形、重度肥胖、肾功能不全等。结石体积较大且无肾积水的肾结石，由于缺乏扩散空间，碎石效果较差，常需要多次碎石。胱氨酸、草酸钙结石质硬，不易粉碎。肾盂内结石或肾上、中盏结石效果好于下盏结石。输尿管结石如停留时间长合并息肉或发生结石嵌顿时也难以粉碎。肥胖、马蹄肾、异位肾、移植肾、重度肾积水等肾集合系统解剖异常及脊柱畸形会影响结石的定位和碎石的排出。碎石后，多数患者出现一过性肉眼血尿，一般无须特殊处理。

（2）输尿管镜碎石取石术。是最先出现的内镜手术，也是最早的处理泌尿系统结石的微创手术，通过输尿管镜，经过尿道、膀胱进入输尿管，将输尿管结石或肾结石击碎后取出。适应证：适用于直径≤2 cm 的肾下盏结石，ESWL 治疗效果不佳或经皮肾镜取石术（PCNL）建立通道困难者；中下段输尿管结石；ESWL 治疗失败后的输尿管上段结石；ESWL 后的“石街”；结石并发可疑尿路上皮肿瘤；停留时间长的嵌顿性结石。禁忌证：凝血机制障碍；未控制的糖尿病或高血压；严重心脏疾病或肺功能不全而无法耐受手术；未控制的泌尿系统感染；严重尿路狭窄，腔内手术无法解决；严重髋关节畸形，截石位困难。并发症：输尿管损伤，严重者有断裂可能。

（3）经皮肾镜取石术（PCNL）。在超声或 X 光定位下，经腰背部细针穿刺直达肾盏或肾盂，扩张并建立皮肤至肾内的通道，在肾镜下取石或碎石。较小的结石通过肾镜用抓石钳取出，较大的结石将结石粉碎后用水冲出。碎石选用超声、激光或气压弹道等方法。取石后放置双 J 管和肾造瘘管较为安全。适应证：PCNL 适用于所有需要手术干预的肾结石。禁忌证：凝血机制障碍、未控制的糖尿病或高血压、严重心脏疾病或肺功能不全而无法耐受手术者、同侧肾脏合并肿瘤、过于肥胖穿刺针不能达到肾，或脊柱畸形者不宜采用此法。并发症：肾实质撕裂或破损、尿外渗、出血、感染、动静脉瘘、周围脏器损伤等。

2）下尿路结石手术方式。

（1）经尿道膀胱结石碎石术。大多数结石可应用经尿道碎石取石术将结石取出，需要采用超声、激光或气压弹道碎石。结石过大、过多、过硬或膀胱憩室病变时，应施行耻骨上膀胱切开取石。碎石钳机械碎石目前临床上较少应用。

（2）耻骨上膀胱切开取石术。为传统的开放手术方式。目前仅适用于腔内手术处理困难或者需要同时处理膀胱内其他病变的病例。

（3）尿道结石的治疗。应根据结石的位置选择适当的方法，对于前尿道、直径小、光滑的结石，如结石位于尿道舟状窝，可向尿道内注入无菌液体石蜡，然后将结石推挤出尿道口，或用血管钳经尿道口伸入将结石取出。对于后尿道结石，可以直接腔内碎石或将结石推入膀胱，再按照膀胱结石处理。

［问题 3］该患者拟行 PCNL，如何为患者提供全程无缝隙的围手术期护理？

［知识点 6］泌尿系结石的术前护理

1．护理评估

1）评估结石形成的原因、诱因，患者的饮食习惯，有无排石病史，有无家族史。

2）评估患者的生命体征，重点监测患者体温的变化、疼痛情况；注意患者的主诉；关注患者的血尿程度；评估有无膀胱刺激征，有无尿急、尿频、尿痛的表现；观察并发症的表现，是否出现寒战、高热等全身症状。

3）了解女性患者是否在生理期。

4）心理护理：加强与患者和家属的沟通，取得患者的信任，患者常担心术后肾功能不能恢复，尤其是肾切除的患者会有缺失感，要做好解释工作，调整好患者的心态，使患者积极配合手术治疗，告知家属手术过程中可能的并发症以及手术目的。

2. 术前准备

遵医嘱进行术前药物皮试、备皮、配血，告知患者术前 8 ～ 12 h 禁食、4 ～ 6 h 禁水，目的是防止因麻醉后引起呕吐，呕吐物会有误入气管引起窒息的危险。肾功能不全者，术前配合医生行血液透析治疗、逆行插管或经皮肾穿刺造瘘引流，待血肌酐降低至 400 μmol/L 左右再安排手术，以提高手术耐受力，降低出血风险。了解患者肾积水情况，对肾积水严重者可协助医生先行肾造瘘引流缓解肾积水后再行手术治疗。术前完善凝血功能检查，对凝血功能异常伴有出血倾向者事先给予对症治疗，待凝血功能恢复正常后再手术。术日早晨协助患者更衣，取下义齿、手表、首饰等交给家属，告知患者排空小便；按手术交接单做好交接工作。

3. 术前指导

疼痛的指导：指导患者疼痛发作时采取卧床休息，进行深呼吸，分散注意力等非药物缓解疼痛的方式。饮食指导：应食用多含纤维的食物，避免食用蛋白含量高的食物，可以缓解结石的增长速度和减少术后的复发。疾病知识的指导：鼓励患者要大量饮水，饮水量在每天 2 500 mL 以上，以增加尿量，冲洗结石，清洁尿路。向患者及家属讲明微创手术的优势、操作步骤、可能的并发症及术后注意事项。

［知识点 7］泌尿系统结石的术中护理

1. 设备管理

配合医生连接好冷光源、显示器、超声碎石清石系统及灌注泵，打开电源开关，检查仪器功能是否完好。此手术使用仪器较多，摆放时要有序，以免影响手术操作。术前必须核对患者的结石位置，正确合理摆放机器位置，将显示系统摆放在术者对侧，便于术者观看。B 超机置于术者同侧，患者患侧肩部。超声碎石清石系统及灌注泵置于术者同侧，患者患侧下肢处，便于管道连接与操作。

2. 摆放体位

患者体位为截石位，注意腿架高度与膝关节平行，腿架上垫软布垫，以防压伤；妥善固定下肢，以防术中滑脱。常规消毒铺巾。经输尿管镜下向患侧输尿管逆行插入输尿管导管至肾盂，退出输尿管镜，留置双腔气囊尿管，导管固定后，再将尿管与导管一起固定，防止导管滑脱；尿管接引流袋，输尿管导管外接生理盐水。尿袋一直保持持续开放状态，以免术中积聚尿液太多，影响引流，进而导致肾内压力过高。改俯卧位过程中，患者头、颈、躯干、上肢必须在一直线上，且不可暴力搬动患者上肢，以防关节脱位或扭伤。腹部垫肾脏固定垫，肾脏固定垫不直接接触皮肤，固定垫上放一硅胶软垫；

双肘、膝关节及足踝处垫软垫，双侧肩关节下垫软垫，面部垫头圈。体位摆放要舒适、安全、不导致并发症，充分暴露手术野、便于医生操作，固定牢靠、不易移动，不影响呼吸循环功能。

3. 术中配合

严密监测患者生命体征、尿液引流通畅情况及尿液颜色变化等。如果术中患者尿液混浊，感染较重，可遵医嘱给予地塞米松针 5 mg 静脉推注。术中及时添加灌注液（生理盐水），保持冲洗液温度为 35 ～ 37 ℃，注意保暖。碎石过程中提醒术者正确使用器械，避免操作不当损耗器械。气压弹道碎石时手柄应与输尿管镜、肾镜在同一直线，勿强力用超声探杆调整角度，以防探针或探杆折断。术后收回器械时，应检查零配件是否完整，以防止配件丢失。术后将各器械管腔用生理盐水充分冲洗，擦干或用气枪吹干，以备消毒再用。

[知识点8] 泌尿系统结石的术后护理

1. 体位

全身麻醉未清醒前予去枕平卧，头偏向一侧，清醒后无呕吐者可垫枕平卧或给予斜坡卧位；硬膜外麻者去枕平卧 6 h 后，如无特殊取斜坡卧位。小儿患者一般采用气管插管全麻，护理人员必须向患儿家属认真做好健康宣教，防止小儿躁动而发生意外。

2. 输液和饮食

术毕 6 小时后可予半流饮食，术后 1 天可进普通饮食，鼓励患者多饮水，每日保证达到 2 500 ～ 3 000 mL 的饮水量，利于残余结石的排出，达到冲洗尿道、预防感染的发生、改善肾功能的目的，但对于高血压、肾功能不全、青光眼、严重溃疡病或者慢性心肺疾病患者须慎重。

3. 观察病情的变化

定时测量记录生命体征，遵医嘱给予心电监护 4 ～ 6 h，在术后 24 ～ 48 h 内尤其要警惕可能发生出血、感染、尿外渗等并发症，及时查看患者的伤口处有没有渗血的产生，如有渗液及时查看情况并检查有没有感染；按照医嘱及时进行血常规、尿常规、肾功能的检测，观察患者有无疼痛、发热、恶心呕吐、腹胀等常见的术后反应，并遵医嘱给予处理。

4. 预防感染

固定好引流管，引流管不可扭曲或者阻塞，发现尿管因小结石或血凝块堵塞，可用生理盐水冲洗尿管，保持尿管通畅。对于引流液的量、颜色和性质做好观察并记录。保持伤口和引流部位清洁，及时更换敷料贴，以保证伤口的及时愈合。

1）导尿管的护理。通常情况下留置导尿管一般在术后 1 ～ 2 周拔除，引流袋要低于尿道口的位置，注意观察引流袋中的尿液颜色及尿量，每日进行 2 次尿道口清洁。

2）肾盂造瘘管的护理。术后嘱患者仰卧位或侧卧位，目的是防止造瘘管移位而导致出血而引起继发梗阻。肾造瘘管要固定好，保证引流通畅，防止管道扭曲、弯折。告知患者活动时，引流袋要低于肾造瘘口，注意观察引流液的量及颜色，发现异常时及时告知护士。造瘘口处要加强护理，保持伤口敷料干燥清洁，及时查看尿液有无渗出，发现浸湿时要及时更换敷料，以免刺激瘘口周围皮肤。拔管后在造瘘口贴上无菌敷料，嘱患者保持健侧卧位 2 h，以免漏尿，加速造瘘口的愈合。

3）双 J 管引流的护理。双 J 管上端盘曲在肾盂内，下端盘曲在膀胱内，双 J 管可随人的体位改变而上下活动。告知患者术后不可剧烈运动或突然下蹲，患侧不可做大的伸展运动，以免双 J 管移位。要多饮水，保持大便的通畅，勿用力咳嗽和大笑，以免出现并发症。双 J 管过期留置会导致结垢形成、支架断裂、结石形成及拔管困难，须嘱咐患者按时拔管。

［临床病例 2］

患者，男，65 岁。入院诊断为“左肾结石并积水”，在积极完善术前检查后在全麻下行左侧 PCNL 术，停留尿管、左肾造瘘管各 1 条，并放置左侧输尿管内支架管，术后管道均引出浅红色液体。术后第 2 天，患者下床排便后，其肾造瘘管及尿管均引出暗红色液体，引流量合计约 500 mL，且肾区伤口可见渗血。生命体征为：体温 36.3 ℃，脉搏 110 次/分，呼吸 23 次/分，血压 70/40 mmHg。

［问题 1］该患者此时最可能发生什么情况？护理评估及护理的重点是什么？

［知识点 9］泌尿系统结石术后出血的评估与护理

1. 严密监测病情

术后严密观察患者生命体征，有无患侧腰痛、肿块、血尿，观察患者有无面色苍白、心率增快、血压下降等失血表现。密切观察患者尿液及引流液，发现引流液颜色逐渐变红时，及时报告医生并协助处理（如急查血常规、凝血功能，调整输液速度，建立静脉通道，使用止血药物和输血等）。肾造瘘管短时间内引流出鲜红色液体，量多或伴有血凝块，可遵医嘱夹闭肾造瘘管，以起到压迫止血的作用，必要时可遵医嘱使用止血药及抗生素。患侧出现腰痛、腰部肿块、压痛、可疑肾周出血时，应立即通知医生及时给予处置，协助患者完成超声或 X 线片检查，动态跟踪血常规及凝血结果，了解血红蛋白、白蛋白、血小板及凝血因子等情况，必要时遵医嘱输血及输注人血白蛋白纠正贫血及低蛋白血症。对经保守治疗不能成功止血者给予肾动脉介入栓塞止血。

针对不同原因的出血，病情观察要点如下：①肾造瘘穿刺通道渗血：观察尿液颜色，尿管有无血凝块阻塞，如发生阻塞及时冲洗。②肾盂内持续性高压灌注引起的出血：严密观察出血量，监测有无失血性休克表现，积极补液，维持血容量。③积水肾减压效应引起的出血：尿管容易反复阻塞，因此应观察尿管情况，保持尿管通畅。④肾造瘘管拔管不当引起的出血：主要表现为拔管后造瘘管周围渗血，拔除造瘘管后严密观察造瘘口处有无渗血。⑤术后用力排便引起的出血：观察患者用力排便后是否出现血尿。

2. 介入治疗的护理

1）心理护理。术后出血时，患者及家属存在紧张、恐惧心理，护士应耐心向其解释、给予安慰，告知患者及家属进行介入栓塞治疗是最理想的补救方法，消除其紧张、恐惧心理，促进其配合治疗。

2）术后制动。术后的患者应绝对卧床休息，制动 12 h，穿刺部位加压包扎，以穿刺部位不出血或不出现血肿为宜。肾造瘘管引流液颜色转为清亮，方可逐步下床活动。

3）再出血观察的护理。术后出血行介入栓塞治疗后，应观察患肢肢端皮肤温度、色泽和动脉搏动情况。密切观察生命体征，若发现患者仍然存在腰部胀痛且进行性加重，引流管内引流液颜色转为鲜红色或引流量突然加大且伴有血块和（或）膀胱填塞症状，考虑再出血或者栓塞不成功的可能，应及时报告医生予以处理。

3. 出血的预防

术后嘱患者卧床休息，直至引流管内液体完全变清亮。嘱患者保持大便通畅，避免用力排便，如排便困难可给予开塞露通便。指导患者翻身时减轻腹压，避免患侧腰部挤压，避免剧烈活动。

［知识点 10］泌尿系统结石术后常见并发症的识别与护理

1. 感染

感染是 PCNL 最常见的并发症之一，严重者出现感染性休克甚至死亡。绝大部分结石患者的肾盂里都有细菌存在，且术前并没有表现出腰痛、发热等明显感染症状。在 PCNL 开展的早期，因为对其病理生理了解不够、认识不足，对大部分患者采用小通道，且术中为了追求清晰视野采用水泵高压冲洗，冲洗水回流不出来，致使肾盂内压非常高，造成大量细菌及内毒素通过薄弱的肾盏穹隆部微破裂口进入肾间质，进入血液循环，造成菌血症、毒血症，甚至败血症。术后患者表现为寒战、高热、白细胞计数明显增高。值得注意的是，严重的毒血症会出现白细胞的进行性下降。患者病情严重时出现意识淡漠、血压下降、脉搏细数等感染性休克的表现。因此，若患者早期出现低血压，应引起重视，注意是否由感染所致。术后早期仔细观察十分关键，护士要与医生保持密切联系，在患者寒战时及时抽取血培养标本，尽早根据培养结果选择敏感的抗生素。保持肾造瘘管的通畅也十分关键，只要引流通畅，及时使用敏感的抗生素，绝大部分患者均能转危为安。对于血压偏低的患者要重视，密切观察其生命体征变化，定时复查血常规、血乳酸、血气分析等项目。除了注意观察患者的生命体征外，还要注意观察肾造瘘管是否通畅，以及患者意识、尿量的变化。如病情需要，及早送入 ICU 治疗。术后感染发生主要与术中肾盂内高压灌洗有关，与术前有无尿路感染史、结石大小与部位、手术时间也有一定关系。

2. 尿外渗

尿外渗多因建立经皮肾通道扩张时损伤肾脏致肾脏穿孔所致。由于扩张时损伤肾脏导致出血，术中视野不清，为了获取清晰的视野，术中用高压水泵冲洗是导致严重尿外渗最常见的原因。出现严重的尿外渗时，患者表现为明显腹胀、腹痛，有些患者因为横膈抬高，还可以出现呼吸困难。一般只要引流通畅，应用适量利尿剂，1 ～ 2 d 后症状多能迅速消退。但如果引流不通畅则症状持续存在，甚至加重。因此，若症状短期内无改善，一定要检查引流是否通畅。

3. 结石残留

PCNL 因手术费用高，若术后有结石残留，患者往往难以接受，容易产生医患矛盾。PCNL 术后残留结石多数为小于 0.5 cm 的小结石，多数日后能自行排出。因此，护士要对患者做好解释工作，解除患者不必要的紧张。结石患者术后复查多采用泌尿系统 B 超检查，应格外注意：一堆小结石叠在一起在 B 超上不能分辨，容易误诊为较大的结石，护士应向患者说明，可建议患者行腹部平片检查，可明确结石大小。PCNL 术后患者基本都留置双 J 管，因为双 J 管的存在，膀胱输尿管抗反流机制丧失，行泌尿系统 B 超时需要膀胱充盈，膀胱内尿液可反流至上尿路致肾积水改善不明显，甚至加重，这种情况下可排空尿液，膀胱空虚后复查，肾积水多能减轻。这两种情况都可能引起患者不必要的紧张或误会，应事先与患者多沟通，做好解释，避免不必要的纠纷。

4. 毗邻器官损伤

在经皮肾通道的建立过程中，有可能发生胸膜、结肠、肝、脾等邻近器官的损伤，应观察患者有无胸痛、呼吸困难及腹腔感染等症状。

［知识点 11］泌尿系统结石的预防

泌尿系统结石的 5 年复发率可达 50%，结合患者结石成分分析结果和 24 h 尿液成石危险因素分析结果，进行饮食干预及必要的药物治疗，预防或降低结石的复发是后续治疗的关键。

1）饮食指导。嘱患者大量饮水。根据结石成分、代谢状态调节饮食。草酸钙结石者应食低草酸、低钙的食物，尽量少食菠菜、海带、香菇、虾米皮等食物。尿酸结石者应吃低嘌呤饮食，如鸡蛋、牛奶，应多吃水果和蔬菜，碱化尿液，忌食动物内脏，尽量少吃肉类、蟹、菠菜、豆类、菜花、芦笋、香菇等。磷酸钙和磷酸钾镁结石者应吃低钙、低磷饮食，少吃豆类、奶类、蛋黄食品。胱氨酸结石者应限制含蛋氨酸较多的食物，如肉类、蛋类及乳类食品。

2）药物预防。根据结石成分，血、尿钙磷，尿酸、尿胱氨酸和尿 pH 值，应用药物预防结石发生。草酸盐结石患者可口服维生素 B_6 以减少草酸盐排出，口服氧化镁可增加尿中草酸盐的溶解度。尿酸结石患者可口服别嘌醇和碳酸氢钠，以抑制结石形成。

3）特殊性预防。伴甲状旁腺功能亢进者，摘除腺瘤或增生组织。鼓励长期卧床者多活动，防止骨脱钙，减少尿钙排出。尽早解除尿路梗阻、感染、异物等因素。

（刘丽欢　刘春香　张苏迎　范葵娣）

第三节 肾 移 植

【学时】2 学时。
【培训目标】
(1) 了解肾移植的概念和供受者组织配型的重要性。
(2) 熟悉肾移植围手术期的护理管理以及术后随访的内容。
(3) 掌握肾移植术后患者常见问题与并发症的护理。
【主要内容】
(1) 肾移植的概述。
(2) 肾移植的诊断。
(3) 肾移植的治疗。
(4) 肾移植的护理。
【教学方法】课堂讲授、案例讨论。

一、概述

肾移植是指通过手术的方法，将一个功能正常的肾脏移植至有肾脏病变并丧失肾脏功能的患者体内，继续发挥原有的功能，是治疗慢性肾功能衰竭的一种有效手段。肾移植按供肾来源不同分为自体肾移植、同种肾移植和异种肾移植。习惯把同种肾移植简称为肾移植。其他两种肾移植则冠以“自体”或“异种”肾移植加以区别。

随着组织配型技术的提高、器官低温保存技术的改进、移植外科手术技术的娴熟以及各种高效低毒免疫抑制剂的不断研发和临床应用，我国在肾移植领域取得巨大的成就。目前我国年肾移植的数量仅次于美国，位居世界第二位。

二、诊断

(一) 临床表现

慢性肾功能衰竭在不同阶段，其临床表现也各不相同。在慢性肾功能衰竭的代偿期和失代偿早期，患者仅有乏力、腰酸、夜尿增多等轻度不适；少数患者会有食欲下降，代谢性酸中毒及轻度贫血。慢性肾功能衰竭中期以后，在尿毒症期，上述症状更趋明显，进而发展为缓慢的高血压、蛋白尿、血尿、少尿，以及尿肌酐升高、尿素氮升高、内生肌酐清除率降低、血红蛋白降低、水钠潴留、高钾血症等表现。终末期肾病患者应进行肾脏替代治疗，包括血液净化和肾脏移植，相对于各种血液净化的治疗方法，肾移植患者具有较高的生活质量，是终末期肾病患者的最佳治疗方法。

（二）影像学检查

影像学检查包括腹部B超、螺旋肾CT、放射性核素肾图检查（ECT）、静脉肾盂造影（IVP）。

（三）实验室检查

实验室检查包括血生化检查、肝肾功能检查、尿培养检查、术前配型检查、术后药物浓度检测和肾功能评估等。

1）肾移植供体：符合捐献的法律及伦理规定，达到捐献标准后进行全面、系统、动态、连续的供肾功能评估和供体维护。供肾维护直接关系到捐献成功与否和受体的安全。因此，严格地评估供体及重视供体维护将对整个器官移植的成功产生积极的意义。

2）肾移植受体：必须进行群体反应性抗人类白细胞抗原（human leukocyte antigen，HLA）抗体筛查，确定所有潜在受者的ABO血型和HLA-A、HLA-B和HLA-DR表型。组织相容性抗原具有显著的多态性，由于移植结果与HLA错配的数量密切相关，因此术前进行HLA配型十分重要。

三、治疗

（一）手术治疗

活体供肾的切取包括：①经腹腔途径腹腔镜活体供肾切取；②经后腹腔途径腹腔镜活体供肾切取；③单孔腹腔镜（laparo-endoscopic single-site surgery，LESS）活体供肾切取；④机器人辅助的（经腹腔或经后腹腔途径）活体供肾切取；⑤开放式活体供肾切取。

肾移植手术（腹腔镜或机器人辅助腹腔镜）：供肾修整时应确定供肾血管和输尿管的数量、质量和完整性，结扎肾门处的淋巴管。首选髂窝腹膜外入路，保证良好的动脉灌注、静脉回流及足够的空间植入新肾。

（二）预后

肾移植已经成为慢性肾功能衰竭的最重要的治疗手段。结合移植麻醉、移植代谢、移植感染和移植护理等学科的特点，逐步标准化、规范化每一个细节和流程，使肾移植受者在免疫抑制剂状态下快速康复。研究表明，肾移植最长存活时间，亲属肾为39年，尸体肾为36年，无血缘关系的活体供肾为30年。

四、护理

（一）一般护理

1. 术前护理

1）心理护理。肾移植受者需要面对种种与治疗相关的压力，如疾病、经济、情感、家庭、社会等问题，大多数受者存在不同程度的焦虑、抑郁，往往会影响患者术后早期康复。因此，术前应通过谈话介绍一些成功的病例及用量表测评（包括焦虑自评量表、抑郁自评量表等）方式对受者进行心理状态评估和疏导，必要时请精神心理专科参与评估和治疗。

2）营养支持。肾移植受者由于长期接受透析治疗，往往存在不同程度的蛋白质－能量营养不良，影响术后加速康复，因此术前对受者进行营养评估并及时纠正尤为重要。评估方式有主观整体营养状态评估和体质指数、肌肉质量、营养摄入量、其他生化指标（如血清白蛋白、前白蛋白和胆固醇水平等）评估。对于营养状况较差的受者，应在术前进行纠正。

3）术前透析。属活体肾移植择期手术时，透析受者可于术前 1 天继续行血液或腹膜透析治疗，以维持患者水电解质平衡，利于术后康复，但不需要过度脱水，以避免术中大量补液。公民逝世后器官捐献供肾移植受者术前根据实际情况安排透析。

4）肠道准备。肾移植 ERAS 流程建议术前不行肠道准备，无胃肠道动力障碍者术前禁食 6 h、禁饮 2 h，禁食禁饮时间不宜过长。若受者无糖尿病史，推荐术前 2 ～ 4 h 饮用 250 mL 含 12. 5% 碳水化合物的饮料，可减缓饥饿、口渴和焦虑情绪，降低术后胰岛素抵抗和高血糖的发生率。

5）预防性应用抗生素。由于肾移植受者术后使用大剂量免疫抑制剂，因此常规预防性应用抗生素。药物选择根据移植类型和供者感染风险决定。

2. 术后护理

1）体位与活动。术后患者取平卧位 60°，肾移植侧下肢髋、膝关节各屈曲 15° ～ 25°，禁止突然改变体位（减少腹壁和血管吻合处张力，减少切口疼痛，有利于愈合）。术后6 h指导患者床上活动，根据病情协助患者尽早下床活动，活动量由小渐大（减少血管吻合处张力）。咳嗽时可用双手沿切口方向从上往下按压，使切口处皮肤松弛，然后深吸一口气进行咳嗽。活动时予腹带压迫及保护切口。

2）监测生命体征。术后每小时 1 次，平稳后第 2 天按病情改为每 2 h 1 次，第 4 天按病情改为每 4 h 1 次；血压略高于术前以保证移植肾血流灌注。血压、体温异常者应仔细寻找原因。

3）监测尿量。尿量是反映移植肾功能及体液平衡的重要指标。记尿量方式一般为术后第 1 天每小时 1 次，平稳后第 2 天按病情改为每 2 h 1 次，第 3 天后每 4 h 1 次。

4）引流管（输液管、负压管、导尿管）护理。妥善固定引流管，标识清晰，保持引流通畅，避免引流管折叠、扭曲、受压、脱落，观察引流液颜色、性状和量，发现异常及时通知医生。

5）静脉输液。补液量遵循“量出为入”原则。补液方法：根据尿量交替输入 5% 葡萄糖与乳酸钠林格液。不宜在手术侧的下肢及血液透析的动静脉造瘘的肢体选择穿刺点。

6）加强口腔护理。每天 2 次（早、晚），三餐前后及睡前使用西吡氯铵含漱液漱口，预防口腔感染。预防肺部感染，每日定时叩击背部，同时雾化吸入，每天 2 次，防止坠积性肺炎的发生。

7）饮食指导。根据手术部位、麻醉方式、肠道功能和患者体质来决定何时进食营养易消化的食物。一般术后 2 天内肠蠕动恢复，有肛门排气后，给予低盐、高热量、高维生素、优质蛋白、易消化饮食，如蛋类、鱼类、牛奶、新鲜蔬菜、水果等。预防便秘，保持大便通畅，防腹压增高。

8）感染的预防与护理。会阴抹洗每天 1 ～ 2 次，严格落实病房管理、消毒隔离制度。专门设立监护隔离病房，并固定护理人员，减少人员流动，工作人员应健康状况良好，无病毒细菌感染。监护病房每天空气消毒 2 次。衣服、床单、被服行二次消毒。病室内物品、地面等定期用含氯消毒液消毒湿抹、湿拖，拖把、抹布使用后消毒、悬挂、晾干。

（二）常见并发症的预防与护理

1. 排斥反应

1）评估。

（1）发热：多在 38 ～ 39 ℃，常突然高热，或清晨低热后逐渐升高。

（2）尿量减少：突然减至原来（移植术后）尿量的 1/2 时，应做相应处理；减至原来尿量的 1/3 时，警惕排斥反应。

（3）体重增加：排斥反应引起的水、钠潴留。

（4）血压增高（据基础血压判断）。

（5）局部症状：移植肾区闷胀感、肿胀、变硬、压痛，B 超显示移植肾体积增大、皮质与髓质分界清、锥体水肿。

（6）全身症状：头痛、乏力、食欲减退或情绪变化。

（7）实验室检查：血肌酐、尿素氮升高，肌酐清除率下降。

2）处理。密切观察生命体征、尿量、体重、移植肾区局部症状、血肌酐、尿素氮情况。

（1）超急性排斥反应（hyperacute rejection，HAR）。常见于移植后数分钟至数小时内，一般发生在 24 h 内，也有个别延迟至 48 h。避免 HAR 的发生，关键在于预防，移植前常规进行交叉配型、补体依赖的细胞毒性试验（complement dependent cytotoxicity，CDC）和群体反应性抗体（panel reactive antibody，PRA）检测可有效地降低 HAR 的发生风险，虽不能完全杜绝，但对指导抗排斥反应治疗及长远的抗体清除非常必要。对于二次以上移植的高致敏受者，建议在移植前行血浆置换或免疫吸附以清除抗人类白细胞抗原、抗体，大剂量免疫球蛋白有助于降低抗体水平。

（2）加速性排斥反应（accelerated acute rejections，AAR）。常见于移植术后 2 ～ 5 d。尽早应用抗胸腺细胞球蛋白（ATG）警惕冲击治疗后发生严重感染，如巨细胞病毒（cytomegalovirus，CMV）和真菌感染，综合评估冲击治疗需要承担的致命感染风险，决定是否停用免疫抑制剂，或切除移植肾。即使排斥反应得到控制，远期预后仍然不佳。

（3）急性排斥反应（acute rejection，AR）。常见于移植术后前 3 个月内，是最常见的排斥反应类型。一般治疗为泼尼松龙冲击治疗，使用强效免疫抑制剂 ATG、ALG、FK_{506}、环孢素等调整药量或者更换药物、血浆置换。

（4）慢性排斥反应（chronic rejection，CR）。常见于移植术后 3 个月后，有特征性组织学和影像学变化，是移植器官或组织功能缓慢恶化的一种排斥反应。大多数 CR 的病因都是多重性的，包括免疫性和非免疫性的肾脏损伤机制。重视下述高危因素将有利于 CR 的预防：既往有急性排斥反应、移植受者年龄小于 14 岁、供者与受者年龄差异大（如年轻受者与老年供者）及高血压等。

2. 感染

1）评估。感染是肾移植后死亡的主要原因之一，分为细菌感染、真菌感染或病毒感染。应密切观察患者是否有中重度发热、肺部啰音、咳痰、咳嗽、呼吸急促、胸闷、咽部疼痛等症状，血白细胞、血小板、C 反应蛋白等指标升高。

2）处理。术后加强保护性隔离。严密监测体温、分泌物。加强管道护理，无菌操作。预防肺部感染：协助翻身、叩背，雾化吸入，鼓励患者咳嗽，观察痰液变化。口腔护理（预防上呼吸道感染的重要措施）：注意咽峡、上颚、舌根部白膜。必要时涂片找真菌，阳性者可用制霉菌素或克霉素，口腔溃疡者予涂碘甘油或服维生素 B_2；呼吸急促者行肺部 X 线或 CT 检查，并密切监测血氧饱和度的变化。

3. 出血

1）评估。评估患者移植肾区情况、四肢感觉、皮肤色泽、甲床颜色、伤口敷料情况，动态监测血压、体温、脉搏、呼吸、中心静脉压等。密切观察各引流管引流液的量、颜色和性质。同时关注患者是否有全身发冷、烦躁不安、血压下降、脉搏细数等失血性休克的征象。

2）处理。快速建立两路静脉通路，急配血、输血。切口大出血时，立即取平卧位，用无菌棉垫按压伤口止血，原则是“先保命再保肾”；输注新鲜冰冻血浆改善凝血功能；辅助应用凝血酶类止血药（如注射用血凝酶、注射用尖吻腹蛇血凝酶等），使用等量鱼精蛋白中和肝素；保守治疗无效时，应及时选择介入治疗或急诊手术探查，手术止血。遵医嘱使用相关药物预防消化道出血。

4. 尿漏

1）评估。密切观察伤口引流量是否增加（清亮或淡血性液体），自行排尿是否减少，是否伴有低热；移植肾区皮肤是否有水肿胀痛和压痛。引流液肌酐值超过血肌酐的 2 倍以上，超声检查可见移植肾周液性暗区。

2）处理。应保持各引流管通畅，保证膀胱充分有效引流，加强营养，多能自行愈合。但愈合时间长短不一，少则几天，多则可达数周。对于保守治疗无效、尿漏程度较重的患者，可根据需要进行外科手术修补。

5. 血栓形成

1）评估。临床表现较为急迫，表现为突发移植肾区疼痛、无尿或者血尿，移植肾肿大、压痛，可伴有同侧下肢肿胀。B 超显示血管阻力指数增高，血栓形成。免疫抑制早期移植肾血栓形成可导致 2% ～ 7% 的成人移植失败，大多数移植肾血栓形成发生在术后 48 h，也可以发生在 1 周以后。

2）处理。一般预防有做踝泵运动、穿弹力袜、使用下肢气压治疗仪等。发生血栓后绝对卧床休息，遵医嘱适当应用抗凝药等。

6. 精神症状

1）评估。评估患者是否有兴奋、情绪波动、烦躁、多疑、敏感、迫害妄想或拒绝治疗等情况。

2）处理。应做好心理评估与疏导，加强看护，防止意外。必要时请精神科专科会诊。

（三）健康教育与随访管理

1）养成每天同一状态下测量生命体征并记录的习惯；维持体温在36.7～37.2 ℃；维持血压在90～140 mmHg/60～90 mmHg，或者在基础血压上下波动不超过20%。血压过低，肾血流不足，尿量会减少；血压过高会引起头晕、头痛等其他不适症状。出现异常及时门诊随诊，遵医嘱处理。

2）记录24 h出入量：入量包括饮食量（水分）、补液量（如果有），出量包括尿量、引流量、呕吐量等；根据出量调节入量。同时，应关注每次小便的颜色和性状，有无变红、泡沫、沉渣等。每天晨起排空膀胱后测量体重并记录。

3）定时定量服药。

（1）严格按抗排斥药物服用剂量和时间服药。在日记本上记录服用药物名称、剂量、时间，在没有更换药物的情况下每周总结一次。

（2）定期回院复查药物浓度，根据浓度调节药物。当服用药物有改变时重新记录在日记本上，不可擅自更换药物（即使是同一药物不同厂家）或加减药量。不要随意服用止痛药物。用药期间应多饮水，保持一定的尿量（每天2 000 mL以上）有利于药物及其代谢物的排泄。

（3）外出时应随身携带足够的抗排斥药物，按时服用，若掌握不好时间，可调好闹钟服药。

4）预防感染。保持心情愉快，保证休息与睡眠，避免剧烈活动。避免到人员密集的地方，不参加大型聚会，减少与有呼吸道感染的人员接触，出门活动戴口罩，避免着凉感冒，生活环境尽量选择在空气质量好的地方。讲究个人卫生，勤洗手、勤换被服和衣裤。注意饮食卫生，尽量采用分餐制。避免与他人共用生活用品（如牙刷、剃须刀等）。家中勿养宠物，室内勤通风换气。保持安全的性关系。不要忽视皮肤的细小伤口。避免接种活疫苗或减毒疫苗。

5）运动指导。术后4周内不宜驾驶、托举重物超过8 kg、剧烈运动。术后3个月可恢复工作。注意保护移植肾区，避免撞击或过度增加腹压。

6）合理饮食。注意营养均衡，少油少盐，不暴饮暴食。禁烟禁酒，少喝或不喝饮料。少吃红肉，少吃海产品。少喝老火汤，易引起尿酸高；可以喝生滚汤。不能进食增强抵抗力的食物、保健品（人参、蜂王浆等）。

7）根据出院小结上医生的复诊要求按时到门诊复诊，有不适随时复查、随访。出现以下情况应立即就医：①体温突然升高（>37.5 ℃），血压升高（升幅>30 mmHg），感冒样症状，呼吸或吞咽困难，胸背疼痛，难以缓解的腹痛、恶心、呕吐或腹泻。②尿量减少（<1 000 mL/d），体重增加，尿色深或茶色尿，尿频，尿急，排尿疼痛或烧灼感。③移植肾区肿胀、疼痛、较硬或切口红肿、疼痛。

（蒋凤莲　郭春叶）

第四节　良性前列腺增生

【学时】2 学时。

【培训目标】

(1) 熟悉良性前列腺增生的临床表现及诊疗。

(2) 掌握专科护理评估方法。

(3) 掌握良性前列腺增生围手术期护理。

(4) 能制订良性前列腺增生患者的随访管理方案。

【主要内容】

(1) 良性前列腺增生的概述。

(2) 良性前列腺增生的诊断。

(3) 良性前列腺增生的治疗。

(4) 良性前列腺增生的护理。

【教学方法】课堂讲授、案例讨论。

一、概述

(一) 定义

良性前列腺增生（benign prostatic hyperplasia，BPH）是引起中老年男性排尿障碍最为常见的一种良性疾病。主要表现为组织学上的前列腺间质和腺体成分的增生、解剖学上的前列腺增大（benign prostatic enlargement，BPE）、尿流动力学上的膀胱出口梗阻（bladder outlet obstruction，BOO）和以下尿路症状（lower urinary tract symptoms，LUTS）为主的临床症状。

(二) 流行病学

组织学上 BPH 的发生率随年龄的增长而增加，一般发生在 40 岁以后，51 ～ 60 岁男性人群中 BPH 的发生率约为 20%，61 ～ 70 岁的发生率达 50%，81 ～ 90 岁时高达 83%。与组织学表现相似，随着年龄的增长，下尿路症状的发生率也随之增加。

(三) 病因及发病机制

BPH 发生必须具备的 2 个条件是年龄的增长及有功能的睾丸。BPH 发生的具体机制尚不明确，可能是由于上皮和间质细胞增殖与细胞凋亡的平衡性被破坏引起。BPH 发生的相关因素有：雄激素及其与雌激素的相互作用、前列腺间质 - 腺上皮细胞的相互作用、生长因子、炎症细胞、神经递质及遗传因素等。

（四）病理及生理改变

前列腺分为外周带、中央带、移行带和尿道周围腺体区。BPH 结节多发生于移行带和尿道周围腺体区。早期移行带结节主要表现为腺体组织的增生，并有间质成分的相对减少。而早期尿道周围腺体区的结节多为间质成分。间质组织中的平滑肌也是构成前列腺的重要成分，这些平滑肌以及前列腺尿道周围组织受肾上腺素能神经、胆碱能神经或其他酶类递质神经支配，其中以肾上腺素能神经起主要作用。在前列腺和膀胱颈部有丰富的 α 受体，尤其是 α_1受体，激活这种肾上腺素能受体可以明显增加前列腺尿道阻力。BPH 导致后尿道延长、受压变形、狭窄和尿道阻力增加，引起膀胱高压并出现相关排尿期症状。随着膀胱压力的增加，出现膀胱逼尿肌代偿性肥厚、逼尿肌不稳定并引起相关储尿期症状。如梗阻长期未能解除，逼尿肌则失去代偿能力。BPH 可继发上尿路改变，如肾积水及肾功能损害。梗阻引起膀胱尿潴留，可继发感染和结石。

二、诊断

（一）临床表现

前列腺增生的主要表现为 LUTS，包括储尿期症状、排尿期症状及排尿后症状。

1．储尿期症状

储尿期症状包括尿频、尿急、尿失禁及夜尿增多等。尿频是前列腺增生最常见的早期症状，夜间更为明显，表现为夜间排尿次数增加，但每次尿量不多。如果伴有膀胱结石或合并感染，尿频症状更为明显，同时伴有尿痛、尿急。

2．排尿期症状

排尿期症状包括排尿踌躇、排尿困难及排尿间断等。进行性排尿困难是前列腺增生最重要的症状，病情发展缓慢。典型表现是排尿迟缓、断续，尿细而无力、射程短，排尿时间延长。

3．排尿后症状

排尿后症状包括排尿不尽感、尿后滴沥等。当残余尿量较多时，常需要用力并增加腹压以帮助排尿，当梗阻加重达到一定程度时，可使膀胱逼尿肌功能受损，收缩力减弱，残余尿量继续增多，继而发生慢性尿潴留。膀胱过度充盈达到膀胱容量极限时，使少量尿液从尿道口溢出，成为充溢性尿失禁。

长期排尿困难导致腹内压增高，还可能引起腹股沟疝、内痔与脱肛等；梗阻引起严重肾积水、肾功能损害时，可出现慢性肾功能不全，如食欲差、恶心、呕吐、贫血、乏力等症状。有 LUTS 症状的中老年男性更容易导致阴茎勃起功能障碍（erectile dysfunction，ED），且 ED 与 LUTS 的严重程度相关 。

（二）体格检查

1．外生殖器检查

检查排除尿道狭窄或其他可能影响排尿的疾病（如包茎、阴茎肿瘤等）。

2．直肠指检

直肠指检（digital rectal examination，DRE）是 BPH 患者的重要检查项目之一，需

要在排空膀胱后进行。多数患者可触及增大的前列腺，表面光滑，质韧，有弹性，边缘清楚，中央沟变浅或消失，即可做出初步诊断。

3. 局部神经系统检查（包括运动和感觉）

检查肛周和会阴外周神经系统以评估是否存在神经性疾病导致的神经源性膀胱。

（三）影像学检查

影像学检查主要为前列腺超声检查（prostate ultrasonography），可以了解前列腺形态、体积、有无异常回声，以及残余尿量（postvoid residual volume，PVR）、膀胱壁的改变、憩室或占位性病变等。经直肠超声可以精确测定前列腺体积（计算公式：0.52×前后径×左右径×上下径），经腹部超声检查可以了解膀胱壁的改变以及有无结石、憩室或占位性病变。

（四）实验室检查

1. 血清前列腺特异性抗原

血清前列腺特异性抗原（prostate specific antigen，PSA）与年龄和种族有密切关系。一般40岁以后血清PSA会升高，不同种族的人群PSA水平也不相同。临床上将PSA≥4 ng/mL作为分界点，血清PSA升高可以作为前列腺癌穿刺活检的指征，但不是前列腺癌特有的，如泌尿系统感染、前列腺穿刺、急性尿潴留、留置导尿、直肠指检及前列腺按摩等也可以影响血清PSA值。

2. 尿常规

尿常规可以确定下尿路症状患者是否有血尿、蛋白尿、脓尿及尿糖等。

3. 肾功能检测

肾功能检查项目包括血肌酐及估算肾小球滤过率。BPH导致BOO可以引起肾功能损害、血肌酐升高。

（五）侵入性检查

1. 尿动力学检查

前列腺增生患者拟行手术前如出现以下情况，建议行尿动力学检查：①排尿量≤150 mL；②患者50岁以下或80岁以上；③残余尿量≥300 mL；④怀疑有神经系统病变或糖尿病所致神经源性膀胱；⑤双侧肾积水；⑥既往有盆腔或尿道的手术史。

2. 尿道膀胱镜检查

怀疑BPH患者合并尿道狭窄、膀胱内占位性病变时可行此检查。通过尿道膀胱镜检查可了解以下情况：①前列腺增大所致的尿道或膀胱颈梗阻；②膀胱颈后唇抬高所致的梗阻；③膀胱小梁及憩室；④膀胱结石；⑤膀胱肿瘤；⑥尿道狭窄的部位和程度。

3. 静脉尿路造影检查

如果LUTS患者同时伴有反复泌尿系统感染、镜下或肉眼血尿、怀疑肾积水或者输尿管扩张反流、泌尿系统结石，应行静脉尿路造影检查。

4. 尿道造影检查

怀疑尿道狭窄时建议行此项检查。

（六）其他

1. 尿流率检查

尿流率检查可以用于初步判断 BPH 患者排尿的梗阻程度。尿量在 150 mL 以上时进行检查较为准确。如最大尿流率小于 15 mL/s 表明排尿不畅；如小于 10 mL/s 则表明梗阻较为严重，可作为手术指征之一。

2. 排尿日记

以夜尿或尿频为主的下尿路症状患者应记录排尿日记，24 h 排尿日记不但可发现饮水过量导致的排尿次数增多，而且也有助于鉴别尿崩症、夜间多尿症和膀胱容量减少。

3. 血清睾酮测定、夜间阴茎勃起硬度检测

此用于评估当前患者的勃起功能状态，可用于 ED 的筛查、严重程度评估及治疗后的随访。

4. 性功能问题的评估

对于较年轻患者或者对性功能有需求的患者，建议完善此项评估。

三、治疗

（一）非手术治疗

1. 观察等待

观察等待是 BPH 非手术治疗的主要方式，轻度下尿路症状（IPSS≤7）的患者，或中度下尿路症状（IPSS≥8）生活质量未受到明显影响的患者，可以采用观察等待，包括患者教育、定期随访监测，避免患者出现疾病进展及相关并发症。

2. 行为及饮食调整

行为及饮食调整包括生活方式干预、盆底肌锻炼、膀胱训练、排尿计划和其他保守治疗。如改变生活习惯，保持清淡饮食，减少辛辣刺激食物，少饮酒，避免饮用咖啡、浓茶和碳酸饮料，戒烟；适当的体育锻炼；肥胖者减轻体重；坚持行盆底功能锻炼；制订排尿方案，结合定时排尿和提示排尿等。

3. 药物治疗

BPH 患者药物治疗的目标是缓解患者的下尿路症状以及延缓疾病的进展。常用的药物有 α 受体阻滞剂、5α 还原酶抑制剂和植物类药等。α 受体阻滞剂通过阻滞分布在前列腺和膀胱颈部平滑肌表面的肾上腺素能受体，松弛平滑肌，达到缓解膀胱出口动力性梗阻的作用，同时可以缓解储尿期的膀胱刺激症状。5α 还原酶抑制剂通过抑制体内睾酮向双氢睾酮（dihydrotestosterone，DHT）的转变，进而降低前列腺内双氢睾酮的含量，达到缩小前列腺体积、改善下尿路症状的目的。

（二）外科治疗

1. 外科治疗的目的

BPH 是一种临床进展性疾病，部分患者最终需要外科治疗来缓解 LUTS 及其对生活质量的影响和所致的并发症。

2. 适应证

当 BPH 导致以下并发症时，建议采用外科治疗：①反复尿潴留（至少在一次拔尿管后不能排尿或两次尿潴留）；②反复血尿；③反复泌尿系统感染；④膀胱结石；⑤继发性上尿路积水（伴或不伴肾功能损害）。

3. 治疗方式

治疗方式的选择应当综合考虑患者的意愿、前列腺的体积及患者的全身状况。

（1）经典的外科手术方法主要包括经尿道前列腺切除术（transurethral resection of prostate，TURP）、经尿道前列腺切开术（transurethral incision of prostate，TUIP）以及开放性前列腺切除术。近年来，开放性前列腺切除术已极少开展。

（2）经尿道前列腺激光切除/汽化/剜除手术。激光具备凝固止血效果好和非导电特性，且在热损伤方面具有优势，因此近年来，经尿道激光手术已成为 BPH 重要的治疗方式。

（三）其他疗法

微创前列腺悬吊术、前列腺消融术、前列腺动脉栓塞术、经尿道前列腺支架等对缓解前列腺增生引起的梗阻症状均有一定疗效，适用于不能耐受手术的患者。

四、护理

（一）非手术治疗的护理/术前护理

1. 急性尿潴留的护理

1）护理：BPH 患者发生急性尿潴留时，应及时引流尿液，首选置入导尿管，置入失败者可行耻骨上膀胱造瘘；一般留置导尿管 3 ～ 7 d，如服用 α 受体阻滞剂3 ～ 7 d，可提高拔管成功率。拔管后再次发生尿潴留者，应评估后决定是否择期进行外科治疗。

2）预防：①避免受凉、久坐、过度劳累、饮酒、便秘等诱发急性尿潴留的因素。②指导患者适当限制饮水，合理安排液体摄入时间，如夜间和社交活动前限水，但每日的摄入量不应少于 1 500 mL。③勤排尿、不憋尿，保持会阴部清洁卫生，避免尿路感染。④注意保暖，预防便秘。

2. 用药护理

1）α 受体阻滞剂：其主要副作用为头晕、头痛、直立性低血压等，患者改变体位时应预防跌倒，睡前服用可有效预防副作用。

2）5α 还原酶抑制剂：其主要副作用为勃起功能障碍、性欲低下、男性乳房女性化等。

3. 心理护理

BPH 患者大多是中老年人，其心理承受能力相对较弱，且多伴有其他系统的慢性疾病，如高血压、糖尿病、冠心病、慢性阻塞性肺疾病等，常表现出焦虑、沮丧、抑郁情绪，甚至伴有恐惧等心理负担。因此，应加强与患者及家属的沟通，采取个性化的交流方式，科学、合理地解释疾病相关知识并给予心理支持。

4. 营养不良筛查及饮食指导

使用营养风险筛查量表（NRS2002）进行营养风险筛查，对于总评分≥3 分的患者给予健康饮食建议，提供术前营养支持，进食易消化、高营养、粗纤维的食物，保持大便通畅，维持体液平衡和内环境稳定，提高对手术的耐受力。

5. 术前准备

评估患者存在的危险因素、既往史、药物史、手术史、下尿路症状、工作及生活习惯等，并根据评估情况做好相应的准备。

1）术前宣教。采用讲解、发放宣教资料、观看视频等方式进行术前宣教与沟通，让患者及家庭成员充分认识手术方式与相应的风险，以及可能引起的生活质量的改变。向患者及家属讲解加速康复护理的康复过程，使患者情绪平稳，能够平和地面对手术，并积极配合治疗。

2）预防性抗血栓治疗。根据 Caprini 血栓风险评估表进行评分，配合医生术前应用预防性抗血栓治疗。

3）呼吸系统并发症防治。告知患者术前戒烟；指导患者正确咳嗽及进行肺部康复训练，如指导有效咳嗽、咳痰的方法、吹气球等。

4）提肛训练。将凯格尔（Kegel）运动列为防治压力性尿失禁的一线治疗方法。具体方法为：患者取仰卧位，双膝微屈并拢，放松腹部肌肉，缓慢收缩和放松肛门和尿道，连续收缩盆底肌（缩肛运动）不少于 3 s，然后舒张放松 2 ～ 6 s，坚持进行 15 ～ 30 min，每日反复练习 3 遍；或者自主选择时间段，每日进行 150 ～ 200 次缩肛运动。盆底肌肉锻炼可以促进前列腺术后压力性尿失禁的尽早改善。

5）电生理治疗。电生理治疗可以有效促进患者膀胱功能的恢复。具体方法为：采用低频神经肌肉治疗仪，将电极片置于耻骨联合上的膀胱区、腹股沟、膀胱经等区域进行治疗，每次 30 min，每天 1 ～ 2 次，通常 10 次为 1 个疗程。

6）术前禁食固体食物 6 h，禁饮 2 h。

（二）术后护理

1）按泌尿外科术后常规护理。

2）膀胱冲洗的护理。术后常用生理盐水进行持续膀胱冲洗 1 ～ 3 d，以防止血凝块形成致尿管堵塞。应注意：①适宜的冲洗液温度。建议与体温接近，避免过冷或过热。②合适的冲洗速度。根据尿色而定，色深则快，色浅则慢。③通畅的冲洗及引流。保持引流通畅，若有血凝块堵塞管道，可采取挤捏尿管、加快冲洗速度、调整导管位置等方法，如无效可用注射器吸取无菌生理盐水进行反复抽吸冲洗，直至引流通畅。④详细的观察与记录。准确记录冲洗量和排出量，尿量 = 排出量 − 冲洗量，同时观察并记录引流液的颜色和性状。患者术后可有不同程度的血尿，随冲洗持续时间的延长，血尿颜色逐渐变浅；若尿液颜色逐渐加深，应警惕活动性出血，及时通知医师处理。

3）饮食护理。术后麻醉清醒，评估患者无胃肠道症状、吞咽功能正常，即可给予温暖的碳水化合物饮料或温开水，少量多次饮用；术后 4 ～ 6 h 后给予米汤等流质饮食，逐步过渡到半流质食物、软食、普通饮食。多吃新鲜蔬菜和水果及富含纤维素的食物，以避免大便干结而出现便后创面出血。

4）疼痛护理。推荐使用视觉模拟评分法（visual analogue scale，VAS）判断疼痛原因及疼痛程度。对于轻度疼痛，可遵医嘱应用非甾体抗炎药对症止痛；对于术后中、重度疼痛，需要分析是膀胱痉挛、前列腺创面疼痛还是其他原因引起的疼痛，根据疼痛原因给予对症处理。

（三）并发症护理

1. 出血

1）评估：患者生命体征、面色、出血时间及量、引流液的颜色、膀胱冲洗是否通畅、下腹部是否有疼痛、尿道口是否有渗血等。

2）处理：①手术当日出血一般是因术中止血不完善或静脉窦开放所致。予制动，持续牵拉尿管，保持冲洗液通畅，防止膀胱痉挛，遵医嘱补液、输血等措施多可缓解。如经积极治疗后出血不减轻，或有休克征象，需要再次手术止血。②继发出血多发生在术后1～4周，多由创面焦痂脱落、饮酒、骑车、便秘用力排便引起。如出血伴尿潴留，延长导尿管留置时间，必要时遵医嘱予以膀胱冲洗、抗炎止血治疗。

2. 膀胱痉挛

1）评估：下腹部膀胱区胀痛程度，膀胱冲洗是否通畅，是否有强烈的尿急感、排便感，尿道口溢尿情况，水囊注水多少等。

2）处理：①术中及术后使用与体温接近的等渗冲洗液进行膀胱冲洗，适当的冲洗速度可减少膀胱痉挛的发生率。②膀胱痉挛常诱发出血，出血堵塞尿管又会加重膀胱痉挛。应保持引流通畅，必要时进行手法膀胱冲洗，防止出血形成血块堵塞尿管。③膀胱痉挛导致患者下腹部疼痛时，可遵医嘱使用M受体阻滞剂如索利那新对症治疗，采用吴茱萸局部热熨、腕踝针治疗、手法按摩等也有较好效果。④防止术后腹压增高。术前戒烟，预防感冒着凉，以免术后剧烈咳嗽；保持大便通畅，避免引起膀胱内压增高的诱因，导致膀胱痉挛发生。⑤适当调整水囊大小，必要时在医生指导下抽出尿管水囊中的水5～10 mL，或更换尿管。

3. 经尿道前列腺电切综合征

经尿道前列腺电切综合征是前列腺电切术后最凶险的并发症。多因术中冲洗液经手术创面大量、快速吸收所引起的以稀释性低钠血症及血容量过多为主要特征的临床综合征。前列腺静脉窦开放、前列被膜穿孔、冲洗液压力高、解剖变异、手术时间长（>90 min）等是经尿道电切综合征的危险因素。

1）评估：①循环系统方面：有无血压升高或降低。②神经系统方面：有无头痛、烦躁不安、意识障碍等。③呼吸系统方面：有无呼吸困难、呼吸急促和喘息等。④泌尿系统方面：观察记录尿量，注意有无少尿、无尿等。

2）处理：术后密切观察生命体征，如发现患者有上述临床征象，应立即遵医嘱采取下列措施；①急查血清电解质，了解患者有无低钠血症。②遵医嘱静脉注射利尿剂，促使大量水分排泄，恢复正常血容量。③纠正低渗透压、低钠血症，缓慢静脉滴注3%～5%高渗氯化钠溶液250～500 mL；同时密切监测肺水肿情况，根据血清钠离子复查结果和肺水肿改善情况调整剂量。④吸氧。应用面罩加压给氧，改善肺水肿及缺氧状态。⑤抗心力衰竭。血容量增加引起心脏负荷过大，如发生充血性心力衰竭，可酌情应用洋地黄类药物，增加心肌收缩力。⑥有脑水肿征象时，应进行脱水治疗并静脉滴注地塞米松，有助于降低颅内压及减轻脑水肿。⑦抗感染，应用对肾功能无明显损害的抗生素预防感染。

4. 尿失禁

1）评估：使用尿失禁相关评估量表评估患者尿失禁情况，包括尿失禁的类型、发作频次、严重程度、诱发因素、社会影响、对卫生和生活质量的影响及伴随症状等。

2）处理：①暂时性尿失禁。术后尿失禁多为暂时性尿失禁，一般可逐渐恢复，膀胱刺激征明显者可遵医嘱口服托特罗定治疗，并加强盆底肌功能锻炼，帮助恢复正常排尿。②永久性尿失禁。经过 1 年治疗及盆底肌功能锻炼仍不能恢复，可基本确定为永久性尿失禁，后续一般以使用集尿袋或阴茎夹为主。

5. 附睾炎

1）评估：附睾有无肿大、触痛，阴囊有无坠胀感、发热，睾丸与附睾界限是否清晰，尿常规白细胞有无升高，阴囊皮肤有无红肿。

2）护理：多发生在术后 1 ～ 4 周，一般卧床休息，抬高阴囊，保持会阴部清洁，遵医嘱应用敏感抗生素及止痛药物治疗，局部使用硫酸镁湿敷。

6. 尿道狭窄

1）评估：尿线是否变细，排尿是否费力，尿道造影结果。

2）处理：尿道外口狭窄、尿道口径较小或存在炎症，多由于手术插入电切镜或尿道扩张时用力不当和手法不正确造成。术后导尿管留置时间可适当延长，患者出院后应注意定期随访，必要时行规律尿道扩张治疗，记录患者排尿改善情况。如尿道狭窄情况严重，根据情况行尿道狭窄内切开、球囊扩张等手术治疗。

（四）健康教育与随访管理

1. 健康教育

1）指导患者注意合理饮食，避免烟、酒、辛辣刺激食物，合理摄入液体，保持大便通畅。

2）注意保暖，避免咳嗽增加腹压。

3）坚持行盆底肌功能锻炼 3 ～ 6 个月，减少术后尿失禁的发生。

4）BPH 术后 1 ～ 2 个月避免剧烈运动、性生活，减少下蹲等运动，预防出血，3 个月后可适当增加运动量。

2. 随访管理

1）对于非手术治疗观察等待的患者，首次随访在 6 个月后，之后每年 1 次，随访内容主要包括国际前列腺症状评分（international prostate symptom score，IPSS）、尿液分析、血清 PSA 测定、尿流率测定等。

2）对于药物治疗的患者，根据药物的疗效、不良反应、患者经济情况，医生决定随访时间。随访主要内容包括药物疗效和不良反应、IPSS、尿液分析、血清 PSA 测定、前列腺 B 超、尿流率测定等，必要时指导患者记录排尿日记以便于评估疗效。

3）对于手术治疗的患者：①术后 1 周、1 个月、3 个月及 6 个月使用国际勃起功能指数问卷（International Index of Erectile Function，IIEF）评估患者性功能，对于术后有 ED 的患者，可以应用磷酸二酯酶Ⅴ型（PDE5）抑制剂促进阴茎内皮功能康复。②如将良性前列腺增生作为日间手术，应于患者出院 1 周内进行电话或网络监测及随访。如不作为日间手术，首次随访时间应在手术后 1 个月或拔除导尿管后 4 ～ 6 周，随访主要内容包括有无出现排尿症状，如尿频、尿急、尿痛、排尿困难、尿失禁、肉眼血尿等，以及术后恢复状况。可进行国际前列腺症状评分（IPSS）（表7－5）、生活质量评分（QoL）（表7－6）、尿流率和膀胱残余尿的测定、简化版国际勃起功能指数问卷（International Index for Erectile Function-5，IIEF-5）、国际失禁咨询委员会尿失禁问卷简表（ICQI-UISF）等。术后每半年或1年复查PSA。对于术前PSA异常且病理为良性的患者，建议术后3个月复查。如术后3个月复查PSA正常，则每半年或1年复查PSA。如术后3个月复查PSA仍异常，建议每3个月随访PSA，密切监视指标变化；如PSA指标持续上升，建议行MRI检查或前列腺穿刺活检。

表7－5 国际前列腺症状评分（IPSS）

在最近1个月内，您是否有以下症状？	在5次排尿中						症状评分
	无	少于1次	少于半数	大约半数	多于半数	几乎每次	
1. 是否经常有尿不尽感？	0	1	2	3	4	5	
2. 两次排尿间隔是否经常小于2 h？	0	1	2	3	4	5	
3. 是否曾经有间断性排尿？	0	1	2	3	4	5	
4. 是否有排尿不能等待现象？	0	1	2	3	4	5	
5. 是否有尿线变细现象？	0	1	2	3	4	5	
6. 是否需要用力及使劲才能开始排尿？	0	1	2	3	4	5	
7. 从入睡到早起一般需要起来尿几次？	没有	1次	2次	3次	4次	5次	
	0	1	2	3	4	5	
症状总评分＝							

注：0～7分为轻度症状；8～19分为中度症状；20～35分为重度症状。

表7－6 生活质量（QoL）评分

	高兴	满意	大致满意	还可以	不太满意	苦恼	很糟
如果在您今后的生活中始终伴有现在的排尿症状，您认为如何？	0	1	2	3	4	5	6
生活质量（QoL）评分＝							

（陈金兰　曾丽娟　陈敏）

第五节 肾 囊 肿

【学时】2 学时。

【培训目标】

(1) 熟悉肾囊肿的临床表现及诊疗。

(2) 掌握肾囊肿围手术期护理。

(3) 掌握肾囊肿术后并发症的处理。

【主要内容】

(1) 肾囊肿的概述。

(2) 肾囊肿的流行病学史。

(3) 肾囊肿的病因及发病机制。

(4) 肾囊肿的病理与生理改变。

(5) 肾囊肿的诊断。

(6) 肾囊肿的 Bosniak 分型及其临床意义。

(7) 肾囊肿的治疗。

(8) 肾囊肿的护理。

【教学方法】课堂讲授、案例讨论。

一、概述

肾囊肿是成年人肾脏最常见的一种结构异常，是肾脏内出现大小不等、与外界不相通的囊性肿块的总称。常见的肾囊肿可分为单纯性肾囊肿、肾多房性肾囊肿、多发性肾囊肿、肾盂旁囊肿和肾窦囊肿及髓质海绵肾等。肾囊肿可以为单侧或双侧，一个或多个，直径一般 2 cm 左右，也有直径达 10 cm 的囊肿。单纯性肾囊肿（simple renal cysts，SRC）一般没有症状，只有当囊肿压迫引起血管闭塞或尿路梗阻时可出现相应表现，有可能对肾功能产生影响。单纯性肾囊肿进展缓慢，预后良好。

二、流行病学史

肾囊肿可以发生在各年龄段，并有较高的发病率。单纯性肾囊肿在 18 岁以下人群发病率较稳定，为 0.10% ～0.45%，平均发病率为 0.22%。成年人随着年龄增长发病率逐渐增加，40 岁时发病率为 20%，60 岁以后高达 50%，男性多于女性。

三、病因及发病机制

肾囊肿的主要病因有肾小管和周围血管闭塞、遗传因素、先天发育不良、活性物质异常分泌。诱发因素有肾脏损伤、感染、药物伤害、劳累过度、年龄增长等因素。单纯性肾囊肿发病机制至今尚未完全明确，属于非遗传性先天性疾病。

四、病理与生理改变

单纯性肾囊肿起源于一段扩张的肾小管，随着上皮细胞增殖，肾小管内聚集了肾小球滤过液或上皮分泌液，这段扩张的肾小管逐渐分化独立成有液体聚集的囊肿。囊肿多发生在肾皮质表面，外向性生长，位于皮质深层及髓质的囊肿相对少见。邻近肾窦的皮质囊肿称为肾盂旁囊肿。囊肿多为单腔，圆形或卵圆形，囊壁薄，内衬单层扁平上皮或立方上皮，通常不连续，也可能缺乏上皮层。囊肿外层由纤维组织构成，散在浸润的单核细胞。若有炎症，囊壁可能增厚甚至钙化。囊液清亮透明呈琥珀色，约5%的囊液呈血性，即出血性囊肿，其中部分囊壁可能有恶变。

五、诊断

（一）临床表现

单纯性肾囊肿常偶然被发现，大多数肾囊肿无临床症状，较大肾囊肿才引起症状，主要临床表现为患侧腹部或者后背疼痛不适，疼痛往往以胀痛为主。当出现并发症时症状明显，若囊内出血使囊壁突然伸张，包膜受压，可出现腰部剧痛。继发感染时除疼痛加重外，伴体温升高。巨大肾囊肿较罕见，表现为腹部可触及包块，也有动囊肿可引起高血压，当增大的囊肿严重压迫相邻的肾实质则可出现镜下血尿。在单纯性肾囊肿患者中，6.4%可能出现肉眼血尿，40%可能出现镜下血尿，12%可能出现蛋白尿。血尿或蛋白尿的程度与囊肿对肾实质的压迫有关，与囊肿大小无关。如较大囊肿压迫肾盂或输尿管，可出现肾积水等相应临床症状。

（二）辅助检查

1. B超检查

此为首选、经济、无创检查，对肾囊肿诊断有极大的帮助。典型的B超显像为囊肿轮廓清晰，呈圆形或者椭圆形，囊内无回声，囊壁光滑，边界清楚，囊壁处回声增强，并明显大于邻近正常肾实质的信号转导。B超鉴别肾脏的囊性或者实质性占位的准确率达98%，特异性约为95%。

2. 静脉尿路造影

静脉尿路造影可能见到肾盂、肾盏受压变形，但边缘光滑，无破坏。表现为肾盂或一个及多个肾盏移位、变形、拉长等，海绵肾、肾多房性囊肿都有相似的特征性改变，对诊断有意义。

3. CT检查

单纯性囊肿的CT诊断标准为：①边界清晰，囊壁非薄光滑，囊肿呈圆形或者是椭圆形；②密度均一，密度值接近于零，范围在 -20～20 HU，类似于水的密度，增强扫描无强化。

4. MRI检查

MRI检查主要用于对碘造影剂过敏或有肾功能不全的患者。

六、肾囊肿的 Bosniak 分型及其临床意义

肾囊肿的 Bosniak 分型自 1986 年首次介绍以来，已经被广大泌尿外科医师和放射科医师所接受，临床用于指导肾囊肿的诊断和治疗。根据囊肿形态学和影像特点可以分为 5 型。对于肾囊肿 Bosniak 分型为Ⅰ、Ⅱ、ⅡF 型的患者，可以不需要手术治疗，密切随访；对于肾囊肿 Bosniak 分型为Ⅲ、Ⅳ型患者则需要手术治疗。

七、治疗

肾囊肿的治疗需要根据囊肿的大小、性质、位置等选择合适的治疗方案。对于无症状的中小囊肿可以不需要治疗，一般认为需要外科处理的指征是：①有疼痛症状或心理压力者；②有压迫梗阻影像学改变者；③有继发出血或怀疑癌变者。或者根据 Bosniak 分型制订相应的治疗方案。对于肾囊肿 Bosniak 分型为Ⅰ、Ⅱ、ⅡF 型的患者，密切随访即可。当肾实质或肾盂肾盏明显受压，或下极囊肿压迫输尿管导致梗阻，患者有明显症状，应给予干预，经典的治疗方法包括囊肿穿刺硬化术、腹腔镜囊肿去顶减压术或开放性肾囊肿去顶减压术等。对于 Bosniak 分型为Ⅲ、Ⅳ型患者，因怀疑囊肿有恶性可能，则需要尽快手术治疗。手术可采用开放手术或者腹腔镜手术，根据囊肿大小及位置可以采用肾切除术或者肾部分切除术。

1）如囊肿直径小于 4 cm，可定期随诊，观察囊肿大小、形态及内部质地的变化。无肾实质或肾盂肾盏明显受压，无感染、恶变、高血压，或上述症状不明显时，即使囊肿较大，亦不主张手术，而采取定期随访。

2）当继发感染时，由于抗生素可穿透囊壁进入囊腔，可先采用抗生素治疗和超声引导下穿刺引流，失败无效时再考虑开放手术。

3）如囊肿直径大于 4 cm，可于超声引导下穿刺引流囊液。也可用 95% 乙醇作为硬化剂注入囊内，无水乙醇穿刺硬化术方法简单、创伤小、痛苦少，对小于 8 cm 的囊肿，有效率接近 80%。无水乙醇穿刺硬化术的并发症包括疼痛、发热、血尿、过敏等。对于部分区域囊肿，穿刺可能损伤大血管、肠管、肝脏、脾脏等邻近器官，应慎重考虑。

4）巨大囊肿直径大于 8 cm，囊液超过 500 mL，可能需要手术治疗。有条件者可行腹腔镜下囊肿切除术。腹腔镜肾囊肿去顶减压术有望成为大于 8 cm 的囊肿治疗的“金标准”，特别是对于年轻患者，腹腔镜肾囊肿去顶减压术有助于降低复发率。

八、护理

（一）术前护理

1. 心理护理

向患者解释手术的必要性、手术方式、注意事项，减轻患者焦虑和恐惧情绪。主动关心患者，倾听其诉说，稳定其情绪，教会患者自我放松的方法，给予其精神及心理支持，增强自信心。

2. 病情观察

定时监测血压及肾功能，观察尿液性状、体温变化等，并做好护理记录。

3. 术前准备

指导患者练习踝泵运动，胸、腹式呼吸，有效咳嗽、咳痰的方法，以保持呼吸道通畅。做好个人卫生。术前禁食固体食物6 h，禁饮2 h。

（二）术后护理

1）按泌尿外科疾病一般护理常规。

2）术后及时评估患者胃肠道功能恢复情况，尽早恢复饮食，从流质循序渐进过渡到普通饮食。

3）麻醉清醒后鼓励患者尽早下床活动，预防深静脉血栓形成。

4）肾周引流管的护理：保持通畅，避免扭曲、弯折，观察引流液颜色、性质及量，认真做好护理记录。

5）并发症护理。

（1）出血。

临床表现：引流管持续有新鲜血液流出，1 小时内引出鲜红色血液大于100 mL 或24 小时内大于500 mL；伤口敷料持续有新鲜血液渗出；患者有脉搏增快、血压下降、尿量减少等失血表现。

处理：保守治疗，静脉滴注止血药物，加快输液速度，输血，使用升压药物、吸氧等；保守治疗无效者应及时行再次手术。

（2）感染。密切观察患者体温，如体温大于38.5 ℃，伤口周围皮肤红、肿、热、痛，实验室炎症检查指标增高，提示感染，及时报告医生处理。

（3）腹腔内脏器损伤。最常见的是肠道损伤，包括结肠和小肠。其他的损伤包括肝脏、胆囊、胃、胰腺和脾脏的损伤。临床表现为剧烈腹痛、腹膜刺激征、血压下降甚至休克，应立即报告医生并做好手术探查的准备。

（4）肾盂、输尿管损伤。密切观察引流量，及早发现尿漏，尽早处理。

（5）肾周积液。患者表现为腰腹部胀痛，遵医嘱予对症处理。

（三）健康教育与随访管理

1. 健康教育

1）饮食指导。嘱患者注意饮食规律，宜进高热量、低蛋白、低钠、营养丰富、容易消化的食物，防止水、电解质失调。

2）活动指导。1 个月内避免重体力劳动，根据体力，适量活动。

2. 随访管理

1）对于肾囊肿 Bosniak 分型为Ⅰ、Ⅱ型的患者，可以不需要手术治疗，应定期随访观察，每3 个月到半年做1 次 B 超；

2）对于肾囊肿 Bosniak 分型为ⅡF 型的患者，应密切随访。每隔6 个月做 CT 增强扫描或 MRI；如果没有进展，以后每年随访1 次，至少观察5 年；如果仍无进展，之后可以根据个人情况选择每年随访1 次，或者适当延长随访时间。

（陈金兰　曾丽娟　陈敏）

第六节 肾脏良性肿瘤

【学时】2 学时。

【培训目标】

(1) 熟悉肾脏良性肿瘤的临床表现及诊疗。

(2) 掌握肾脏良性肿瘤的围手术期护理。

【主要内容】

(1) 肾脏良性肿瘤的概述。

(2) 肾脏良性肿瘤的诊断。

(3) 肾脏良性肿瘤的治疗。

(4) 肾脏良性肿瘤的护理。

【教学方法】课堂讲授、案例讨论。

一、概述

(一) 定义

肾脏良性肿瘤是多数肾良性肿瘤疾病的统称，通常生长速度缓慢。根据肿瘤细胞来源不同分为肾脏上皮来源良性肿瘤和肾脏非上皮来源良性肿瘤。(表 7－7) 其中，以肾血管平滑肌脂肪瘤（renal angiomyolipoma，RAML）较为常见，约占肾肿瘤的 3%，肿瘤组织由血管、平滑肌和脂肪组成，可同时有结节性硬化症。肾嗜酸细胞瘤（oncocytoma）发病率仅次于肾血管平滑肌脂肪瘤。肾纤维瘤、肾血管瘤、后肾腺瘤、肾畸胎瘤、肾素瘤等都是罕见的肾脏良性肿瘤。

表 7－7 肾脏良性肿瘤来源分类

肾脏上皮来源良性肿瘤	肾脏非上皮来源良性肿瘤
肾嗜酸细胞瘤、肾乳头状腺瘤（简称肾腺瘤）、后肾腺瘤、肾乳头状尿路上皮肿瘤、肾内翻性尿路上皮肿瘤	肾血管平滑肌脂肪瘤（肾错构瘤）、肾平滑肌瘤、肾脂肪瘤、肾髓质间质细胞瘤、肾血管瘤、肾淋巴管瘤和肾小球旁细胞瘤、肾横纹肌瘤、肾纤维瘤、肾神经纤维瘤、肾颗粒细胞瘤

(二) 流行病学

肾脏良性肿瘤的发病率难以从文献报道进行准确评估，主要是因为患者多无明显临床症状，且实验室检查无特异性，只是在尸检或术后病理检查时才发现。在肾良性肿瘤中，最常见的肾血管平滑肌脂肪瘤发病率也不高，女性较男性多见。尸检中发现率约为

0.3%，散发性肾血管平滑肌脂肪瘤患者多在40～60岁发病。肾嗜酸细胞瘤发病率仅次于肾血管平滑肌脂肪瘤，高发年龄为40～60岁。多为单侧单发，4%～13%的可多发或累及双侧肾脏。

（三）病因及发病机制

大多数肾脏良性肿瘤病因并未明确，可能与基因突变、吸烟、饮食、精神压力过大、情绪、不良生活习惯、遗传、药物因素等有关。

（四）病理及生理改变

大多数肾脏良性肿瘤多为单发，为边界清楚的实性包块，有或无包膜，一般体积较小，较少恶变。

二、诊断

（一）临床表现

大多数肾脏良性肿瘤患者通常无临床症状，少数病例可有轻微腰痛，较大的肿瘤压迫可导致尿路梗阻，引起肾积水、腰胀等临床表现。当肿瘤逐渐增大至一定程度或破裂后，通常会出现如下临床表现：肿瘤出血、出血相关的疼痛、失血相关表现（贫血、失血性休克等）、经典的肾肿瘤三联征（腰腹痛、可触及肿物、血尿）以及高血压等。

（二）影像学检查

1. B超检查

B超检查对肾脏肿瘤诊断具有一定的筛查作用。

2. CT检查

CT检查作为嗜酸细胞瘤的首选检查，轮辐征（即肿瘤轮辐状强化）有助于肾嗜酸细胞瘤的诊断。CT诊断肾血管平滑肌脂肪瘤、肾血管瘤的敏感性、特异性均较高，目前CT是诊断肾平滑肌瘤最有效和最可靠的诊断手段。对于少数CT难以确诊的肾肿瘤，可进一步借助MRI或肾肿瘤穿刺活检诊断。

3. MRI检查

MRI检查可清楚地显示肿瘤周围包膜完整性，包膜在MRI平扫和增强扫描的表现均与正常肾实质类似，但MRI检查对肾血管瘤无特殊的诊断价值。

4. 肾血管造影

血管造影被认为是诊断肾血管瘤的“金标准”。其他肾脏肿瘤少用。

（三）实验室检查

大多数肾脏良性肿瘤无明确的血清肿瘤标志物，需要依靠术后病理及免疫组织化学染色检查，部分肿瘤可进行基因检测明确病因。

（四）鉴别诊断

肾嗜酸细胞瘤主要与肾嫌色细胞癌相鉴别，黑尔胶体铁染色是鉴别肾嗜酸细胞瘤的经典方法。肾腺瘤影像学特征不典型，易被B超或CT检查误诊为肾癌，临床上尚需与乏脂肪的肾血管平滑肌脂肪瘤鉴别。

三、治疗

（一）非手术治疗

目前，对于肾脏良性肿瘤治疗方案需要结合患者年龄、合并疾病、实验室检查、临床表现以及治疗意愿等进行综合考虑。一般来说，单发或者多发肿瘤直径较小并且无任何临床症状、无恶性肿瘤侵袭性表现者，可等待观察治疗，每3～6个月复查影像学检查，计算肿瘤增长速率以及临床症状改变情况；如有病情变化，应及时终止监测而改行积极治疗。

（二）手术治疗

对于出现以下情况的患者，应考虑积极手术治疗：①肿瘤出现相关症状；②肿瘤体积较大（最长径大于4 cm）；③肿瘤生长部位不佳；④怀疑恶性；⑤肿瘤生长速度较快；⑥肿瘤内形成的动脉瘤直径大于5 mm；⑦无法进行规范的复查、随访，或无法在短时间内获得急救处理的患者；⑧有生育计划的女性。肾肿瘤保留肾单位手术（nephron sparing surgery，NSS）是首选治疗方法，肿瘤较大者可采用根治性肾切除术。肾脏良性肿瘤手术治疗预后良好，罕见复发及转移。

（三）其他治疗

其他治疗包括选择性肾动脉栓塞（selective renal artery embolization，SRAE）、射频消融和冷冻消融、药物治疗等。

四、护理

（一）非手术治疗的护理

1）对于无症状患者需要动态观察有无腰痛腰胀、血尿，腰部有无包块等。指导患者每年复查CT/MRI，观察肿瘤生长速度及大小，有无累及泌尿系统。

2）对于生命体征稳定、出血量少、无活动性出血的患者，可考虑保守治疗，以绝对卧床为基础，结合各种支持治疗措施。

3）对于药物治疗的患者，需要更主动监测和密切随访，指导患者居家监测血压变化、对患者及家属进行相关药物服用知识的宣教，用药初期每6～8周监测一次肿瘤大小、血压、肾功能等，稳定后每3～4个月监测1次。特别关注那些存在严重副作用的患者。

4）肾血管平滑肌脂肪瘤（肾错构瘤）自发破裂出血患者的护理。

（1）持续心电监护和吸氧，密切监测心率、血压、血氧饱和度等变化，尤其注意面色苍白、四肢湿冷、神志淡漠或烦躁、脉搏细速、呼吸急促、血压下降等休克症状。

（2）尽早建立2条静脉通路或留置中心静脉导管，用于快速补液、输血等抗休克治疗。

（3）配合医生完成必要的血常规、凝血功能、血生化、心电图等检查。

（4）绝对卧床休息，避免自行翻身、剧烈咳嗽及用力排便等使腹压突然增加导致二次出血。

5）留置导尿管的护理。对于合并血尿的患者需要留置三腔导尿管并持续膀胱冲洗，若伴有大量血凝块，需要及时予膀胱冲洗，抽出血凝块，根据引流液颜色调节冲洗速率。

6）心理护理。肿瘤自发性破裂出血大多起病急、病情重，患者及家属缺乏心理准备，并且对疾病认识有限，因而容易出现烦躁甚至恐惧心理。针对不同患者和家属心理状况，采取不同心理干预和护理措施。

7）保守治疗无效的患者，做好紧急 SRAE 或手术的准备。

（二）手术治疗的护理

1. 术前护理

1）术前宣教。采用讲解、发放宣教资料、观看视频等方式进行术前宣教与沟通，让患者及家庭成员充分认识手术方式与相应的风险，向患者及家属讲解加速康复护理的康复过程，使患者情绪平稳，并积极配合治疗。

2）预防血栓治疗。根据 Caprini 血栓风险评估量表进行评分，术前配合医生应用预防性抗血栓治疗。

3）呼吸系统并发症防治。术前戒烟，指导肺部康复训练，如有效咳嗽咳痰的方法、吹气球等。

4）术前口服药物治疗的患者需要在术前 1 周停止服药。

5）术前禁食固体食物 6 h，禁饮 2 h。

2. 术后护理

1）按泌尿外科术后常规护理。

2）饮食护理。术后麻醉清醒，及时评估患者胃肠道功能恢复情况，尽早恢复饮水，从流质饮食逐渐过渡到普通饮食。

3）疼痛护理。根据疼痛评估量表，术后动态评估患者疼痛程度，遵循疼痛阶梯用药原则使用止痛药物，观察记录药物效果及副作用。

4）活动指导。术后麻醉清醒后，尽早下床活动，下床活动前需要评估患者肌力、疼痛程度，有无视物模糊、头晕、头痛等。

5）管道护理。保持各管道固定良好和通畅，注意无菌操作，及时评估留置管道的必要性，尽早拔除管道。

3. 并发症护理

1）出血。

（1）评估：患者生命体征、面色、出血时间及量、引流液的颜色、腰腹部有无疼痛、包块等。

（2）处理：若术后引流量持续大于 100 mL/h 且引流液为鲜红色，血压下降、心率加快，血红蛋白持续下降，需要高度怀疑手术部位出血，应立即通知医生及时处理，遵医嘱补液、输血等；如经积极治疗后出血不减轻，或有休克征象，需要再次手术止血。

2）感染。

（1）评估：患者体温变化、炎症指标、伤口及引流情况。

（2）处理：遵医嘱抗感染治疗，注意无菌操作，做好营养风险筛查，根据筛查结果给予补充营养，增强抵抗力等。

3）漏尿。

（1）评估：引流液的颜色、性状及量，伤口敷料情况、渗液量及颜色等。

（2）处理：肾部分切除术后若患者引流管持续引流出大量淡红色或者淡黄色体，应及时报告医生，需要进一步完善引流液肌酐检测，排除漏尿可能，并遵医嘱给予对症处理。

（三）健康教育与随访管理

1. 健康教育

1）饮食指导。嘱患者注意饮食规律，宜进高热量、低蛋白、低钠、营养丰富、容易消化的食物。保持大便通畅。

2）活动指导。交代肾切除者术后要注意保护好另一侧肾脏，嘱患者 1 个月内勿剧烈运动、持重物等，防止继发出血。行肾肿瘤剜除术、肾部分切除术者术后休息 1 个月，避免弯腰、扭腰动作，避免腰部碰撞，3 个月内勿参加重体力劳动，根据自身体力选择适量活动。

2. 随访管理

符合动态监测适应证的患者需要每 6 ～ 12 个月进行影像学检查，如有病情变化，需及时终止监测而改行积极治疗。

对于手术或经皮选择性肾动脉栓塞后的患者，随访内容应包括患肾功能、术后短期及长期并发症、是否出现复发等方面的评估，建议术后 3 ～ 6 个月复查 1 次，往后每 1 ～ 3年复查 1 次。

（陈金兰　曾丽娟　陈敏）

第七节　肾　　癌

【学时】2 学时。

【培训目标】

（1）了解肾癌的临床表现及诊疗。

（2）熟悉肾癌围手术期一般护理。

（3）掌握肾癌术后常见并发症的预防与护理。

（4）能制订肾癌患者的随访管理方案。

【主要内容】

（1）肾癌的概述。

（2）肾癌的诊断。

（3）肾癌的治疗。

（4）肾癌的护理。

【教学方法】课堂讲授、案例讨论。

一、概述

肾细胞癌（renal cell carcinoma，RCC）是起源于肾实质肾小管上皮系统的恶性肿瘤，简称为肾癌，占肾脏恶性肿瘤的 80% ～ 90%，是泌尿外科常见的恶性肿瘤之一，仅次于膀胱癌和前列腺癌。肾癌发病年龄可见于各年龄段，高发年龄为 50 ～ 70 岁，男女比例为 2 : 1。肾癌的病因未明，与遗传、吸烟、肥胖、高血压及抗高血压治疗等有关，遗传性肾癌或家族性肾癌占肾癌总数的 2% ～ 4%，非遗传因素引起的肾癌称为散发性肾癌。

二、诊断

（一）临床表现

血尿、腰痛、腹部肿块是典型的“肾癌三联征”，临床出现率不到 15%，同时出现这些症状与体征的患者中约 60% 的至少已达 T3 期。无症状肾癌的发现率逐年升高。10% ～ 40% 的患者出现副肿瘤综合征，表现为高血压、贫血、体重减轻、恶病质、发热等；30% 为转移性肾癌，可由于肿瘤转移所致的骨痛、骨折、咳嗽、咯血等症状就诊。

护理评估：血尿、腰痛及腹部肿块的情况，副癌综合征的一些症状（如高血压、发热等），转移癌的症状和体征（如骨痛、咳嗽、咯血等）。

（二）影像学检查

CT 及 MRI 检查主要用于肾癌的诊断和鉴别诊断，PET-CT 主要用于发现远处转移病灶以及对综合治疗的效果评价。

（三）实验室检查

目前尚无可靠的肾癌诊断及预后的标志物。

（四）侵入性检查

对于准备进行手术治疗的患者无须行肾肿瘤穿刺活检。肾肿瘤穿刺活检主要用于在进行靶向治疗或放化疗前明确病理诊断。

三、治疗

（一）局限性肾癌

手术是肾癌治疗的首选方法。采用根治性肾切除术，不推荐加区域或扩大淋巴结清扫术。根治性肾切除手术是得到公认可能治愈肾癌的方法。符合下列 4 个条件者可以选择保留同侧肾上腺的根治性肾切除术：①临床分期为Ⅰ或Ⅱ期；②肿瘤位于肾中、下部分；③肿瘤直径小于 8 cm；④术前 CT 显示肾上腺正常。按适应证选择保留肾单位手术（NSS），疗效同根治性肾切除术。腹腔镜手术切除范围及标准同开放性手术。腹腔镜手术适用于肿瘤局限于肾包膜内，无周围组织侵犯以及无淋巴转移及无静脉瘤栓的局限性肾癌患者，其疗效与开放性手术相当。Da Vinci 机器人手术这项技术的问世，使得腹腔镜手术肾部分切除术的几个手术关键步骤变得更容易掌握，学习曲线更短。

（二）局部进展性肾癌

局部进展性肾癌的首选治疗方法为根治性肾切除术，而对转移的淋巴结或血管癌栓需要根据病变程度、患者的身体状况等因素选择是否切除。

（三）转移性肾癌（临床分期Ⅳ期）

转移性肾癌应采用以内科治疗为主的综合治疗，外科手术主要为转移性肾癌的辅助性治疗手段。自2005年索拉非尼被批准用于转移性肾癌的治疗以来，转移性肾癌的治疗进入靶向治疗时代，患者获得较长的生存期。肾癌对常规放化疗不敏感，近年来，随着立体定向放疗（stereotactic body radio theraphy，SBRT）技术的普及，具有大分割、短疗程的优点，在肾癌原发病灶和转移灶治疗的局控率达到90%以上。转移性肾癌需要多学科诊疗模式共同制订治疗计划。近年来，随着免疫点抑制剂的运用，转移性肾癌患者的生存率显著提高，生活质量改善，生存时间延长。

四、护理

（一）围手术期护理

肾癌手术包括传统开放手术的根治性肾切除术和肾部分切除术，以及腹腔镜下或机器人辅助下腹腔镜下根治性肾切除术和肾部分切除术。

1. **术前护理**

1）参照肿瘤外科术前常规护理。

2）按需进行肠道准备。于术前一天（中午开始）进食流质饮食。遵医嘱使用开塞露，或服用乳果糖，观察并记录排便情况。

3）术前做好手术部位标识。

4）心理护理。术前评估患者心理情况，密切关注患者情绪变化，加强沟通并及时解答患者的问题。评估患者焦虑或抑郁为中、重度时，可请心理纾缓专科护理小组会诊，进行护理干预。如患者失眠，责任护士了解其失眠原因并告知医生，必要时遵医嘱予辅助睡眠的药物。

2. **术后护理**

1）参照肿瘤外科术后常规护理和麻醉常规护理。

2）禁食，术后第1天，患者无腹胀等不适即可少量饮水，之后可按照流质、半流质、普通饮食的顺序逐渐恢复正常饮食。恢复肛门排气后遵医嘱进食。

3）伤口引流管的护理。腹腔引流管接负压引流瓶（注意：肾部分切除术引流禁止负压），妥善固定、保持引流通畅，观察并记录引流液的颜色、量、性质。

4）尿管的护理。常规留置尿管，一般1～2 d拔除。观察并记录尿液的量和颜色，如尿量小于30 mL/h，及时通知医生对症处理。监测肾功能的指标，防止出现早期肾功能不全。

5）加速康复外科的应用。肾部分切除术患者术后第一天可以下床（加强医护沟通，具体应根据术中情况决定）。鼓励患者麻醉清醒后进行床上运动，包括翻身及踝泵运动，以促进肠道功能恢复和防止DVT的发生；指导患者如何正确拍背咳痰、有效咳嗽，促进痰液排出，预防肺部感染。对首次下床活动的患者，应指导患者积极正确的离床活动方式，同时避免剧烈咳嗽和用力排便，以防突然增加腹压引起继发性出血。

6）腹腔镜及机器人辅助下手术的患者，术后持续低流量吸氧，密切观察患者有无呼吸困难、咳嗽、胸痛、呼吸频率及呼吸深度的改变。清醒后鼓励患者进行深呼吸及有效咳嗽，以提高氧分压，促进潴留的二氧化碳的排出，预防高碳酸血症和皮下气肿的发生。术后如发生皮下气肿，无须特殊处理，一般 3 ～ 5 d 自行消退。

（二）并发症的预防和护理

1. 出血

肾部分切除术引流禁止负压，术后引流液大于 200 mL/h，颜色鲜红、黏稠，提示可能有活动性出血，密切观察生命体征，评估腰、腹部症状及动态监测血常规变化情况，必要时做好介入手术或开放手术止血的准备。

2. 感染

密切观察生命体征的变化，尤其是体温的变化情况。严格执行各项无菌操作。观察伤口及引流管内引流液的情况，保持伤口敷料清洁、干燥及各引流管引流通畅。遵医嘱应用抗生素预防感染。

3. 尿漏

保持引流通畅，观察并记录引流液和尿液的量、性质、颜色变化，留取引流液行肌酐监测，评定尿漏状况，监测体温变化，评估腰、腹部症状，控制血糖平稳，加强营养、促进愈合，必要时行双 J 管置入准备。

（三）健康教育与随访管理

1）饮食指导。饮食均衡，合理搭配，多吃新鲜蔬菜水果；戒烟、戒酒，避免咖啡、浓茶，忌霉变、煎、炸、辛辣刺激性食物；水肿时限盐，低蛋白饮食。

2）运动与休息。量力而行，保持适量的运动；保持良好的作息，增加免疫力。肾部分切除术后 3 个月内避免重体力劳动、提重物及剧烈运动；肾根治术后 1 个月内避免重体力劳动及剧烈运动；保持大便通畅，避免使腹内压增高的活动，以防发生继发性出血。

3）伤口护理。伤口敷料保持清洁干燥，如果伤口出现红肿、疼痛、渗液、出血或包块，应及时告知医生。伤口愈合期间不能碰水，家属可以帮忙擦身。一般微创手术会采用可吸收缝线，无须拆线。如果需要拆线，一般于术后 1 ～ 2 周拆线，具体需要向医生咨询。拆线后，待伤口长好才能洗澡。

4）药物指导。注意避免使用有肾损害的药物，需要在医生指导下用药。

5）按医嘱定时随诊，以防肿瘤复发和转移。

（1）手术治疗的患者在术后 3 ～ 12 个月内做腹部 CT 或 MRI 检查，以检查结果作为基线片，以后每年进行 1 次，连续 3 年。每年 1 次，连续 3 年行胸部 CT 以确定是否有肺转移。

（2）接受全身系统治疗的复发/转移性肾癌患者，应尽可能在系统治疗前对全身所有可评价病灶（病灶最大径超过 1 cm）进行 CT 或 MRI 的影像学检查，作为基线片，以后根据病情和治疗方案的需要，每 6 ～ 16 周进行相同的影像学检查。

（卢惠明　胡雅）

第八节　膀　胱　癌

【学时】2 学时。
【培训目标】
(1) 了解膀胱癌的临床表现及诊疗。
(2) 熟悉膀胱癌围手术期的一般护理。
(3) 能制订膀胱癌患者的随访管理方案。
【主要内容】
(1) 膀胱癌的概述。
(2) 膀胱癌的诊断。
(3) 膀胱癌的治疗。
(4) 膀胱癌的护理。
(5) 膀胱热灌注。
【教学方法】课堂讲授、案例讨论。

一、概述

我国膀胱癌的发病率及死亡率的特点是男性高于女性、城市高于农村。城市地区发病率为6.77/10 万（男性 10.36/10 万，女性 3.04/10 万）；农村地区发病率为 4.55/10 万（男性6.89/10 万，女性2.06/10 万）。膀胱癌发病率居男性亚性肿瘤的第 8 位，在女性恶性肿瘤排在第 10 位以后。膀胱癌的发生是复杂、多因素、多步骤的病理变化过程，既受内在的遗传因素影响，又受外在的环境因素影响。较为明显的两大致病因素是吸烟和长期接触工业化学产品。正常的膀胱细胞恶变开始于细胞 DNA 的改变。流行病学证据表明化学致癌物质是膀胱癌的主要致病因素，尤其是芳香类化合物。膀胱癌发生的另外一个重要分子机制是编码调节细胞生长、DNA 修复或细胞凋亡的蛋白抑制基因失活，使 DNA 受损的细胞不发生凋亡，导致细胞生长失控。

膀胱癌包括尿路上皮癌、鳞状细胞癌和腺癌，其次还有较少见的小细胞癌、混合型癌、癌肉瘤及转移性癌等。其中，膀胱尿路上皮癌最为常见，占膀胱癌的 90% 以上；膀胱鳞癌约占 5%；膀胱腺癌更为少见，占膀胱癌的比例小于 2%。

二、诊断

（一）临床表现

血尿是膀胱癌最常见的症状，80% ～ 90% 的患者以间歇性、无痛性全程肉眼血尿为首发症状。血尿程度可由淡红色至深褐色不等，多为洗肉水色，可形成血凝块。有些也可表现为初始血尿或终末血尿，前者常提示膀胱颈部病变，后者提示病变位于膀胱三角区、膀胱颈部或后尿道。少数患者仅表现为镜下血尿。血尿持续的时间、严重程度与肿瘤恶性程度、分期、大小、数目和形态并不呈正相关。

膀胱癌患者亦有以尿频、尿急和尿痛（即膀胱刺激征）为首发症状的，此为膀胱癌的另一类常见症状，常与弥漫性原位癌或肌层浸润性膀胱癌有关。

其他症状还包括输尿管梗阻导致的腰部疼痛，膀胱出口梗阻导致的尿潴留，营养不良或静脉、淋巴管堵塞导致的下肢水肿，巨大肿瘤导致的盆腔包块。晚期患者可表现为体重减轻、肾功能不全、腹痛或骨痛。

（二）护理评估

1）评估一般情况：了解患者的生活饮食习惯、自理能力、营养状况等。

2）评估与疾病相关的症状和体征、相关检查结果等，如膀胱刺激征的程度、血尿的情况、盆腔肿块及伴随的症状。

3）评估患者的基础身体情况，肺功能情况，是否合并高血压、糖尿病、冠心病等慢性疾病或其他疾病。

4）评估患者和家属的心理状况，对疾病的认知度和对治疗依从性等。

5）评估家属对患者的关心程度、支持力度以及家庭的经济承受能力等。

（三）影像学检查

超声检查膀胱和上尿路的影像水平不断提高，且不需要使用造影剂，作为一线检查方法，在诊断泌尿系疾病方面应用越来越广泛。CT 在诊断膀胱肿瘤和膀胱癌浸润方面有一定的价值。MRI 检查有助于膀胱肿瘤分期。

（四）实验室检查

为了提高无创检测膀胱癌的水平，尿液膀胱癌标志物的研究受到了很大的关注，多项研究显示荧光原位杂交（fluorescence in situ hybridization，FISH）技术具有较高的敏感性和特异性。

（五）侵入性检查

膀胱镜检查和活检是诊断膀胱癌的最可靠的方法。通过膀胱镜检查可以明确膀胱肿瘤的数目、大小、形态、部位以及周围膀胱黏膜的异常情况，同时可以对肿瘤和可疑病变进行活检以明确病理诊断。

三、治疗

（一）非肌层浸润性膀胱癌

非肌层浸润性膀胱癌（non muscle-invasive bladder cancer，NMIBC）包括非浸润性乳头状癌（Ta）、肿瘤侵犯上皮下结缔组织（T1）、原位癌，依据肿瘤复发和进展风险分层来选择手术方式、术后灌注和随访策略。

1）手术包括经尿道膀胱肿瘤切除术、经尿道膀胱肿瘤整块切除手术、膀胱部分切除术、根治性膀胱切除术。

2）膀胱腔内辅助灌注治疗包括膀胱灌注化疗、膀胱灌注免疫治疗、其他腔内治疗方法（如电化学灌注疗法、光动学治疗、热灌注疗法）。

（二）肌层浸润性膀胱癌

肌层浸润性膀胱癌（muscle-invasive bladder cancer，MIBC）是一种致命的恶性肿瘤。近年来，随着新型治疗药物和临床研究的进展，肌层浸润性膀胱癌的治疗也逐渐综合化。根据肿瘤的浸润深度和侵犯范围，选择外科、肿瘤内科、肿瘤放疗科以及相关支持学科的多学科联合治疗可以获得最佳的治疗效果。

1）对于可切除的肌层浸润性膀胱癌，新辅助化疗联合根治性膀胱切除术是目前治疗的“金标准”。

2）对于局部进展、难以手术根治的肌层浸润性膀胱癌，以全身系统性治疗为主，同时联合局部治疗的治疗方法可以使患者最大获益。

3）对于转移性膀胱癌，全身系统性治疗联合最佳支持治疗有助于改善患者的生存和生活质量。

四、护理

（一）经尿道膀胱肿瘤电切除术的护理

1．术前护理

无特殊要求，不常规备皮，术前一天正常饮食，晚 8 时予 2 支开塞露纳肛以通便；观察并记录排便情况。

2．术后护理

1）术后返回病房需要禁食、禁水约 6 h。患者完全清醒后可改为普通饮食。建议食用易消化食物，保持大便通畅，勿用力排便，以免引起出血。排便不畅时，给予开塞露塞肛或口服缓泻剂。

2）根据患者的病情宣教持续膀胱冲洗的目的（清除膀胱内血凝块，防止血液凝固堵塞尿管），获得患者及家属的理解和配合。保持膀胱冲洗通畅，冲洗速度可根据冲洗液颜色而动态调整，色深则快，色浅则慢。密切观察患者冲洗液入量和出量是否平衡，防止冲洗液只进不出（堵塞），导致膀胱过度充盈引起损伤。

3）术后可能出现因手术创面渗血或脱落，组织随冲洗液流出，出现膀胱痉挛（尿频、尿急、膀胱区胀痛）症状，应放松身心，适当调整体位，必要时遵医嘱使用解痉止痛的药物。及时将膀胱内血块、组织块清除，动态调整冲洗速度（冲洗液速度可调至最快），保持冲洗通畅。遵医嘱在 3 000 mL 生理盐水冲洗液内加入 0.1% 去甲肾上腺素溶液 1 ～ 2 mL 止血，也可使用冰生理盐水冲洗，增强止血效果，其间应密切观察血压、脉搏的变化。

4）停止膀胱冲洗后，嘱患者多饮水，每日饮水量 2 000 ～ 3 000 mL，以增加尿量，起到自然冲洗尿道的作用。如果患者出现膀胱憋胀感、急迫的尿意和肛门坠胀感，不必紧张，这些都是常见的症状，此时切勿用力排大小便，需要放松身心并做深呼吸，有助于减轻症状。

（二）膀胱部分切除术的护理

1．术前护理

1）术前备皮。备皮范围：上至剑突水平，下至大腿上1/3内侧，左右两侧至腋中线（含会阴部、肛周和脐部）。

2）肠道准备。手术前一天改为流质饮食；需要口服泻药以达到清洁肠道、减轻术后腹胀的目的，手术前一天13时开始喝，根据手术实际情况确定服用的总量。冲调方法：取复方聚乙二醇电解质散68.56 g（1袋），加水（水温<30 ℃）调至1 000 mL，搅拌至溶解后开始喝。第一次喝500 mL，隔15 min喝250 mL，直至喝完（或每1 000 mL溶液1 h内分次喝完）。服用过程中，须来回走动及按摩腹部，促进肠蠕动，否则会影响清肠效果。一般情况下，服药1 h左右开始排便，约排便5～8次，直至无色或黄色透明水样便。如患者服用泻药期间有不适或泻药已服完未排便，及时告知护士（特别关注有习惯性便秘史患者）。服用期间，年老体弱患者需要有家属陪同。

2．术后护理

1）术后第1天遵医嘱予流质饮食，肛门排气后即可进行普通饮食，但建议食用易消化食物，保持大便通畅，勿用力排便，以免引起出血。排便不畅时，给予开塞露塞肛或口服缓泻剂。

2）盆腔引流管的护理：盆腔引流管保持引流通畅，观察并记录引流液的量、颜色、性质。一般2～3 d可遵医嘱拔除。

3）留置尿管约2周，抹洗会阴，保持会阴部清洁干燥，拔尿管后注意观察排尿情况。

（三）膀胱灌注的护理

膀胱灌注是膀胱癌重要的治疗手段之一，通过导尿管将药物注入膀胱，药物在膀胱内保留一段时间，可以直接杀伤肿瘤细胞或诱导体内非特异性免疫反应，达到降低肿瘤复发和进展风险的抗肿瘤作用。膀胱灌注治疗对机体全身影响小，患者接受度较高，也是目前泌尿外科常见的操作之一。

1）心理护理。经尿道膀胱肿瘤电切除术术后复发率仍较高（30%～70%），临床主要采用术后膀胱灌注化疗药物进行治疗，以预防肿瘤种植及复发。告知患者膀胱灌注的重要性和治疗方案，取得患者及家属的理解，以配合治疗。

2）灌注前评估。如患者有发热、血尿、尿失禁、排尿困难等情况，对症处理。

3）健康宣教。

（1）嘱患者自行做好外阴、尿道口周围皮肤清洁并排空膀胱。

（2）正在输液者应调慢输液速度，嘱患者在灌注前1 h及灌注后直至排尿前控制饮水量，避免快速产生大量尿液稀释药物浓度，同时防止灌注后膀胱过度充盈，提早排出药物。

（3）告知患者灌注药物保留时间：吡柔比星保留30 min，表柔比星保留1 h。到时间主动排尿，延长灌注保留时间并不能提高疗效，反而会加重灌注副反应。

（4）向患者解释：药物会对膀胱、尿道黏膜产生刺激，常发生尿频、尿急、尿痛或轻微肉眼血尿等症状，这些都是正常的反应，不必惊慌。嘱患者排尿后增加饮水量，使尿液稀释，每昼夜尿量达2 500 mL以上，可减轻尿道黏膜的刺激，刺激症状一般在1～3 d会逐渐消失。

(5) 卡介苗灌注后，药液在膀胱内保留1～2 h（至少保留1 h）后排尿。排尿后要冲洗外阴。尿液需用含氯浓度2 000 mg/L的消毒液保留30 min进行消毒处理，再冲厕所马桶2次，以防环境污染。卡介苗灌注后发生持续血尿、高热≥38.5 ℃、全身不适、乏力、关节疼痛等症状，必要时就医处理。

4）健康教育及随访管理。按治疗方案定时膀胱灌注。非肌层浸润性膀胱癌患者术后2年内每3个月行膀胱镜检查1次，2年后每半年检查1次，5年后每年检查1次，以防肿瘤复发和转移。

（四）全膀胱切除+回肠通道术（ileal conduit）的护理

1. 术前护理

1）术前备皮。备皮范围：上至剑突水平，下至大腿上1/3内侧，左右两侧至腋中线（含会阴部、肛周和脐部）。

2）女性患者行阴道冲洗、阴道塞纱。

3）肠道准备。手术前一天改为流质饮食，需要口服泻药以达到清洁肠道、减轻术后腹胀的目的。

4）造口定位。术前造口位置选择得当，使用合适的造口产品，健康的造口周围皮肤和良好的自理能力是促进患者身心康复的重要因素。造口定位以腹直肌为基线，结合患者的日常生活习惯而定。通常情况下，在脐与髂前上棘连线中上1/3交界处，评估患者坐、立、卧、弯腰等不同体位后最终确定位置。在该处消毒，用手术笔画一个空心圆做标记，再贴透明薄膜保护。

5）造口用品准备。给予患者《造口护理手册》和相关视频资料。嘱家属备好脸盆、小毛巾（柔软、不易脱毛）、小号储物箱、造口保护粉、造口专用弯头剪刀、防漏膏、造口腰带、剥离剂和皮肤保护膜等。

6）术前探访：患者对术后排尿方式改变和性功能丧失方面存在很多担忧，应积极与患者及家属沟通，并联系造口志愿者按需探访，通过榜样作用增强患者对手术的信心，提高围手术期依从性。

2. 术后护理

1）禁食、胃肠减压，恢复肛门排气后遵医嘱进食流质、半流饮食。根据患者胃肠康复情况做好饮食宣教。评估进食后胃肠症状（肛门排气、排便、腹胀、腹痛情况），根据胃肠道症状与主管医生共同做好饮食管理，预防肠梗阻的发生（减量、停止进食，进阶提高饮食量）。每班评估、记录胃肠康复情况（听肠鸣音，评估腹胀、腹痛情况，必要时测量腹围）。

2）留胃管接负压吸引，观察、记录胃液的颜色及量，待肛门排气或肠鸣音恢复后予拔除。

3）保持盆腔引流通畅，密切观察并记录引流液的颜色、性质及量。其间如果出现引流液增多，应及时报告医生对症处理。遵嘱监测引流液肌酐值，评估是否出现尿瘘，遵嘱使用负压半密闭吸引治疗，配合营养支持以及抗感染治疗促进尿瘘愈合。

4）加速康复外科的临床应用。鼓励患者麻醉清醒后进行床上运动，包括翻身及踝泵运动，以促进肠道功能恢复和防止 DVT 的发生。术后第一天指导患者如何正确拍背咳痰、有效咳嗽，促进痰液排出，预防肺部感染。对首次下床活动的患者，应告知患者积极正确的离床活动方式，防止发生直立性低血压、跌倒。

3．**造口护理**

1）观察、记录造口血运情况，正常造口黏膜色泽红润，富有光泽，富有弹性，像口腔黏膜；造口颜色变白、暗红、青紫甚至发黑，说明造口水肿或缺血，应及时对症处理。

2）观察、记录尿量、颜色、性质，约 4 周后拔除造口内输尿管支架管。其间输尿管支架堵塞，报告医生，予生理盐水 10 mL 冲洗以保持通畅。

3）患者/家属造口护理操作示范、宣教。

（1）术后第 1 天，责任护士指导家属装卸造口尿袋，并清理造口小血痂、黏液等分泌物；护士示范造口护理操作。

（2）术后第 3 天，家属在责任护士指导下进行造口护理操作。

（3）术后第 6 天，家属独立进行造口护理操作，责任护士在旁指导。

（4）出院宣教：造口人出院后衣、食、住、行的生活指导及造口相关并发症预防的相关知识。

（五）原位回肠新膀胱术护理

1．**术前护理**

1）心理护理。术前宣教与沟通，让患者及家庭成员充分认识手术的方式、风险与益处、术后生存质量等。

2）肠道准备。术前一天进食流质饮食，给予静脉营养补液，予聚乙二醇电解质散加温开水 2 000 mL 口服，嘱患者于 2 h 内喝完并配合下床走动。若患者导泻情况不理想，则考虑行清洁灌肠。

3）术前准备。①备皮。备皮范围：自乳头连线至双大腿上 1/3 皮肤，双侧过腋中线，重点是“脐部清洁”，会阴区。女性患者术前须行阴道灌洗治疗。配血、皮试（青霉素等）。②术前至少禁食 6 h、禁水 4 h。③个人准备。术前晚洗头，洗澡，仔细清洗脐部，更换衣服，修指甲，剃胡须。如有假牙、手表、首饰等，须摘下并交家属保管。吸烟者戒烟，做深呼吸及有效咳嗽排痰训练。

2．**术后护理**

1）按全麻术后常规护理。术后返回病房后进行持续心电、血压、脉搏、血氧饱和度监测及吸氧。注意体温变化情况。因患者术后留置管道较多，须做好妥善固定及清晰标记（尿管不需固定），准确记录各管道引流情况。

2）饮食：鼓励早期进食，术后第 1 天饮水或 5% 葡萄糖氯化钠 250 mL，少量分次口服；术后第 2 天开始进食流质，少量多餐。可建议清醒能配合的患者嚼口香糖，既可以清洁口腔，又能促进胃肠道功能恢复。注意避免进食牛奶、豆浆等易引起肠胀气的食物。

3）活动：严密观察皮肤受压情况，防止压疮发生。床单保持整洁和干燥。术后鼓励患者早期下床活动。术后麻醉清醒后，在血压平稳的情况下，抬高床头30°，做握拳、肢体屈伸活动、踝泵运动。术后24 h鼓励患者在床上翻身或水平移动，第2天开始下床活动，开始可在床旁站立，然后绕床慢走。指导患者正确进行有效咳嗽、排痰。

4）术后镇痛。采用静脉镇痛泵，每天进行疼痛评估。腹腔镜全膀胱术术后创伤较开腹手术少，患者一般有轻度痛感，可以耐受，能配合进行活动。

5）手动膀胱冲洗。随着患者肠功能的恢复（从术后第3天开始，肠黏液的分泌量呈上升趋势；术后第7天左右，代膀胱内肠黏液分泌量达到最高峰，之后逐渐减少），新膀胱内肠道黏液分泌增多。为防止肠道黏液堵塞新膀胱，每天需要通过导尿管手动冲洗新膀胱。冲洗压力不宜太大，用力不宜太猛，控制好冲洗液的容量，每次不超过30 mL，注意出入平衡原则。注意观察患者的感受，有无腹胀、尿漏情况。

3．常见并发症的预防与护理

1）肠道并发症：术后常见并发症为腹胀、肠梗阻、肠瘘。

（1）腹胀、肠梗阻。

A．原因：术后胃肠蠕动减慢，低钾，炎症引起肠道吻合口水肿，炎性肠梗阻。

B．措施：禁食，胃肠减压，静脉高营养支持，足三里穴位注射，鼓励患者多活动，超声波治疗，胃肠外科会诊，必要时手术探查。

C．中药治疗的护理：大承气汤是治疗机械性肠梗阻的常用方，用大承气汤200 mL（36 ℃左右）行保留灌肠，每天1次，插管深度10～15 cm，灌注液面距肛门40～60 cm，40 mL/min。在灌肠的过程中注意观察液面下降的速度和患者的反应。若出现头痛、恶心、面色苍白、出冷汗，应及时终止灌肠；若出现腹胀、轻微腹痛等不适反应，降低灌注压力和速度，嘱患者做深呼吸后症状缓解。

D．预防：鼓励患者尽早下床活动；做好饮食的宣教，少量多餐，从流质逐步过渡；术后早期使用超声波治疗；按摩足三里穴位。

（2）肠瘘。

A．措施：禁食，胃肠减压，静脉高营养支持；使用生长抑素抑制胃肠道激素释放及消化液分泌，降低肠腔内压力，因生长抑素具有抑制胰高血糖素分泌的作用，必须注意严密监测血糖变化；充分引流盆腔及腹腔积液；应用双套管做持续冲洗及负压引流；使用抗生素预防感染；必要时手术修补。

B．回肠瘘为高位肠瘘，常导致消化液的大量丢失，可引起脱水及代谢性酸中毒等并发症，注意监测生化指标并及时纠正；消化液外漏常可引起造瘘口周围的皮肤糜烂及溃疡，应加强局部换药，必要时可使用促进皮肤溃疡愈合的药物如生长因子等。

2）新膀胱并发症：尿瘘、尿失禁、排尿困难、尿潴留。

（1）尿瘘。表现为盆腔引流液多，膀胱造影见造影剂漏出或经尿管注入亚甲蓝后可见引流管内淡蓝色液体引出，或行引流液肌酐检查提示引流液肌酐值与尿液肌酐值相近。

A．原因：尿囊肠黏液分泌过多，易堵塞导尿管，引起尿管引流不畅，使贮尿囊压力增大发生尿瘘；吻合技术或组织修复不良；患者营养状况不佳；术后胃肠功能紊乱引起腹泻使贮尿囊内压增高。

B. 措施：延长三腔气囊尿管引流时间，可牵引导尿管，保持管道引流通畅；低压手动膀胱冲洗，冲洗过程中注意观察患者有无腹痛，黏液量、引流液量的变化，冲洗液颜色等，注意出入平衡；鼓励患者多饮水，增强营养支持；合理使用抗生素。

（2）尿失禁。指导患者进行盆底肌锻炼及膀胱功能训练。

A. 盆底肌锻炼。选择平卧位或站立姿势或坐位，自主收缩耻骨、尾骨周围的肌肉（会阴及肛门括约肌），尽量收紧、提起肌肉维持 10 s，然后放松休息 10 s，以上动作为 1 次。20 ～ 30 次为 1 组，每日 3 组，持续 3 个月。每日至少 1 次在排尿过程中有意识地放慢排尿速度或中断尿流数次。

B. 膀胱功能训练。建立起始排尿间隔时间，开始以 0.5 ～ 1 h 为间隔，逐渐延长，最后达到 2.5 ～ 4 h，夜间也需要定期排尿。指导患者保证液体的摄入，说明水分刺激排尿反射的必要性，告知患者按规定的时间摄取水分，每日总饮水量在2 000 ～ 3 000 mL。

C. 排尿日记（表 7 – 8）：指导患者每天记录排尿日记，有助于评估患者的排尿功能，增加病史的客观性。分别记录日间及夜间的排尿日记。

表 7 – 8　排尿日记

日期	时间	排尿量	饮水量	尿失禁	换尿垫	伴随症状	备注
1 – 1	6am	200 mL		约 10 mL	√	尿急	
1 – 1	7am		100 mL				

（3）排尿困难。

A. 由于新膀胱不具备收缩功能与排尿唤醒机制，故患者要定时排尿并完全依靠增加腹压排出尿液。在拔除尿管早期，不管新膀胱部位有没有尿胀的感觉都要定时 2 ～ 3 h排尿 1 次，夜间可调闹铃唤醒排尿。

B. 对于年龄较大、腹肌无力者，指导患者在排尿时将手掌置于下腹部，收缩腹肌，间歇性憋气用力，同时做排尿动作，也能使腹腔内压力增加，促进充溢的新膀胱内尿液排出，注意手法不宜过重以免损伤新膀胱。

C. 对于切除阴道、子宫的女性患者，由于缺乏阴道子宫对新膀胱的支撑，膀胱后坠，与新膀胱尿道成角，从而容易发生排尿困难。指导患者尝试卧位排尿，尿潴留者应行间歇导尿。

D. 术后排尿困难、残余尿量逐渐增多的患者应行膀胱尿道造影及膀胱尿道镜检查，如发现有吻合口瘢痕狭窄，可做内切开术。

（4）尿潴留。

A. 因腹肌无力、推迟排尿等原因使新膀胱容量增加至 500 mL 以上，剩余尿量大于 50 mL，应指导患者定期清洁插管导尿，避免代膀胱过度扩张。

B. 留置导尿管者行夹管训练。

3）输尿管并发症：输尿管新膀胱吻合可能发生梗阻、尿瘘及反流等并发症。如支架引流管过早脱落后继发梗阻，可行经皮肾穿刺重新置入引流管。吻合口瘢痕狭窄可进行内切开或内镜下扩张。轻度膀胱输尿管反流不需要特殊处理；如导致反复尿路感染，肾盂输尿管扩张积液，应再次做抗反流输尿管吻合。

4）尿道肿瘤复发：定期做直肠指诊，了解尿道吻合口位置有无肿瘤，如有血尿或排尿梗阻应做膀胱尿道镜检查，及早发现复发肿瘤。

5）新膀胱感染并发代谢性酸中毒：严格无菌操作，持续引流代膀胱并用呋喃西林溶液做间歇性冲洗，同时给予抗生素预防感染、适当补碱等治疗。

（六）健康教育与随访管理

1）饮食：合理搭配，术后3个月应少吃多餐，进食易消化的食物，注意烹调时尽量做到食物软、细、烂；保持大便通畅，预防便秘的发生；多吃新鲜蔬菜、水果；忌霉变、煎、炸、辛辣食物；戒烟、酒，避免咖啡、浓茶；多饮水，尿量维持在每天2 000～2 500 mL。

2）穿着：衣服以柔软、舒适、宽松为原则，无须制作特别的衣服。避免造口受压。日常活动佩戴腰带，晚上使用大容量集尿袋挂床边，避免夜间起床倒尿影响睡眠。

3）生活：造口不会影响手术前的职业，只要体力恢复后，即可参与正常社交活动，可以参加长途旅行，但要带足够或多一点的造口产品，以便不时之需。鼓励适当的运动，但应避免提举重物及剧烈运动，注意预防便秘的发生，因为这些可能会引起造口旁疝气的发生。佩戴造口袋或脱下造口袋时均可沐浴，沐浴后用抹布将造口袋周围的水分抹干再粘上尿袋。从造口排出黏液为正常现象，半年后黏液逐渐减少，术后早期勤清洁造口黏液。

4）造口底盘通常使用3～5天更换一次（视造口及周围皮肤情况、季节而定），应有计划地在早上6～7时更换，渗漏时随时更换。若造口周围的皮肤出现红、痒，清洁造口周围皮肤后可撒上一层薄薄的皮肤保护粉，待片刻后将多余的粉用纸巾清除，喷皮肤保护膜，进行皮肤结构化护理，以防尿源性皮炎的发生。

5）尿路感染的防护：感染的先兆包括尿液颜色变深和浑浊、气味大（尿味浓），腰背痛、发热，食欲下降，呕吐、恶心等，如出现发热、腰背痛应及时就医。指导患者观察尿液的颜色、气味（颜色过深表示摄入水分太少，异味提示可能存在泌尿系统感染）；每日摄入足量的水分是预防尿路感染的最好方法，每昼夜尿量保持在2 000 mL以上。

6）根治性膀胱切除术后尿流改道患者的随访内容应包括手术相关并发症，如输尿管狭窄或反流、造口旁疝、泌尿系统感染、相关代谢问题（水电解质、酸碱平衡紊乱）以及有无肿瘤复发及转移等。

7）复查与随诊：术后出院后2周复查1次，2年内每3个月随诊1次，2年后每半年随诊1次；应严密随诊，以防术后远期并发症及肿瘤复发、转移等。

（卢惠明 胡雅 马雪霞 张秋璇）

五、膀胱热灌注

（一）概述

中高危的NMIBC的治疗一直是膀胱癌临床治疗领域的难点，中高危NMIBC发病率高，术后复发及进展率高，一旦肿瘤出现反复复发或肌层浸润，则需要行根治性膀胱切除术（radical cystectomy，RC），而该手术操作复杂，并发症多，严重影响患者生命质量，绝大多数患者难以接受。免疫检查点抑制剂及膀胱靶向药物则用于晚期膀胱癌的治疗，对于NMIBC的治疗，仍处于探索阶段，且对于局部肿瘤采用全身治疗而出现的严重不良事件甚至死亡，存在过度治疗的可能性；另外，全身治疗费用高昂，对于患者的筛选及治疗疗程未有标准。实际上，一种新的药物进入临床是既耗时又费钱的，因为它涉及发明、开发、临床研究和监管审批，而提高已上市药物的有效性和安全性无疑更具性价比和时效性。那么设计并制造一套更高效的药物投放系统就是一种很好的解决方式。鉴于NMIBC的生物学特点和人体的自然腔道，化疗药物加热后灌注至膀胱内，既提高了局部药物的有效性与渗透性，又避免了全身给药的副作用，因此，膀胱热灌注化疗（hyperthermic intravesical chemotherapy，HIVEC）逐渐得到业内的关注，已成为治疗NMIBC的有效手段并得到欧洲泌尿外科指南的推荐和相关国内专家共识的认可。

研究表明，正常的组织细胞可以在47 ℃的高温条件下持续耐受1 h，而肿瘤细胞不能耐受43 ℃ 持续1 h。HIVEC即建立在此理论基础上，在进行膀胱灌注化疗时，将化疗药物升温至设定温度，使化疗药物在与膀胱组织细胞发生作用时处于相对较高的温度，通过热能提高化疗药物的热动力学效应，从而增强化疗药物的灌注疗效。同时，热疗本身可以短暂破坏膀胱黏膜层表面隔水的氨基葡聚糖；破坏黏膜层致密的细胞结构；加大黏膜层细胞之间的间隙，以上均显著加强了灌注化疗药物的渗透性。此外，高温还可以导致肿瘤细胞膜及肿瘤血管通透性发生变化；激活热休克蛋白诱发自身免疫系统产生抗肿瘤效应；干扰肿瘤细胞的代谢而激活溶酶体直接杀死S期和M期细胞，而化疗药物主要作用于代谢活跃的M期细胞，由此，热疗联合化疗可以产生明显的协同效应。

目前，国外研究时间最久并报道最多的热灌注系统为荷兰的射频加热系统（radiofrequency-induced thermochemotherapeutic effect，RITE）。关于该系统的文献最早可追溯至1995年。RITE需要通过特制的带射频探针的导尿管插入膀胱，通过设备释放频率为915 MHz的微波来加热膀胱内的药液。该系统对于中高危NMIBC的疗效已被多篇权威文献证实。然而，该系统也有固有的缺点：①一次性使用的带射频探针及温度感受器的特制导尿管价格十分昂贵。②需要娴熟的经验技术才能确保导尿管留置到位。③直接的微波辐射导致膀胱内黏膜受热不均，局部过高的温度容易灼伤黏膜，局部的温度不足，则降低疗效，且温控不精确，波动±2 ℃。④灌注治疗中途需要重新更换灌注药液，加大了护理负担并增加了药物渗漏的风险。针对以上不足，近年来采用热传导治疗（conductive hyperthermia，CHT）原理的膀胱热灌注系统已逐步进入临床。国外的此类设备为英国的Combat BRS系统（Bladder Recirculating System）和以色列的Unithermia系统。该类系统温控准确（±0.5 ℃），膀胱内温度分布均匀，灌注并发症少，仅采用临床上常用的普通三腔导尿管即可建立循环并进行灌注治疗，疗效与RITE相近，尤其对位于膀胱顶壁的肿瘤更有优势。国内行HIVEC最常用的治疗设备为同样采用CHT原理的广州保瑞BR-TRG Ⅰ/Ⅱ型体腔热灌注治疗仪，在此基础上针对膀胱灌注的临床需求和生物学特点对新型膀胱热灌注机器BR-PRG进行改良：①重新设计的装药盒与导管：通过独特设计的药盒及导管，将既往灌注仪所需800～1 500 mL的溶液量缩小至150 mL，这样既大幅减少化疗药物的用量，节约了药费，又加大了药物的有效浓度，提高了灌注疗效。②改进了加热方式：通过更高效的电磁加热配合药盒的特殊材质及大幅减少的溶液量，大大缩短了达到治疗温度所需要的时间，提高了灌注效率，也减少了室温影响。③新增实时尿量测量功能：患者治疗时全程都有尿量产生，过多的尿量不但会稀释药液浓度而影响疗效，还会导致患者膀胱过度充盈产生尿急感而降低舒适度，新型膀胱热灌注治疗仪可以对尿量进行适时检测并定量，可防止膀胱过度充盈引起的不良事件，还可以更好地指导患者进行治疗前准备，保证更好的疗效。④维持膀胱内恒定压力：通过系统的闭环设计，可以维持膀胱内恒定压力，既可以防止压力过大导致的膀胱损伤，又可以保证膀胱内维持一定的充盈程度，消除膀胱空虚状态下的黏膜褶皱状态，使药物与残存肿瘤细胞充分接触并缩短药物渗透距离，从而增加灌注疗效。⑤多个紧急制动控制单元：除了在设备操作界面及机身上装有制动按键外，开合蠕动泵也可以控制设备运转，患者配有手持制动手柄，当患者自主感觉不适时也可随时中止治疗，增加了设备的安全性。⑥更小的体积与更优的工程美学设计：新型膀胱热灌注治疗仪较体腔热灌注设备无论在体积上还是在重量上均有明显缩减，重新设计的设备外观，有利于运送及在狭小的区域内进行治疗。⑦操作系统更加智能：重新设计的操作界面更加智能，可记录患者的住院信息，调整灌注参数，监测相关指标，治疗过程全自动化，人员仅需要按提示进行管道连接及药液加注，相关治疗及操作信息实时显示并予以记录存储，可随时调取以行后续治疗。

HIVEC 治疗不良反应少，安全性高，患者耐受性好，与普通灌注化疗相比未增加不良事件，而相较于卡介苗则更有优势，已被国内外多篇文献所证实。有动物实验研究指出，相较于普通灌注，HIVEC 增加了膀胱黏膜内的药物浓度，却不增加血液和周围组织中的药物浓度，从而在增加疗效的同时不会产生更多的毒副作用。

（二）适应证与排除标准

1．膀胱热灌注适应证

1）经尿道膀胱肿瘤电切除术膀胱肿瘤完全切除 4 周以内。

2）非肌层浸润性膀胱癌复发风险及预后分组为中危组或高危组（经多次电切活检的患者，病理结果以较高级别肿瘤为准）。

3）KPS 评分≥80 分，预期生存期大于 30 个月。

4）病理检查提示膀胱非肌层浸润性尿路上皮癌。

5）年龄≥18 周岁且≤80 周岁，男女不限。

6）自愿参加本临床试验，并已签署知情同意书。

2．膀胱热灌注排除标准

1）膀胱原位癌。

2）合并其他恶性肿瘤。

3）合并经证实的上尿路或尿道肿瘤。

4）合并膀胱穿孔或肉眼血尿。

5）尿道不连续、尿道狭窄或无法正常使用 18F 三腔导尿管。

6）曾行膀胱部分切除术或膀胱结构异常经判断不宜进行灌注治疗者。

7）灌注药物过敏史。

8）盆腔放射治疗或系统化疗病史。

9）已知合并心脑血管、造血、免疫系统等严重疾病者。

10）合并精神疾病、药物滥用、酗酒、不能配合的患者。

11）哺乳期、孕妇或近期有生育计划者。

12）既往有热灌注治疗后治疗失败的复发患者。

13）已知膀胱输尿管反流者。

（三）操作与注意事项

1. 操作

患者留置18F三腔导尿管并固定，将治疗管道与热灌注治疗仪及导尿管进行连接，设备开机后进入软件控制系统，输入患者的临床资料，设定灌注参数，即药液量150 mL，温度45 ℃，灌注时间60 min，灌注速度100 ～ 150 mL/min，膀胱内初始充盈量50 ~80 mL。按系统提示将药液引入加药罐中，此时升降装置下降至最低点，系统根据加药罐的重量变化检测出加药量，待达到设定药量后自动停止加药并进行升温及治疗管道间循环，同时排空管道内气泡。达到治疗温度后，按提示关闭治疗管道间循环而进行膀胱灌注循环，灌注中系统会根据管道内液体质量的增加计算出实时尿量。系统的闭环设计和多个传感器，既能防止药液挥发而影响人体健康，又可以精准调整膀胱内充盈量，在保证药液与膀胱黏膜充分接触的同时避免过度充盈引起膀胱痉挛。

2. 注意事项

1）膀胱热灌注全程一定要保证尿管引流通畅，如果术后有多量组织残渣或血块，应冲洗干净后再行热灌注治疗。

2）灌注过程中患者出现尿频、尿急时，先打开白色卡扣进行管道间循环，减少进入膀胱内液体的量，在明确尿管通畅的前提下，可减少灌注流速，减轻膀胱刺激；如果仍不能持续进行后续治疗，应向医生汇报，中止后续治疗。

3）导尿管应选择18F及以上的三腔导尿管，如为硅胶材质，留置16F三腔导尿管仍可完成治疗，但16F乳胶管不能建立持续性循环，因此禁止使用。

4）灌注过程前应对患者进行充分宣教，对焦虑者可酌情予以止痛镇静药物，灌注过程中不需要常规行心电监护。

5）膀胱热灌注管道安装后，确保传感器与接口连接，管道无弯折或过度扭转，导管与尿管进出口连续处应确保牢固，再启动机器进行循环。

6）任何紧急情况需要紧急停止灌注时，可通过触屏控制界面、患者控制手柄、蠕动泵盒开关、机身电源按钮停止机器运行，以保证灌注时患者的安全。

（王丽艳　李靖）

第九节　前 列 腺 癌

【学时】2 学时。
【培训目标】
（1）了解前列腺癌的临床表现及诊疗。
（2）熟悉前列腺癌围手术期一般护理。
（3）掌握前列腺癌术后常见并发症的预防与护理。
（4）能制订前列腺癌患者的随访管理方案。
【主要内容】
（1）前列腺癌的概述。
（2）前列腺癌的诊断。
（3）前列腺癌的治疗。
（4）前列腺癌的护理。
【教学方法】课堂讲授、案例讨论。

一、概述

前列腺癌是男性常见的恶性肿瘤之一。世界范围内，前列腺癌发病率在男性所有恶性肿瘤中位居第二；在美国，前列腺癌的发病率已经超过肺癌，在危害男性健康的肿瘤中位居第一；在我国，前列腺癌居男性恶性肿瘤的第六位，随着人口老龄化和国民经济水平的提高，前列腺癌的发病率呈逐年上升趋势，逐步成为影响我国中老年男性健康的首要问题。前列腺癌的病因复杂，现有研究认为，可能和种族、遗传、食物、环境、性激素等因素有关。

二、诊断

（一）临床表现

早期前列腺癌由于肿瘤未侵犯前列腺周围组织，通常无明显临床症状。随着肿瘤的不断进展，前列腺癌可表现出多种不同的症状：①下尿路刺激症状：尿频、尿急、夜尿增多、急迫性尿失禁。②排尿梗阻症状：当肿瘤突入尿道或膀胱颈，可引起排尿困难、尿线无力甚至尿潴留等。③局部侵犯症状：如果肿瘤明显压迫直肠，可引起排便困难或肠梗阻，肿瘤侵犯压迫输精管会引起患者睾丸疼痛、射精痛、血精，侵犯膀胱会引起血尿，侵犯膀胱三角区输尿管开口可引起肾功能减退和腰酸，侵犯支配阴茎海绵体的盆丛神经分支可引起勃起功能障碍。④全身症状：骨转移表现为骨痛及骨髓抑制，肿瘤压迫髂静脉或盆腔淋巴结转移可引起双下肢水肿。其他少见全身临床表现包括肿瘤沿输尿管周围扩散导致腹膜后纤维化，异位激素分泌导致副瘤综合征和弥散性血管内凝血。

（二）体格检查

直肠指检对前列腺癌的早期诊断和分期有重要价值。

（三）影像学检查

经直肠超声检查可以初步判断肿瘤的体积大小，但对前列腺癌诊断特异性低。MRI 检查可以显示前列腺包膜的完整性、肿瘤是否侵犯前列腺周围组织及器官，以及盆腔淋巴结受侵犯的情况、骨转移病灶等。ECT 对前列腺癌远处骨转移检测敏感性高，有助于判断临床分期。

（四）实验室检查

PSA 作为监测指标，具有较高的阳性诊断率及预后预测率。

（五）侵入性检查

前列腺系统性穿刺活检是诊断前列腺癌最可靠的检查，包括经直肠/会阴 B 超引导下前列腺穿刺活检术。腹股沟区肿大的淋巴结，也可通过淋巴结活检来确诊。

三、治疗

（一）局限性前列腺癌

前列腺癌个体差异大，局限性前列腺癌需要通过穿刺、PSA 检查、直肠指检、影像学检查等来进一步明确癌症的危险程度。依据肿瘤的风险分级、患者的预期寿命和综合健康状况来选择治疗策略。治疗方法包括等待监测、前列腺癌根治手术、放射治疗、化疗、内分泌治疗、冷冻消融、高能聚焦超声治疗、光动力等。前列腺癌根治术是治疗前列腺癌的主要术式。前列腺癌根治术可以是开放手术、腹腔镜微创手术或机器人辅助微创手术。

（二）转移性前列腺癌

转移性前列腺癌分为转移性激素敏感性前列腺癌和转移性去势抵抗性前列腺癌。转移性激素敏感性前列腺癌是指发现肿瘤转移时尚未接受过内分泌治疗的晚期前列腺癌，主要以内分泌治疗或内分泌治疗联合化疗的方式进行治疗。转移性去势抵抗性前列腺癌对内分泌治疗不敏感，需要依据患者的疾病症状、疾病严重程度、病理特征和患者意愿，同时考虑患者既往耐药情况来选择治疗方案，转移性去势抵抗性前列腺癌多发生于高龄男性，除了控瘤治疗外，还需要进行疼痛管理、营养支持、心理安慰及预防骨相关不良事件。

（三）放射治疗

放射治疗适用于各期前列腺癌患者，根据治疗目的不同可分为三大类：①根治性放射治疗：适用于局限性前列腺癌患者，可取得与根治性手术相同的疗效。②辅助性放射治疗：主要适用于前列腺癌根治术后辅助治疗。③姑息性放射治疗：缓解晚期或转移性前列腺癌患者的临床症状，改善患者生活质量。

（四）化疗

单独化疗对前列腺癌疗效欠佳，多用于辅助治疗和综合治疗。

四、护理

（一）围手术期护理

1. 术前护理

1）参照肿瘤外科术前常规护理。

2）尿路引流，保证尿液排出通畅。对术前有尿路梗阻、尿路感染、血尿的患者尤其重要，可改善肾功能，控制感染，增强患者对手术的耐受力。

3）心理护理和健康指导。加强术前沟通，解除患者及家属的焦虑和恐惧情绪，以增强战胜疾病和配合治疗的信心；指导患者进行盆底肌训练；进行 IIEF、IPSS 评估。

4）肠道准备。手术前一天改为流质饮食，需要口服泻药以达到清洁肠道、减轻术后腹胀的目的。

5）皮肤准备。刮除会阴部毛发，保证手术区域皮肤的清洁和手术视野的清晰。

2. 术后护理

1）参照肿瘤外科常规护理及麻醉术后常规护理。

2）引流管护理。引流管常规停留 5 ～ 7 d，起观察窗的作用，保持引流通畅并妥善固定，密切观察引流液的颜色、性状、量并做好记录，发现尿漏等异常情况时及时通知医生对症处理。

3）尿管的护理。保持引流通畅，注意观察尿液的颜色及量，防止血块阻塞尿管引发尿漏；妥善固定导尿管，以防脱出。导尿管一般需要停留 14 d，拔管后进行盆底肌训练，以提高控尿能力。

4）鼓励患者有效地咳嗽和早期下床活动，预防肺部感染和下肢静脉血栓的发生；术后注意保持大便通畅，防止便秘诱发伤口出血。

5）腹腔镜下手术的患者，术后持续低流量吸氧，密切观察患者有无呼吸困难、咳嗽、胸痛、呼吸频率及呼吸深度的改变；鼓励患者清醒后进行深呼吸及有效咳嗽，以提高氧分压，促进潴留的二氧化碳排出，预防高碳酸血症和皮下气肿的发生。

（二）外放射治疗并发症的护理及预防

1）出血性膀胱炎、膀胱挛缩等：放疗时保持膀胱充盈，放疗后增加饮水量，增加尿量，起到内冲洗作用。

2）放射性直肠炎引起的腹泻、腹部绞痛：鼓励少吃多餐，清淡饮食，避免粗纤维，必要时行药物保留灌肠（直肠）。

（三）内分泌治疗的护理

前列腺癌内分泌治疗随访：告知患者定期复查的重要性，监测血清 PSA、肝功能水平的变化，以防出现生化复发、药物性肝毒性。

（四）去势抵抗性前列腺癌化学治疗的护理

以多西他赛（docetaxel）为基础的化疗已成为此类患者标准的一线化疗方案，其护理参照肿瘤化学治疗常规护理。

（五）健康教育与随访管理

1）饮食指导：饮食均衡，合理搭配，多吃新鲜蔬菜、水果，鼓励多吃番茄和胡萝卜，适当进食豆制品，提倡喝绿茶；慎用一些具有雄激素样作用的食物、药物，如鹿茸、鹿鞭、海狗肾等，以防加剧前列腺癌。

2）前列腺癌术后存在发生尿失禁和勃起功能障碍的风险。建议每日行盆底肌肉锻炼，改善排尿功能和性功能。盆底肌肉锻炼包括慢肌锻炼和快肌锻炼。锻炼慢肌纤维有助于提升日常控尿能力。锻炼方法（包括2组锻炼方法）：①快速收缩骨盆底肌肉2 s，然后放松2 s，再重复，10次为1组，每日可坚持锻炼10组。②收缩骨盆底肌肉后，保持收缩状态10 s，然后放松10 s，10次为1组，每日可坚持锻炼10组。盆底肌肉训练不会马上改善症状，需要坚持训练3～6个月才会起效。控尿功能康复前，需要做好尿液的收集和会阴部皮肤护理。勃起功能障碍者建议咨询医生术中性神经保留情况，如性神经未离断可尝试真空负压助勃、规律服用低剂量助勃药物来恢复性功能。

3）前列腺癌根治术后拔除尿管，可出现尿流变细、排尿困难，可定期行尿路扩张，鼓励患者坚持治疗。

4）运动与休息。量力而行，保持适量的运动；保持良好的作息以增加机体抵抗力；出院2个月内避免提重物、骑自行车、用力解大便及走远路，以防继发性出血。

5）术后定期随诊，每3个月查PSA，以评价疗效，及时发现肿瘤的复发。

（卢惠明　胡雅）

第十节　睾丸肿瘤

【学时】2学时。

【培训目标】

(1) 了解睾丸肿瘤的临床表现及诊疗。

(2) 熟悉睾丸肿瘤围手术期一般护理。

(3) 掌握睾丸肿瘤术后常见并发症的预防与护理。

(4) 能制订睾丸肿瘤患者的随访管理方案。

【主要内容】

(1) 睾丸肿瘤的概述。

(2) 睾丸肿瘤的诊断。

(3) 睾丸肿瘤的治疗。

(4) 睾丸肿瘤的护理。

【教学方法】课堂讲授、案例讨论。

一、概述

睾丸肿瘤较为少见，好发于中青年男性，占所有男性肿瘤的1%，占泌尿系统肿瘤的5%。睾丸肿瘤病理分型多样，大部分为生殖细胞肿瘤（占90% ～95%），其中1% ～2%为双侧病变。精原细胞瘤的高发年龄为31 ～ 40 岁，而非精原细胞瘤好发于21 ～ 30岁。睾丸肿瘤的发病原因尚不明确，已经确定的外部高危因素包括睾丸发育不全综合征（如隐睾症、尿道下裂、少弱精症等）、一代直系亲属中有睾丸肿瘤病史或本身有睾丸肿瘤病史，还可能与一些后天性因素（如损伤、激素、感染、睾丸萎缩等）有关。

二、诊断

（一）临床表现

睾丸肿瘤一般表现为患侧阴囊单发无痛质硬肿块；20% ～27%的患者合并阴囊坠胀和疼痛；约11%的患者出现腹部和背部疼痛；约10%的患者出现远处转移的相关表现，如颈部包块、咳嗽或呼吸困难等呼吸系统症状，食欲缺乏、恶心、呕吐和消化道出血等胃肠功能异常，腰背部疼痛和骨痛，外周神经系统异常，以及单侧或双侧下肢水肿；约7%的患者出现男性女乳征。

（二）体格检查

睾丸的体格检查常做阴囊内容物的双手触诊，先检查对侧正常睾丸。正常的睾丸质地均匀、可活动，与附睾分离。体格检查还应该包括腹部触诊，以了解是否有淋巴结转移或内脏侵犯。锁骨上淋巴结的常规检查可以发现晚期患者的淋巴结病变，胸部检查可发现男性乳房女性化。

（三）影像学检查

1）超声检查。是睾丸肿瘤的首选检查手段，不仅可以明确睾丸肿瘤的具体部位、浸润深度、肿块血供等特征，还可以了解对侧睾丸的情况。

2）X 线检查。是睾丸肿瘤患者的常规检查之一，可以发现直径1 cm以上的肺部转移病灶。

3）CT 检查。对存在肺部转移病灶的患者，胸部 CT 检查能更准确地定位肺部结节的数目和位置。腹部及盆腔 CT 是腹膜后淋巴结转移病灶的最佳检查方法，可以检测到直径小于2 cm的淋巴结。

（四）血清肿瘤标志物检查

有4种血清肿瘤标志物可出现于睾丸肿瘤：人绒毛膜促性腺激素（β-HCG）、甲胎蛋白（AFP）、乳酸脱氢酶（LDH）、胎盘碱性磷酸酶（PALP）。其中 LDH 主要用于转移性睾丸肿瘤患者的检查，血清 LDH 可以用于监测肿瘤治疗效果、转归、复发。在确诊的睾丸肿瘤中，51%的病例存在血清肿瘤标志物的升高。

（五）睾丸穿刺活检

怀疑对侧睾丸存在原位癌时，推荐对侧睾丸行穿刺活检予以明确，但这一检查并非适合所有人群，对睾丸体积小于12 mL、儿时患有隐睾或存在生精功能障碍者推荐进行睾丸穿刺活检。

三、治疗

（一）Ⅰ期精原细胞瘤的治疗

1．Ⅰa 及Ⅰb 期精原细胞瘤

首选睾丸根治性切除术，术后可采用严密监测、辅助性放疗或 1 ～ 2 个周期单纯卡铂方案的辅助性化疗，以提高疗效。

2．Ⅰs 期精原细胞瘤的治疗

Ⅰs 期精原细胞瘤较为少见，建议对此类患者行总剂量 20 Gy（10 天，每天 2 Gy）的辅助性放疗，化疗方案与Ⅰa 及Ⅰb 期精原细胞瘤相同。

（二）Ⅰ期非精原细胞瘤的治疗

临床Ⅰ期非精原细胞瘤的治疗主要是对原发肿瘤行根治性睾丸切除术后根据患者具体情况进行腹膜后淋巴结清扫术、辅助化疗或监测。

（三）转移性睾丸生殖细胞肿瘤的治疗

1．Ⅱa/Ⅱb 期睾丸生殖细胞肿瘤的治疗

目前，Ⅱa/Ⅱb 期精原细胞瘤的标准治疗仍然是放疗。对于不愿意接受放疗的Ⅱb 期患者可以实施 3 个疗程 BEP（顺铂、依托泊苷、博来霉素）或 4 个疗程的 EP（顺铂、依托泊苷）化疗。

2．Ⅱa/Ⅱb 期非精原细胞瘤的治疗

肿瘤标志物水平不升高的Ⅱa/Ⅱb 期非精原细胞瘤可以选择腹膜后淋巴结清扫术，肿瘤标志物水平升高的Ⅱa/Ⅱb 期非精原细胞瘤治疗应在 3 ～ 4 疗程的 BEP 化疗后实施残留肿瘤切除。不愿实施基础化疗的患者也可以选择保留神经的腹膜后淋巴结清扫术，术后实施 2 个疗程的 BEP 辅助化疗。

3．Ⅱc/Ⅲ期睾丸生殖细胞肿瘤的治疗

Ⅱc/Ⅲ期转移性生殖细胞肿瘤的基础治疗按照国际生殖细胞癌协作组（International Germ Cell Cancer Collaborative Group，IGCCCG）的不同分类，包括 3 或 4 个疗程的 BEP 联合化疗。

（四）复发病灶的挽救性治疗

1．非手术治疗

1）精原细胞瘤。

（1）化学治疗：睾丸肿瘤复发病灶的挽救性化疗常采用顺铂或卡铂加用一线方案中未用过的药物。化疗方案治疗无效或者治疗后复发的患者，可以选择进行高剂量联合化疗 + 自体造血干细胞移植治疗。

（2）放射治疗：对于睾丸原位病灶或者小于 3 cm 的复发病灶直接予以 35 Gy 照射 4 ～ 5周；而对于大于 3 cm 的复发病灶则以化疗为主，辅以放疗控制局部转移病灶。

2）非精原细胞瘤。一线化疗后，非精原细胞瘤复发病灶的标准挽救性化疗方案有：VIP（顺铂、依托泊苷、异环磷酰胺）×4 个疗程，TIP（紫杉醇、异环磷酰胺、顺铂）×

4 个疗程，VeIP（长春新碱、异环磷酰胺、顺铂）×4 个疗程。

2. 手术治疗

包括睾丸根治性切除术、腹膜后淋巴结清扫术。

（五）预后

睾丸肿瘤的死亡率较高，若不做治疗，80% 的患者在 2 年内死亡。20 世纪 70 年代以后，睾丸生殖细胞肿瘤的治疗取得突破性进展，手术加放疗，尤其是加上以顺铂为主的联合化疗，使死亡率从 50% 降至 10% 左右，生存率显著提高。睾丸肿瘤预后与肿瘤本身的组织学类型、细胞分化程度、临床及病理分期、肿瘤标志物的水平等有关，同时与所采用的治疗方法密切相关。

四、护理

（一）术前护理

1）心理护理。睾丸肿瘤的患者多数是中青年，得知病情后明显表现出焦虑、恐惧及悲观情绪，担心手术疗效、术后可能影响性生活及生育功能等，因此，护士应主动与患者沟通，向患者讲解该疾病的治疗过程、手术方式、放/化疗的意义与方法及可能出现的不良反应，消除患者的疑虑。积极动员患者配偶及其他家属对患者更加关心爱护、理解和鼓励。医护人员及患者家属共同配合使患者在精神上有可依靠感，树立战胜疾病的信心，以良好的心态配合围手术期的治疗和护理。

2）术前准备。术前检查心、肺、肝、肾功能情况，协助患者完成各项常规检查；对有吸烟、饮酒史的患者劝戒烟酒，并指导患者练习有效咳嗽、咳痰，防止术后肺部感染；手术前一天做好手术区域皮肤准备，必要时做好皮试、备血准备；创造安静、舒适的环境，保证患者充足的睡眠；术前禁食 6 ～ 8 h，禁饮 4 h。

（二）术后护理

1）一般护理。术后麻醉清醒后取半卧位，以减少伤口疼痛。给予低流量吸氧、心电监护，严密观察生命体征变化。

2）饮食和活动指导。术后 6 h 指导患者进流质饮食，少量多餐，再逐渐过渡到半流质饮食、软质饮食、普通饮食，宜选择高热量、高蛋白、高维生素、易消化的食物，使患者得到均衡的营养支持，从而缩短伤口愈合时间。多饮水，多食新鲜蔬菜、水果，保持大便通畅。卧床期间，指导患者行踝泵运动；协助患者勤翻身、叩背，指导患者行扩胸运动及有效咳嗽。手术后第 1 天协助患者循序渐进地下床活动，以预防下肢深静脉血栓的形成。

3）疼痛护理。为患者提供舒适的体位及安静的休息环境。为患者翻身时动作轻柔，耐心倾听患者的主诉，观察疼痛的部位、性质、程度及伴随症状，指导患者先采取放松疗法，如听轻音乐、与亲朋好友视频聊天分散注意力等，可采用自控镇痛泵止痛，必要时加用止痛药，注意观察药物的疗效及不良反应。

4）伤口护理。阴囊组织结构疏松，术后容易出血，形成血肿。术后应严密观察阴囊有无肿胀、伤口敷料有无渗血，如有渗血应及时通知医生更换敷料，防止切口感染。

5）引流管护理。做好管道标识并妥善固定，防止引流管扭曲、受压、脱落，保持引流通畅。观察引流液颜色、性质和量，严格执行无菌操作，定时更换引流袋。留置尿管的患者要做好尿道口护理，每日行2次会阴抹洗，保持会阴部清洁，嘱多饮水以加速尿液生成，起到内冲洗的作用。

6）术后放疗或化疗护理。放疗或化疗前向患者详细讲解药物的性能、作用以及可能出现的不良反应，消除患者顾虑，增强治疗信心，以最佳的心理状态积极配合治疗。指导放疗的患者保持照射区域皮肤的清洁、干燥，嘱患者穿宽松纯棉内衣，照射区域皮肤忌抓挠，避免冷热刺激。化疗前给予止吐剂缓解胃肠道症状，同时检测血细胞、肾功能的变化，包括血常规、24 h尿肌酐清除率、血肌酐、尿素氮及肾图检查。记录放疗或化疗期间尿量变化。

（三）常见并发症的预防与护理

1. 出血

术后严密监测生命体征及尿量。注意观察伤口敷料的渗出情况及腹膜后引流情况，保持腹膜后引流管引流通畅，如发现异常，应及时处理，加快输液，应用止血药、输血等治疗，严重出血时应行急诊手术止血。

2. 感染

1）肺部感染。卧床期间协助患者翻身、叩背，指导患者有效咳嗽，多饮水，鼓励患者尽早下床活动。

2）伤口感染。保持伤口敷料清洁、干燥，如有渗血、渗液，及时通知医生更换敷料。保持伤口引流管通畅，防止引流管扭曲、受压、脱落。加强营养，促进伤口愈合。

3）泌尿系统感染。保持尿管引流通畅，同时做好尿道口护理，保持会阴部清洁，每日行2次会阴抹洗。鼓励患者多饮水，促进排尿，起到内冲洗的作用。严格执行无菌操作，定时更换引流袋。

3. 淋巴漏

淋巴漏是常见的腹膜后淋巴结清扫并发症之一。淋巴漏可能的原因是术中钝性分离损伤微小淋巴管，漏扎大淋巴管，表现为术后伤口敷料渗出及腹膜后引流管引流出米白色或黄色液体，需要行腹膜后引流液肌酐检测，用以判断是否为淋巴液。患者一旦出现淋巴漏，要及时对患者的饮食进行调整，指导患者清淡饮食。高蛋白、低钠、低脂饮食可以有效减少淋巴液生成，使胃肠道充分休息，明显减少淋巴液产生及丢失，促进瘘口闭合。密切观察乳糜引流液量、颜色、性质等变化，保持引流管通畅，必要时予负压吸引，因为一定压力的负压吸引可以促进淋巴管闭塞，是预防和治疗淋巴漏的有效方法。

4. 放疗或化疗的常见副作用

放疗的副作用包括生精能力减弱、胃肠道症状、继发性肿瘤。对未婚、未育的男青年，告诉患者如有生育需要，可在放疗前冷冻精子，今后通过卵细胞胞质内单精子注射、卵胞浆内单精子显微注射等技术解决生育问题。以顺铂为主的化疗方案的主要不良反应是肾毒性、胃肠道反应及骨髓抑制。放疗或化疗期间患者出现头晕、乏力、食欲差、恶心、呕吐时，指导患者多休息，清淡饮食，少量多餐，避免进食油腻、煎炸食物，少吃甜食，遵医嘱予止呕、护胃等对症处理，不能进食者给予静脉输液支持疗法；

出现里急后重、肛门坠胀、黏液便、便血等放射性直肠炎症时，遵医嘱予消炎、止泻、止血，观察并记录患者排便次数、性质及改善情况；出现尿频、排尿困难、血尿时，遵医嘱予留置尿管，用止血药，必要时进行膀胱冲洗。

（四）健康教育与随访管理

1）饮食指导。指导患者进行高蛋白、高热量、高维生素饮食，避免刺激性食物，忌烟酒，多饮水，多进食新鲜蔬菜、水果，保持大便通畅。

2）活动指导。术后短期内避免重体力劳动及剧烈运动，恢复期应根据身体状况适当参加健身运动，增强体质。

3）随访。应列为出院指导的主要项目。随访的目的在于发现复发的病灶或第二原发肿瘤病灶，监测放疗或化疗的毒副作用，监测远期心理健康，监测放射反应等。随访的项目包括临床体格监测、血清肿瘤标志物检测、血清生化指标检测、影像学检查和心理健康程度测评。随访的强度取决于原发肿瘤的组织类型、分期和复发风险。

（张巧珍　俞丹）

第十一节　阴　茎　癌

【学时】2 学时。

【培训目标】

（1）了解阴茎癌的临床表现及诊疗。

（2）熟悉阴茎癌围手术期一般护理。

（3）掌握阴茎癌术后常见并发症的预防与护理。

（4）能制订阴茎癌患者的随访管理方案。

【主要内容】

（1）阴茎癌的概述。

（2）阴茎癌的诊断。

（3）阴茎癌的治疗。

（4）阴茎癌的护理。

【教学方法】课堂讲授、案例讨论。

一、概述

阴茎癌是一种较少见的恶性肿瘤，绝大多数为鳞状细胞癌（简称鳞癌，占 95% 以上），非鳞状细胞癌只占少数，常见于 50 ～ 70 岁男性患者。随着人民生活水平的提高及卫生条件的改善，我国的阴茎癌发病率逐年下降。阴茎癌的确切病因至今未明，一般认为与包茎或包皮过长密切相关。此外，阴茎癌发病的相关因素还有人类乳头瘤病毒（human papilloma virus，HPV）感染、性伴侣数目、暴露于烟草制品和其他因素。

二、诊断

（一）临床表现

早期阴茎癌可表现为龟头、包皮内板或冠状沟部位的丘疹、红斑、白斑、疣、溃疡样改变，或呈菜花样（或乳头状）小肿块。随着病情发展，丘疹、红斑、白斑、疣、溃疡或菜花样（或乳头状）小肿块逐渐增大，形成明显的肿块，累及阴茎体部，甚至整个阴茎被肿瘤破坏而完全消失。晚期阴茎癌原发病灶发生坏死溃烂并感染，渗出物恶臭，可伴有腹股沟淋巴结广泛转移、肿大，肿瘤侵犯邻近器官，可出现疼痛和恶病质。

（二）体格检查

1. 阴茎的体查

观察阴茎病灶的位置、大小、范围、形态、色泽、数目、边界，阴茎的长度，有无分泌物，以及分泌物的颜色、性质、量等。检查阴茎病灶的活动度、与周围组织的关系、有无疼痛等情况。

2. 区域淋巴结的体查

检查双侧腹股沟区有无可触及肿大的淋巴结，淋巴结的大小、数目、位置、活动度等。

（三）影像学检查

阴茎超声可明确有无海绵体侵犯；必要时可行 MRI 检查；盆腔 CT 可发现直径大于 1 cm 的盆腔淋巴结；PET-CT 不作为常规检查，但有助于更准确判断有无腹股沟淋巴结转移和盆腔淋巴结转移。

（四）实验室检查

目前尚无可靠的阴茎癌诊断及预后的标志物。

（五）侵入性检查

阴茎癌可通过病变组织的病理活检来确诊，也可确定肿瘤的病理分级。腹股沟区肿大的淋巴结也可通过淋巴结活检来确诊。

三、治疗

（一）非手术治疗

1. 放疗

放疗仅可作为无法接受手术以及术后原发灶和（或）区域淋巴结复发患者的姑息性治疗。

2. 化疗

单独化疗对阴茎癌疗效欠佳，多用于辅助治疗和综合治疗。

3. 激光治疗

激光治疗主要用于表浅的肿瘤（Tis、Ta、T1）和癌前病变。

4．靶向治疗

可使用表皮生长因子受体（EGFR）靶向治疗阴茎癌。

（二）手术治疗

阴茎癌的治疗主要是外科治疗，也是目前阴茎癌主要的治愈手段，包括原发灶的处理和腹股沟淋巴结以及盆腔淋巴结转移灶的处理。

1．原发病灶的治疗

阴茎癌原发病灶的治疗方法包括保留阴茎器官的治疗（包括包皮环切术、阴茎皮肤切除术、阴茎部分切除术）及阴茎全切加尿道会阴造口。治疗方法的选择应根据原发灶的大小、部位、活检结果确定的肿瘤分化程度、临床判定的肿瘤浸润深度、患者的年龄和对性生活的要求以及患者的经济因素等综合考虑。

2．淋巴结的处理

区域淋巴结有无转移、能否根治切除是影响生存率的决定因素。预防性腹股沟淋巴结清扫对于高风险肿瘤的患者有帮助，定期行前哨淋巴结活检有助于减少远处转移。

（三）预后

阴茎癌远期疗效与肿瘤的病理级别和淋巴结转移状态密切相关。病理类型可以分为预后好、中、差三组。浸润深度也与疾病进展及预后相关，当浸润深度小于 5 mm 时肿瘤发生局部转移的风险非常低，大于 10 mm 时表现出高转移潜能，而浸润深度为 5 ～ 10 mm 的肿瘤的转移风险介于前两者之间。淋巴管侵犯是淋巴结转移的预测指标。

四、护理

（一）术前护理

1）心理护理。阴茎癌为恶性肿瘤，且因肿瘤长在生殖器官处，并伴破溃、有异味，患者多有自卑、焦虑、羞耻等负性情绪，护理人员应针对患者的不同心理状态实施相应的护理。加强沟通，询问病史及查体时注意保护患者隐私，采取个性化的交流方式，向患者及家属科学、合理地解释疾病相关知识，协助患者取得伴侣的理解与支持，帮助患者树立战胜疾病的信心，以最佳心理状态配合手术治疗和护理。

2）皮肤准备。术前 3 天予 1∶5 000 高锰酸钾稀释液浸泡阴茎，每天 2 ～ 3 次，每次 15 ～ 20 min。局部有破溃感染的，协助医生清创换药，必要时做分泌物培养，根据培养结果针对性使用敏感抗生素控制感染。勤换内裤，穿棉质内裤，避免摩擦及刺激，保持会阴部清洁、干燥。术前晚下腹部、会阴部、腹股沟区备皮。

3）术前准备。完善术前各项常规检查；加强营养，以增强患者对手术的耐受性和减少并发症；创造安静、舒适的环境，给予温水沐足、耳穴压豆等措施，保证患者充足的睡眠；术前 6 h 禁食，4 h 禁饮；必要时做好备血、皮试、灌肠等准备。

4）血糖管理：对合并有糖尿病的患者，调控血糖。

（二）术后护理

1）一般护理。持续心电监护及低流量吸氧，严密监测生命体征的变化。

2）疼痛护理。协助患者取舒适体位，为患者翻身时动作轻柔。耐心倾听患者的主诉，观察疼痛的部位、性质、程度及伴随症状，必要时遵医嘱应用止痛药，观察药物的疗效及不良反应。阴茎部分切除术后3～5 d内，可以口服镇静剂或己烯雌酚，防止阴茎勃起引起疼痛。

3）营养支持。术后6 h后进食全流质饮食，次日改半流饮食并逐渐过渡到普通饮食，选择高热量、高蛋白、高维生素、易消化的食物，使患者得到均衡的营养支持，缩短伤口愈合时间。多食新鲜蔬菜、水果，多饮水，保持大便通畅。

4）体位与活动。术后鼓励早期床上活动，以减少并发症的发生。行双侧腹股沟淋巴结清扫术者，双下肢制动3～5 d，术区予弹力绷带加压包扎，必要时予沙袋压迫，以防皮瓣滑动漂浮。卧床期间严密观察患者双下肢皮温、肢端血运及足背动脉搏动情况，指导患者行渐进式下肢康复活动操，预防下肢深静脉血栓的发生。

5）引流管的护理。妥善固定引流管，标识清晰，保持引流通畅，避免引流管折叠、扭曲、受压、脱落，观察引流液颜色、性状、量，发现异常及时通知医生。留置尿管的患者，每日行2次会阴抹洗，以保持会阴部清洁。鼓励患者多饮水，促进排尿，起到内冲洗的作用。

6）术区伤口的护理。使用撑被架，避免伤口受压。保持伤口敷料清洁、干燥，如有渗血、渗液，及时通知医生更换敷料。行双侧腹股沟淋巴结清扫术者，应严密观察皮瓣的血运及伤口愈合情况，观察皮瓣颜色、皮温，术后应保持持续有效的负压吸引。

7）心理护理。术后患者因阴茎部分切除甚至阴茎全切术后排尿方式的改变，易情绪低落，产生抑郁、失落感，应及时给予心理干预。鼓励患者敞开心扉，帮助患者正视自我形象，加强家庭干预，让家属尤其是配偶多鼓励和支持患者，减轻患者的心理负担，使患者以乐观的心态面对生活。

8）排尿指导。阴茎全切患者，指导患者使用蹲位、腹压排尿。

（三）常见并发症的预防与护理

1. 切口感染

密切观察生命体征的变化，尤其是体温变化情况。严格执行各项无菌操作。观察伤口及引流管内引流液的情况，保持伤口敷料清洁、干燥及各引流管引流通畅。遵医嘱应用抗生素预防感染。

2. 皮瓣坏死

保持皮下引流管有效的负压吸引。严密观察皮瓣的血运及伤口愈合情况，观察皮瓣颜色、皮温，发现血运不佳时，及时报告医生。

3. 尿道外口狭窄

尿道外口狭窄主要原因为阴茎全切术后切口感染，尿道残端过短、回缩，残端处理不当。围手术期遵医嘱应用抗生素预防感染。尿路造口处留置尿管10～14 d，保持尿管引流通畅，每日2次抹洗会阴，拔管前1 d间断夹闭尿管训练膀胱功能。如有排尿困难、排尿不畅，可能为尿道外口狭窄，须定期行尿道扩张，严重狭窄可施行尿道外口切开或成形术。

（四）健康教育与随访管理

1）饮食指导。饮食规律，少量多餐，指导患者多进食高蛋白、高热量、易消化食物，忌烟酒和刺激性食物，多饮水，多食新鲜蔬菜、水果，保持大便通畅。

2）活动指导。术后3个月内避免重体力劳动及剧烈运动，可适当参加体育锻炼，以提高机体免疫力。鼓励患者参加娱乐活动，保持心情愉快。避免阅读、观看不健康的书籍和影视。

3）随访。治疗后前2年每3个月随访1次，第3～5年每6个月1次。

（张巧珍　俞丹）

第十二节　上尿路尿路上皮癌

【学时】2学时。

【培训目标】

（1）了解上尿路尿路上皮癌的临床表现及诊疗。

（2）熟悉上尿路尿路上皮癌围手术期一般护理。

（3）掌握上尿路尿路上皮癌术后常见并发症的预防与护理。

（4）能制订上尿路尿路上皮癌患者的随访管理方案。

【主要内容】

（1）上尿路尿路上皮癌的概述。

（2）上尿路尿路上皮癌的诊断。

（3）上尿路尿路上皮癌的治疗。

（4）上尿路尿路上皮癌的护理。

【教学方法】课堂讲授、案例讨论。

一、概述

上尿路尿路上皮癌（upper urinary tract urothelial carcinoma，UTUC）包括肾盂癌和输尿管癌，在肾盂输尿管的恶性肿瘤中最常见的病理类型为尿路上皮癌（即移行细胞癌），约占90%。UTUC高发于70～90岁人群，多为单侧起病，7%～17%的UTUC可合并膀胱癌同时起病。吸烟、滥用镇痛药物、职业暴露、慢性炎症、感染、遗传等危险因素都与UTUC的发病有关。

二、诊断

（一）临床表现

UTUC早期没有症状或者症状较轻，因此早期确诊率较低。最常见的局部症状为无痛性的肉眼或镜下血尿，占70%～80%，间歇出现，出血较多时可出现条索状血块。

20%～40%的患者有腰部疼痛，一般表现为腰部或沿输尿管方向的放射性钝痛或胀痛，血凝块堵塞输尿管时会引起急性肾绞痛。晚期患者可出现全身症状，如食欲缺乏、体重减轻、腰腹部包块和骨痛，以及呕吐、水肿、高血压等肾功能不全表现。

（二）体格检查

大多数患者在查体中常无明显异常，极少数病例可能会触及腰腹部的肿块，此包块多为肿瘤或梗阻引起肾积水所致。如果存在肿瘤转移可能会出现相关体征，一般不具有特异性。

（三）影像学检查

1. 超声检查

推荐采用超声进行筛查和初始评估。临床中有大量的无症状 UTUC 为常规体检中通过超声检查发现，有利于疾病的早期诊断。

2. 泌尿系统平片及造影检查

静脉尿路造影是诊断上尿路病变的传统方法，但受肠气、局部梗阻等因素影响及受到患者肾功能的限制，目前不作为常规推荐。逆行插管造影，对确诊有重要意义，但有一定创伤性，还可能造成肿瘤细胞脱落，造成输尿管黏膜不同程度的损伤而出现肿瘤细胞种植。

3. CTU

CT 泌尿系统成像（computed tomography urography，CTU）是目前临床价值最高、诊断 UTUC 准确性最高的检查，是首选的检查方法。

4. 磁共振成像

磁共振作为一种不需要造影剂的无创检查技术，是 UTUC 常用的检查方法。

（四）实验室检查

1. 尿脱落细胞学检查

此为 UTUC 的常规检查方法。当膀胱镜检查正常，排除膀胱原位癌或前列腺尿道部原位癌时，尿脱落细胞学阳性提示 UTUC 的可能。此外，尿脱落细胞学阳性是术后膀胱肿瘤复发的危险因素。

2. 荧光原位杂交（FISH）

通过检测尿脱落细胞染色体异常发现癌细胞，敏感性为 85%～100%。

3. 其他肿瘤标志物

核基质蛋白 NMP22、BTA 等的检查。

（五）内镜检查

1. 膀胱尿道镜检查

推荐针对所有 UTUC 患者在开展手术治疗前均需要进行膀胱尿道镜检查。

2. 输尿管镜检查

输尿管镜（硬镜、软镜）可以观察输尿管、肾盂及集合系统的形态并取活检。

（六）其他

1. **核素检查**

肾动态显像、全身骨扫描、PET/CT 检查。

2. **介入肾血管造影**

非常规性检查。

3. **穿刺活检**

不常规使用。

三、治疗

（一）非手术治疗

1. **灌注化疗**

UTUC 术后行预防性膀胱灌注化疗可有效降低膀胱癌发生率。保留肾脏手术治疗后可以通过肾造瘘管或输尿管支架管进行上尿路的局部灌注化疗。

2. **系统性化疗**

对于不能耐受手术或有远处转移的患者，辅助化疗或可成为局部晚期 UTUC 患者的术后治疗策略。化疗方案主要为 MVAC 方案（甲氨蝶呤、长春新碱、多柔比星、顺铂）与 GC 方案（吉西他滨、顺铂）。

3. **放疗**

放疗的主要指征为术后病理 T_3/T_4 期或存在残存病灶的患者。输尿管癌的放疗可以控制局部肿瘤生长，还可以用于缓解晚期患者严重血尿及癌痛。

4. **其他治疗**

PD-1/PD-L1 通路的免疫治疗和靶向治疗在晚期尿路上皮癌中已经取得一定疗效，有望成为术后辅助治疗的有效手段。

（二）手术治疗

1. **根治性手术治疗**

根治性肾输尿管切除术是上尿路上皮癌的“金标准”。手术切除范围应包括肾、全段输尿管及输尿管开口周围的部分膀胱。推荐对局部进展期患者同时进行淋巴结清扫。

2. **保留肾脏手术**

根治性肾输尿管切除术可能导致患者肾功能不全。因此，所有低危 UTUC 患者都可考虑进行保留肾脏手术。对于高危患者，如果存在肾功能不全或功能性孤立肾等情况，在充分评估之后也可以考虑进行保留肾脏的手术。

（三）预后

相比于膀胱癌，UTUC 术后复发转移率高，预后更差。UTUC 的预后与多种因素相关：①术前因素：吸烟、肿瘤位置、较差的 ASA 评分与 ECOG 评分、术前较高的中性淋巴细胞比值，以及肾积水、高龄、肥胖等是预后不良的危险因素。②术中和术后因素：手术方式可能影响预后；肿瘤的分级和分期是公认的最重要的预后影响因素；此外，还包括存在淋巴结转移、存在淋巴血管侵犯、存在其他变异性组织类型、手术切缘等因素。③分子生物学标志物：血液标志物、肿瘤分子标志物、尿液标志物。

四、护理

（一）术前护理

1）心理护理。术前因确诊为恶性肿瘤，患者容易出现恐惧、焦虑及抑郁等负性情绪，因此医护人员应了解患者术前的心理状态，根据患者的接受能力，酌情告知病情。护士应积极与患者沟通，及时了解患者内心的顾虑，鼓励其主动表达情感及疾病感受，调动其社会支持系统参与心理疏导，减轻其术前焦虑情绪，增强术前信心，以良好的心态配合围手术期的治疗和护理。

2）术前准备。完善术前各项常规检查，包括心电图、胸部X线、血常规、凝血功能、肝肾功能等；治疗相关基础疾病，如纠正心肺功能、控制血糖，有尿路感染者使用抗生素控制感染，贫血者给予纠正贫血；加强营养，以增强患者对手术的耐受性和减少并发症；为防止术后肺部感染和肺不张，术前1周指导患者戒烟及进行深呼吸、有效咳嗽等训练；术前1天常规做好备皮、皮试、备血；创造安静、舒适的环境，给予温水足浴、耳穴压豆等措施，保证患者充足的睡眠；做好肠道准备，术前禁食6～8 h，禁饮4 h。

（二）术后护理

1）一般护理。术后返回病房取平卧位，给予低流量吸氧、心电监护，注意保暖，严密观察生命体征。

2）疼痛护理。为患者提供舒适的体位及安静的休息环境；为患者翻身时动作轻柔，耐心倾听患者的主诉，观察疼痛的部位、性质、程度及伴随症状，指导患者先采取放松疗法，如听轻音乐、与亲朋好友视频聊天、分散注意力等，可采用自控镇痛泵止痛，必要时加用止痛药，注意观察药物的疗效及不良反应。使用撑被架，避免伤口受压。

3）饮食和活动指导。术后肠功能恢复后，指导患者进流质饮食，再逐渐过渡到半流质饮食、软质饮食、普通饮食，选择高热量、高蛋白、高维生素、易消化的食物，使患者得到均衡的营养支持，促进伤口愈合。养成正确饮水的习惯；多食新鲜蔬菜、水果，保持大便通畅。卧床期间，鼓励患者勤翻身，预防压疮；指导患者行踝泵运动；手术后第一天指导患者循序渐进地下床活动，以预防下肢深静脉血栓的形成。

4）引流管护理。做好管道标识并妥善固定，防止引流管扭曲、受压、脱落，保持引流通畅。严密观察引流液的颜色、性质和量，并详细记录，严格执行无菌操作，定时更换引流袋。行根治性手术的患者，术后可能出现急性肾功能衰竭、术后出血等情况，准确记录出入量，尤其要观察并记录尿量情况，因尿量的多少反映术后肾功能的代偿情况。血尿严重时应报告医生及时处理。同时做好尿道口护理，每日行2次会阴抹洗，保持会阴部清洁。

5）切口护理。术后应观察伤口有无红肿，敷料有无渗血、渗液，应保持伤口敷料清洁、干燥，有渗出时及时通知医生换药，并遵医嘱给予抗感染治疗。

6）膀胱灌注护理。UTUC术后行预防性膀胱灌注化疗一般在术后1周左右进行，应向患者及家属讲解膀胱灌注的目的、重要性、灌注的时间、不良反应及注意事项，嘱患者灌注前少饮水并排空膀胱，灌注药物后指导患者更换体位，遵医嘱保留 40 min 至 2 h 后再排尿，嘱多饮水以加速尿液生成，起到内冲洗的作用。

（三）常见并发症的预防与护理

1）出血。观察生命体征，尤其是血压、心率的变化。观察有无腰痛、腰胀以及伤口敷料渗血情况，同时观察引流液的颜色、性质和量，以判断是否有活动性出血。如伤口持续渗血，引流液短时间内量多、色鲜红，或患者出现腰痛、腰胀、血压下降等出血表现时，应及时报告医生，遵医嘱应用止血药、补液扩容、输血，必要时做好手术止血的准备。

2）感染。①肺部感染。卧床期间协助患者翻身、叩背，指导患者有效咳嗽，多饮水，协助患者尽早下床活动。②伤口感染。保持伤口敷料清洁、干燥，如有渗血、渗液的情况，及时通知医生更换敷料。保持伤口引流管通畅，防止引流管扭曲、受压、脱落。加强营养，促进伤口愈合。③泌尿系统感染。保持尿管引流通畅，同时做好尿道口护理，保持会阴部清洁，每日行 2 次会阴抹洗。鼓励患者多饮水，促进排尿，起到内冲洗的作用。严格执行无菌操作，定时更换引流袋。

3）吻合口漏尿。准确记录出入量，如发现入量大于出量，且患者出现发热、腹痛、腹胀或腰部胀痛，尿管引量少，而盆腔引流管引流液增多，且颜色变浅甚至淡黄色，应考虑为吻合口漏尿。需要行盆腔引流液肌酐测定，延长伤口引流管、尿管留置时间，保持尿管引流通畅，使膀胱持续保持空虚状态，遵医嘱予抗感染治疗、止痛处理。同时，避免延迟膀胱切口愈合的相关因素，如糖尿病患者应严格控制血糖，营养不良患者术后应加强营养，补充白蛋白、氨基酸等，以促进吻合口愈合。

（四）健康教育与随访管理

1）饮食指导。指导患者多进食高蛋白、高热量、高维生素、无刺激的食物，做到食物多样化，均衡饮食。忌烟酒。多饮水，多食新鲜蔬菜、水果，保持大便通畅。

2）活动指导。术后 1 个月内避免重体力劳动及剧烈运动，注意保护健侧肾脏，防止外力冲击，可适当进行户外活动及适当体育锻炼，提高机体免疫力。

3）定期监测肾功能，慎用对肾脏有毒性的药物，指导患者观察尿量、尿液颜色，若出现健侧腰痛、血尿、少尿等异常情况，应及时就诊。

4）对出院后需要行膀胱灌注化疗的患者，应详细向患者及家属讲解膀胱灌注的重要性、注意事项、灌注周期，嘱患者严格遵守灌注时间和定期复查时间。

5）随访。UTUC 手术治疗后推荐进行至少 5 年的随访，在根治术后 2 年内每 3 个月复查 1 次，每半年复查腹部 CT 或 MRI（有条件的患者可行 CTU 检查），此后随访频率可更改为每年 1 次，复查内容包括问诊、查体、血常规、肝肾功能、尿常规、腹部 B 超、膀胱镜、尿脱落细胞学检查，行保守肾手术患者还需要每年行输尿管镜检查。

（张巧珍　俞丹）

第十三节　肾上腺疾病

【学时】6 学时。
【培训目标】
(1) 了解皮质醇增多症、原发性醛固酮增多症及嗜铬细胞瘤的临床表现及诊疗。
(2) 熟悉皮质醇增多症、原发性醛固酮增多症及嗜铬细胞瘤围手术期一般护理。
(3) 掌握皮质醇增多症、原发性醛固酮增多症及嗜铬细胞瘤术后常见并发症的预防与护理。
【主要内容】
(1) 皮质醇增多症的概述、诊断、治疗与护理。
(2) 原发性醛固酮增多症的概述、诊断、治疗与护理。
(3) 嗜铬细胞瘤的概述、诊断、治疗与护理。
【教学方法】课堂讲授、案例讨论。

一、概述

肾上腺外科疾病按组织学分类，可分为肾上腺肿瘤以及肾上腺增生、肾上腺囊肿、结核、出血等非肿瘤疾病；按内分泌功能状态，可分为功能性和非功能性两类，其中多个内分泌器官受累者称为多发性内分泌肿瘤综合征。患者术前需要进行实验室和影像学检查以明确肾上腺疾病的具体类型，鉴别诊断原发性醛固酮增多症、皮质醇增多症或嗜铬细胞瘤，根据肿瘤性质进行相应围手术期处理。

二、诊断

术前的实验室检查包括血常规、尿常规、凝血功能、肝肾功能、肾上腺相关激素、血型等。必要的影像学检查包括肾上腺的超声、CT、MRI 等检查。

三、治疗

腹腔镜肾上腺切除术已成为治疗大多数肾上腺疾病的标准手术方式。肾上腺切除术的适应证包括功能性肾上腺肿瘤、有恶性风险的非功能性肾上腺肿瘤、恶性或怀疑恶性的肾上腺肿瘤。功能性肾上腺肿瘤主要包括可导致皮质醇增多症或原发性醛固酮增多症的肾上腺皮质腺瘤和分泌儿茶酚胺的嗜铬细胞瘤。腹腔镜手术具有手术时间短、创伤少、术后恢复时间快、手术并发症少等优点。开展腹腔镜肾上腺切除手术的医院应至少具备以下科室：泌尿外科、内分泌科、心内科、重症医学科、麻醉科、手术室、影像科和超声科等。

四、并发症护理

不同类型肾上腺疾病的特异性术后并发症，多因肿瘤切除后激素迅速撤退引起。围手术期应注意监测相应激素，并做好激素替代，及时发现，及时处理。

五、皮质醇增多症

（一）概述

皮质醇增多症是由于肾上腺皮质长期过量分泌皮质醇引起的一系列代谢紊乱症状和体征，又称库欣综合征。由于垂体病变导致血浆促肾上腺皮质激素（adrenocorticotropic hormone，ACTH）过量分泌致病者称为库欣病。

（二）诊断

1. 临床表现

“满月脸”“水牛背”、皮肤紫纹为皮质醇增多症的经典表现，体重增加和向心性肥胖是最常见的体征，是由于过量皮质醇引起脂肪代谢异常和脂肪分布异常的结果；其他表现包括多血质和肌病、高血压、糖尿病和骨质疏松等；部分患者可能有月经紊乱或精神心理异常，甚至出现类似躁狂、忧郁和精神分裂症样的表现；男性患者可能有性欲减退、勃起功能障碍、睾酮水平下降等性腺功能减退的表现。

2. 体格检查

1）一般情况：如体重、形态、皮肤变化，有助于初步确定疾病。患者常有“满月脸”、面部痤疮、“水牛背”、色素沉着、皮肤紫纹、肥胖或肌肉萎缩表现。女性患者还会出现胡须、多毛等现象。

2）生命体征：血压、呼吸、脉搏、心率。

3. 影像学检查

1）肾上腺 CT/MRI。推荐用于 ACTH 非依赖性库欣综合征的诊断。CT 对肾上腺的分辨率最高，肾上腺 MRI 主要用于肾上腺疾病的分型。

2）垂体 MRI。推荐用于 ACTH 依赖性库欣综合征。

3）骨骼 X 线检查用于评估骨质疏松及可能存在的骨折。

4. 实验室检查

1）血浆 ACTH 和血浆皮质醇昼夜节律。一般于清晨 8 时空腹采血测定血浆皮质醇。

2）24h 尿游离皮质醇（24-hour urinary free cortisol，24h-UFC）、尿 17 – 羟皮质类固醇（17-hydroxycorticosteroids，17-OHCS）和 17 – 酮类固醇，常低于正常值。

3）血浆 ACTH 试验。正常结果有助于排除原发性肾上腺皮质功能减退症。

4）地塞米松抑制实验。

（三）治疗

骨质疏松、病理性骨折、精神认知障碍等难以完全恢复。库欣综合征经有效治疗，皮质醇恢复正常后，标化死亡率可接近正常人群，但 5 年内仍有较高的心脑血管疾病发生率；治疗后皮质醇症未纠正者，标化死亡率是正常人群的 3.8 ～ 5.0 倍。

（四）护理

1. **术前护理**

1）血压、血糖护理。库欣综合征一般合并代谢异常。如存在血糖升高，应将空腹血糖控制在 10 mmol/L 以下。注意纠正电解质和酸碱平衡紊乱，改善心脏功能。尽可能将血压控制在正常范围内，按时服用降压药，定期监测血压。血压高时，应卧床休息，及时服用降压药。观察有无剧烈头痛、眩晕、视力模糊，警惕心脑血管意外。库欣综合征患者多存在骨质疏松，加强安全指导，防跌倒、防碰撞。术前、术中摆体位务必小心，防止出现骨折。

2）心理护理。患者因疾病出现向心性肥胖、面部潮红、多毛等，易产生严重自卑心理。尊重患者，耐心讲解和分析疾病的特点，消除疑虑心理，增加疾病治愈的信心。可运用心理量表进行心理状况评估，同时做好防自伤、防自杀、防伤人的“三防”护理，必要时请心理科会诊。

3）预防感染。注意全身皮肤、口腔清洁卫生，避免皮肤破损。观察有无发热、尿频、尿急等泌尿系统感染症状，密切监测感染指标，必要时遵医嘱使用广谱抗生素。

4）术前准备。完善术前各项常规准备，加强营养，以增强患者对手术的耐受性和减少并发症；创造安静、舒适的环境，保证患者充足的睡眠。

2. **术后护理**

1）一般护理。按 ERAS 理念，早期下床活动、早期进食、早期拔管，做好疼痛护理，给予营养支持，预防下肢深静脉血栓。

2）做好管道护理。注意术后切口渗血、渗液及引流液的颜色和量的变化情况，如切口有大量渗血，同时引流液鲜红，应警惕有活动性出血的可能，及时向医生汇报。

3. **常见并发症的预防与护理**

肾上腺危象：

1）评估。库欣综合征患者术后可能因血浆皮质醇迅速撤退引起糖皮质激素不足相关症状，注意监测血浆皮质醇、促肾上腺皮质激素浓度，观察患者有无腹胀、恶心、呕吐、厌食、乏力、精神不振、肌肉僵痛、血压下降和体温升高等，部分患者可合并水电解质紊乱，抢救不及时可有生命危险。

2）处理。

（1）术后应持续心电监护及中流量吸氧，严密监测生命体征的变化。及时通知医生采取必要措施，建立 2 条静脉通路，遵医嘱予氢化可的松 100 ～ 200 mg 静脉滴注，予以补液，纠正电解质和酸碱平衡紊乱，应用血管活性药物纠正低血压。

（2）术后 3 d 内监测晨间血清皮质醇水平，决定是否需要糖皮质激素（glucocorticoid，GCs）替代治疗。若血清皮质醇 <2 μg/dL（55 nmol/L），应立即补充 GCs；血清皮质醇为 2 ～ 10 μg/dL（55 ～ 276 nmol/L），同时合并血压下降、不明原因发热、低钠血症等症状，也应立即补充 GCs。替代方案：建议先静脉给予氢化可的松 100 ～ 200 mg/d，待症状缓解后可改为口服 GCs 替代。

（3）注意遵医嘱准时、准量补充糖皮质激素，防止出现肾上腺危象。术后糖皮质激素应足量，并逐步递减直至停药，防止减量过快，出现糖皮质激素不足症状或肾上腺危象。做好药物疗效及用药不良反应的观察及宣教。

4. **健康教育与随访管理**

1）饮食指导。饮食规律，少量多餐，指导患者多进食高蛋白、高热量、易消化食物，忌烟酒和刺激性食物，多饮水，多食新鲜蔬菜、水果，保持大便通畅。

2）活动指导。术后3个月内避免重体力劳动及剧烈运动，可适当参加体育锻炼，以提高机体免疫力，但仍需要预防病理性骨折发生。鼓励患者参加娱乐活动，保持心情愉快。必要时在心理专科门诊继续心理治疗。

3）定时随访。术后10～14 d复查血尿生化及激素指标，每3个月检查激素水平。监测血浆皮质醇和ACTH，观察肾上腺皮质分泌功能恢复情况并决定糖皮质激素剂量及停用时间；嘱患者按时服药，遵医嘱方可减停药，一般需要4～6个月，但少数患者恢复过程可长达1～2年。

六、原发性醛固酮增多症

（一）概述

原发性醛固酮增多症（简称“原醛症”）是肾上腺皮质或异位肿瘤分泌过量的醛固酮激素，引起以高血压、低血钾、低血浆肾素活性和碱中毒为主要表现的临床综合征，又称Conn综合征。

（二）诊断

1. **临床表现**

原发性醛固酮增多症的主要临床表现是高血压、低血钾和碱中毒，高血压是最主要和最先出现的症状，另外，可有头痛、肌肉无力和抽搐、乏力、暂时性麻痹、肢体容易出现麻木或针刺感、口渴、多尿、夜尿增多等症状。

2. **体格检查**

1）一般情况：体型，有无肥胖及肥胖类型评估，检查肠鸣音、肌力等。

2）生命体征：血压、呼吸、脉搏、心率。

3. **实验室检查**

1）筛查试验。包括血浆醛固酮或肾素浓度、血浆醛固酮/肾素活性比值（aldosterone to renin ratio，ARR）、血钾等。血浆醛固酮/肾素浓度比值≥30，提示醛固酮过多分泌为肾上腺自主性，是高血压患者中筛查原发性醛固酮增多症最可靠的方法，同时也是评价原发性醛固酮增多症手术预后的指标之一。

2）定性诊断。包括生理盐水滴注试验、卡托普利抑制试验、高盐饮食负荷试验、氟氢可的松抑制试验，四者均可用于确诊。

3）定位诊断。首选肾上腺CT增强扫描。有条件可行肾上腺静脉取血（adrenal vein sampling，AVS），是分侧定位原发性醛固酮增多症的“金标准”。

4）基因检测。可诊断家族性醛固酮增多症（familial hyperaldosteronism，FH）。*CYP*11*B*1/*CYP*11*B*2融合突变已被用于诊断FH-Ⅰ，*CLCN*2与FH-Ⅱ有关，*KCNJ*5与FH-Ⅲ有关，*CACNA*1*H*与FH-Ⅳ有关。

（三）治疗

1．药物治疗

1）术前主要应用盐皮质激素受体拮抗剂控制血压，如螺内酯（安体舒通），推荐首选。肾功能不全者，螺内酯适当减量。以维持血钾在正常值上限内为度。

2）其他药物：依普利酮、钠通道拮抗剂、钙通道拮抗剂等。

2．预后

绝大部分患者的术后血浆醛固酮及血钾可恢复至正常范围内，血压治愈及显著改善的患者能够达到80% ～99%。

（四）护理

1．术前护理

应告知患者术前应积极控制血压，尽可能控制血压在正常范围。纠正低钾血症。

术前准备：

1）完善术前各项常规准备；加强营养，以增强患者对手术的耐受性和减少并发症；创造安静、舒适的环境，保证患者充足的睡眠。

2）高血压护理。定期测血压，血压高时应卧床休息，及时服用降压药，警惕心脑血管意外。

3）低血钾的观察。观察患者有无四肢无力、肌肉麻痹、心律失常等症状，监测患者血钾、尿钾的情况。如有低钾血症，可口服或静脉补钾，指导摄入含钾丰富的食物。注意密切监测血生化。动态做好跌倒评估与防跌倒宣教。

2．术后护理

1）按ERAS理念，早期下床活动、早期进食、早期拔管，做好疼痛护理、营养支持，预防下肢深静脉血栓。动态评估跌倒风险，预防跌伤。

2）做好管道护理。注意术后切口渗血、渗液及引流液的颜色和量的变化情况，如切口有大量渗血，同时引流液鲜红，应警惕有活动性出血的可能，及时向医生汇报。

3）持续心电监护及中流量吸氧，严密监测生命体征的变化。术后第1天即可停止应用螺内酯和其他降压药物，停止补钾，密切监测血压、血生化，根据血压波动情况调整降压药物。术后无须特意补钾，根据血钾情况决定是否补钾。

3．常见并发症的预防及护理

高钾血症：

1）评估。原发性醛固酮增多症患者，术后可能因对侧肾上腺皮质球状带功能抑制导致高钾血症，观察患者有无出现口周和四肢麻木、心率先快后慢、心电图表现为T波高尖，严重者可发生心搏骤停。患者也可能因围手术期禁饮食、过量血浆醛固酮尚未完全恢复正常而发生低钾血症。

2）处理。术后应密切监测血生化，及时发现血钾异常。低钾血症需补钾；高钾血症使用经典抗高钾血症方案进行内科治疗，及时停止补钾用药和摄入含钾丰富食物，必要时补充氟氢可的松，甚至行血液透析。为防止对侧肾上腺长期抑制引起的醛固酮分泌不足所导致的高钾血症风险，术后数周推荐含钠盐丰富的饮食。定期复查血钾等。

4. **健康教育与随访管理**

1）饮食指导。饮食规律，少量多餐，指导患者多进食高蛋白、高热量、易消化食物，忌烟酒和刺激性食物，多饮水，多食新鲜蔬菜、水果，保持大便通畅。

2）活动指导。术后3个月内避免重体力劳动及剧烈运动，可适当参加体育锻炼，以提高机体免疫力。术后定期复查血钾、醛固酮，观察其变化。指导患者注意血压的变化，定时监测血压，遵医嘱正确用药，必要时到医院就医。

3）随访。第一次随访为术后4～6周。术后第1～2年每3个月随访1次，第3～5年每6个月1次。

七、嗜铬细胞瘤

（一）概述

嗜铬细胞瘤是由于肾上腺髓质、交感神经节或其他部位的嗜铬组织持续或间断地释放大量儿茶酚胺，引起持续性或阵发性高血压和多个器官功能及代谢紊乱的一种疾病。

（二）诊断

1. **临床表现**

高血压是该病最常见的临床表现，可表现为阵发性高血压和持续性高血压。部分患者可出现直立性低血压。典型的症状包括头痛、多汗、心悸“三联征”。可有恶心、呕吐等胃肠道症状，精神紧张、烦躁、焦虑，甚至有濒死感。其他特有的临床特征：代谢率增高的症状和体征较常见，如多汗及轻到中度的体重减轻。心脏可发生心律失常和心力衰竭等。膀胱壁上的嗜铬细胞瘤可引起典型的排尿时高血压发作，另外还可发生糖耐量减低、红细胞比容升高、高钙血症等。

2. **体格检查**

1）一般情况：如体重、形态、皮肤变化，有助于初步确定疾病。

2）生命体征：血压水平，查看是否存在高血压现象，同时还要检查判断是否存在心动过速表现。

3. **实验室检查**

包括定性诊断、定位诊断和基因筛查等。

1）定性诊断：包括实验室测定血浆和尿的游离儿茶酚胺、肾上腺素、去甲肾上腺素、多巴胺及其代谢产物如香草扁桃酸，血浆游离甲氧基肾上腺素，24 h尿甲氧基肾上腺素类物质检测（metanephrines，MNs），均可升高。

2）解剖定位诊断：包括肾上腺强化CT和MRI。

3）功能定位诊断：包括间碘苄胍显像、生长抑素受体显像和PET等。

4）遗传综合征的诊断和基因筛查等。

（三）治疗

预后：嗜铬细胞瘤的预后与年龄、转移性、有无家族史及治疗早晚有关。非转移性者5年生存率大于95%，但约50%患者仍持续高血压。超5年的国人随访数据表明，复发率为13.3%，家族性、肾上腺外及右侧者更易复发。而中位复发时间约为原发肿瘤切除术后6年，提示患者需要进行长时间的随访。转移性嗜铬细胞瘤不可治愈，5年生存率约50%。

（四）护理

1．术前护理

1）围手术期准备。术前药物准备至少2周，充分阻断过量儿茶酚胺的作用，维持正常血压、心率、心律，改善心脏和其他脏器的功能；纠正有效血容量不足；防止手术、麻醉诱发儿茶酚胺大量释放所导致的血压剧烈波动，减少急性心力衰竭、肺水肿等严重并发症的发生。控制血压首选α受体阻滞剂，如酚苄明，根据血压调整剂量，直至发作性症状控制、血压正常或略低、出现直立性低血压或鼻塞等症状，提示药物剂量恰当。如血压控制不满意，可加用钙离子通道阻滞剂。如存在心动过速，可在使用α受体阻滞剂后加用β受体阻滞剂，如美托洛尔、普萘洛尔等，控制心率小于90次/分。

2）高血压护理。尽可能将血压控制在120/80 mmHg左右，嘱患者按时服用降压药。血压持续高时，给予心电监护、吸氧，使患者处于半坐卧位，遵医嘱使用降压药，同时注意避免血压降得过低（波动幅度为下降20～30 mmHg），注意患者肢体的活动情况、嘴角有无歪斜、舌头有无偏离等，及时发现脑出血。

3）扩容治疗。静脉输入生理盐水和胶体液扩充血容量，并嘱患者高盐饮食。术前3～6 d，每天给予2 000～3 000 mL液体，防止术后高血压危象及低血压。扩容时注意动态观察24 h出入量是否平衡，注意测量血压，避免水钠潴留。如出现高血压危象，可静脉泵入降压药控制血压。

4）术前准备。完善术前各项常规准备，加强营养，以增强患者对手术的耐受性和减少并发症。创造安静、舒适的环境，保证患者充足的睡眠。

2．术后护理

1）术中手术医师注意与麻醉医师配合，术中夹闭肾上腺中央静脉和切除肿瘤时，血压可能突然下降，手术医师进行此操作时应提前告知麻醉医师，注意监测血压、心率，加快输液速度，必要时静脉应用升压药及肾上腺皮质激素。整个手术过程中触及肿瘤的操作都可能诱发高血压和心律失常，因此术中操作应轻柔，尽量避免挤压肿瘤。如术中血压波动较大，行肾上腺切除术后出现或可能出现血流动力学不稳定，建议入ICU监护治疗，密切监测血压（动脉压、中心静脉压等）、心率、心律，持续心电监护，监测血糖、血电解质等，稳定血压，及时发现并处理可能发生的心血管和代谢相关并发症。待血压、心率、心律平稳，血流动力学稳定后，转回普通病房。

2）按ERAS理念，早期下床活动、早期进食、早期拔管，做好疼痛护理、营养支持，预防下肢深静脉血栓。动态评估因血压波动引起的直立性低血压致跌倒风险，预防跌伤。

3）做好管道护理。注意术后切口渗血、渗液及引流液的颜色和量的变化情况，如切口有大量渗血，同时引流液鲜红，应警惕有活动性出血的可能，及时向医生汇报。

3．常见并发症的预防与护理

1）高血压危象。

（1）评估。整个手术过程中触及肿瘤的操作都可能诱发高血压和心律失常，因此术中操作应轻柔，尽量避免挤压肿瘤。观察患者有无发热、出汗、心率加快、皮肤潮红、口干、尿频、排尿困难及手足颤抖等表现，严重者可能有急性肺水肿、高血压脑病或急性肾功能衰竭等表现。

（2）处理：应准备好急救药品，如硝普钠、酚妥拉明、氢化可的松、地塞米松等。如出现高血压危象，应立即抢救患者，建立静脉通路，遵医嘱予硝普钠微泵静推迅速降压，血压降至原最高血压水平的20% ～ 30% 即可。给予吸氧，保持呼吸道通畅，防止脑部缺氧，予半卧位，起体位性降压作用。专人陪护，防坠床，避免刺激，安抚患者的情绪，预防躁动。

2）低血压。

（1）评估：当肿瘤切除后，由于体内的儿茶酚胺物质骤然消失，血管容积相对增大，回心血量及心输出量减少，可发生难以控制的低血压。应密切观察血压、心率变化，有无出现血压低、心率快、尿量少等情况。

（2）处理：及时补充血容量，应常规适量扩容并给予 5% 葡萄糖液补充，维持正平衡，稳定血压。建立 2 条静脉通路，按抗休克应急流程处理。按医嘱予多巴胺微泵静推升压，或立即静脉慢速滴注去甲肾上腺素。一旦血压回升并已维持稳定，应尽早逐步减慢升压药注入速度和用量，直至完全停用升压药。

4. 健康教育与随访管理

1）饮食指导。饮食规律，指导患者多进食高蛋白、高热量、易消化食物，忌烟酒和刺激性食物，多饮水，多食新鲜蔬菜、水果，保持大便通畅。

2）活动指导。术后 3 个月内避免重体力劳动及剧烈运动，可适当参加体育锻炼，以提高机体免疫力。鼓励患者参加娱乐活动，保持心情愉快。指导患者注意血压的变化，定时监测血压，必要时遵医嘱正确用药，定时到医院就医。

3）随访。术后 10 ～ 14 d 复查血、尿生化，判断肿瘤有无残留、转移等。

（蒋凤莲　谢秋凤）

第十四节　泌尿系统损伤

【学时】2 小时。

【培训目标】

（1）了解肾、输尿管、膀胱、尿道损伤的病理生理特点。

（2）熟悉肾、输尿管、膀胱、尿道损伤的临床特点。

（3）掌握肾、输尿管、膀胱、尿道损伤的病因和处理原则。

【主要内容】
(1) 肾损伤的病因、临床表现、辅助检查、治疗与护理。
(2) 输尿管损伤的病因、临床表现、辅助检查、治疗与护理。
(3) 膀胱损伤的病因、临床表现、辅助检查、治疗与护理。
(4) 尿道损伤的病因、临床表现、辅助检查、治疗与护理。
【教学方法】课堂讲授、案例讨论。

一、肾损伤

（一）病因

引起肾损伤的病因有开放性损伤（如枪弹、刀刃等锐器所致）、闭合性损伤（如撞击、跌倒、挤压等）、医源性损伤（如结石手术、肾脏手术）、自发性肾破裂（肾本身病变如肾积水、肾肿瘤、肾结核等）。

（二）临床表现

1. 血尿

大多数患者有血尿，但血尿与损伤程度并不一致。肾挫伤或肾部分裂伤可引起明显肉眼血尿；而肾血管断裂、输尿管断裂或血块堵塞输尿管，可能仅表现为镜下血尿，甚至无尿。

2. 疼痛

肾包膜下血肿、肾周围软组织损伤、出血或尿外渗等可引起患侧腰、腹疼痛；血液、尿液进入腹腔或合并腹腔内器官损伤时，可出现腹膜刺激征、腹痛等；血块通过输尿管时，可引起同侧肾绞痛。

3. 休克

重度肾损伤或合并其他脏器损伤时，因严重失血常发生休克，可危及生命。

4. 感染

血肿及尿外渗易继发感染并导致发热，但多为低热。若继发肾周围脓肿或化脓性腹膜炎，可出现高热、寒战，并伴有全身中毒症状。

（三）辅助检查

实验室检查（如血常规、尿常规）、超声检查、CT、MRI、静脉肾盂造影等。

（四）治疗

1. 急救处理

大出血、休克的患者应迅速抢救。密切观察生命体征，予以输血、复苏，尽快进行必要的检查，以确定肾损伤的范围、程度及有无合并其他器官损伤，同时做好急诊手术探查的准备。

2. 非手术治疗

非手术治疗适用于肾挫伤、轻型肾裂伤及无其他脏器合并损伤的患者。主要措施包括：①绝对卧床休息至少2周。②早期合理应用抗生素。③补充血容量，给予输液、输血等支持治疗。④给予抗菌药物，预防继发感染。⑤在明确诊断，排除胸、腹的其他脏器损伤后，可合理运用镇痛、镇静和止血药物，严密观察生命体征、局部肿块、血尿情况、血红蛋白及血细胞比容，进行尿液颜色对比（每次排尿留取部分标本置于透明试管行颜色对比并注意血红蛋白的变化，直至出血停止、病情平稳）。

3. 手术治疗

可根据肾损伤程度行肾修补术、肾部分切除术、肾切除术或选择性肾动脉栓塞术。

（五）护理

1. 非手术治疗的护理/术前护理

1）休息。绝对卧床休息 2 ～ 4 周，待病情稳定、血尿消失后可离床活动。通常损伤后 4 ～ 6 周，肾挫裂伤才趋于愈合，下床活动过早、过多可能导致再次出血。

2）预防感染。①保持伤口清洁、干燥，敷料渗湿时及时更换。②遵医嘱应用抗生素，并鼓励患者多饮水。③若患者体温升高、伤口处疼痛并伴有血白细胞计数和中性粒细胞比例升高，尿常规白细胞升高时，多提示有感染，应及时通知医师并协助处理。

3）心理护理。主动关心、安慰患者及家属，稳定情绪，减轻焦虑与恐惧。加强交流，解释肾损伤的病情发展情况、主要的治疗护理措施，鼓励患者及家属积极配合各项治疗和护理工作。

4）饮食护理。①对严重肾脏断裂伤、肾蒂伤及严重合并伤者，应禁饮、禁食，静脉补充水、电解质、热量及其他营养。②保守治疗者：指导患者进食高蛋白、高热量、高维生素、易消化食物，多吃富含粗纤维的蔬菜、水果，适当多饮水，保持排便通畅，避免腹压增高导致继发性出血。

5）病情观察。①定时测量血压、脉搏、呼吸，并观察变化。②观察尿液颜色的深浅变化，若血尿颜色逐渐加深，说明出血加重。③观察腰、腹部肿块的大小变化。④动态监测血红蛋白和血细胞比容变化，以判断出血情况。⑤定时观察体温和血白细胞计数，判断有无继发感染。⑥观察疼痛的部位及程度。⑦观察抗生素、镇痛、镇静、止血药物的效果及副作用。

6）维持体液平衡、保证组织有效灌流量。建立静脉通道，遵医嘱及时输液，必要时输血，以维持有效循环血量。合理安排输液顺序，以维持水、电解质及酸碱平衡。

7）术前常规准备。①完善相关检查：B 超、CT、X 线检查、静脉肾盂造影检查、出凝血试验等。②术前行抗生素皮试，遵医嘱带入术中用药。③饮食：术前禁食 6 h，禁饮 4 h。术晨灌肠 1 次。对于需要急诊手术的患者，无须灌肠。④术前备皮。⑤嘱患者更换清洁患者服。⑥与手术室人员进行患者、药物及相关信息核对后，将患者送入手术室。

2. 并发症的观察与护理

1）尿外渗。是肾损伤最常见的并发症，应早期给予有效抗生素，多数情况下会自然消退。

2）尿性囊肿。多数为伤后近期发生，也可发生于伤后 3 周至数年。可疑患者首选

CT扫描明确诊断。大部分尿性囊肿可以自行吸收，无须处理。若尿性囊肿巨大、持续存在，或出现发热、败血症等全身反应，则需要行经皮囊肿穿刺引流术、肾脏坏死组织清除术、输尿管内支架引流等处理。

3）迟发性出血。发生在创伤数周内，但通常不会超过3周。应密切观察生命体征，一旦发生内出血，应绝对卧床，补液。选择性血管栓塞术是首选治疗手段。

4）肾周脓肿。常发生在伤后5～7 d，患者出现持续性发热，糖尿病、HIV感染、邻近空腔脏器损伤等属易患因素。一旦确诊，应用有效抗生素控制感染，首选经皮穿刺引流术，必要时行脓肿切开引流或肾脏切除。

3．术后护理

1）一般护理。按照外科及全麻术后常规护理。

2）引流管的护理。引流管接无菌引流装置，妥善固定，保持引流管通畅，避免扭曲、折叠、受压；密切观察引流液的性质、颜色和量，并做好记录；24 h引流量小于10 mL可考虑拔除引流管。

3）输液管的护理。输液管保持通畅，留置针妥善固定，注意观察穿刺部位皮肤。

4）尿管的护理。①保持尿管通畅。②引流管长度适宜，避免管道受压、扭曲或折叠。③尿管引流不畅时，用0.9%无菌氯化钠溶液进行床旁冲洗，必要时更换尿管。④告知患者留置尿管的重要性，避免过度牵拉，切勿自行拔出。⑤引流管位置低于耻骨联合处。及时倾倒尿液。保持会阴部清洁。

5）饮食护理。①术后禁食。②肛门排气后进流质饮食，逐渐过渡为半流质饮食、软食与普通饮食。③饮食要注意营养丰富。④嘱患者多饮水，保持24 h尿量大于2 000 mL。⑤保持排便通畅。

4．健康教育与随访管理

1）活动指导。非手术治疗、病情稳定后的患者，出院后3个月内不宜从事重体力劳动或剧烈运动。注意腰部保暖，避免挤压、碰撞。

2）用药指导。行肾切除术后的患者须注意保护健肾，防止外伤，不使用对肾功能有损害的药物，如氨基糖苷类抗生素等。

3）复查。术后1个月行B超复查肾脏形态和功能。观察血压变化情况。如出现腰痛、血尿，应及时就诊。

二、输尿管损伤

（一）病因

引起输尿管损伤的病因有手术（多见于医源性损伤，如手术损伤或器械损伤）、外伤（如枪伤、车祸）、放射性治疗。

（二）临床表现

1．血尿

在部分输尿管损伤中会出现血尿，可为镜下血尿或肉眼血尿。输尿管完全断离时，可以表现为无尿。

2. **尿外渗**

尿外渗可发生于损伤当时或数天后，尿液从输尿管损伤处渗入后腹膜间隙，引起腰痛、腹泻、腹胀，局部出现肿胀包块及触痛。如尿液漏入腹腔，则引起腹膜刺激症状。

3. **感染症状**

体温升高、腰腹部疼痛、压痛等局部或全身症状。

4. **尿路梗阻症状**

输尿管扩张、肾积水、腰痛、肾功能衰竭等。

5. **尿瘘**

常见输尿管皮肤瘘、输尿管腹膜瘘和输尿管阴道瘘等。

（三）辅助检查

增强 CT、静脉肾盂造影、逆行肾盂造影、B 超、膀胱镜检查。

（四）治疗

1. **急救处理**

1）抗休克。

2）一期修复：新鲜无感染伤口应进行一期修复。

3）肾造瘘、抗感染治疗及二期修复：适用于输尿管损伤 24 h 以上，发生组织水肿或伤口有污染，一期修复困难者。

2. **手术治疗**

输尿管支架管置入术、肾造瘘术、输尿管成形术、自体肾移植术、肾切除术。

（五）护理

1. **术前护理**

按照外科及全麻术前常规护理。

2. **术后护理**

1）一般护理。按照外科及全麻术后常规护理。

2）肾造瘘管的护理。①保持引流管通畅。②一般不做常规冲洗，以免引起感染；必要时，冲洗时应严格无菌操作，低压、缓慢冲洗，每次冲洗量不超过 10 mL。③勿折叠、扭曲、压迫管道。④妥善固定肾造瘘管，严防脱落。⑤引流管及引流袋妥善固定于床旁，避免牵拉造瘘管。⑥引流袋位置应低于造瘘处。⑦告知患者肾造瘘管的重要性，切勿自行拔管。⑧若肾造瘘管不慎脱出，应立即通知主管医生，由医生重置造瘘管。⑨观察引流液的颜色、量；观察患者腰部体征，有无腰胀；保持造瘘管周围敷料清洁、干燥、固定；定期更换引流袋，引流袋上注明引流管的名称、置管时间及更换时间；观察患者是否有发热、水电解质紊乱。

3）输尿管支架管的自我观察及护理。①避免腰部剧烈活动，以免输尿管支架管移位。②观察尿液的颜色、性质和量。③观察体温及腹部体征。④注意会阴部清洁卫生，预防泌尿系统感染。

三、膀胱损伤

（一）病因

引起膀胱损伤的病因有开放性损伤、闭合性损伤、医源性损伤、自发性破裂。

（二）临床表现

1. 腹痛

腹膜内破裂时，尿液流入腹腔引起全腹压痛、反跳痛及肌紧张，并有移动性浊音。腹膜外破裂时，下腹部疼痛、压痛及肌紧张。

2. 血尿和排尿困难

膀胱破裂后，尿液流入腹腔和膀胱周围，患者有尿意，但不能排尿或仅排出少量血尿。

3. 休克

骨盆骨折所致剧痛、大出血可导致休克。

4. 尿瘘

开放性损伤时，因体表伤口与膀胱相通而有漏尿。若与直肠、阴道相通，则经肛门、阴道漏尿。闭合性损伤时，尿外渗继发感染后可破溃形成尿瘘。

5. 氮质血症

发生腹膜内型膀胱破裂时，大量尿液流入腹腔，由于腹膜有较强的吸收力，短时间内可现氮质血症症状。

（三）辅助检查

导尿试验（经导尿管注入无菌生理盐水 200 mL 至膀胱，片刻后吸出。液体外漏时，吸入量少于注入量；腹腔液体回流时，吸出量多于注入量。若引流出的液体量明显少于或多于注入量，提示膀胱破裂）、膀胱造影、CT、MRI。

（四）处理原则

1. 急救处理

对严重损伤、出血合并休克者，首先积极抗休克治疗，同时积极处理出血及其他危及生命的合并伤。

2. 非手术治疗

膀胱轻度损伤者，可从尿道插入导尿管，持续引流尿液 7 ～ 10 d；合理使用抗生素预防感染。

3. 手术治疗

严重膀胱破裂伴出血、尿外渗，且病情严重者，尽早进行手术治疗。

（五）治疗

1. 术前护理

按照外科及全麻术前常规护理。

2. 术后护理

1）一般护理。按照外科及全麻术后常规护理。

2）特殊管道——膀胱造瘘管的护理。①保持引流管通畅，定时挤捏造瘘管，妥善固定，避免其弯折、受压。②引流袋不能高于尿液引流部位，防止逆行感染。③注意观察引流液的量、颜色、性状及气味。④保持造瘘口周围清洁、干燥。⑤长期留置者，应定期更换，一般首次换管时间为术后 3 ～ 4 周，之后可根据患者情况每 4 ～ 6 周更换 1 次。

四、尿道损伤

（一）概述

尿道损伤是泌尿系统最常见的损伤，多见于男性，多发于尿道球部，90% 以上的后尿道损伤合并骨盆骨折。

（二）临床表现

1. 疼痛

尿道球部损伤时会阴部肿胀、疼痛，排尿时加重。后尿道损伤表现为下腹部疼痛，局部肌紧张、压痛。伴骨盆骨折者，移动时疼痛加剧。

2. 排尿困难

尿道挫裂伤后因局部水肿或疼痛性括约肌痉挛，发生排尿困难。尿道断裂时，则可发生尿潴留。

3. 尿道出血

前尿道破裂时可见尿道外口流血，后尿道破裂时可无尿道口流血或仅少量血液流出。

4. 阴道出血

部分女性患者因骨盆骨折造成尿道损伤，可出现阴道口出血。

5. 尿外渗

尿道骑跨伤或后尿道损伤引起尿生殖膈撕裂时，会阴、阴囊部出现血肿及尿外渗。

6. 休克

骨盆骨折所致后尿道损伤，可引起损伤性或失血性休克。

（三）辅助检查

导尿检查、影像学检查（超声检查、CT、MRI）。

（四）治疗

1. 急救处理

损伤严重伴大出血可致休克，须积极抗休克治疗，尽早施行手术治疗。尿潴留者可紧急行耻骨上膀胱穿刺或造瘘术，及时引流出膀胱内尿液。

2. 非手术治疗

尿道挫伤及轻度裂伤者，可应用抗生素预防感染，必要时插入导尿管引流 1 周。

3. 手术治疗

（1）前尿道裂伤时若导尿失败，应立即行经会阴尿道修补，并留置导尿管 2 ～ 3 周；尿道裂伤者会阴、阴茎、阴囊内会形成大血肿，应及时经会阴切口予以清除，然后行尿道端端吻合术，并留置导尿管。

（2）后尿道损伤者行早期尿道会师复位术；若休克严重者，在抢救期间行耻骨上膀胱造瘘术。

（五）护理

1. 非手术治疗的护理/术前护理

1）维持体液平衡，保证组织有效灌流量。

（1）建立2条静脉通路。遵医嘱合理输液、输血，并确保输液通道通畅。

（2）急救止血。迅速止血是抢救的关键。骨盆骨折后易出血，短时间内可出现失血性休克。因此，必须有效止血，及时进行骨折复位固定，减少骨折断端的活动，防止进一步损伤血管。

2）感染的预防与护理。

（1）嘱患者勿用力排尿，避免引起尿外渗而致周围组织继发感染。

（2）保持伤口的清洁、干燥，敷料渗湿时应及时更换。

（3）遵医嘱应用抗生素。鼓励患者多饮水，以起到稀释尿液、冲洗尿路的作用。

（4）早期发现感染征象。尿道断裂后血、尿外渗容易导致感染；若患者体温升高、伤口处肿胀疼痛并伴有血白细胞计数和中性粒细胞比例升高，尿常规示白细胞，多提示感染，应及时通知医师并协助处理。

3）病情观察及护理。

（1）观察并记录患者腹部体征，局部出血和尿外渗情况，必要时会阴局部压迫止血。

（2）注意观察生命体征、出血量、尿量及尿液性状。

（3）观察休克、疼痛及使用止血药物、镇痛药物的效果。

（4）后尿道损伤合并骨盆骨折者须平卧硬板床，勿随意搬动，以免加重损伤。

（5）对出血患者，积极做好急诊手术及备血准备。

（6）对排尿困难和尿潴留者，及时配合医生导尿或做膀胱造瘘手术准备。

（7）对有其他脏器合并伤者，同时进行相应观察护理。

4）术前准备。对有手术指征者，在抗休克的同时，紧急做好各项术前准备。

2. 术后护理

1）尿管的护理。尿道吻合术与尿道会师术术后均留置尿管，引流尿液。

（1）妥善固定。尿管一旦滑脱均无法直接插入，须再行手术放置，直接影响损伤尿道的愈合。妥善固定尿管、减缓翻身动作，防止尿管脱落。

（2）保持有效牵引。尿道会师术后行尿管牵引，有利于促进分离的尿道断面愈合。为避免阴茎阴囊交界处尿道发生压迫性坏死，应掌握牵引的角度和力度。牵引角度以尿管与体轴呈45°为宜，尿管固定于大腿内侧，牵引力度以0.5 kg为宜，维持1～2周。

（3）保持引流畅通。血块堵塞是导致尿管堵塞的常见原因，应及时清除，可在无菌操作下用注射器吸取无菌生理盐水冲洗、抽吸血块。

（4）预防感染。严格无菌操作，定期更换流袋。留置尿管期间，每日清洁尿道口。

（5）拔管。尿道会师术后尿管留置时间一般为4～6周，创伤严重者可酌情延长留置时间。

2）膀胱造瘘管的护理。按引流管护理常规做好相应的护理。暂时性膀胱造瘘管一般留置 7 ～ 14 d 后拔除。如要拔除，必须先夹管，观察是否能自行排尿，只有在排尿通畅的情况下才能拔除。长期保留的膀胱造瘘管，每隔 2 周按无菌操作原则更换造瘘管 1 次，观察尿道恢复及排尿通畅情况。后尿道损伤合并骨盆骨折，造瘘管保留 3 个月，待二期施行尿道狭窄解除术。

3）尿外渗区切开引流的护理。保持引流通畅；定时更换切口浸湿敷料；抬高阴囊，以利外渗尿液吸收，促进肿胀消退。

（何宇文　黄小萍）

第十五节　下尿路功能障碍

【学时】2 学时。

【培训目标】

（1）了解下尿路功能障碍的定义及症状分类。

（2）熟悉下尿路功能障碍的评估方法。

（3）了解下尿路功能障碍相关的常见疾病及治疗方案。

（4）能制订下尿路功能障碍患者的随访管理方案。

【主要内容】

（1）下尿路功能障碍的概述。

（2）下尿路功能障碍的评估。

（3）下尿路功能障碍的治疗。

（4）下尿路功能障碍的护理。

【教学方法】课堂讲授、案例讨论。

一、概述

2002 年，国际尿控协会（International Continence Society，ICS）将下尿路功能障碍分为三大类，分别是储尿期症状、排尿期症状和排尿后症状。储尿期症状包括尿频、尿急、夜尿、尿失禁，排尿期症状包括尿流变细、尿流分叉、尿流间断、排尿费力，排尿后症状包括排尿后滴沥、尿不尽感。很多疾病都有下尿路功能障碍相关的表现，如前列腺增生、膀胱过度活动症、间质性膀胱炎、盆腔脏器脱垂等。

二、评估

（一）病史采集及体格检查

病史采集包括储尿期症状、排尿期症状、排尿后症状和其他症状，根据不同的疾病有针对性地问诊，做好记录。多种疾病可能会加重下尿路功能障碍的症状。患者的手术史、用药史、外伤史、孕产史、精神状况也需要详细了解。为准确反映患者的实际情况，推荐记录 3 ～ 7 d 的排尿日记，内容包括每日液体摄入时间、量及类型，排尿时间和量及伴随症状，有无尿失禁等。尿失禁患者可以进行 1 h 尿垫试验，判断漏尿的严重程度。

体格检查：重点检查泌尿及生殖系统，观察下腹部情况、生殖器外观有无异常、有无盆腔脏器脱垂，可进行直肠指检、阴道检查判断会阴部感觉、神经反射、肌张力等情况。

（二）症状问卷

1）可采用国际尿失禁咨询委员会男性下尿路症状标准问卷（International Consultation on Incontinence Questionnaire Male Lower Urinary Tract Symptoms Module，ICIQ-MLUTS）与女性下尿路症状标准问卷（International Consultation on Incontinence Questionnaire Female Lower Urinary Tract Symptoms Module，ICIQ-FLUTS）从尿频、排尿、尿失禁及症状对生活质量的影响等方面对患者症状进行初步评估。

2）对于诊断比较明确的患者，可采用疾病相关量表对其症状严重程度进行评分。如国际前列腺症状评分（IPSS）、生活质量评分（QoL）、膀胱过度活动症评分（OAB-SS）、国际尿失禁咨询委员会尿失禁问卷简表（ICIQ-UISF）、女性盆底疾病评分表（Pelvic Organ Prolapse Quantification，POP-Q）、美国国立卫生研究院慢性前列腺炎症状指数（NIH-CPSI）等。

（三）尿流动力学检查

尿流动力学检查是一种利用流体力学及电生理学原理，评估患者下尿路功能的可靠检查方法。建议患者先进行排尿日记、自由尿流率测定、残余尿测定等无创检查项目。侵入性尿流动力学检查包括充盈期膀胱测压、压力 - 流率测定、尿道压力图测定、腹压漏尿点压力测定等，该检查能客观评估膀胱功能、逼尿肌收缩力，判定有无下尿路梗阻，反映尿道的控尿能力。尿流动力学是评价患者下尿路功能的“金标准”。

（四）膀胱镜检查

膀胱镜检查可直观反映膀胱尿道情况，如前列腺增生程度、膀胱颈后唇抬高或挛缩、膀胱小室及憩室、膀胱白斑、膀胱结石、膀胱肿瘤、尿道狭窄、尿道括约肌收缩力、既往手术部位变化等。

（五）实验室检查

血液、尿液分析可检查患者是否存在泌尿系统感染、糖尿病、蛋白尿、血尿、泌尿系统肿瘤等容易引起下尿路症状的因素，以进行鉴别诊断。

（六）影像学检查

泌尿系统超声检查能了解肾脏大小，发现是否存在结石、积水，肾、输尿管是否扩张或梗阻，膀胱壁有无病变，前列腺有无异常，排尿后残余尿等。若怀疑泌尿系统其他疾病者，还可以行静脉尿路造影、CT 或 MRI 进一步明确诊断。

三、治疗

以下重点介绍非神经源性下尿路功能障碍的治疗，神经源性膀胱的相关治疗见本章第十六节相关内容。

（一）非手术治疗

1. 药物治疗

1）α_1 受体阻滞剂。通过阻滞分布在前列腺和膀胱颈部平滑肌表面的肾上腺素能受体，松弛平滑肌，起到缓解膀胱出口动力性梗阻的作用，同时可以缓解储尿期的膀胱刺激症状，是治疗中重度男性下尿路症状的一线药物。对于女性患者，多数研究认为联合 M 受体阻滞剂用药要优于单一用药。

2）5α-还原酶抑制剂。通过抑制体内睾酮向双氢睾酮的转变，达到缩小前列腺体积、改善下尿路症状的治疗目的。它是唯一适合长期服用的药物。

3）M 受体拮抗剂。通过阻断 M 受体的兴奋性，缓解逼尿肌过度兴奋，降低膀胱敏感性，改善储尿期症状。治疗过程中，应严密随访，观察残余尿量的变化。

4）β_3 受体激动剂。能诱导膀胱逼尿肌松弛，从而改善膀胱储尿功能，增加膀胱容量和延长排尿间隔，且基本不影响膀胱排空。

2. 行为治疗

1）轻度下尿路症状或中度下尿路症状但生活质量未受明显影响者可以采取观察等待。其间应向患者提供疾病及临床进展相关知识，指导其合理用药、定期监测。

2）改善生活习惯，按时作息，适当进行体育锻炼，戒烟、戒酒，减肥；合理摄入液体，避免饮用可能加重症状的饮品；根据个体情况进行膀胱训练，优化排尿习惯；压力性尿失禁患者需要进行盆底肌功能锻炼。

3. 物理治疗

1）生物反馈治疗。利用置入阴道或直肠的反馈治疗仪以声、光、图像等形式表达膀胱的活动，能指导患者进行正确的、自主的盆底肌肉训练，并形成条件反射，短期内效果可优于单纯盆底肌训练，在膀胱过度活动症、尿失禁患者的治疗中均有应用。

2）电刺激治疗。电刺激盆底肌肉可以使逼尿肌松弛，尿道括约肌收缩，增加膀胱出口阻力以达到治疗尿失禁的目的。治疗效果主要表现在初始感觉的膀胱容量和有效膀胱容量的增加以及尿失禁发生次数的减少。

3）盆底磁刺激治疗。是利用电磁效应原理，通过密闭线圈产生磁场并作用于人体的一种无创物理治疗手段。特定参数磁刺激作用于盆骶部外周神经，可兴奋或抑制神经通路，调控异常反射弧，进而影响膀胱、尿道、直肠和盆底肌功能，对压力性尿失禁、膀胱过度活动症、前列腺炎等疾病均有疗效。

4）针灸疗法。

（二）手术治疗

1）前列腺增生。具有中重度下尿路症状并明显影响生活质量，药物治疗效果不佳，合并并发症时建议行手术治疗。目前常见的手术方式有经尿道前列腺切除术（TURP）、经尿道前列腺激光切除/汽化/剜除手术、经尿道前列腺等离子体双极电切术。前列腺增生的治疗效果主要表现在患者主观症状和客观指标的改变。

2）难治性膀胱过度活动症。骶神经调节是难治性尿急、尿频、急迫性尿失禁、非梗阻性尿潴留、大便失禁公认的治疗方法，它通过对骶脊神经根进行电刺激来调节神经通路，从而治疗膀胱和（或）肠道功能障碍。另外，膀胱壁内注射肉毒杆菌毒素、胫后神经刺激等治疗方法也有相关的研究报道。

3）压力性尿失禁。轻中度压力性尿失禁可选用经尿道或阴道的 Er：YAG 激光微创治疗。女性常见手术类型有经耻骨后尿道中段吊带术，经闭孔尿道中段吊带术；对伴有盆腔脏器脱垂者应综合患者情况谨慎选择手术方式。男性压力性尿失禁多见于前列腺术后，近年来多种新式的微创吊带手术取得了一定的疗效。人工尿道括约肌植入术目前是治疗自体括约肌缺陷引起的重度尿失禁的“金标准”。

四、护理

（一）术前护理

1）心理护理。下尿路疾病患者因病程长、就医经历复杂等，常存在恐惧焦虑、烦躁不安、担心预后等不良情绪，入院后护理人员应积极与患者接触交流，全面收集病史，了解其心理特点及情绪状态，以通俗易懂的语言向患者及家属介绍相关手术治疗的手术方法、手术效果、常见并发症，并介绍成功病例以增强患者信心，配合医护人员工作。

2）术前准备。完善术前各项常规检查；控制泌尿系统感染；创造安静、舒适的环境，保证患者充足的睡眠；术前 6 h 禁食，4 h 禁饮；遵医嘱做好备皮、备血、皮试等准备。

3）基础疾病管理。对合并有高血压、糖尿病、冠心病等疾病的患者，需要待相关指标稳定后再行手术治疗。

（二）术后护理

1）一般护理。术后按患者实际情况进行心电监护及低流量吸氧，监测生命体征的变化。患者清醒后可摇高床头，指导患者进行床上踝泵运动；下床活动时慎防跌倒。饮食上，先予以流食，逐渐过渡至普通饮食。术后保持大便通畅。

2）尿管的护理。前列腺手术后的患者将停留三腔尿管进行持续膀胱冲洗，目的在于避免创面血凝块的形成及残余前列腺组织堵塞尿道。冲洗液高度不易过高，以高于病床 60 cm 为宜，视尿色调节滴速。各管道妥善固定，标识清晰，保持引流通畅。每日行 2 次会阴抹洗，保持会阴部清洁。鼓励患者多饮水，促进排尿，起到内冲洗的作用。其他手术术后停留导尿管者，按常规尿管护理。

3）并发症的护理。

经尿道前列腺切除术、经尿道膀胱壁内注射肉毒杆菌毒素、经尿道膀胱黏膜病变切除术等需留置三腔导尿管持续冲洗的手术术后常见的并发症有膀胱痉挛和出血。前者可能与术后持续冲洗速度过快、膀胱逼尿肌过度活动等有关，一旦出现应嘱患者放松，并配合使用局部热敷、按摩及应用解痉药物。术后继发性出血可牵拉尿管、使用冰盐水＋去甲肾上腺素快速冲洗，必要时手动冲洗抽出血块或更换导尿管。

采用尿道中段吊带术治疗压力性尿失禁的患者，穿刺部位不同，并发症有所区别。经耻骨后尿道中段吊带术可能会出现膀胱穿孔、出血、排尿困难、尿道损伤、髂血管损伤等并发症。经闭孔尿道中段吊带术则可能出现闭孔损伤或刺激、吊带阴道侵蚀、尿潴留等。护士应具备相关术式的知识，结合临床分析和预测患者可能出现的护理问题，出现异常及时向医生反映。

行骶神经刺激器植入术患者注意保持伤口敷料清洁、干燥，必要时遵医嘱使用抗生素，预防切口感染。若植入点疼痛，骶神经刺激应答和临床效果有异常，应及时通知主管医生；告知患者需要在医生指导下调整参数。

4）排尿指导。

留置导尿管患者可根据术前尿流动力学检查结果进行间断夹闭尿管，训练膀胱功能。拔管时操作要规范轻柔。拔管初期患者可能会出现尿频、尿急、尿失禁等情况，护士应安慰患者，向其解释出现该症状的原因，并嘱患者应多饮水、多排尿，继续观察尿色及症状有无改善。如患者出现压力性尿失禁，可指导其进行盆底肌锻炼。

尿道中段吊带术在拔除尿管后开始鼓励患者排尿，一开始应在膀胱未达到最大充盈时排尿。若发生排尿困难，手法辅助或听流水声无效时可行间歇性导尿。如患者排尿表现尿线细、尿量少，可能是悬吊过紧所致的排尿困难，及时通知医生处理，做好尿道扩张术或切断吊带术的相关准备。

非神经源性下尿路功能障碍行骶神经刺激器植入术（一期）的患者，术后应继续规范记录排尿日记，尤其注意记录排尿期间有无出现会阴部疼痛、排尿不尽感等异常症状。排尿时切勿急躁，以免过度牵拉电极线。排尿后保持会阴部干燥、清洁。

（三）健康教育与随访管理

1）饮食指导。饮食规律，少量多餐，指导患者多进食高蛋白、高热量、易消化食物，戒烟酒和刺激性食物，尿频患者避免过多饮用利尿的饮料，多饮水，多食新鲜蔬菜、水果，保持大便通畅。

2）活动指导。前列腺术后3个月内避免重体力劳动及性生活，进行适度的体育锻炼，以提高机体免疫力，保持情绪乐观稳定。尿失禁患者注意保暖，防止呼吸道疾病发生，避免剧烈咳嗽，术后禁性生活1个月。行骶神经刺激器植入术（一期）的患者带机期间勿行剧烈运动，勿过度拉伸电极线。禁止淋浴。

3）随访。按各种疾病术式特点进行定期随访，做好出院指导。教会患者正确识别并发症，注意疾病复发的表现，如有不适及时到医院就诊。

（马雪霞　陈洁瑜）

第十六节　神经源性膀胱

【学时】2 学时。
【培训目标】
(1) 了解神经源性膀胱的病因及主要类型。
(2) 熟悉骶神经刺激器植入术围手术期一般护理。
(3) 掌握骶神经刺激器植入术术后常见并发症的预防与护理。
(4) 能制订神经源性膀胱患者的个性化护理方案。
【主要内容】
(1) 神经源性膀胱的概述。
(2) 神经源性膀胱的治疗。
(3) 骶神经刺激器植入术的护理。
【教学方法】课堂讲授、案例讨论。

一、概述

神经源性膀胱是由于神经控制机制出现紊乱而导致的下尿路功能障碍。其病因包括：①基本病因：脑血管意外、颅脑肿瘤、压力正常的脑积水、脑瘫、智力障碍、脊髓病变、椎间盘疾病、共济失调、重症肌无力等。②外周神经系统因素：糖尿病、酗酒、不常见的周围神经病变（结节病）等。③医源性因素：脊柱手术、根治性盆腔手术。④感染性疾病：获得性免疫缺陷综合征、急性感染性多发性神经根炎、脊髓灰质炎等。

神经源性膀胱辅助检查有实验室检查、泌尿系统超声检查、影像学检查等。通过尿动力学检查可将神经源性膀胱分为 4 类：①逼尿肌过度活跃伴括约肌过度活跃引起的尿失禁。②逼尿肌活动不足伴括约肌活动不足导致的排尿困难伴残余尿增多。③逼尿肌活动不足伴括约肌过度活跃导致的尿失禁伴残余尿增多。④逼尿肌过度活跃伴括约肌活动不足引起的残余尿增多伴或不伴有尿失禁，多数患者会存在肾积水。

二、治疗

（一）非手术治疗

非手术治疗包括辅助排尿，行为疗法、盆底生物反馈、导尿治疗、电刺激治疗、针灸等。相对于手术治疗，非手术治疗侵入性小、价格低廉，但必须按医生的建议选择合适的方法。

（二）药物治疗

药物治疗包括 M 受体阻滞剂、β_3 肾上腺素受体激动剂、PDE5 抑制剂。

（三）手术治疗

手术治疗包括重建储尿功能的术式（扩大膀胱容量的术式、增加控尿功能的术式）、重建排尿功能的术式（增加膀胱收缩力的术式、降低尿道阻力的术式）、同时重建储尿与排尿功能的术式（骶神经调控术、尿流改道术）。

三、骶神经刺激器植入术的护理

（一）术前护理

1）充分评估病史。包括一般情况与目前病情、既往史、生活史与家族史、一般状态。评估患者的排尿情况、腹部情况，是否出现尿潴留症状。必要时遵医嘱给予留置尿管，指导患者进行间歇性清洁导尿，改善排尿困难及尿失禁。

2）心理护理。由于患者长期排尿异常，治疗效果欠佳，同时对骶神经刺激器了解程度有限，因此对接受手术治疗后能否达到预期效果有所担心，护理人员应该将国内外关于骶神经电刺激器植入术的相关信息用通俗易懂的语言告知患者，并且将预期症状提前告知。随着患者康复效果的提高，预期症状逐渐消失，这对帮助患者树立康复信心具有重要作用。

3）术前准备。完善术前各项常规检查，以及辅助检查（影像学检查、泌尿系统超声检查、尿流动力学检查等）。手术前一天进行术区备皮，保证患者充足的睡眠。

（二）术后护理

1）一般护理。术后返回病房取平卧位，给予低流量吸氧、心电监护，注意保暖。重点评估患者的生命体征、意识、伤口情况、安装刺激器后的主观感受以及拔除尿管后的排尿情况。

2）饮食和活动指导。指导患者多吃新鲜蔬菜、水果，保持大便通畅；勿剧烈弯腰，以免导致电极移位或断裂。术后除非病情需要，尽量不要进行 MRI、电凝术、高输出超声－碎石术等检查或治疗，避免在日常生活中接触强磁场等，以免影响机器的性能。

3）心理护理。在术前和术后都要与患者做好沟通，并且做好随访，告诉患者不应以恢复自主排尿作为疗效判断的标准，患者术后可能需要继续配合间歇性导尿来管理下尿路症状。自主排尿量增加，间歇性导尿的量和次数可能会下降，这也是一个逐渐改善的过程。骶神经调节术（sacral neuromodulation，SNM）的作用可以是减少逼尿肌过度活动，增加膀胱安全容量，减少反流，保护上尿路，对于术前能部分自主排尿、残余尿小于 200 mL、膀胱感觉存在且尿流动力学检查证实逼尿肌收缩力存在的患者，SNM 恢复完全自主排尿的可能性会增加，对排尿困难的改善是渐进的过程。

（三）常见并发症的预防与护理

1）感染。伤口感染可能会导致刺激器取出，增加患者的费用，因此做好伤口的护理尤为重要。严密观察伤口周围有无红肿热痛，有无渗血渗液，有渗血渗液、敷料松脱时及时通知医生更换。伤口应避水，不要淋浴。住院期间每天更换伤口敷料，用 75% 乙醇或Ⅲ型安尔碘湿敷伤口；出院后，如出汗需每天更换伤口敷料，天气冷可隔天更换。遵医嘱使用抗生素，预防感染。

2）疼痛。与手术切口、刺激器植入操作及程控参数选择相关。观察疼痛的部位和性质，通知专门负责调控仪器的医生，为患者关闭刺激器，询问患者是否还感到疼痛，如果未能改善，疼痛可能与刺激无关，需要排除“非刺激”疼痛（如切口愈合的疼痛、牵引痛、血肿痛、感染、缝皮钉引发的疼痛、外伤疼痛），配合医生对症处理。如果关闭刺激器，疼痛缓解，需要为患者重新调节参数。

3）尿潴留。指导患者准确记录排尿日记，监测患者的残余尿量。当膀胱残余尿量大于 50 mL 时，应指导患者进行间歇性清洁导尿，同时指导患者制订合适的饮水计划。

4）电极移位，刺激器翻转。避免可能对植入部件施加不适当压力的活动，包括突然、过度地或反复地做弯曲、扭身、跳跃或伸展动作。不要经常揉搓或深触刺激器的植入部件，不要牵拉或者剪断电线。二期术后除非病情需要，尽量不要进行 MRI 检查、电凝术、高输出超声 - 碎石术等，在生活中尽量避免接触各种电磁场，以防机器不能正常运转。

（四）健康教育与随访管理

1）伤口护理。伤口应避水，不要淋浴。出院后如出汗需每天更换伤口敷料，天气冷可隔天更换；最好在距离家较近的医院或社区门诊更换，不要自己在家更换。

2）日常活动。可根据医生建议，重新开始积极的生活，可像往常一样进行洗澡、走路、慢跑、快跑、骑自行车、游泳、夫妻生活等活动；避免可能对植入部件施加不适当压力的活动，包括突然、过度或反复做弯曲、扭身、跳跃或伸展动作。

（五）疾病指导

1）不要经常揉搓或深触刺激器的植入部件，不要牵拉或者剪断电线。

2）二期术后除非病情需要，尽量不要进行 MRI 检查、电凝术、高输出超声 - 碎石术等，在生活中尽量避免接触各种电磁场，以防机器不能正常运转。

3）出院后记录排尿日记，必要时进行间歇性清洁导尿，定期门诊复诊。

（马雪霞　樊帆）

第十七节　尿　失　禁

【学时】2 学时。

【培训目标】

（1）熟悉尿失禁的分类、临床表现及诊疗。

（2）掌握尿失禁患者非手术治疗的管理。

（3）熟悉尿失禁的手术方式。

（4）掌握尿失禁患者术后护理。

（5）能制订尿失禁患者的健康教育方案。

【主要内容】
(1) 尿失禁的概述。
(2) 尿失禁的分类。
(3) 尿失禁的评估与诊断。
(4) 尿失禁的治疗。
(5) 尿失禁的护理。
【教学方法】课堂讲授、案例讨论。

一、概述

国际尿控协会（ICS）将尿失禁（urinary incontinence，UI）定义为“客观存在的不自主尿液排出，并对社会活动和个人卫生造成了不良影响”。女性的发病率远高于男性，女性患病高峰年龄为 50 ～ 54 岁。

二、分类

按照临床表现及尿流动力学检查结果，尿失禁分为以下四类：压力性尿失禁、急迫性尿失禁、混合型尿失禁和充溢性尿失禁。

（一）压力性尿失禁

压力性尿失禁（stress urinary incontinence，SUI）指患者出现腹内压急剧升高的动作，如咳嗽、打喷嚏或推举重物时不可控的尿液流出。其病因主要有：①分娩导致的损伤，如膀胱颈、尿道的损伤，尿道周围结缔组织的损伤和松弛，以及尿道活动度增加。②结缔组织的弹性受损、尿道括约肌的功能受损。

（二）急迫性尿失禁

急迫性尿失禁（urge urinary incontinence，UUI）指患者出现强烈的尿意，无法由意志控制的尿液自行排出。病因与膀胱过度活动症（overactive bladder，OAB）、逼尿肌功能紊乱或逼尿肌反射亢进有关。

（三）混合性尿失禁

混合性尿失禁（mixed urinary incontinence，MUI）指同时出现压力性尿失禁和急迫性尿失禁的临床症状。诊断压力性尿失禁时需要同时判断患者是否存在急迫性尿失禁，因为对压力性尿失禁进行任何形式的外科手术治疗前都需要对不稳定性逼尿肌进行有效的药物干预，以保证最终的治疗效果。

（四）充溢性尿失禁

充溢性尿失禁（overflow urinary incontinence，OUI）指膀胱过度充盈，膀胱内压升高超过最大尿道压，导致尿液持续或间断溢出。其病因为各种原因导致膀胱过度扩张，引起慢性尿潴留。

三、评估与诊断

（一）病史采集和体格检查

详细询问患者尿路感染病史、有无慢性咳嗽、有无便秘、既往手术史、合并疾病、生活习惯、生育史，以及女性第二产程的情况，并在此基础上对患者尿失禁进行全面的评估，包括尿失禁的种类、持续的时长、尿液的漏出量及尿失禁的严重程度。

为确保患者的安全，应当仔细检查患者的服药情况，包括利尿剂、咖啡因、酒精、麻醉药物、精神类药品、抗胆碱能药物、抗组胺类药物、α 肾上腺素受体激动剂、α 肾上腺素受体阻滞剂、钙通道阻滞剂等，以避免药物导致膀胱及尿道功能受损，从而防止尿失禁及尿路梗阻的发生。

体格检查包括患者一般状态、全身检查、专科检查和神经系统检查。注意观察患者外阴是否存在皮肤感染，是否存在盆腔器官脱垂及严重程度；双合诊检查患者子宫位置、大小及盆底肌收缩情况；肛门指诊检查患者是否存在肛门括约肌肌力异常、有无直肠膨出等；检查患者外阴皮肤感觉、球海绵体肌反射等。

（二）问卷调查

使用尿失禁相关调查问卷有助于量化症状，区别尿失禁的类型及量化治疗效果，但没有证据显示问卷调查可提高尿失禁的护理。

临床上推荐使用经验证后的有效问卷包括尿失禁诊断问卷（Questionnaire for Urinary Incontinence Diagnosis，QUID）、尿失禁严重度指数（Incontinence Severity Index，ISI）、尿失禁影响问卷（Incontinence Impact Questionnaire，IIQ）、泌尿生殖障碍量表简版（Urogenital Distress Inventory，UDI）、尿失禁生活质量问卷（Incontinence Quality of Life Questionnaire，IQoL）、国际尿失禁咨询委员会尿失禁问卷简表（ICIQ-UISF）等，以便对患者的症状困扰程度、疾病严重程度进行标准化评估及评价治疗效果。临床工作中最常使用的 ICIQ-UISF 见表 7－9。

表 7－9　国际尿失禁咨询委员会尿失禁问卷简表（ICIQ-UISF）

许多患者时常漏尿，此表将用于调查尿失禁的发生率和尿失禁对患者的影响程度。仔细回想您近 4 周来的症状，尽可能回答以下问题。

1. 您的出生日期：
2. 您的性别：
3. 您漏尿的次数？（在□内打√）

选项	分值
□ 从来不漏尿。	0
□ 1 星期大约漏尿 1 次或经常不到 1 次。	1
□ 1 星期漏尿 2 次或 3 次。	2
□ 1 天大约漏尿 1 次。	3
□ 1 天漏尿数次。	4
□ 一直漏尿。	5

续表 7－9

4. 通常情况下，您的漏尿量是多少（不管您是否使用了防护用品）？（在□内打√）	
□不漏尿。	0
□少量漏尿。	2
□中等量漏尿。	4
□大量漏尿。	6
5. 总体上看，漏尿对您日常生活影响程度如何？	
请在 0（表示没有影响）～10（表示有很大影响）之间的某个数字上画圈。	
0　1　2　3　4　5　6　7　8　9　10	
ICI-Q-SF 评分（把第 3、4、5 个问题的分数相加）：	
6. 您什么时候发生漏尿？（请在与您情况相符合的□内打√）	
□ 从不漏尿。	
□ 未能到达厕所就会有尿液漏出。	
□ 在咳嗽或打喷嚏时漏尿。	
□ 在睡着时漏尿。	
□ 在活动或体育运动时漏尿。	
□ 在小便完和穿好衣服时漏尿。	
□ 在没有明显理由的情况下漏尿。	
□ 在所有时间内漏尿。	

（三）排尿日记

通过建立完整的排尿日记（一般要求连续记录 3 d），可以较准确地了解患者的液体摄入、排便、每次排尿量、尿失禁次数、失禁量及急迫程度等情况，有助于下尿路功能障碍性疾病的评估及管理。

（四）尿液分析

通过尿液检查可判断患者是否存在尿路感染。检查时应留取清洁中段尿或通过导管留尿。如果发现尿液中存在亚硝酸盐或白细胞，则应进行尿培养。尿路感染可能会引起尿失禁或导致失禁症状加重，在进一步评估尿失禁前应积极治疗尿路感染。

（五）膀胱残余尿测定

残余尿指排尿后残留在膀胱中的尿，其尿量可以通过一次性导尿或超声测量得到。残余尿量增多常提示膀胱逼尿肌功能异常或与慢性尿潴留相关的漏尿。当患者出现残余尿量增多，应进行尿流动力学检查以明确病因。

（六）尿流动力学检查

尿流动力学检查可以协助临床更准确地评估膀胱功能，以及是否存在膀胱出口梗阻和膀胱过度活动的情况，不仅有助于预测患者术后症状，还可以帮助分析患者可能出现的并发症，从而更好地实施靶向治疗，提高诊断的准确性。

（七）尿道膀胱镜检查

尿道膀胱镜检查是使用硬质的或可弯曲的纤维内镜对尿道和膀胱内腔进行结构和功

能的检查。尿失禁患者不推荐常规进行尿道膀胱镜检查。如果患者出现血尿、急性尿失禁发作或反复发作、复发性尿道感染，妇科术后发现瘘管或异物残留等症状，则应考虑进行尿道膀胱镜检查。

（八）特殊试验检查

1. 咳嗽压力试验

咳嗽压力试验（cough stress test）即压力诱发试验。患者取截石位，憋尿至少300 mL，用力咳嗽或做短暂瓦尔萨尔瓦（Valsalva）动作使腹压增高时尿液从尿道口溢出，停止动作后尿流停止，提示诱发试验阳性；反之为阴性。如果患者存在尿失禁症状但压力诱发试验为阴性，可膀胱灌注至少300 mL液体或使患者出现膀胱充盈感，然后重复该试验。若试验结果仍为阴性，则应进一步进行尿流动力学检查，以便更准确地识别病因。若患者有严重肺气肿病史，或近期有胸、腹部损伤史或接受过手术，都不建议进行压力诱发试验。

2. 棉签试验

棉签试验（Q-tip test）可以用来评估尿道的活动度。患者取截石位并进行会阴部消毒，尿道插入4 cm长的棉签后观察棉签活动的角度。若小于15°，说明患者有较强的解剖学支撑；超过30°说明膀胱颈后尿道过度下移，患者解剖学支撑较为薄弱。

3. 膀胱颈抬高试验

膀胱颈抬高试验（Bonney test）即指压试验，患者憋尿或逆行膀胱灌注250 mL无菌生理盐水，取截石位，检查者两手指放在阴道前壁尿道两侧，嘱患者增加腹压，如增加腹压时有溢尿，两手指上抬后，尿流停止，则试验阳性；反之为阴性。

4. 1 h尿垫试验

在进行1 h尿垫试验之前，需要对所有的尿垫进行精确地测量称重。在试验过程中，需要在15 min内饮用500 mL的无钠液体，然后进行半小时的步行，其中包含步行上下一段楼梯。此后还需要完成一系列试验，如10次起立运动、10次强烈咳嗽、1分钟原地慢跑、5次弯腰拾起地面小物品、1 min流动水洗手。在检查完成之前，一旦发现尿垫已完全浸透饱和，应立即更换新的尿垫。在检查过程中要注意不要让患者自行排尿，一旦发现患者有尿急的症状，需要尽快采取措施尽可能延迟排尿。该试验用以量化失禁量及评估患者尿失禁的严重程度。漏尿量小于2 g，提示患者无尿失禁；漏尿量为2～10 g，提示患者轻度尿失禁；漏尿量为11～30 g，提示患者中度尿失禁；漏尿量为31～50 g，提示患者重度尿失禁；漏尿量大于50 g，提示患者极重度尿失禁。

（九）超声和影像学检查

通过二维和三维超声技术可以更精确地进行身体情况探测，包括膀胱、尿道和盆底肌肉的解剖结构，以及是否存在上尿路梗阻、残余尿量增多等情况，这种技术能够提供客观、清晰的影像，从而更好地帮助诊断疾病。

通过磁共振技术可以获得精细的骨盆影像，清晰地显示女性尿道解剖学改变，为准确测量盆腔器官下降位置与盆腔相对固定解剖学标记的距离提供客观影像学依据。

四、治疗

（一）非手术治疗

1. 生活方式的调节

鼓励患有任何类型尿失禁的肥胖女性减肥，并保持减重效果；建议患有尿失禁的成年人减少咖啡因的摄入，可以改善尿急和尿频的症状；建议患者改变异常高或异常低的液体摄入量；吸烟的尿失禁患者应根据医疗保健人员给出的建议进行戒烟。

2. 行为和物理治疗

1）膀胱功能训练。指导患者正常饮水，到达设定时间自行排尿，如果没有尿意也应定时排尿，训练排尿规律；如果未达到排尿预定时间患者便有排尿感，应先尝试抑制排尿，可以采取坐位，收缩盆底肌肉 3 ～ 5 次，做深呼吸。通过训练增加患者膀胱容量，延长排尿间隔，减少排尿次数，养成定时排尿习惯。

2）盆底肌训练。盆底肌训练（pelvic floor muscle training，PFMT）又称凯格尔训练，是一种以自我调整为目的的肌肉锻炼方法，旨在通过反复收缩和舒张尿道、肛门的肌肉运动，来增加尿道括约肌、肛提肌和其他盆腔肌肉的功效，从而提升患者的控尿能力。盆底肌训练能够有效治疗压力性尿失禁和混合型尿失禁，并减轻急迫性尿失禁的症状。盆底肌训练结合生物反馈和电刺激能够有效治疗尿失禁。

3）阴道哑铃和阴道椎体治疗。该治疗指将特制哑铃或锥体放置于阴道内并使之保持在适当位置，依次不断锻炼会阴部肌肉，进而达到训练盆底肌肉的目的。这种方法是否有治愈作用仍有待研究，同时容易引起阴道出血、感染等并发症。

4）生物反馈电刺激。盆底电刺激通过低频脉冲电流刺激盆底运动和感觉神经，使细胞活性分子被激活，加快神经细胞功能的恢复，并增强盆底肌的收缩，改善膀胱颈的闭合功能，提高患者的控尿力。盆底电刺激还可以结合生物反馈技术，通过阴道电极采集盆底肌收缩信号并转化为视觉信号反馈给患者及治疗师，让患者根据图形收缩和放松盆底肌肉，同时可帮助治疗师指导患者正确地训练盆底肌，避免腹内压力变化。

5）激光治疗。目前，铒激光和二氧化碳激光是被用作治疗压力性尿失禁的有效方法。它们的作用机理是利用可调节的热量刺激受损组织，促进胶原蛋白的形成，增加阴道前壁的支撑强度，有效减轻压力性尿失禁的症状。

（二）药物治疗

1. 急迫性尿失禁用药

1）M 受体拮抗剂。通过拮抗 M 受体，可以有效阻断副交感神经的胆碱样受体，从而抑制逼尿肌的不自主收缩。常用药物有索利那新、托特罗定。其常见不良反应包括口干、便秘、视物模糊、心悸、心动过速等症状。

2）β_3 肾上腺素受体激动剂。β_3 肾上腺素受体激动剂可以有效激活储尿期逼尿肌上的 β_3 肾上腺素受体，减少膀胱自主收缩，进而提高膀胱的顺应性并延迟排尿反射。其常用药物有米拉贝隆。常见不良反应包括高血压、鼻咽炎、尿路感染、头痛等。

2. 压力性尿失禁用药

1）去甲肾上腺素和 5 - 羟色胺再吸收抑制剂。常用药物有度洛西汀，它能够有效地改善尿道括约肌的收缩能力，增加尿道的关闭压，从而减少漏尿的发生。其常见不良反应包括恶心、呕吐、口干、便秘、乏力、头晕、失眠等。

2）α_1 肾上腺素受体激动剂。常用药物有盐酸米多君，可选择性激活膀胱颈和后尿道的 α_1 受体，促进膀胱颈及周围的平滑肌收缩，从而提高尿道阻力。其常见不良反应包括血压升高、恶心、口干、便秘、心悸、头痛、肢端发冷，严重者可导致脑卒中发作。

3）雌激素。雌激素推荐涂抹于阴道前壁，可以促进患者尿道上皮增生及黏膜增厚，增加尿道平滑肌长度和紧张度，从而减少阻力，防止尿液外溢，改善尿失禁的症状。不良反应：长期应用可能会增加子宫内膜癌、卵巢癌、乳腺癌和心血管疾病的发病率。

3. 充溢性尿失禁用药

1）α 肾上腺素受体阻滞剂。α 肾上腺素受体阻滞剂是通过阻滞分布在前列腺和膀胱颈平滑肌表面的肾上腺素能受体，松弛平滑肌，减轻膀胱出口阻塞，从而改善患者症状。其中，坦索罗辛、多沙唑嗪、特拉唑嗪等都可以起到良好的治疗效果。其常见不良反应包括头晕、头痛、无力、困倦、直立性低血压、逆行射精等。

2）5α 还原酶抑制剂。常用的 5α 还原酶抑制剂为非那雄胺，通过抑制体内睾酮向双氢睾酮的转变，降低前列腺内双氢睾酮的含量，从而缩小前列腺体积，缓解排尿困难。其常见不良反应包括勃起功能障碍、射精异常、性欲低下和男性乳房女性化、乳腺痛等。

（三）手术治疗

1. 女性尿失禁的手术治疗

手术治疗用于保守治疗失败或中重度压力性尿失禁，术式包括阴道前壁修补术、膀胱尿道悬吊术、无张力尿道中段悬吊术和尿道填充术。

1）阴道前壁修补术。阴道前壁修补术又名 Kelly 手术，旨在通过折叠和缝合阴道前壁和深部筋膜，使膀胱颈部得以提升，增强尿道后壁结构支撑，缩小尿道内腔，以实现治疗效果。该术式只适用于盆腔脏器脱垂（pelvic organ prolapse，POP）合并轻度压力性尿失禁患者，并不作为压力性尿失禁的常规术式。

2）膀胱尿道悬吊术。经腹耻骨后膀胱尿道悬吊术也称 Burch 手术，通过膀胱颈部和近端尿道附近的组织被悬吊以纠正尿道闭合缺陷。此手术因创伤较大，临床越来越少应用。

3）无张力尿道中段悬吊术。无张力尿道中段悬吊术可以有效地控制或减轻患者因尿道高活动性而导致的尿失禁症状。主要术式包括经阴道无张力尿道悬吊术（tension-free vaginal tape procedure，TVT）、经闭孔向内无张力尿道中段悬吊术（trans-obturator vaginal tape out-inside，TOT）和经闭孔向外无张力尿道中段悬吊术（trans-obturator vaginal tape inside-out，TVT-O）。TVT 是目前女性压力性尿失禁手术治疗的“金标准”。

4）尿道填充术。尿道填充术（urethral bulking therapy，UBT）可以有效地改善压力性尿失禁患者的症状，是压力性尿失禁手术治疗中仅次于 TVT 的常用方法。

2. 男性尿失禁的手术治疗

男性压力性尿失禁首选非手术治疗；对非手术治疗 6 ～ 12 个月后无缓解的患者，

推荐行手术治疗。常用治疗措施包括尿道旁移植物注射治疗、会阴吊带术及人工尿道括约肌置入术。其中，人工尿道括约肌（artificial urinary sphincter，AUS）置入术已成为治疗各种中重度尿失禁及各种括约肌功能受损所导致真性尿失禁的“金标准”。

五、护理

（一）术前护理

1）术前评估。具体内容可参考尿失禁的评估。指导并协助患者完成排尿日记、尿垫试验。

2）心理护理。长期尿失禁可能会对患者产生负面的影响，包括损害自尊、抑郁、恐惧和焦虑。为了帮助患者获得更好的治疗效果，护理人员应给予更多的关怀和支持，帮助患者建立良好的心态。在术前应采用文字讲解、发放宣教资料、观看视频等方式进行宣教与沟通，让患者及家属充分认识手术方式与相应的风险，帮助患者建立信心，提高其依从性，提高手术成功率。

3）皮肤准备。由于尿失禁患者的外阴部位长期处于潮湿环境，因此会出现瘙痒、皮肤变红、糜烂、湿疹等情况，应嘱咐患者每日更换衣物，保持外阴干燥，并穿着宽松的衣物，每日清洗外阴，保持清洁。对于失禁性皮炎使用不含乙醇的保护剂，目的是使皮肤与尿液隔离，促进受损皮肤修复，不使用于外阴（生殖器黏膜），同时采用高锰酸钾溶液以 1∶5 000 的比例进行坐浴。手术前一天进行淋浴，用肥皂和水清洗手术区域皮肤。对于有阴道切口或使用阴道器械的手术，推荐使用 500 mg/L 的稀释聚维酮碘溶液进行阴道冲洗，碘过敏者可选择生理盐水或氯己定进行阴道冲洗。术前备皮可使用剪刀或脱毛剂。

4）肠道准备。女性压力性尿失禁相关手术不涉及胃肠道操作，因此不推荐常规进行机械肠道准备。推荐术前无胃肠动力障碍或肠梗阻患者，麻醉前 8 h 禁食高脂、高蛋白饮食，麻醉前 6 h 禁食固体食物，麻醉前 2 h 可口服 300 mL 内的清流质。

5）预防性抗血栓治疗。使用专科评估量表对患者进行静脉血栓风险评估，根据评估结果与医生共同制订合理的预防静脉血栓方案。

6）预防性抗生素使用。为了确保手术过程中药物能够有效地杀灭细菌，建议在麻醉前 0.5 ～ 1 h 通过静脉注射的方式使用预防性抗生素。

（二）术后护理

1）一般护理。按照外科麻醉术后常规护理。

2）饮食护理。患者术后第 1 天可开始正常饮食，禁食辛辣、刺激食物；指导患者多饮水，每日 2 000 mL 以上；进食粗纤维食物，保持排便通畅，避免用力排便造成腹压升高。

3）术后运动。术后 6 h 可进行床上翻身，尽早行踝泵运动。术后第 1 天可下床活动。

4）导尿管的护理。妥善固定尿管并保持引流通畅。每日做好尿道口清洁，患者活动时避免尿管弯折、扭曲、受压。根据医嘱拔除患者尿管，询问患者首次排尿后的症状缓解情况，评估患者残余尿量。

5）疼痛护理。手术会造成尿道周围存在炎症，患者排尿会产生疼痛，应提醒患者多饮水，定期排尿，避免膀胱过度充盈而加剧疼痛。术后应密切关注患者的疼痛情况，如果出现症状加重，应按照医嘱给予药物，以缓解或消除疼痛。

6）对于所有接受压力性尿失禁手术的女性患者，术后均要在阴道填塞含 250 mg/L 碘仿的纱条或其他压迫纱布，每次放置 1 ～ 2 根，以达到压迫止血和维持阴道清洁无菌的效果。术后 24 ～ 48 h 应当将填塞物拔除，之后即可开始进行定期的阴道坐浴。

（三）术后并发症的预防与处理

1. 女性尿失禁患者术后并发症的预防与处理

1）排尿困难及尿潴留。排尿困难和尿潴留在 TVT、TOT（TVT-O）手术均有发生，但耻骨后 TVT 术较多。这种情况的出现往往是吊带过紧、膀胱收缩力不足及术后尿道水肿等所致，是 TVT 术常见的并发症之一。防治措施：①对于患者在术前已出现膀胱残余尿量较多、尿流缓慢等情况，建议选择其他治疗方式；若其他治疗无效，患者手术意愿强烈，应充分告知术后尿潴留的风险，必要时需要长期进行间歇性导尿。②压力性尿失禁合并Ⅱ度以上盆底脱垂的患者需要同时行盆底脱垂手术，否则术后发生尿潴留的可能性较大；也可先行盆底脱垂手术，术后重新评估尿失禁情况，判断是否需要再次手术治疗压力性尿失禁。③手术后早期排尿困难存在切口水肿的可能，可留置导尿或者间歇性导尿；3 周后如排尿困难仍然存在，残余尿量较多则须行吊带松解术。④术后仅有排尿困难、无尿潴留者，需要进一步观察，可口服 α 受体阻断剂；如出现膀胱过度活动症状，要考虑术后高压排尿的可能，应当先松解吊带，建议复查尿流动力学或膀胱镜，以便及时发现是否存在梗阻。

2）疼痛综合征。因手术中吊带穿过了大腿内侧肌群，对肌肉群、肌腱和闭孔神经的分支产生压迫所致。患者在直立时会出现腹部切口上方一侧或两侧疼痛。可用非甾体抗炎药镇痛，局部热敷，也可采用利多卡因 + 地塞米松疼痛点封闭，大多可以缓解。

3）盆腔血肿。对于术后出现的下腹胀痛和排尿不畅，应采用 B 超或 CT 进一步检查和鉴别。症状较轻者，大多可自行吸收血肿；疼痛明显者可口服非甾体抗炎药镇痛；若症状明显，出现血肿液化、吸收困难，则应进行 B 超引导下穿刺引流。

4）切口感染。术后切口感染的原因较多，患者一般情况较差，阴道壁慢性炎症血供不良，阴道壁过薄；既往有盆腔肿瘤放疗病史；糖尿病、长期服用免疫制剂或手术中阴道壁分层游离均会造成术后切口感染。一般感染使用抗生素治疗，定期更换切口敷料，保持切口清洁干燥；若局部出现脓肿，应进行手术切开引流，必要时剪除局部吊带。

5）膀胱穿孔。主要发生在经耻骨后 TVT 术后，常见于有腹部盆腔手术病史的压力性尿失禁患者。如果出现血尿或盆腔内积液，应该立即进行尿管置入，并密切观察尿液的颜色和性质。

2. 男性尿失禁人工尿道括约肌置入术后并发症的预防与处理

1）感染。临床表现为阴囊的红斑或者控制泵周围的硬结。感染初期可以通过口服或静脉输注抗生素来缓解；如果感染扩散到其他组件，可能需要取出整套系统。

2）尿道侵蚀。对于接受人工尿道括约肌置入的患者，应密切关注控制泵装置周围皮肤的腐蚀情况，并及时与医生沟通，以便采取有效的措施来防止尿道侵蚀。

3）尿道萎缩。尿道萎缩多发生于袖套部位，常继发于尿道周围和尿道组织间的长时间机械压迫，以及尿道周围瘢痕组织及尿道的手术损伤。尿道萎缩常导致术后尿失禁复发。一旦出现尿道萎缩，应根据患者具体情况进行修复手术。

4）机械故障。发生装置故障的时间一般晚于出现尿道萎缩、袖套侵蚀以及感染等其他并发症的时间，一旦出现，可取出发生故障部件，重新置入新部件。

（四）健康教育与随访管理

1）术后穿刺部位的护理。定期行切口换药处理，按时拆除缝线。

2）会阴护理。定期清洗会阴，保持会阴清洁、干燥。规律行高锰酸钾坐浴。阴道切口愈合期间建议每日 2 次，每次 10 ～ 15 min，阴道切口愈合后（术后 10 ～ 14 d 后）建议每日 1 次。

3）饮食指导。指导患者多进食高蛋白、高维生素、高纤维、易消化食物，保持排便通畅。多饮水，每日饮水量 2 000 mL 以上，达到内冲洗的目的，防止尿路感染及促进排尿功能早日康复。

4）活动指导。尽量避免长时间站立、下蹲动作，并采取减少腹压的措施。患者出院 2 周后恢复正常活动，术后 5 ～ 6 周避免用力活动，3 ～ 4 周避免性生活。

5）康复训练。尿失禁术后应积极进行康复训练，详见本节“四、治疗”的相关内容。

6）女性压力性尿失禁术后应密切关注是否出现阴道排液、出血，腹股沟区放射性疼痛或性交疼痛等症状，一旦发现异常，应立即前往医院进行诊治。

7）AUS 术后，男性患者应遵循医生的指示，正确使用人工尿道括约肌装置，在此期间严禁骑自行车、坐或骑在任何硬物上。术后 6 周内为尿道愈合时间，AUS 装置暂未使用，患者在此期间仍存在尿失禁，仍需要使用尿垫。如果在使用人工尿道括约肌装置的过程中发生膀胱排空困难、泵失控、假体移位或脱出、尿失禁、控制泵关闭不全等问题，应立即前往医院进行诊治。

8）术后随访。推荐术后 6 周内至少进行 1 次随访，主要了解并记录早期并发症。压力性尿失禁术后早期并发症常见有出血、血肿形成、感染、膀胱尿道损伤、尿生殖瘘、神经损伤和排空障碍等。6 周以后主要了解和记录远期并发症及手术疗效。远期并发症有新发尿急、继发泌尿生殖器官脱垂、耻骨上疼痛、性交痛、尿失禁复发、慢性尿潴留及吊带侵蚀等。

随访内容和指标包括排尿日记、1 h 尿垫试验、国际尿失禁咨询委员会尿失禁问卷简表（ICI-Q-SF）、B 超及尿流动力学检查。通过以上内容和指标了解患者排尿情况、残余尿量，是否存在疼痛等，指导患者定期到医院复查。

（张艳红）

第十八节　阴茎勃起功能障碍

【学时】2 学时。
【培训目标】
(1) 了解阴茎勃起功能障碍的基本概念及诊疗。
(2) 熟悉阴茎勃起功能障碍围手术期一般护理。
(3) 掌握阴茎假体置入术术后常见并发症的预防与护理。
(4) 能制订阴茎勃起功能障碍患者的健康教育方案。
【主要内容】
(1) 阴茎勃起功能障碍的概述。
(2) 阴茎勃起功能障碍的危险因素。
(3) 阴茎勃起功能障碍的诊断。
(4) 阴茎勃起功能障碍的治疗。
(5) 阴茎假体植入术围手术期的护理
【教学方法】课堂讲授、案例讨论。

一、概述

阴茎勃起功能障碍（erectile dysfunction，ED）是一种常见的性功能障碍，指男性不能持续获得和（或）维持足够的阴茎勃起以获得满意的性生活。ED 是一种对身心健康产生严重影响的慢性疾病，对患者及其伴侣的生活质量都有极大的影响。ED 同时也是罹患其他慢性疾病的一个预警信号，尤其是心血管疾病。

二、危险因素

ED 的危险因素包括年龄、心血管疾病、吸烟、糖尿病、代谢综合征、抑郁症、血脂异常、高血压、下尿路症状、肥胖、缺乏运动、高同型半胱氨酸血症等。

三、诊断

（一）病史采集

详细询问患者的阴茎勃起功能情况，尽可能询问患者是否存在导致阴茎勃起功能障碍的可能病因和相关危险因素，包括性生活史、伴发疾病史、手术及外伤史、药物史、不良生活习惯或嗜好史等。

（二）勃起功能量表评估与分级

国际勃起功能指数问卷（International Index for Erectile Function，IIEF）、简化版国际勃起功能指数问卷表（IIEF-5）（表7－10）、勃起硬度评分（Erection Hardness Score，EHS）（表7－11）是勃起功能障碍诊断的重要工具。根据评估结果，勃起功能障碍的严重程度可分为轻度、中度和重度。

表7－10　简化版国际勃起功能指数问卷表（IIEF）

请根据您过去3个月的性生活实际情况回答以下问题，选择适当评分。

问题	0	1	2	3	4	5	得分
(1) 对阴茎勃起及维持勃起有多少信心?	—	很低	低	中等	高	很高	
(2) 受到性刺激后有多少次阴茎能够坚挺地插入阴道?	无性活动	几乎没有或完全没有	只有几次	有时或大约一半时候	大多数时候	几乎每次或每次	
(3) 性交时有多少次能进入阴道后维持阴茎勃起?	没有尝试性交	几乎没有或完全没有	只有几次	有时或大约一半时候	大多数时候	几乎每次或每次	
(4) 性交时保持勃起至性交完毕有多大的困难?	没有尝试性交	非常困难	很困难	有困难	有点困难	不困难	
(5) 尝试性交时是否感到满足?	没有尝试性交	几乎没有或完全没有	只有几次	有时或大约一半时候	大多数时候	几乎每次或每次	
IIEF-5 评分:							

评分标准：一般而言，IIEF-5评分小于7分为重度ED，8～11分为中度ED，12～21分为轻度ED，22～25分为无ED。

表7－11　勃起硬度评分（EHS）

Ⅰ级	Ⅱ级	Ⅲ级	Ⅳ级
阴茎充血增大，但不能勃起，无法插入	阴茎有轻微勃起，但未能达到足以插入的程度	阴茎达到足以插入的硬度，但不够坚挺或持久	完全勃起而且很坚挺，也够持久

（三）体格检查

除了一般常规体格检查外，体格检查的重点为第二性征、生殖系统及局部神经系统检查。50岁以上男性建议行直肠指诊以了解前列腺情况。既往3～6个月内如患者未行血压及心率检查，应行血压及心率测定。

（四）心血管系统评估与分级

ED是心血管疾病的早期表现，即使诊断时没有心血管疾病症状，也应当将ED患者作为第一潜在的心血管疾病患者对待。

（五）精神心理评估

ED 患者通过专业量表评估可以明确是否存在心理因素。精神心理评估表包括：广泛性焦虑障碍表（Generalized Anxiety Disorder，GAD-7）、抑郁自评量表（Self-rating Depression Scale，SDS）、焦虑自评量表（Self-rating Anxiety Scale，SAS）、明尼苏达多项人格测验（MMPI）、状态－特质焦虑问卷（State-trait Anxiety Iventory，STAI）等。

（六）实验室检查

对于一般患者，建议行空腹血糖、血脂、总睾酮检查；必要时可行黄体生成素、卵泡刺激素、泌乳素、游离睾酮及血常规、血生化、糖化血红蛋白、甲状腺功能等检查。对于 50 岁以上的或怀疑前列腺癌患者建议检查前列腺特异性抗原。

（七）特殊检查与评估

特殊检查与评估包括阴茎勃起功能检测、阴茎海绵体血管活性药物注射试验和彩色多普勒超声检查、海绵体血管造影检查、早期血管功能评估、神经检查。

四、治疗

1）基础治疗。

（1）调整生活方式。包括适量运动、合理膳食、良好睡眠、控制体重等。

（2）治疗基础疾病。对于有明确基础疾病的患者，基础疾病治疗应该先于勃起功能障碍治疗或与勃起功能障碍同时治疗。

（3）心理疏导。

（4）性生活指导。

2）口服药物治疗。

（1）PDE5 抑制剂治疗，如西地那非、他达拉非、伐地那非、阿伐那非。

（2）雄激素补充治疗，常用口服雄激素主要为十一酸睾酮胶囊。

（3）抗氧化剂和改善微循环的药物，如维生素 E、左卡尼汀、硫辛酸、胰激肽原酶。

（4）其他药物治疗，如阿扑吗啡、育亨宾、曲唑酮。

3）物理治疗。

（1）真空勃起装置（vacuum erectile device，VED）。真空勃起装置是利用负压吸引血流流入阴茎海绵体，增加阴茎组织的氧化作用，从而促使阴茎勃起的一种物理治疗方法。

（2）低强度体外冲击波疗法（low-intensity extracorporeal shock wave therapy，LIESWT）。

（3）低强度脉冲超声波（low-intensity pulsed ultrasound，LIPUS）。

（4）电生理技术（electrophysiological techniques，ET）。

4）海绵体内血管活性药物注射。

5）手术治疗。包括阴茎血管手术治疗、阴茎假体植入治疗。

6）中医药治疗。

五、阴茎假体植入术围手术期的护理

（一）术前护理

1）心理护理。对患者及家属提供心理咨询，大多数患者在决定手术之前已经历过其他治疗，且未获成功，多有抑郁、自卑等心理。术前运用心理评估量表评估患者心理情况，根据评估结果落实分级心理干预措施。此外，医护人员应理解、尊重患者。向患者及家属宣教疾病的相关知识，如假体的材质、性能及使用方法等。患者手术后可能会出现的情况，如术后阴茎长度较正常勃起状态会缩短 1 ～ 2 cm，可能会出现自发性膨胀，阴茎勃起时可能出现阴茎胀痛等。沟通过程中注意保护患者隐私，建立良好的互信关系，消除患者及家属的疑虑，减轻其心理负担。

2）皮肤准备。术前注意会阴部的初步清洁消毒，因会阴部组织汗腺多、皮肤湿润，有利于细菌繁殖生长，加之阴囊皱褶密集且邻近肛门，容易被肠道菌感染。术前尽可能减少外阴部细菌感染，并注意观察有无皮肤感染、破损。提前 3 d 使用抗菌肥皂进行连续外阴清洗。需要注意的是，术前在病房不能清除手术区毛发（备皮），不需要留置导尿，而是在患者进入手术室麻醉后由术者亲自备皮，再进行术区消毒。其目的是预防提前 1 d 在病房备皮时皮肤的微小伤口致使细菌进入伤口，从而避免术后切口感染，甚至手术失败。

3）用药护理。术前 1 d 静脉使用万古霉素，术前 0.5 ～ 1 h 静脉使用抗生素。

4）术前准备。完善术前各项常规检查；加强营养，以增强患者对手术的耐受性和减少并发症；创造安静、舒适的环境，保证患者充足的睡眠；术前 6 h 禁食，4 h 禁饮；必要时做好备血、皮试、灌肠等准备。

5）血糖和血压管理。对合并有糖尿病、高血压的患者，调控血糖、血压。

（二）术后护理

1）一般护理。按照外科及全麻术后常规护理。

2）疼痛护理。协助患者取舒适体位，为患者翻身时动作轻柔。耐心倾听患者的主诉，观察疼痛的部位、性质、程度及伴随症状，必要时遵医嘱应用止痛药，观察药物的疗效及不良反应。

3）预防或减轻阴囊水肿。将阴囊托起，双腿屈膝外展，放置支被架，防止手术区域受压。

4）病情观察。严密观察患者的生命体征，观察伤口敷料有无渗出，如有渗出应及时报告医生并记录渗出液的颜色、性状、量。术后严密观察患者龟头的血运情况，观察阴茎肿胀及龟头的颜色，是否有发绀、灰白、苍白等动脉供血不足的表现；一旦发现龟头有发绀等供血不足的先兆，立即报告医生处理。

（三）常见并发症的预防与护理

1. 感染

感染是阴茎假体植入术破坏性较大的并发症之一。拟接受阴茎假体植入术的患者，手术区域应无皮炎、伤口或者其他表皮损伤。对于糖尿病患者，术前严格控制血糖。为减少假体感染概率，在围手术期遵医嘱使用抗生素。较常用的抗生素包括氨基糖苷类抗生素、万古霉素、头孢菌素类抗生素和喹诺酮类抗生素。术后密切观察生命体征及实验室检查结果的变化。严格执行各项无菌操作。观察伤口及引流管内引流液的情况，保持伤口敷料清洁、干燥及各引流管引流通畅。一旦发生感染，应取出所有阴茎假体部件并使用抗生素，为减少阴茎长度损失和易于海绵体扩张，于感染控制后 2 ～ 3 个月再次行假体植入术。

2. 机械故障

阴茎假体的折断、导管扭曲、液泵故障等机械故障可导致阴茎硬度不满意、影响性交而被发现，应及时就诊。随着设计的不断改进，最常用的三件套阴茎假体 5 年、10 年机械故障率小于 5%，某些产品增加了关闭阀门，以防止自发膨胀。

3. 阴茎糜烂、龟头塌陷、假体戳出尿道

假体植入术后可因手术技术或患者使用不当等原因，导致假体戳出尿道、龟头塌陷及圆柱体膨胀不充分等并发症。需要术后严密观察龟头的颜色变化及局部的血液循环情况，如颜色微红则表示血液循环良好；如出现发绀或颜色为苍白色，为血液循环障碍，及时报告医生，并对患者及其配偶进行正确的宣教。

（四）健康教育与随访管理

指导患者正确使用假体，同时鼓励其配偶陪同患者一起接受健康性知识的学习。术后 2 周开始每天进行假体充盈练习 1 次，每次使阴茎勃起保持 30 min，开始时勃起硬度应小些，并逐渐使之达到理想的勃起硬度，以防止瘢痕挛缩致阴茎缩短，影响手术效果。术后 6 ～ 8 周开始尝试性交，让患者注意性交的强度及具体操作，勿用力牵拉位于阴囊内的控制泵，以免造成连接管破裂及腹部水囊移位。在日常生活中，避免剧烈运动，如骑、跨的动作，并注意个人清洁卫生。若假体出现故障，嘱患者应及时就诊，并定期到医院随访。

（何宇文　黄小萍）

第十九节　女性与小儿泌尿外科疾病

一、妊娠合并尿路结石

【学时】2 学时。
【培训目标】
(1) 了解妊娠合并尿路结石的基本概念及临床表现。
(2) 熟悉妊娠合并尿路结石的处理原则。
(3) 掌握妊娠合并尿路结石的护理要点。
(4) 熟悉妊娠期生理及监护要点。
(5) 掌握胎心听诊及胎心监护方法。
(6) 掌握宫缩抑制剂的使用原则及观察要点。
(7) 掌握妊娠期女性患者导尿管的护理。
(8) 掌握妊娠期女性患者留置尿管、双 J 管的护理及健康教育。
【主要内容】
(1) 妊娠合并尿路结石的概述。
(2) 妊娠合并尿路结石的诊断。
(3) 胎心听诊及胎心监护操作技术。
(4) 妊娠合并尿路结石的治疗。
(5) 妊娠合并尿路结石的整体护理。
【教学方法】课堂讲授、演示法、案例教学。

（一）概述

妊娠期泌尿系统结石的发生率为 1/4 600 ～ 1/188，有症状肾结石的发生率约为 1/3 300，其中，妊娠中、晚期合并泌尿系统结石者较妊娠早期者多见。肾、输尿管结石的主要症状是绞痛和血尿，常见并发症是梗阻和感染。通过病史、体检、必要的 X 线检查和实验室检查，多数病例可确诊。肾、输尿管结石的治疗目的不仅是解除病痛、保护肾脏功能，而且应尽可能找到并解除病因，防止结石复发。

（二）诊断

1. 临床表现

妊娠期泌尿系统结石的症状取决于结石的大小、形状、所在部位、有无感染以及结石引起梗死的程度等。

血尿是肾、输尿管结石另一主要症状。疼痛时，往往伴发肉眼血尿或镜下血尿，以后者居多。大量肉眼血尿并不多见。体力劳动后血尿可加重。患者偶可因无痛血尿而就医。近年常规体检，经尿常规及B超发现无症状肾结石者明显增多。

肾、输尿管结石的常见并发症是梗阻和感染，不少病例因尿路感染症状就医。梗阻则可引起肾积水，出现上腹部或腰部肿块。有时沿输尿管行程有压痛。孤立肾或双侧尿路结石因梗阻而引起无尿，即结石梗阻性无尿。

详尽的病史常可获得很有价值的资料。与活动有关的疼痛和血尿，应首先考虑为上尿路结石。如出现典型的肾绞痛，则可能性更大。

2. 辅助检查

1）体格检查。肾绞痛发作静止期，仅有患侧脊肋角叩击痛。绞痛发作时，患者躯体屈曲，腹肌紧张，脊肋角可有压痛及局部肌紧张，并发肾积水者于腹肌放松时可触及肿大而有压痛的肾脏。多数没有梗阻的肾结石病例，可无明显体征。

2）影像学检查。首选泌尿系统B超检查。B超检查经济方便，对人体无损害，可用作筛选方法。近年来在例行体检时发现不少无症状的肾结石。此检查还可提供肾、输尿管积水的情况及肾皮质厚度等。B超检查对阴性结石的诊断很有帮助。对超声未显示结石的，可考虑行输尿管镜检查。磁共振可作为第二选择方案。目前，尚未发现电磁波对胎儿发育确切的损害依据。

3）实验室检查。实验室检查对肾结石病因的诊断极为重要，通常包括：①血清钙、磷、尿酸，血浆蛋白、二氧化碳结合力、电解质及肌酐等。②尿常规、尿培养以及24 h尿pH值、钙、磷、尿酸、草酸、胱氨酸、枸橼酸、肌酐等。③结石成分分析。④特殊代谢检查包括甲状腺功能测定、氯化铵负荷实验、钙负荷实验等。

（三）胎心听诊及胎心监护操作技术

1. 胎心听诊

协助孕妇取舒适体位，暴露腹部，触摸腹部判定胎方位，判断胎背的位置。润滑多普勒探头，将多普勒探头放置于胎背侧上方的孕妇腹壁上，可清晰听到胎心音，注意须与子宫杂音、腹主动脉音及脐带杂音相鉴别。胎心在靠近胎背上方的孕妇腹壁上听得最清楚。枕先露时，胎心在脐右（左）下方；臀先露时，胎心在脐右（左）上方；肩先露时，胎心在靠近脐部下方听得最清楚，听诊部位取决于先露部及其下降程度。听诊胎心时，计数30～60 s。正常胎心为110～160次/分。

2. 胎心监护

评估孕妇的孕周、胎方位、胎动情况、心理状况、理解程度、孕妇自理能力、合作程度、耐受力、孕妇局部皮肤情况。打开监护仪开关，协助孕妇取舒适体位，合理暴露腹部，按照四步触诊法了解胎方位，判断胎背的位置，用胎心探头找到胎心最强处，用腹带固定胎心探头，将宫缩探头置于子宫底部，用腹带固定宫缩探头，宫缩压力置零，在电脑胎监系统录入孕妇资料并在执行单上签名，监测20 min后视胎监情况决定是否延长监测时间。操作过程中注意观察孕妇有无异常情况，发现异常应及时通知医生处理。

（四）治疗

肾、输尿管结石的治疗目的不仅是解除病痛、保护肾脏功能，而且应尽可能找到并解除病因，防止结石复发。根据每个患者的全身状况、结石大小、结石成分、有无梗阻、感染、积水、肾实质损害程度以及结石复发趋势等，制订防治方案。

1. **保守疗法**

1）控制泌尿系统感染。结石、梗阻和感染在体内常形成恶性循环，故结石合并感染时，应在控制感染的条件下进行结石的检查和治疗。

2）解除痉挛。在肾绞痛发作时应首先解除痛苦，对于剧烈的肾绞痛、腹胀、恶心及呕吐等的急症，多数在输液，局部热敷，注射阿托品、吗啡或哌替啶后可以缓解。

3）增加饮水量、防石饮食。增加饮水量可以降低尿内结石形成成分的浓度，减少沉淀成石的机会，促使小结石的排出，也有利于感染的引流。根据结石的成分制订防石饮食方案。

2. **手术治疗**

手术治疗的目的是取净结石，孤立结石疗效显著，较多发及复发肾结石疗效好。

1）手术治疗指征。

手术指征是相对的，一般认为直径大于1.0 cm的结石自排的机会较小，特别是常见的草酸结石，因表面不光滑，难以排出。因结石引起的梗阻影响肾功能，或经非手术治疗无效者，均应考虑手术治疗。

妊娠期合并上尿路结石是否手术治疗，需要根据结石部位、梗阻程度、有无感染、患者全身情况加以考虑。妊娠期合并上尿路结石必须进行手术干预时：妊娠早期导致胎儿流产的概率较高，术后需要用抑制宫缩药及黄体酮等安胎；妊娠中期引起流产的概率较小；妊娠晚期由于增大的子宫使手术操作困难，一般不主张进行手术治疗，若胎儿能存活，可考虑在剖宫产后行急诊泌尿腔镜手术。妊娠期上尿路结石可并发严重感染致脓毒血症或发生急性梗阻性肾功能衰竭，危及母体及胎儿生命，应视为急诊手术指征。

2）手术方式。

（1）输尿管置管术。对需要手术干预的妊娠期上尿路结石的治疗，应以解除梗阻、引流通畅为原则。全身麻醉存在致畸的风险，局麻下经膀胱镜或输尿管镜留置输尿管双J管术是解除妊娠期上尿路梗阻的首选方法。

（2）经皮肾造瘘术。对于经膀胱镜或输尿管镜留置双J管失败、全身情况差、病情危重（如尿源性脓毒血症、急性肾功能衰竭等）、中重度肾积水患者可考虑在局麻下行经皮肾造瘘术。

（3）经输尿管镜碎石、取石术。在连续硬膜外麻醉下行输尿管镜术，特别适合于肾绞痛反复发作、肾积水不明显、局麻下经膀胱镜或输尿管镜留置双J管失败的患者。输尿管镜下结石的治疗原则是力求操作简单、确保引流通畅。碎石和取石的方法以气压弹道碎石、套石篮套石为好。液电碎石可能诱发流产，超声碎石可能导致胎儿听力损害，钬激光碎石存在术中释放剧毒氰离子的可能，应避免使用。

（4）开放手术。妊娠期上尿路结石发生严重并发症危及孕妇和胎儿生命，同时微创手术治疗失败（或不具备微创治疗设备和技术）时，可考虑开放手术治疗。

（5）其他。妊娠期禁用体外冲击波碎石术（extracorporeal shock wave lithotripsy，ESWL）。经皮肾镜取石术（percutaneous nephrolithotomy，PCNL）因受体位（俯卧位）、

麻醉方式、放射线及可能发生严重并发症等因素的限制，一般不主张应用于妊娠期上尿路结石的治疗。

（五）整体护理

1. 一般护理

1）卧床休息，避免过度活动引起肾盂的结石突然掉入输尿管或下尿路，减少剧烈腰腹部绞痛发生，从而降低围生儿早产率及孕妇肾功能损伤的发生率。多饮水，每日 2 000 ～ 3 000 mL，稀释尿中结石成分浓度，同时起到利尿和引流通畅的作用，缓解妊娠期增大的子宫压迫等因素所致的尿流不畅，去除尿路感染的诱因，减少形成结石的危险因素。

2）停止服用易促进尿路结石形成的药物，如病情需要，选用其他无成石作用的药物或减低药量和延长用药间歇期。

3）遵嘱予补液、止痛、解痉、抗感染等。

2. 术前护理

1）心理护理。对于妊娠期患者，需要根据其特殊的心理特征（妊娠期肾绞痛伴炎症的患者及家属常表现出焦虑、紧张和不安的情绪，情绪波动很大），护理人员要与患者及家属进行良好的沟通，向患者仔细说明手术的细节和优点，缓解其内心的焦虑与害怕。

2）根据患者实际身体情况给予药物减轻疼痛，常用药包括黄体酮、硫酸镁等，严格控制注射或者滴注的速度；合并发热感染的，用药一般以青霉素类和头孢类抗生素为主。

3）皮肤准备。根据手术方式，进行术区皮肤清洁准备，保持会阴部清洁、干燥。

4）完善术前各项常规检查，术前 6 h 禁食、4 h 禁饮，必要时做好备血、皮试等准备。

3. 术后护理

1）病情观察。密切监测患者体温、心率、血压等生命体征变化，关注有无畏寒、发热、寒战等，症状指标出现波动时及时报告医生。仔细询问并记录有无尿路刺激征以及有无恶心、呕吐等症状，在护理时细致观察并记录患者呕吐次数、量及呕吐物的性状，同时遵医嘱监测患者有无电解质紊乱、酸碱失衡。嘱咐并督促患者保证充分的休息，根据病情遵医嘱予静脉滴注补充液体、电解质，保证足够的能量供给。

2）疼痛护理。评价患者术后有无疼痛存在，关注疼痛的部位、性质、程度、持续时间，疼痛是否向其他部位放射，是否存在诱发加重及缓解的因素。注意鉴别患者疼痛时有无并发宫缩。必要时遵医嘱应用解痉止痛药物，观察药物的疗效及不良反应。但目前临床大多数药物对母胎均存在一定影响，用药应引起注意。间苯三酚有较好的解痉、止痛作用，可较为安全地应用于妊娠期输尿管结石的治疗。指导家属多关心、帮助、鼓励患者，采取适当措施转移患者对疼痛的注意力，如听音乐、按摩、温水浴足、适当交谈等。

3）母胎监测。妊娠患者注意监测胎心及胎动，观察有无宫缩、阴道流血流水等症状，必要时随时增加监测次数；指导中晚期妊娠患者在疼痛缓解时自我监测胎动，一般情况下早、中、晚进行监测：患者取左侧卧位，三餐后进行计数并记录 1 h 内的胎动次数（每小时 3 ～ 5 次为正常）。同时进行间断性的低流量吸氧，收听轻缓舒畅的音乐，避免患者和胎儿发生意外情况。随着孕周增加，胎动逐渐由弱变强；至妊娠足月时，胎动又因羊水量减少和空间减少而逐渐减弱，因此，需要详细评估孕周进行判断。

4）体位与活动。若为蛛网膜下腔麻醉和硬膜外麻醉联合的患者，术后 6 h 协助取去枕平卧位，6 h 后协助患者采取半卧位，注意腰部勿悬空，以减轻腰部压力，避免腰痛。患者下床活动前需要再次评估母胎情况，关注胎儿及宫颈 B 超，无特殊情况下进行下床活动，指导起床注意事项，注意防跌倒。告知患者少弯腰及取重物，活动期间尿袋应低于膀胱区。

5）引流管护理。

（1）保持尿管固定通畅，妊娠期患者尿管应固定于大腿，不可以牵拉及弯折，定时离心式挤压导尿管，予使用抗反流尿袋。

（2）关注尿液引流情况，引流液若为淡红色为正常现象，若为鲜红色且颜色持续加深则立即报告医生予止血等对症处理。

（3）留置尿管期间，每日进行会阴抹洗，当阴道分泌物增多时，指导做好会阴部清洁。

（4）留置尿管可能会导致患者出现膀胱区不适，可指导患者多翻身，或使用热毛巾进行膀胱区湿敷，必要时使用解痉药物，避免出现宫缩。

（5）术后复查双肾、输尿管、膀胱 B 超，及时评估，尽早拔除尿管，减少尿管刺激带来的不适。

（6）双 J 管置入术后及时嘱患者勿憋尿；部分患者因尿液反流出现腰部胀痛现象，部分患者因双 J 管与输尿管壁反复摩擦产生淡红色肉眼血尿，告知患者以上均属双 J 管置入术后正常反应，症状可逐步消失。

6）饮食与饮水。

（1）术后可少量多次进食易消化食物，并指导患者改善饮食，避免结石再生。尿盐酸结石患者要尽量避免食用含嘌呤的食物，如动物肉及内脏等；含钙结石患者要避免食用牛奶等乳制品；磷酸盐结石患者饮食要保证低磷低钙；草酸盐结石患者要避免食用豆类、菠菜等食物。

（2）指导并叮嘱患者治疗期间应大量饮水，每日饮水量不低于 2 500 mL，以增加尿量，稀释尿液，让结石更为容易自行地排出，且保持尿管引流通畅。妊娠期孕妇大量饮水、促进排尿对保证尿路的无菌状态有着极为重要的意义。鼓励孕妇白天大量饮水，在夜晚睡觉前再饮用 500 mL 水，夜晚排尿后补充饮水 200 mL，促进结石排出。

4．宫缩抑制剂的使用原则与观察要点

黄体酮能抑制输尿管平滑肌的痉挛，亦可舒张子宫平滑肌，降低妊娠子宫的兴奋性，达到抑制宫缩的效果。子宫不规则收缩的患者遵医嘱绝对卧床休息，口服药物后仍不缓解者则改用硫酸镁溶液静脉滴注，在使用硫酸镁的过程中注意监测患者的生命体征、膝反射、尿量、胎心胎动、子宫收缩及阴道流血情况，严密控制输液速度和输注剂量，用输液泵控制滴注速度，谨防镁中毒。

二、小儿肾积水

【学时】2 学时。

【培训目标】

(1) 了解小儿肾积水的基本概念及临床表现。

(2) 熟悉小儿肾积水的处理原则。

(3) 掌握小儿肾积水的护理要点。

【主要内容】

(1) 小儿肾积水的概述。

(2) 小儿肾积水的诊断。

(3) 小儿肾积水的治疗。

(4) 小儿肾积水的整体护理。

【教学方法】课堂讲授、演示法、案例教学。

(一) 概述

小儿肾积水是由先天性肾盂输尿管连接部梗阻（ureteropelvic junction obstruction, UPJO）引起的。本病可见于胎儿至出生后各年龄组，25% 的见于 1 岁以下小儿。多见于男性，病变多在左侧；在新生儿中约 2/3 的病变在左侧，而双侧病变发生率为 10% ～ 40%。随着胎龄的增长，肾盂扩张和分离程度提高，肾实质受到的压力变弱。20 周以后胎儿肾积水，B 超诊断准确率达 90% 以上。

小儿先天性肾积水的病因可为暂时性或生理性，也可为病理性，如肾盂输尿管连接处梗阻（ureteropelvic junction obstruction，UPJO）、膀胱输尿管交界处梗阻（ureterovesical junction obstruction，UVJO）、膀胱输尿管反流（vesicoureteric reflux，VUR）、后尿道瓣膜（posterior urethral valves，PUV）等。

(二) 诊断

1. 临床表现

新生儿及婴儿多因胃肠道不适及腹部包块就诊（占半数以上），较大的患儿更多表现为间歇性腰腹痛、血尿、尿路感染等，偶见肾积水严重的患儿可有高血压和尿毒症。症状与梗阻的程度相关，越严重的梗阻越早出现症状。近年来，由于孕妇广泛应用产检超声检查，肾积水可在产检中检出，使无症状的病例明显增多。

1）肿块。在新生儿及婴儿患者中约半数以上因腹部包块就诊，甚至有表现为腹部膨隆者；75% 的病例在患侧腹部能触及肿块，多呈中度紧张的囊性感。

2）疼痛。除婴幼儿外，绝大多数患儿均能陈述上腹胃脘部或脐周部痛。年龄较大的儿童可明确指出疼痛来自患侧腰部。但是由于疼痛发作时可伴恶心、呕吐，故常被诊断为肠痉挛，或其他胃肠道疾病。

3）血尿。血尿的发生率为 10% ～ 30%，可能发生于腹部轻微外伤之后，也可能因肾盂内压力增高使肾髓质血管破裂所致，或因尿路感染及结石引起。

4）尿路感染。尿路感染的发生率低于5%。一旦发生则较严重，常伴全身中毒症状。

5）高血压。可能因扩张的肾集合系统压迫肾内血管，引起肾血供减少而产生肾素引起。

6）肾破裂。肾破裂多由肾积水患儿受到直接暴力或跌倒时撞到硬物所致。

7）尿毒症。双侧肾积水或单侧肾积水的晚期可有肾功能不全表现。

2. 辅助检查

1）超声检查。

超声检查对肾积水的诊断具有较高临床价值，对肾脏异常的评估及诊断具有极高价值。尤其是超声检查的显影不依赖肾功能，对于肾功能不佳或无功能者更具价值。

2）X线检查。目前较常用的静脉肾盂造影（IVP）能清晰显示肾盂肾盏的大小、形态、密度及梗阻部位，并粗略估计肾小球的滤过功能，对明确诊断肾积水及判断积水后肾功能有很大帮助，临床上常用它来进一步明确B超发现肾积水人群的肾积水和泌尿系统结石的存在及程度。

3）核素检查。核素检查的优点为灵敏度高、辐射吸收量少、无过敏反应，并且可测定肾小球滤过率（GFR）。临床应用指征为：①评价肾功能；②判断有无梗阻；③治疗疗效评价。有研究认为，随积水程度加重，GFR逐渐下降，中重度肾积水GFR的下降有显著性意义。

4）核磁共振成像技术。磁共振尿路成像（MRU）是直接利用尿路内的尿液信号成像的尿路造影新技术。MRU具有非侵袭性，无肾功能依赖性，能较好显示尿路解剖情况等特点。适用于婴幼儿，尤其是肾功能较差的新生儿和肾积水严重的婴幼儿。

（三）治疗

1. 治疗原则

1）去除病因，解除梗阻。

2）病情太差或病因复杂，可先行经皮肾造瘘术，将肾脏引流。

3）严重肾积水或脓肾，对侧肾功能好则行肾切除。

4）不能手术切除者，放双J管或支架管。

5）用药目的主要是预防和控制手术前后的感染，尽量使用对肾功能无损伤或损害小的药物。

2. 手术指征

1）存在肾积水相关临床症状（疼痛、泌尿系统感染）。

2）初次评价肾积水分肾功能小于40%，并且 $T_{1/2} > 20$ min。

3）出现梗阻性肾图并且分肾功能大于40%者，行系列超声随访。如果积水加重，或积水持续并伴有肾实质变薄，或复查肾核素显像，分肾功能下降大于10%；严重双侧肾积水（SFU Ⅲ级或Ⅳ级）或孤立肾严重肾积水，需要更积极治疗。随访肾积水加重的定义为：SFU分级升高一级，或者肾盂前后径增加10 mm或以上，无急性梗阻的情况下，2～4周复查时仍保持积水状态或进一步加重。

3．预后

1）新生儿单侧肾积水是良性疾病，而真性肾盂输尿管连接部梗阻的发生率低于15%。

2）新生儿单侧肾积水有自行改善的可能，80%以上的新生儿单侧肾积水保留了35%以上的肾功能，而且肾积水不继续加重，肾功能不继续受损，因此绝大多数患儿不需要手术治疗。

3）即使是少数需要手术治疗的患儿，在手术后肾积水也会明显改善或者消失，肾功能也会明显恢复甚至正常。一旦梗阻解除，对侧肾脏将不再受刺激而出现代偿性肥大。

4）对于新生儿单侧肾积水，首先要确定是否有梗阻。因此，利用B超和利尿性肾图随访非常重要，能够及时准确评价肾功能。小儿腹腔镜外科先驱Stephen Gans认为，可按照积水肾脏的分肾功能决定复查间隔时间，如果分肾功能大于40%或者逐渐改善，超声证实肾积水没有进行性加重，对侧肾脏没有迅速出现代偿性肥大，说明没有梗阻迹象，可以继续保守治疗，每3个月复查肾核素扫描；如分肾功能降低，则缩短检查的间隔时间，必要时行肾盂成形术。

（四）整体护理

1．术前护理

1）心理护理。患儿因陌生的环境及惧怕打针，易产生抵触、恐惧心理，护士接触患儿时应表情柔和，态度和蔼，语言轻柔，通过哄逗的方式取得患儿的信任，得以完成护理及治疗。由于患儿家属对手术、麻醉等方面的知识缺乏，担心手术预后等，表现出紧张、焦虑的情绪，护士应对患儿家属做好各项操作的解释工作并指导家属进行配合，对术后可能发生的病情变化提前做好宣教。

2）术前准备。完善各种术前检查，告知患儿家属各项检查的目的，告知一些特殊有创检查的重要性，如静脉肾盂造影或逆行尿路造影等，得到患儿及家属的配合。术前鼓励婴幼儿母亲继续母乳喂养，保证母乳的充足摄入，以增加机体抵抗力。预防泌尿系统感染，适量饮水，勤换尿裤，保持外阴清洁。手术前一天清洁全身皮肤，做好胃肠道的准备，注意避免受凉。做好抗生素过敏试验、备血。告知术前禁食、禁水的必要性，取得患儿家属的配合。

2．术后护理

1）一般护理。严密监测患儿生命体征及血氧饱和度，观察面色及全身反应情况，做好各项记录。妥善固定好心电监护仪的导线及各引流管，防止患儿无意识地牵拉；告知家属留陪护，给予双侧床挡保护，防止患儿跌倒坠床。必要时遵医嘱予低流量吸氧。注意保暖。

2）疼痛护理。通常术后1～3 d症状最明显，可遵医嘱及时使用止痛药。在应用药物止痛的同时，加强心理支持疗法，避免患儿紧张、躁动、哭闹等。患儿家属应有充分的耐心，可利用讲故事、看图画、玩玩具等，也可以通过多媒体循环播放动画片转移患儿注意力，以减轻疼痛。

3）饮食及排便指导。术后需要禁食1～2 d，观察有无腹胀、恶心、呕吐等现象。术后待患儿的胃肠功能恢复后进流质饮食，逐渐过渡到半流质饮食及软食。告知患儿家属少量多餐的重要性，避免因进食过多而引起的腹胀，影响伤口的愈合。选择富含优质蛋白质、高维生素、高能量、易消化的食物，注意食物的搭配和色味的调节，增进患儿的食欲。适当补充水果、蔬菜及粗纤维食物，保持大便通畅，排便最好每天 1 次，便秘者可用开塞露灌肠，避免因排便用力使腹压增加，导致伤口出血。鼓励患儿多饮水，以增加尿量来冲洗尿路，预防尿路感染。

4）体位与活动。保持呼吸道通畅，防止呕吐物窒息；患儿清醒后给予平卧位，应尽量避免患儿哭闹；鼓励患儿早期在床上适当活动，取健侧或半卧位休息，可减轻疼痛及利于尿液流出；术后 2 ～ 3 d 可下床活动，避免剧烈活动。

5）引流管的护理。术后应妥善固定引流管，保持引流通畅，防止受压、扭曲、折叠、脱管。对术后疼痛的患儿给予镇静、止痛。防止患儿因烦躁抓脱引流管，必要时进行约束。严密观察引流液的颜色、性质、量，做好记录。观察有无创面出血，切口敷料有无渗出。具体方法：可用支被架支撑被褥，防止被褥压迫各种管道，造成管道的堵塞；可用腹带固定伤口，松紧适宜；用约 1 cm 宽的胶布将引流管出皮肤处固定于切口的下方，再用约 1.5 cm 宽的胶布将引流管接口上方 3 ～ 4 cm 固定于同侧的大腿外侧或髋部；将引流袋用别针固定于床旁或妥善悬挂于床旁的挂钩上，做好各管道的标识，利于观察及记录；患者下床活动时，可将引流袋用别针固定于裤腿上。

（1）胃肠减压管。离断式肾盂成形术安置胃肠减压管是为了引流胃肠道积气、积液，减轻腹胀，有利于术中操作及术后肠功能恢复。麻醉清醒前防止胃肠减压管阻塞引起呕吐致窒息。若术后 24 ～ 48 h 引流量逐渐减少且小于 50 mL，引流物为无色胃液，同时患儿有明显的饥饿感，或有肛门排气、排便，即可停止胃肠减压，在 48 h 内拔除胃管进食后无腹胀。

（2）肾周引流管。肾周引流管 24 h 引流量一般小于 50 mL，常为淡红色血性液体，一般在术后 3 ～ 5 d 拔除。如引流量不减少，引流液由淡红色转为红色，提示活动性出血；若引流液由淡红色转为淡黄色，则怀疑有漏尿可能。

（3）导尿管。可减少膀胱内尿液经输尿管内支架反流至吻合口，保持膀胱内低压，减少尿漏的发生率。留置导尿期间引流袋的位置低于耻骨联合，利用虹吸原理防止尿液反流，要注意保持尿道口清洁，定时消毒尿道口。术后 7 d 拔除导尿管，拔管后需要留取尿常规及尿培养标本，观察有无感染。

（4）双 J 管。术中留置双 J 管能起到充分引流及吻合口内支架作用，可防止吻合口漏尿或狭窄。一般术后 4 ～ 6 周经膀胱镜取出。留置期间多喂水，不憋尿，不做四肢及腰部同时伸展的运动和突然下蹲的动作，避免剧烈运动，以免双 J 管滑脱或移位。注意观察患儿排尿情况及有无管道脱出，有无肉眼血尿、膀胱刺激症状等。护理查房时观察患儿腹部的体征，出现腹膜刺激三联征时表明双 J 管有移位，有发生尿液外渗的可能。

6）皮肤的护理。离断式肾盂成形术后，患儿长时间卧床排便，因此应指导家长做好会阴部清洁，排便后给予及时清洗；婴幼儿要勤换尿布，保持皮肤清洁、干燥。

3．常见并发症的预防与护理

1）吻合口狭窄。如引流管引流液总量过少，患儿烦躁、哭闹、腹部膨隆，提示吻合口引流不畅，大于 2 岁的患儿诉腹部疼痛。

2）术后出血。婴幼儿出血 2 mL 相当于成人 50 mL。术后要密切观察出血，特别是在肾盂与输尿管吻合时，由于患儿小，手术有一定的难度，创伤大，肾周围和创面的渗血较多，术后患儿体力消耗大，抵抗力低下、反应差，易发生再次出血。因此应密切观察伤口引流液的颜色、量及全身状况。

3）尿路感染。留置双 J 管后尿液不断被引流而使输尿管蠕动明显减弱或消失，同时输尿管口抗反流机制消失，尿液易通过双 J 管反流到肾盂，导致上尿路感染。术后常规使用抗生素，导尿管持续开放，排空膀胱，保持膀胱内低压；妥善固定导尿管，防止受压、扭曲、折叠、脱管，确保引流通畅，定期更换引流袋；拔除留置导尿管后，鼓励多喂水。

4. 出院指导

体内支架管留置期间每 2 ～ 4 周复查尿液，必要时留尿培养并预防应用抗生素。拔出体内支架管后，分别于第 1、2、4、6、12 个月在门诊行尿常规及泌尿系统超声检查；术后第 6 个月行泌尿系统造影，了解分肾功能。如积水增加或缓解不明显，增加随诊的频次；情况稳定后每 6 ～ 12 个月复查 1 次泌尿系统超声，如检查发现肾积水缓解不明显，或肾盂前后径大于 2.5 cm，或比手术前有增大，应及时就医，做进一步评估和处理。

三、小儿重复肾输尿管畸形

【学时】2 学时。

【培训目标】

(1) 了解小儿重复肾输尿管畸形的基本概念及临床表现。

(2) 熟悉小儿重复肾输尿管畸形的处理原则。

(3) 掌握小儿重复肾输尿管畸形的护理要点。

【主要内容】

(1) 小儿重复肾输尿管畸形的概述。

(2) 小儿重复肾输尿管畸形的诊断。

(3) 小儿重复肾输尿管畸形的治疗。

(4) 小儿重复肾输尿管畸形的整体护理。

【教学方法】课堂讲授、案例教学。

（一）概述

重复肾输尿管畸形是较常见的肾输尿管先天畸形，发病率约为 1/1 500，单侧畸形比双侧畸形多 6 倍，左侧略多于右侧，女性发病率约是男性的 2 倍。在人胚胎第 6 周时，中肾管末端通入泄殖腔处，向背侧突出一小的盲管，称为输尿管芽。输尿管芽迅速成长，其顶端为原始的生肾组织所包围，状如蚕豆。输尿管芽发育成肾盂，分支形成肾盏，再分支形成小盏、集合管。如分支过早，则形成重复的输尿管畸形。分支的高低及多少可决定形成完全或不完全、双重或多支输尿管畸形。重复输尿管常伴发重复肾脏。

重复肾多数融合为一体，多数不能分开，表面有一浅沟，但肾盂、输尿管上端及血管分开，亦有各自的肾盂、输尿管和血管。重复肾可为单侧，亦可为双侧。重复肾、重复输尿管多同时存在，重复输尿管可为完全型，亦可为不完全型；可开口于膀胱内，亦可异位开口于尿道、前庭或阴道。

（二）诊断

1. 临床表现

1）不完全型重复输尿管畸形，或完全型重复输尿管畸形，输尿管均开口于膀胱内，且没有合并症。这类病例完全没有临床症状，只有在进行泌尿系统全面检查时才被发现。此类患者约占60%。

2）重复肾伴有合并症，出现肾盂肾炎、肾结石、结核、肿瘤、积水等症状，多在进行泌尿系统全面检查时发现。

3）完全型双重输尿管畸形，输尿管开口于外阴前庭、阴道等处。患者幼年就有遗尿史，夜晚尿湿床铺，白天也经常尿湿短裤；但患者又有正常的排尿活动。如有此种病史，仔细检查外阴，常能查见异常输尿管开口。即使找不到异常输尿管开口，静脉肾盂造影亦常能证实此种先天畸形问题。常见的临床表现为泌尿系统感染，女性患者输尿管异位开口表现为两次正常排尿间歇外阴持续尿滴沥，男性患者通常无尿失禁而表现为受累系统疼痛或感染（附睾炎）。

2. 体格检查

外阴的体查：观察女性外阴前庭、阴道等处是否有喷尿、渗尿的小孔。男性患儿通常无尿失禁。

3. 影像学检查

重复肾输尿管畸形的诊断主要依靠影像学检查，尤其在手术干预前，应对泌尿系统进行详细的形态及功能性评估。

1）超声检查。是便捷、无创性检查，可显示泌尿系统结构形态、肾实质厚度及回声特点、积水程度、输尿管膨出位置及大小等，推荐超声作为首选检查方法。但对双输尿管及合并积水的重复肾则显示欠佳，且难以发现重复输尿管的异位开口位置，需要与肾上极囊肿及双肾盂畸形鉴别。

2）静脉肾盂造影（IVP）。IVP不仅可显示肾盂、输尿管、膀胱形态，还能定性评估肾功能，但肾功能差或肾盂输尿管严重扩张时显示不佳。用于解剖结构不明确的肾输尿管重复畸形，或确定尿失禁患儿无集合系统扩张是否存在输尿管异位开口。

3）排尿期膀胱尿道造影。排尿期膀胱尿道造影可明确是否合并膀胱输尿管反流以及输尿管膨出，并评估膀胱、尿道功能，确定有无膀胱出口梗阻，膀胱形态及排空情况。常规推荐此项检查，并建议在手术干预前完成。

4）MRI或CT检查。可清晰显示重复肾畸形及合并积水的双输尿管，能更清楚地显示重复肾的内容。CT连续层面观察可确定输尿管异位开口，但对无扩张的重复输尿管显示不够清晰、直观。

（三）治疗

1）治疗原则：主要依据重复肾、输尿管病变情况及并发症而采取不同治疗方法。

(1) 无症状、可终身不被发现、仅尿路感染而无解剖上的异常（如肾积水、输尿管口异位）时，宜用药物控制感染，无须手术。

(2) 有输尿管异位开口者，一般采取输尿管膀胱再植术；当伴重度肾积水和反复发作的泌尿系统感染等症状时，可行重复肾及输尿管切除术；若双侧均异位开口可分期行手术治疗。

(3) 无输尿管异位开口者，一般采取保守治疗或行输尿管膀胱再植术；若血尿、腰痛、尿路感染反复发作且重复肾重度积水、肾皮质菲薄者，可行重复肾及输尿管切除术。

2）手术指征：①不完全性重复输尿管，上段肾功能存在而伴有膀胱输尿管反流的。②完全性重复输尿管，上段肾功能存在而伴膀胱输尿管反流的。③合并尿路感染无法控制，或有点滴性尿失禁。④合并较大结石、严重积水的。

3）一些病情相对复杂的病例，如重复肾输尿管畸形，因这种疾病的表现形式多样、复杂，腹膜后腹腔镜部分肾切除术更加安全和适宜操作，尤其是对儿童患者，手术时间与开放手术几乎相等，腹腔镜途径的手术最大的优点就是相对开放手术可以显著地减少住院天数。为了最大限度保留重复肾功能，一些研究机构采用输尿管输尿管吻合术。该术式可经腹腔镜或机器人完成，手术创伤小，可保留重复肾功能，也避免了重复肾切除手术对下位肾功能的损害。

（四）整体护理

1. 术前护理

1）心理护理。输尿管异位开口的患儿由于长期尿湿裤子，身有异味，常被同龄孩子嘲笑，自尊心受挫，性格孤僻，胆怯，同时陌生的住院环境、临近的手术期，给患儿带来不同程度的恐惧与忧虑。医护人员应与患儿及家属建立良好的关系，给予心理支持和安慰，使用通俗语言简要介绍疾病知识、手术方案及预后，消除患儿和家属的顾虑，稳定他们的情绪，增强患儿战胜疾病的信心，使患儿积极配合检查和治疗。

2）会阴部皮肤准备。部分患儿因长期漏尿，多有会阴部不同程度的尿布性皮炎。指导患儿家属在漏尿后及时用温水清洗皮肤，注意保持会阴部清洁，并给予氧化锌软膏涂抹于潮红湿疹处，促进会阴部皮肤恢复正常。若为反复泌尿系统感染的患儿，术前应控制原有的感染。

3）术前准备。完善术前各项常规检查；注意保暖，以增强患者对手术的耐受性，减少并发症；创造安静、舒适的环境，保证患儿充足的睡眠；术前 6 ～ 8 h 禁食，4 h 禁饮；必要时做好备血、皮试、灌肠等准备。

4）营养支持。增加营养，配合给高蛋白、高糖、高纤维的食物。鼓励患儿多饮水，增加尿流量，减少尿盐析出沉淀，为早期手术做好充分的准备。

2. 术后护理

1）一般护理。术后患儿卧床，头偏向一侧，防止呕吐物误吸；持续心电监护及低流量吸氧，严密监测生命体征的变化。尽快改善微循环并注意保暖。

2）疼痛护理。术后因术区伤口疼痛及留置引流管引起不适等，使患儿遭受痛苦，同时也带来各种并发症。术后正确的疼痛评估及适当的干预非常重要。根据患儿年龄选择不同的疼痛评估工具，如改良面部表情评分法（0 ～ 7 岁）、FLACC（Face，Legs，Activity，Crying，Consolability）量表法（2 个月 ～ 7 岁）、儿童及婴幼儿术后疼痛评分法（0 ～ 5 岁）等，鼓励父母参与患儿的疼痛管理。术后疼痛管理干预措施包括：①药物干预法。如外涂局麻药、口服止痛药及静脉镇痛等。②非药物干预法。可通过分散注意力的方法帮助患儿实施疼痛管理。对于年龄较小的患儿，可通过患儿母亲的安抚或者玩具、安抚奶嘴及袋鼠式护理等分散患儿的注意力；对于年龄较大的患儿，可通过听儿歌、观看动画片、玩游戏、给患儿许愿以及交流等安抚患儿，必要时可将患儿抱在怀里，通过抚摸、拍打等方式安抚患儿。

3）营养支持。术后当天禁食，次日改进食少量白开水，逐渐过渡至全流饮食，术后 3 天逐渐过渡到半流饮食直至普通饮食。

4）体位与活动。未行重复肾切除的患儿术后第 1 天可床上活动，每 2 h 翻身一次，以后可逐步下床活动。行重复肾切除的患儿须卧床休息 1 周，每 2 h 翻身 1 次，1 周后可逐步下床活动，活动强度以患儿能耐受为宜。

5）引流管的护理。妥善固定引流管，标识清晰，保持引流通畅，避免引流管折叠、扭曲、受压、脱落。观察引流液的颜色、性状和量，术后 2 ～ 3 d 引流液呈淡红色属正常现象，以后逐渐转为澄清尿液。留置尿管的患者，每日行 2 次会阴抹洗，保持会阴部清洁；鼓励患者多饮水，促进排尿，起到内冲洗的作用。内置双 J 管术后 1 个月拔出，护理措施同肾积水患儿的护理。

6）术区切口的护理。使用支被架，避免切口受压。密切观察切口敷料渗出情况，保持切口敷料清洁、干燥，如有渗血、渗液，及时通知医生更换敷料。

3. 常见并发症的预防与护理

1）出血。术后应密切观察患儿心率和血压的变化，以及引流液和尿液的颜色、性质和量。如患儿出现心率加快、血压下降，尿液、引流液颜色变成血性颜色时，应及时报告医生并给予及时的处理。此外，还应观察患儿腹部体征的变化。

2）切口感染。密切观察患儿体温变化情况。严格执行各项无菌操作。观察切口及引流管内引流液的情况，保持切口敷料清洁、干燥及各引流管引流通畅。此外，听诊肺部有无湿啰音。遵医嘱应用抗生素预防感染。

3）尿外渗。术后切口渗液增多，渗出颜色为淡黄色时应考虑尿外渗可能，发现后要及时通知医生，加强引流，保持引流管通畅并进行动态观察。

4. 健康教育与随访管理

1）饮食指导。应重视增加营养，选择高热量、高蛋白、高维生素、易消化的食物，鼓励患儿多饮水，保持大便通畅。

2）活动指导。术后 3 个月内避免剧烈运动，可从轻活动开始，逐渐适当增加活动量。

3）随访。术后 3 个月、6 个月、1 年随访 1 次，建议远期每隔 1 ～ 2 年行超声检查。

四、小儿膀胱输尿管反流

【学时】2 学时。

【培训目标】

(1) 了解小儿膀胱输尿管反流的基本概念及临床表现。

(2) 熟悉小儿膀胱输尿管反流的处理原则。

(3) 掌握小儿膀胱输尿管反流的护理要点。

【主要内容】

(1) 小儿膀胱输尿管反流的概述。

(2) 小儿膀胱输尿管反流的诊断。

(3) 小儿膀胱输尿管反流的治疗。

(4) 小儿膀胱输尿管反流的整体护理。

【教学方法】课堂讲授、演示法、案例教学。

(一) 概述

原发性膀胱输尿管反流（vesicoureteral reflux，VUR）是由于输尿管膀胱发育上的弱点所致。由于各种原因造成输尿管膀胱连接处功能异常，使膀胱尿液反流回输尿管的现象称为膀胱输尿管反流。本病可分为先天性和后天性两类，儿童多为先天性，发病率高于成年人。成年人多由于尿道和膀胱病变引起，女性膀胱输尿管反流多于男性，膀胱输尿管反流造成输尿管扩张和肾积水、继发性感染和结石，损害肾功能。

(二) 诊断

1. 临床表现

临床上 VUR 常因尿路感染而被发现，表现为发热、尿频、尿急，出现肾盂、肾盏重度扩张，肾功能破坏。肾性高血压常为双侧严重反流病，发生率约为 18%，也有单侧肾盂及肾盏瘢痕的个体。

1）反复发作的尿路感染和肾盂肾炎症状，如尿频、尿急、尿痛、腰痛、发热，应想到先天性膀胱输尿管反流的可能。

2）体查单侧或双侧肾区压痛、叩击痛，如肾积水较多，则可触及腹部肿块。

3）尿毒症的症状如双侧膀胱输尿管反流，肾功能已严重受损，则可出现贫血、水肿、食欲减退等。

4）静脉尿路造影可显示肾和输尿管扩张积水，排尿期膀胱尿道造影可显示膀胱输尿管反流，但无下尿路梗阻情况。

5）膀胱尿道镜检查，排除下尿路梗阻病变。

2. 体格检查

体查单侧或双侧肾区压痛、叩击痛，如肾积水较多，则可触及腹部肿块。

3. 影像学检查

1）超声检查。通过 B 超可估计膀胱输尿管连接部功能，观察输尿管扩张、蠕动及膀胱基底部的连续性，观察肾盂、肾脏形态及实质改变情况。有研究在B超时插入导尿管，注入气体（如二氧化碳），若气体进入输尿管，则可诊断VUR。用彩色多普勒超声观测连接部功能及输尿管开口位置。但B超对上极瘢痕探测具有局限性，对VUR不能做分级。

2）X线检查。

（1）排尿期膀胱尿道造影（voiding cystourethrography，VCUG）。此为常用的确诊VUR的基本方法及分级的“金标准”。国际反流委员会提出的五级分类法：Ⅰ级，尿反流只限于输尿管；Ⅱ级，尿反流至输尿管、肾盂，但无扩张，肾盏穹隆正常；Ⅲ级，输尿管轻、中度扩张和（或）扭曲，肾盂中度扩张、穹隆无（或）轻度变钝；Ⅳ级，输尿管中度扩张和扭曲，肾盂、肾盏中度扩张，穹隆角完全消失，大多数肾盏保持乳头压迹；Ⅴ级，输尿管严重扩张和扭曲，肾盂、肾盏严重扩张，大多数肾盏不显乳头压迹。

（2）静脉肾盂造影（IVP）。可进一步确诊有无肾萎缩及肾瘢痕形成。近年认为大剂量静脉肾盂造影加X线段层照片更能显示瘢痕。

3）放射性核素检查。

（1）放射性核素膀胱显像。分直接测定法和间接测定法，用于测定VUR。

（2）肾核素检查扫描技术。用于尿无菌的患儿，对诊断儿童反流性肾病（reflux nephropathy，RN）是唯一的“金标准”，特别是5岁以上儿童。Coldraich根据DMSA扫描摄影征象将肾瘢痕分为4级：Ⅰ级，1处或2处瘢痕；Ⅱ级，2处以上的瘢痕，但瘢痕之间肾实质正常；Ⅲ级，整个肾脏弥漫性损害，即全肾萎缩，肾轮廓有或无瘢痕；Ⅳ级，终末期、萎缩肾，几乎无或根本无DMSA摄取（小于全肾功能的10%）。

4. 实验室检查

尿路感染时，尿常规检查有脓尿，尿细菌培养阳性；肾功能不全时，尿检可发现尿蛋白、红细胞、白细胞和各种管型，肾功能检查正常或异常。

（三）治疗

主要是为了防止尿液反流和控制感染，防止肾功能进一步损害。

1. 内科治疗

按VUR的不同分级采用治疗措施：①Ⅰ、Ⅱ度治疗感染和长期服药预防。常用抗菌药物有阿莫西林、甲氧苄啶、复方新诺明、呋喃妥因，睡前顿服，连服1年以上。预防感染有效，每3个月必须进行1次尿液培养，每年进行核素检查或排尿期膀胱尿道造影，观察反流程度，每2年进行静脉肾盂造影观察肾瘢痕形成情况。反流消失后仍须每3～6个月做1次尿培养，因为反流有时可为间歇发作。此外，应鼓励多饮水、睡前排尿2次，减轻膀胱内压，保持粪便通畅和按时排便。②Ⅲ度处理同Ⅰ、Ⅱ度，但须每隔6个月，检查1次反流，每年做静脉肾盂造影。③Ⅳ、Ⅴ度应在预防性服药后手术矫正。

2. 外科治疗

VUR外科治疗方法多为整形手术。手术指征为：①Ⅳ度以上反流。②Ⅲ度以下先予内科观察治疗，如出现持续反流，形成新的瘢痕，应进行手术。③反复泌尿道感染经积极治疗6个月，反流无改善者。④伴有尿路梗阻者。

3．预后

1）轻度膀胱输尿管反流有自然消退的趋势，儿童期先天性膀胱输尿管反流，如病情较轻或稳定者，宜观察治疗，因为随着年龄增长，反流有自然消退的可能。

2）轻度（Ⅰ～Ⅱ级）患者可用内科治疗：①小剂量抗生素长期治疗，疗程应在半年以上，直至尿培养阴性。②排尿训练：多次排尿，缩短排尿间隔时间。中（Ⅲ级）、重度（Ⅳ～Ⅴ级）患者应行手术治疗即膀胱输尿管反流矫治术。

3）单侧反流患者如患侧肾功能严重受损，对侧肾功能良好时，可行患侧肾切除术。

4）根据尿培养的细菌和药敏试验用药，并且宜早和足量，务必控制感染。

5）尽可能用肾毒性较低的药物，根据肾功能的指标调节剂量变化。

（四）整体护理

1．术前护理。

1）病情观察。

（1）血压管理。患儿入院时应测量基础血压，定时、定部位、定体位、定血压计测血压，每日2～4次，并做好记录。患有高血压需要口服降压药的患儿，要注意观察降压的效果以及药物的不良反应。

（2）发热的护理。严密监测体温变化，观察热型，同时注意呼吸、心率及血压的变化。高热时及时降温，予温水浴、冷敷等物理降温，必要时给予药物降温，口服布洛芬混悬剂或使用退热栓塞肛，处理后30 min复测体温直至降至正常，鼓励患儿在降温过程中多饮水，以免因体温骤降而出现虚脱，出汗后及时更换衣服。

（3）排尿训练。观察并记录患儿排尿情况，应用盆底肌的生物反馈指导正确排尿；培养年长患儿定时排尿的习惯，睡前排尿，尽量排空尿液以减轻膀胱压力；年幼患儿可采取上述方法按时把尿。

2）休息与活动。肾内反流伴反复尿路感染的患儿急性感染时需要卧床休息，病情缓解后可逐渐增加活动。

3）尿路感染的预防及控制。应用抗生素有效控制感染，急性发作期留置尿管将膀胱内尿液及时引出，可有效防止尿液反流入肾脏。

4）术前准备。完善术前各项常规检查；加强营养，以增强患儿对手术的耐受性和减少并发症；创造安静、舒适的环境，给予温水沐足、耳穴压豆等措施，保证患儿充足的睡眠；术前6 h禁食，4 h禁饮；必要时做好备血、皮试、清洁灌肠等准备。

2．术后护理

1）一般护理。持续心电监护及低流量吸氧，严密监测生命体征的变化。禁食的患儿入量要充足，进食的患儿应鼓励多饮水。做好患儿会阴部护理，以免粪便污染，诱发尿路感染。保持切口敷料清洁、干燥，有渗出时及时更换敷料。遵医嘱合理应用抗生素5～7 d，密切观察患儿体温的变化，发热时做好发热的护理。密切观察腹部症状和体征，以及有无吻合口瘘的发生，注意患儿有无腹胀、腹膜刺激征、肠功能延迟恢复等情况。

2）疼痛护理。协助患儿取舒适体位，为患儿翻身时动作轻柔。耐心倾听患儿的主诉，观察疼痛的部位、性质、程度及伴随症状，选择正确的疼痛评估量表进行评估，必要时遵医嘱应用止痛药，观察药物的疗效及不良反应。鼓励父母参与患儿的疼痛管理。婴幼儿可使用安抚奶嘴吸吮及袋鼠式护理，较大儿童可采取分散注意力的方法、音乐疗法、游戏疗法等。

3）营养支持。禁食期间做好口腔护理，保证口腔舒适、无异味。待患儿肛门排气后进少量全流质饮食，遵循少食多餐、循序渐进的进食原则，逐步进半流质饮食至普通饮食。

4）引流管的护理。妥善固定引流管，标识清晰，保持引流通畅，避免引流管折叠、扭曲、受压、脱落，观察引流液的颜色、性状和量。观察管道是否通畅，如发现引流不畅、尿液浑浊，或患儿出现发热、食欲缺乏，应及时报告医生处理。

5）体位与活动。术后 6 h 后鼓励早期床上活动，逐渐过渡到下床活动，以患儿耐受为宜，以减少并发症的发生。但要注意保护各种管道，防止管道滑脱。

6）排尿指导。拔除尿管后进行排尿训练（同术前排尿训练）。

3. 常见并发症的预防与护理

1）尿路、输尿管膀胱连接处梗阻。注意观察患儿腹痛及切口情况、24 h 尿量等。术后拔除输尿管支架管的 24 h 内，患儿如无发热、腹痛等不适症状，说明吻合口通畅，可夹闭膀胱造瘘管，拔除尿管，指导自行排尿。

2）膀胱输尿管反流及尿路感染。主要原因为术后未取得满意疗效，反流级别改善不显著。注意观察患儿有无腹痛或发热，如有，则提示并发膀胱输尿管反流，需要开放膀胱造瘘管再次持续引流。

4. 健康教育与随访管理

1）饮食指导。少量多餐，指导患儿多进食高蛋白、高热量、易消化食物，鼓励患儿多饮水，勤排尿，不要憋尿。

2）用药指导。出院后继续口服抗生素 2 周以预防和控制尿路感染。

3）会阴部护理指导。保持会阴部清洁，勤换内裤，便后清洗外阴，以免粪便污染，诱发尿路感染。

4）随访。带尿管出院患儿，于术后 2 周后拔除尿管，1 个月后拔除体内双 J 管，每 1 ～ 3 个月复诊 1 次，复查尿常规、B 超、排尿期膀胱尿道造影；反流消失后，每 3 ～ 6 个月随访 1 次至正常。

五、小儿尿道下裂

【学时】2 学时。

【培训目标】

(1) 了解小儿尿道下裂的基本概念及临床表现。

(2) 熟悉小儿尿道下裂的处理原则。

(3) 掌握小儿尿道下裂的护理要点。

【主要内容】
(1) 小儿尿道下裂的概述。
(2) 小儿尿道下裂的诊断。
(3) 小儿尿道下裂的治疗。
(4) 小儿尿道下裂的整体护理。
【教学方法】课堂讲授、演示法、案例教学。

（一）概述

尿道下裂是一种男性尿道开口位置异常的先天缺陷，尿道口可分布在正常尿道口至会阴部的连线上，多数患者可伴有阴茎向腹侧弯曲。尿道下裂是小儿泌尿系统中的常见畸形，国外报道发病率可高达每 125 ～ 250 个出生男婴中有 1 个尿道下裂。

（二）诊断

1. 临床表现

1）异位尿道口。尿道口可出现在正常尿道口近端至会阴部尿道的任何部位。

2）阴茎下弯。即阴茎向腹侧弯曲，不能正常排尿和性生活。导致阴茎下弯的原因有阴茎腹侧发育不全及组织轴向短缩。

3）包皮异常分布。阴茎头腹侧包皮因未能在中线融合，故呈“V”形缺损，包皮系带缺如，全部包皮转至阴茎头背侧呈帽状堆积。

4）排尿时尿流溅射。

2. 分型

尿道下裂依尿道口解剖位置可分为 4 型。

1）阴茎头型：尿道口位于冠状沟的腹侧，多呈裂隙状，一般仅伴有轻度阴茎弯曲，多不影响性生活及生育。

2）阴茎型：尿道口位于阴茎腹侧，从冠状沟到阴囊、阴茎交接处之间，伴有阴茎弯曲。

3）阴囊型：尿道口位于阴囊部，常伴有阴囊分裂，阴茎弯曲严重。

4）会阴型：尿道外口位于会阴部，阴囊分裂，发育不全，阴茎短小而弯曲，常误诊为女性。

由于阴茎弯曲纠正后尿道外口会不同程度地向会阴回缩，故近年来按阴茎下弯矫正后尿道口的退缩位置来分型的方法被很多医师接受。严重的尿道下裂患儿常有其他伴随畸形，包括隐睾、腹股沟疝、鞘膜积液、前列腺囊、阴茎阴囊转位、阴茎扭转、小阴茎、重复尿道等，少数患者可合并肛门直肠畸形。

3. 体格检查

观察患者的体形、身体发育、第二性征，检查外生殖器有无阴道，触摸检查双侧睾丸表面质地、体积。

4. 影像学检查

确诊尿道下裂后需要进一步检查有无伴发畸形，严重的尿道下裂需要进一步行泌尿系统检查，如排泄性膀胱尿路造影，以排除其他泌尿系统畸形。

5. 实验室检查

染色体检查、尿 17 酮类固醇测定。

6. 侵入性检查

尿道下裂可通过腹腔镜检查及性腺活检来确诊。

（三）治疗

由于尿道下裂致尿道口位置异常、阴茎弯曲、无法正常排尿和性生活者，均需要手术治疗。手术治疗的目的是使阴茎排尿和性交功能得到恢复。

1. 手术目标

1）阴茎下弯完全矫正。

2）尿道口位于阴茎头正位。

3）排尿时形成向前的正常尿流。

4）阴茎外观接近正常，成年后能进行正常的性生活。

2. 手术时机

从心理发育角度考虑，有两个适宜的手术时机。

1）6 ～ 15 个月：患儿在此年龄段尚无性别意识，也不能意识到手术是一种创伤；从此年龄段开始治疗，在患儿入学前即可以结束治疗；阴茎短小并发症可通过药物治疗；此年龄段愈合较快。

2）3 ～ 4 岁：目前多依据尿道下裂的严重程度及有无合并阴茎下弯来选择手术方法。尿道下裂的修复方法很多，可分为一期修复法和分期修复法。一次手术能够修复的病例多选择一次修复法；当尿道下裂较严重，或伴有畸形和阴茎下弯，或一次手术不能修复的情况，可选择分期修复法进行修复。一期修复法包括尿道延伸一期修复尿道下裂法、阴囊纵隔血管丛轴型皮瓣重建尿道法、阴茎背侧皮管重建尿道法、包皮皮瓣转移重建尿道法。分期修复法第一期手术为矫正阴茎弯曲畸形，第二期手术为尿道重建术，按重建尿道的材料来源分为埋藏皮条重建尿道法、局部皮瓣重建尿道法、皮片移植重建尿道法、膀胱黏膜片移植重建尿道法、口腔黏膜片移植重建尿道法。

尿道下裂手术方法很多，至今仍无一种理想的适用于各种类型尿道下裂的手术，应结合年龄、病变类型、医生对术式的理解和经验来选择手术方法。无论采用何种方法，手术后并发症仍有可能发生，最常见的手术并发症是尿道瘘（5% ～ 15%）和尿道瘢痕增生狭窄，其他还有阴茎下弯复发、尿道狭窄、尿道憩室等。

（四）整体护理

1. 术前护理

1）心理护理。由于阴茎外观及排尿方式的异常，以及担心手术效果及预后等，尿道下裂不仅会造成患儿生理上的影响，同时也对患儿及家属的心理造成影响。由于患儿年龄较小，心理承受能力较差，加上对医院及手术的恐惧心理，患儿情绪容易崩溃，可与家属一起及时给予患儿相应的心理干预，安抚其情绪，降低其内心恐惧，促使其主动配合治疗。

2）皮肤护理。采用盆浴为患儿洗澡，清洗阴茎根部及阴囊，提高患儿体感舒适度，避免因漏尿导致尿疹，造成皮肤溃烂。注意保持阴茎和阴囊的卫生，尤其注意清洁包皮内板及阴囊皱褶处皮肤，包皮过长者清洗后要及时复位，避免包皮嵌顿。为预防并发症的发生，术前 24 h 采用肥皂水清洁会阴部，碘附消毒。

3）术前准备。完善术前各项常规检查；加强营养，以增强患者对手术的耐受性和减少并发症；创造安静、舒适的环境，注意保暖，预防上呼吸道感染，保证患儿充足的睡眠；术前 6 ～ 8 h 禁食，4 h 禁饮；必要时做好皮试、清洁灌肠等准备。

2. **术后护理。**

1）一般护理。

（1）每小时测量 1 次脉搏、呼吸、血压至患儿麻醉清醒后 6 h，婴幼儿术后应注意防误吸。

（2）观察龟头的血供情况，注意有无肿胀、发绀或组织坏死。

（3）实施保护性约束。患儿术后存在环境改变、手术、麻醉、疼痛、情绪波动、引流管牵拉致不适等诸多因素，由于年龄小、自控能力较差，容易发生导尿管意外拔管，故责任护士要根据患儿个体差异，对其施行保护性约束，尤其是在患儿麻醉未清醒时和夜间。

2）疼痛护理。根据评分结果及时进行干预，早期发现患儿疼痛，让疼痛在轻微时得到控制，减轻患儿的痛苦。评分 1 ～ 3 分，护理人员进行介入，分析疼痛的原因，首先去除引流不通畅、尿管被牵拉、伤口被摩擦等因素，然后与家属一起采取安抚、转移注意力等措施。评分 3 分以上，医生介入，使用口服止痛药，或双氯芬酸钠栓塞肛；疼痛不能缓解时，肌内注射或静脉输注止痛药物。

3）切口护理。

（1）保持切口敷料清洁、干燥，避免被大小便污染。严密观察切口有无出血，术后阴茎内裹纱布，外裹弹力绷带，上举位固定，如术后无活动性出血，通常不轻易换药。术后第一次换药宜在术后 3 ～ 5 d 进行，换药时可提前用生理盐水或稀释的碘附反复多次滴浸切口敷料以便轻松去除敷料，以减少出血和疼痛。

（2）床上支被架托起被单，以避免新的尿道外口和被单摩擦而引起疼痛不适，遵医嘱使用解痉止痛剂，防止膀胱痉挛。较大患儿术后常出现不同程度的阴茎勃起，夜间尤甚，可致切口疼痛，甚至裂开、出血，可给予雌激素类药物抑制患儿阴茎勃起。注意叮嘱患儿及家属，防止抓挠切口缝合部位，影响创口愈合。

（3）保持切口及周围皮肤清洁、干燥，用生理盐水清洗会阴部和阴囊切口，每天 2 ～ 3次，注意手法轻柔，防止阴茎根部受压和潮湿。

4）管道护理。

（1）导尿管护理。保持导尿管通畅，患儿术中留置的 6 ～ 10 Fr 儿童型导尿管较细，易被血块、尿液结晶阻塞，故保持导尿管引流通畅，严密观察引流尿液性状，加强巡视，定时予离心式挤管。妥善固定导尿管，在龟头缝线固定导尿管外，对管道进行二次固定。每日评估患儿留置导尿管的必要性，在病情允许的情况下，尽早拔除导尿管，尽量保持患儿会阴局部清洁。每天对患儿进行 2 次会阴护理，每次先用 0.9% 氯化钠棉球对患儿的尿道口、尿道口与导尿管交界部、导尿管近端 5 cm、导尿管与引流袋接头、会阴等部位进行清洁后，再用长效抗菌材料喷洒上述部位，每个部位分别喷洒3次；患儿大便后，及时用水清洗，保持肛周清洁，必要时对整个会阴部进行消毒，避免导尿管污染肠道细菌。保持集尿系统的密闭性，降低导尿管相关性尿路感染的风险，强调医护人员严格执行手卫生。

（2）支架管护理。保持尿道支架管通畅、固定，防止压迫。妥善固定支架管，在龟头上缝线固定，注意观察支架管有无尿液流出，如膀胱区膨隆，长时间无尿液流出，立即通知医生处理。用生理盐水清洗会阴部和阴囊伤口，每天3次，注意手法轻柔，防止支架管脱出。

（3）体位与活动。术后患儿需要卧床休息至尿管拔除为止。卧床期间指导患儿勤翻身，活动时避免牵拉尿管。避免在床上剧烈翻动或过早下床而增加尿管脱落的风险。首次下床患儿应先在床上坐20～30 min后再逐渐下床活动，防止直立性低血压。婴幼儿可在家长看护下活动。

（4）皮肤护理。术后患儿卧床休息期间，应帮助并指导家属给予患儿温水擦浴，每天3～4次，晚上睡前增加1次，尤其是夏季；经常更换背后及臀部的棉质垫巾，以增加患儿的舒适度。

（5）营养支持。术后4 h后进少量清淡、易消化的全流饮食，遵循少食多餐、循序渐进的进食原则，次日进半流质饮食，逐步过渡至普通饮食。饮食应以营养丰富、易消化、高纤维食物为主，多食蔬菜、香蕉、红薯等，也可给予蜂蜜水润肠通便，预防便秘。鼓励患儿多饮水，每日饮水量应达到1 000～1 500 mL，以起到自然冲洗尿道的作用。

（6）心理护理。儿童心理咨询师于术前、术后对患儿进行心理评估，全面了解患儿的心理状况，消除引起患儿不良情绪的相关因素，并通过音乐疗法、抚触等方式安抚患儿情绪，使其平静度过围手术期。

（7）排尿指导。拔除导尿管或支架管后指导患儿尽早饮水排尿，观察患儿有无排尿困难、排尿费力、排尿时间明显延长、尿线细、排尿疼痛、尿频、尿急、尿瘘等情况。

3. 常见并发症的预防与护理

1）尿道瘘。尿道瘘是尿道下裂一期尿道成形术较为常见的并发症。术中操作不当、皮瓣血运欠佳、术后伤口感染均可导致尿道瘘。术后护理时应注意保证尿道皮瓣血运及防止尿道感染，包扎阴茎的敷料应松紧适度，既不能影响尿道皮瓣的血运，又要适当压迫，防止术后阴茎皮肤水肿。随时观察龟头颜色以确定其血运情况，如发现龟头发绀，提示血运障碍，应适当松解敷料，防止皮瓣血运障碍致皮瓣坏死而产生漏尿。

2）尿道狭窄。尿道狭窄分为尿道外口狭窄和尿道吻合口狭窄。由于尿道皮管在成形过程中有不同程度损伤，尿道血液循环功能不良，机体免疫力下降。尿路感染容易导致尿道狭窄，主要与留置导管有关。应保持尿道外口清洁，随时清除尿道口分泌物。另外，应注意导尿管和尿道支架管留置的时间，遵医嘱术后2周拔除尿道支架管，然后夹闭膀胱造瘘管。拔管后鼓励患儿多饮水，注意排尿情况。如发现尿线进行性变细，提示发生狭窄，需要进行定期的尿道扩张，尽量避免再次手术。

3）感染。观察切口周围有无异味、有无龟头或包皮水肿、有无阴囊肿胀及尿道口脓性分泌物，保持会阴部清洁，嘱患儿多饮水，遵医嘱严格使用抗生素，术后予生理盐水清洁尿道口，保持干燥、清洁，预防感染。

4．健康教育与随访管理

1）活动指导。术后1个月避免剧烈运动，3个月内避免骑跨运动，2年内避免骑跨动作，避免阴茎与硬物撞击造成愈合尿道的裂开。

2）日常生活指导。患儿出院后穿宽松裤子，勤换内衣裤，内衣裤要质地柔软、宽松舒适，保持会阴清洁、干燥。

3）排尿指导。指导患儿站立排尿，指导家长观察患儿的排尿情况，注意尿线的粗细、排尿射程的远近、有无分叉等。如出现尿线变细、排尿费力等，应及时就医，遵医嘱行尿道扩张。

4）随访。2周后门诊复查，其间患儿如果有明显尿线变细、排尿困难、尿频、尿急、尿痛等情况，应及早复查处理；成年患者或患儿成年后应复诊，并向医生咨询性功能问题。

六、小儿隐匿阴茎

【学时】2学时。

【培训目标】

（1）了解小儿隐匿阴茎的基本概念及临床表现。

（2）熟悉小儿隐匿阴茎的护理要点。

（3）掌握隐匿阴茎负压治疗的操作方法。

【主要内容】

（1）小儿隐匿阴茎的概述。

（2）小儿隐匿阴茎的诊断。

（3）小儿隐匿阴茎的治疗。

（4）小儿隐匿阴茎的整体护理。

【教学方法】课堂讲授、演示法、案例教学。

（一）概述

隐匿阴茎（concealed penis）是一种常见的先天发育异常和畸形性疾病，也称埋藏式阴茎。阴茎隐匿者，阴茎体缩藏于体内，凸出外面的只有尖尖的小包皮。如果用手将阴茎皮肤向内挤压，阴茎体就会显露出来，手稍放开阴茎体便回缩。尽管隐匿阴茎外形酷似包皮过长，但却是两种完全不同的疾病。

（二）诊断

1．临床表现

阴茎隐匿是因包皮未附着于阴茎体。若用手指握住阴茎，将其周围皮肤向后推，即可显示隐匿在皮下的阴茎。阴茎与阴囊夹角呈钝角。当小儿成长，皮下脂肪减少，即可露出阴茎；如包皮不能上翻露出阴茎头即有包茎时可做成形术。

2. **体格检查**

体查患儿可见阴茎体细小，勃起较少且勃起无力。

（三）治疗

对隐匿性阴茎的治疗及手术年龄有很大争论。如能上翻包皮暴露阴茎头，可不必手术，隐匿性阴茎随年龄增长逐渐好转。手术目的是扩大包皮口，暴露阴茎头。应注意不要做简单的包皮环切术。

（四）整体护理

1. **术前护理**

1）心理护理。因手术部位比较特殊，又需要施行全身麻醉，家属及年长患儿对手术和麻醉均存在焦虑、恐惧心理，以及对手术后效果、成年后的生育功能、性功能存在担心心理。为减轻家属和年长患儿的精神压力，消除不良情绪，保证手术顺利进行，护士应主动向家属及患儿讲解疾病知识、手术目的和重要性，介绍手术医师的技术水平、护士的护理经验以及疗效。

2）皮肤护理。术前全身沐浴，重点清洗会阴部，保持清洁。于术前一天进行术区备皮，术前 24 h 用肥皂水清洁会阴部，用碘附消毒，充分做好术前准备以预防并发症的发生。

3）术前准备。完善术前各项常规检查；加强营养，以增强患者对手术的耐受性和减少并发症；创造安静、舒适的环境，注意保暖，预防上呼吸道感染，保证患者充足的睡眠；术前 6 ～ 8 h 禁食，4 h 禁饮；必要时做好皮试、清洁灌肠等准备。

2. **术后护理**

1）一般护理。

（1）术后全身麻醉清醒后返回病房，使患儿保持去枕平卧位，头面部偏向一侧，避免全身麻醉后呕吐误吸；给予心电监护，低流量（1 ～ 2 L/min）持续吸氧。严密监测生命体征、口唇情况、神志及术后反应等各项指标。

（2）观察龟头的血供情况，注意有无肿胀、发绀或组织坏死。

（3）实施保护性约束。患儿术后存在环境改变、手术、麻醉、疼痛、情绪波动、引流管牵拉致不适等诸多不舒适因素，由于年龄小、自控能力较差，容易发生导尿管意外拔管，故责任护士要根据患儿个体差异，对患儿施行保护性约束，尤其是在患儿麻醉未清醒时和夜间。

2）疼痛护理。由于阴茎的神经较为丰富，术后患儿心理紧张，对疼痛的刺激比较敏感，因此，轻微刺激阴茎就能引起剧烈疼痛。可将患儿安置在环境舒适、安静、宽敞明亮的病房内；还可以分散患儿的注意力，如听音乐、讲故事等，使患儿疼痛感减轻，必要时使用止痛药；另外，护理操作要轻柔，以免各种治疗操作导致疼痛。

3）切口护理。术后使用床上支被架托起被单，以避免新的尿道外口与被单摩擦而引起疼痛；保持切口敷料清洁、干燥，避免被大小便污染。严密观察切口有无出血，阴茎外裹弹力绷带，上举位固定，如术后无活动性出血，通常不轻易换药。术后第 1 次换药宜在术后 3 ～ 5 d 进行，换药时可提前用生理盐水或稀释的碘附反复多次滴浸切口敷料，以便轻松取除敷料，以减少出血和疼痛。较大患儿术后常出现不同程度的阴茎勃起，夜间尤甚，可致切口疼痛，甚至裂开、出血。可给予雌激素类药物抑制患儿阴茎勃起。注意叮嘱患儿及家属，防止抓挠切口缝合部位，影响创口愈合。

4）导尿管护理。保持导尿管通畅，患儿手术留置的 6 ～ 10Fr 儿童型导尿管较细，易被血块、尿液结晶阻塞，故应保持导尿管引流通畅，严密观察引流尿液性状，加强巡视，定时予离心式挤管。妥善固定导尿管，落实管道二次固定。每日评估患儿留置导尿管的必要性，在病情允许的情况下，尽早拔除导尿管。尽量保持患儿会阴局部清洁，每日对患儿进行 2 次会阴护理，每次先用 0.9% 氯化钠棉球对患儿的尿道口、尿道口与导尿管交界部、导尿管近端进行清洁；保持切口及周围皮肤清洁、干燥，用生理盐水清洗会阴部和阴囊切口，每天 2 ～ 3 次，注意手法轻柔，防止阴茎根部受压和潮湿。患儿大便后及时用水清洗，保持肛周清洁，必要时消毒整个会阴部，避免导尿管受肠道细菌污染。保持集尿系统的密闭性，降低导尿管相关性尿路感染的风险，强调医护人员严格执行手卫生。

5）体位与活动。患儿术后 6 h 即可下床，卧床期间指导患儿勤翻身，活动时避免牵拉尿管。避免在床上剧烈翻动或过早下床而增加尿管脱落的风险。患儿首次下床时应先在床上坐 20 ～ 30 min 后再逐渐下床活动，防止直立性低血压。婴幼儿可在家长看护下活动。

6）皮肤护理。术后指导家属给予患儿温水擦浴，每天 3 ～ 4 次，晚上睡前增加 1 次，尤其是夏季；经常更换背后及臀部的棉质垫巾，以增加患儿的舒适度。

7）营养支持。术后禁食、禁水 4 ～ 6 h，全身麻醉清醒后尝试饮水，如无不适可少量多次进流质饮食。术后 24 h 逐步改半流质饮食及普通饮食。嘱术后多食新鲜水果、蔬菜，避免术后因大便干结、排便困难引起切口不适，必要时可用开塞露协助排便。

8）心理护理。儿童心理咨询师于术前、术后对患儿进行心理评估，全面了解患儿的心理状况，消除引起患儿不良情绪的相关因素，并通过音乐疗法、抚触等方式安抚患儿情绪，使其平静度过围手术期。手术不仅能改善阴茎外观和功能，而且有利于改善患儿的心理状态。

9）排尿指导。拔除导尿管后指导患儿尽早饮水排尿，观察患儿有无排尿困难、排尿费力、排尿时间明显延长、尿线细、排尿疼痛、尿频、尿急等情况。

3. 常见并发症的预防与护理

1）出血和血肿。术后出血和血肿是隐匿性阴茎术后的常见并发症，多因术中止血不彻底、术后阴茎包扎敷料松脱等原因引起，多发生在术后 24 h 内。处理上可根据出血情况不同，分别予以加压包扎、清除血肿，必要时放置引流。

2）皮肤水肿。包皮内外板水肿多因淋巴回流障碍所致，术后数周或数月后可逐渐消退，术后确切加压包扎可减少包皮水肿。术中过多地保留包皮系带易致包皮系带水肿。包皮内板或转移皮瓣保留组织过多易致裙摆样外观或阴茎腹侧皮肤及皮下组织赘生。严重包皮系带水肿或皮肤及皮下组织赘生需要二次手术整形。

3）阴茎回缩和复发。术后阴茎回缩和复发可能与肥胖、阴茎根部的皮肤真皮层与阴茎海绵体根部两侧固定不确切有关，阴茎再次部分陷入耻骨前阴阜脂肪垫中，甚至阴茎回缩和复发的形态较术前更为严重。出现这种情况需要再次手术固定阴茎根部。

4．健康教育与随访管理

1）活动指导。术后 1 个月避免剧烈运动，3 个月内避免骑跨运动，2 年内避免骑跨动作。

2）日常生活指导。患儿出院后穿宽松裤子，勤换内衣裤，内衣裤要质地柔软、宽松舒适；保持会阴清洁、干燥，指导家属及大龄患儿在每次排尿及排便后清洗局部皮肤。

3）随访时间从术后开始计算，间隔 3、6、12 个月各做 1 次，以后每年 1 次，共计 2 年；若出现症状的患者需要随访至少 3 年以上。

七、小儿隐睾

【学时】2 学时。
【培训目标】
（1）了解小儿隐睾的基本概念及临床表现。
（2）熟悉小儿隐睾的处理原则。
（3）掌握小儿隐睾的护理要点。
【主要内容】
（1）小儿隐睾的概述。
（2）小儿隐睾的诊断。
（3）小儿隐睾的治疗。
（4）小儿隐睾的整体护理。
【教学方法】课堂讲授、演示法、案例教学。

（一）概述

隐睾是指睾丸未下降至阴囊，包括睾丸下降不全和睾丸异位。临床上绝大多数隐睾为睾丸下降不全。异位睾丸最常位于腹股沟浅表小窝内。80% 的隐睾可被触及，20% 的不可被触及；约 20% 不可触及睾丸是睾丸缺如，30% 是睾丸萎缩。大多数男童会有正常的睾丸回缩现象，通常只需要随访以明确睾丸处于正常状态即可。诊断双侧无睾症时必须确认患者男性染色体核型，必要时进行内分泌学评估甚至手术探查，以帮助判断单侧或双侧睾丸是否存在。

（二）诊断

1．临床表现及体格检查

隐睾在临床上表现为腹股沟和阴囊内未触及明显的睾丸组织，只有精索盲端、钙化灶、少量睾丸或附睾旁组织或输精管等残余部分。

2．影像学检查

1）超声检查。B 超主要针对不可触及的睾丸，为确定睾丸是否存在及睾丸定位，B 超可作为术前常规检查。

2）CT/MRI 检查。其相对 B 超在诊断隐睾的价值上无优势。睾丸动静脉造影及精索静脉造影不推荐使用。睾丸未降行放射性检查没有意义，在大多数情况下手术选择、手术方式、隐睾功能的改善等都不取决于影像学结果。

3. 实验室检查

包括人绒毛膜促性腺激素（human chorionic gonadotrophin，HCG）刺激试验，雄激素测定、卵泡刺激素（follicle-stimulating hormone，FSH）测定、黄体生成素（luteinizing hormone，LH）测定、抗缪勒氏管激素测定、染色体核型分析、遗传基因检测等。

4. 侵入性检查

腹腔镜检查是当前隐睾诊断的"金标准"，在定位时可进行治疗。

（三）治疗

保留生育能力的理想手术年龄是在出生后 6 ～ 18 个月。睾丸的自发下降在出生后 6 个月内即可完成。睾丸未降的决定性治疗应在出生后 6 ～ 12 个月完成，此时间是目前认为的行固定术的最佳时间。

1. 激素治疗

隐睾可伴有下丘脑 - 垂体 - 性腺轴异常，激素治疗采用 HCG 或促黄体素释放激素（luteinizing hormone releasing hormone，LHRH），或者两者合用。相关指南推荐 β-HCG 用于不可触及隐睾或复发病例的术前准备，以增加睾丸血供，便于手术。但由于应用激素治疗可使患儿睾丸精原细胞凋亡，并有降低未来生育潜力的可能，因此建议对于应用激素治疗隐睾需要慎重。

2. 手术治疗

对于出生后 6 个月睾丸仍未下降至阴囊者，应及早手术。对于青春期隐睾患者，一经发现及时行睾丸下降固定术，术中如发现睾丸已萎缩或不能下降引入阴囊，必要时可施行睾丸切除术。

1）开放手术。可触及隐睾者行睾丸下降固定术。一般选腹股沟入路，在腹股沟行切口，游离精索，结扎未闭的鞘状突或疝囊，无张力放置固定睾丸于阴囊。

2）腔镜手术。①适应证：所有不可触及的睾丸、可疑的诊断、活检或腹腔内高位睾丸切除。②禁忌证：急性感染、凝血异常、既往有腹部手术史、疑有腹膜粘连。

3）自体睾丸移植。适用于高位隐睾。结扎睾丸血管，将睾丸游离移入阴囊，吻合睾丸血管与腹壁下动脉。这不是广泛采用的方式，不推荐作为常规手术方式。

3. 预后

少数未手术隐睾发生睾丸萎缩、坏死。已成功行睾丸下降固定者，9% ～ 15% 的单侧和 46% 的双侧隐睾可发生无精子症。手术不能减少肿瘤的发生风险，但可以使睾丸更易被检查。

1）不育症。隐睾会导致生殖细胞受损，应及早行外科处理使睾丸固定于阴囊，以减少生育能力降低的发生风险。隐睾症最早期的产后组织学异常是在出生后第 1 个月即可观察到间质细胞发育不良。青春期后的单侧隐睾因在将来易发生恶变及扭转，绝大部分睾丸都丧失了生育能力，应予以摘除。

2）睾丸恶变。出生时睾丸未降的儿童有发生睾丸恶性肿瘤的风险。有过隐睾症的男性中生殖细胞肿瘤的发病率是正常人的 4 ～ 6 倍。睾丸未降的位置影响着睾丸发生肿瘤的相对危险度，位置越高，恶性变的风险越大。一半的腹腔内睾丸会发生恶性变。隐睾所致的睾丸肿瘤类型中最常见的是精原细胞瘤。隐睾患者中原位癌的发病率为 1.7%。

3）腹股沟斜疝。90% 的睾丸未降患者鞘状突未闭。鞘状突通常在睾丸下降后和出生后第 1 个月内闭合，鞘状突未闭伴有更高风险的附睾异常。鞘状突未闭的临床意义是可以影响隐睾症的激素治疗效果。

4）睾丸扭转。隐睾可能有睾丸引带、提睾肌附着异常或睾丸鞘膜的附着异常，易发生睾丸扭转。尽管未下降睾丸很少发生扭转，但腹痛或腹股沟疼痛伴同侧阴囊空虚者应考虑睾丸扭转的可能。

（四）整体护理

1. **术前护理**

1）心理护理。进行健康宣教，主动与患儿及家属交谈，解释手术的必要性及所采用术式的优点，消除其紧张、焦虑情绪，增强其安全感和治疗信心。

2）皮肤护理。患儿应于手术前一天洗澡并清洗手术区域皮肤，保持阴囊和会阴部皮肤的清洁。腹腔型隐睾经腹腔镜手术者应注意脐部的清洁，清除脐孔内污垢。

3）术前准备。完善术前各项常规检查；加强营养，以增强患儿对手术的耐受性和减少并发症；创造安静、舒适的环境，注意保暖，预防上呼吸道感染，保证患儿充足的睡眠；术前 6 ～ 8 h 禁食、4 h 禁饮；术前指导患儿排尽小便，防止术中损伤膀胱。

2. **术后护理**

1）一般护理。

（1）每小时测量 1 次脉搏、呼吸、血压至患儿麻醉清醒后 6 h，婴幼儿术后应注意防误吸。

（2）保持切口敷料清洁、干燥，防止被大小便污染。严密观察患儿切口有无出血。术后由于局部炎性反应、渗血和组织渗出，早期部分患儿阴囊可出现红肿或痛性硬质包块，应向患儿家属充分解释，减少其顾虑。

（3）对腹腔镜手术患儿应观察切口周围有无皮下积气，少量积气无须处理，术后 1 ～ 2天可逐渐消退。

2）疼痛护理。儿童患者的术后疼痛程度一般是通过自我评价、观察行为变化、生理指标测量等方法进行评估。观察、评估患儿疼痛情况，了解患儿疼痛的程度、性质、部位。指导患儿家属有效缓解疼痛的技巧，必要时遵医嘱予药物镇痛。

3）体位与活动。传统开放性睾丸下降固定术后应常规卧床 3 ～ 5 d，不宜过早下床活动，易导致阴囊水肿；留置睾丸牵引线者应注意保持牵引线拉伸。腹腔镜手术创伤小，术后 6 h 即可下床活动，但应禁止剧烈活动，避免造成阴囊内渗出增加的风险。

4）营养支持。术后 4 h 后进少量清淡、易消化的全流质饮食，遵循少食多餐、循序渐进的进食原则，次日可进半流质饮食并逐步过渡至普通饮食。

5）皮肤护理。保持会阴部周围皮肤的清洁、干燥，避免感染。

6）心理护理。儿童心理咨询师于术前、术后对患儿进行心理评估，全面了解患儿的心理状况，消除引起患儿不良情绪的相关因素，并通过音乐疗法、抚触等方式安抚患儿情绪，使其平静度过围手术期。

3. 常见并发症的预防与护理

1）睾丸回缩。一般该情况主要是精索血管或输精管过短或游离不够充分所致，术后局部瘢痕牵拉或过早的剧烈活动也可导致睾丸回缩。确诊后应当至少观察至手术后6个月，如查体提示睾丸在阴囊内不可及，建议再次手术。

2）睾丸萎缩。主要考虑因睾丸先天发育不良或手术干预时机较晚，难以逆转睾丸萎缩病理性过程。也可能由于手术操作导致，如术中操作损伤精索与输精管血供、部分或完全精索血管蒂扭转、分期睾丸固定术中结扎和离断精索血管等。若睾丸已完全萎缩，无保留价值，可考虑手术切除。

4. 健康教育与随访管理

1）活动指导。术后1个月避免剧烈运动，3个月内避免骑跨动作，2年内避免骑跨运动，避免阴囊与硬物撞击。

2）日常生活指导。患儿出院后穿宽松裤子，勤换内衣裤，内衣裤要质地柔软、宽松舒适；保持会阴清洁、干燥，多饮水，定时排尿，防止尿路感染。

3）非手术患儿使用激素治疗期间注意患儿外生殖器变化及睾丸位置的变化。术后建议每3个月复查1次B超直至术后2年，以后每年复查1次；应采用B超来测量睾丸容积，直至18岁成年，以便及时发现睾丸萎缩或回缩，必要时可应用激素或再手术。

（张莉　周燕芬　韦慧玲　田燕媚　陈舒娜　李素琪）

第二十节　泌尿外科中医护理技术

【学时】2学时。

【培训目标】

(1) 了解中医护理的原则和概念。

(2) 熟悉泌尿外科常见中医外治术的适应证。

(3) 掌握一两项泌尿外科常见中医外治术的应用。

(4) 能将中医护理临证思维应用于护理个案中。

【主要内容】

(1) 中医护理技术的概述。

(2) 中医护理临证思维。

(3) 泌尿外科围手术期中医护理技术与快速康复。

(4) 泌尿外科常见中医护理技术。

【教学方法】课堂讲授、案例讨论。

一、概述

近年来在国家政策的引领下，中医护理得到了蓬勃的发展，中医护理技术得到了广泛的应用。《中医药发展战略规划纲要（2016—2030 年）》中明确了未来我国中医药的发展方向和工作重点，提出到 2020 年，实现人人基本享有中医药服务。中医护理技术是中医药服务的重要组成部分，其辨证施护、特色护理对疾病的防治和护理具有重要作用。通过中医护理技术的实施，增加患者治疗手段，提高了临床疗效，增加了患者的满意度。中共中央国务院《关于促进中医药传承创新发展的意见》指出，要将疗效确切的中医护理技术推广应用到广大人民群众中，促进患者的快速康复。

以中医学为基础的中医护理可以拓展现代护理的技术手段。在专科护士的培养中，也要大力开展中医护理人才的培养，促进中医护理技术创新和学科建设，共同为实现“促进健康、预防疾病、恢复健康和减轻痛苦”的护理目标添砖加瓦。

二、中医护理临证思维

中医护理是在中医基本理论指导下运用临证思维方法，遵循中医护治原则，强调整体观念以及辨证施护。

中医护理临证思维过程：护理评估（四诊合参）→确定主症、主诉→询问本次发作的兼症→询问最初病因及本次发作诱因→以往的检查、诊断、治疗及效果→护理体检→辨病分析→辨证分析→总结证候特点及确定证型→护治原则及方药→提出护理问题→拟定护理目标→实施护理措施→护理评价。

护理评估强调四诊合参。辨证分析包括病位、病机、病性、病理变化、预后转归等。病位分析指病在表、里、脏、腑、经、络、气、血等，病机分析指脏腑功能失常、气血失调、阴阳失衡、冲任损伤等，病性分析指寒热、虚实、标本主次等，病理变化分析指寒热转化、虚实转化。中医护理的辨证方法灵活多样。外科病证常用阴阳辨证、部位辨证、经络辨证、局部辨证。中医护理在中医学“寒者热之，热者寒之”“虚者补之，实者泻之”“急则治标，缓则治本”“逆者正治，从者反治”等治疗原则的指导下，制定出“扶正祛邪”“ 正护反护”“急则护标，缓则护本”“因人、因时、因地三因制宜”及“预防为主（未病先防，既病防变）”等护理法则。

三、泌尿外科围手术期中医护理技术与快速康复

泌尿外科手术患者在围手术期会产生不同程度的身心应激反应，从而引起生理和心理的一系列变化，影响手术顺利进行。因此，对泌尿外科患者进行有效的护理干预，可保证手术顺利完成，使患者早日康复。快速康复理念是近年来备受临床认可的一种护理理念，其主要依据循证医学，从术前和术后、生理和心理等方面对患者进行干预，旨在最大程度消除不利于患者手术治疗的因素，缩短康复进程。快速康复护理在外科临床多个专业均获得显著效果。中医护理是临床的独立学科，中医护理包括多项中医护理技术，可起到有效提高临床效果的目的。近年来，随着中医护理技术的不断挖掘，其应用优势逐渐凸显。

快速康复护理可促进患者恢复健康，预后较佳，但其适用范围过于广泛，无法因病施护。中医护理干预，其特点为辨证施护，将中医技术贯彻于患者整体护理中，为每位患者提供个体化护理措施。快速康复护理与中医护理理念相结合，将中医技术和专科疾病治疗相融合，成为专科护理的特色和优势，深受患者欢迎。

四、泌尿外科常见中医护理技术

中医护理技术不断传承创新，在手法治疗、拔罐、灸法、耳穴、中药外治等五大基础类别的技术上衍生出各种疗法，如蜡疗、脐灸、刘氏火熨术、棍针拨筋疗法、红炉拨筋罐、药陶罐、耳部按摩、杵针、牛角罐、腕踝针、火针等疗法。2013 年至今，国家中医药管理局推出的 52 个优势病种的中医护理方案，涉及中医护理技术 50 余项之多，并在临床广泛开展。以下就泌尿外科常用中医护理技术疗法，如针法、灸法、中药贴敷、推拿按摩手法等做介绍。

（一）针法

1. 腕踝针

腕踝针是一种从腕部和踝部固定针刺点，沿着肢体纵轴行皮下浅刺来治病的一种针刺疗法。腕踝针疗法最初由张心曙教授于 20 世纪 70 年代结合传统针刺与现代神经学理论发展而来，因只在四肢的腕踝部行皮下浅刺以治病而命名。腕踝针是把病症表现的部位归纳在身体两侧的 6 个纵区，在两侧的腕部和踝部各 6 个进针点，以横膈为界，按区选点进行治疗。腕踝针是对针灸学的发展和创新，具有操作简单、选穴少、起效快等特点。它以中医经络学说为基础，以十二经脉为主导，通过皮下浅刺法刺激腕踝部穴位，以调和阴阳、舒经通络、促进气血运行，从而达到改善患者疼痛的效果。近年来研究显示，腕踝针能够快速有效缓解急性肾绞痛，镇痛效果明显，且安全系数高。腕踝针临床应用十分广泛，主要应用于各种痛症如泌尿外科的肾绞痛、各种手术后伤口疼痛、换药疼痛等，以及术后恶心、呕吐等，还可用于某些情绪障碍类疾病如失眠、焦虑、抑郁等。

2. 穴位注射

穴位注射又称“水针法”，是在穴位或特定部位进行药物注射的一种技术方法。它以经络学说为指导，将经络、腧穴、药物效应有机结合起来，根据所患疾病，结合针刺疗法、药物对穴位的渗透作用以及药物的药理作用，发挥穴位注射疗法的综合效应，达到治病的目的。穴位注射技术初创于 20 世纪 50 年代，是传统针灸针刺法与现代药物相结合的技术，是针灸学发展的重要分支。此法临床可适用于各类病症，如泌尿外科术后呃逆、腹胀、尿潴留等症状。

3. 皮内针

皮内针源自《黄帝内经》，又称为埋针法，是将特制的小型针具固定于腧穴部位的皮内并进行较长时间的留针，对穴位产生持续刺激以治疗疾病的方法，它是针灸技术的一种，是依据浅刺法和针刺留针发展而来，是皮部理论和腧穴理论相结合的具体运用。皮内针刺激穴位，可刺激神经末梢产生兴奋，通过神经节段的传导作用而到达中枢神经系统，从而激活神经调控；针尖留置于皮下组织可引发超敏反应，引起免疫应答，从而激活免疫调控。皮内针具有起效迅速、安全、无痛、无毒副作用、操作简单等特点，可用于各类痛证和慢性疾病的临床治疗，如泌尿结石、慢性前列腺炎等泌尿生殖系统疾病。

（二）灸法

1．艾箱灸

艾箱灸是指将艾条点燃后放入特制小木箱中，将小木箱固定在人体表面的特定部位进行施灸，通过温通经络、调和气血、消肿散结、祛湿散寒、回阳救逆等作用，以达到防病保健、治病强身的目的。艾灸的温热作用还可刺激膀胱腧穴，通调膀胱气机，理气行滞，活血祛瘀，促进膀胱气化、通利小便。艾箱灸可适用于各种寒证，如泌尿外科常见的下尿路症状、腹痛、阳痿、早泄、疮疡久溃不愈等。

2．雷火灸

雷火灸是一种传统的明火悬灸疗法，集针、灸、药外治法于一体，采用艾绒及黄芪、乌梅、麝香等中药制成的药艾条。需火灸具有生物传热学特性、电学特性以及红外热辐射效应，具有补益肝肾、散寒祛湿、活血化瘀、通络止痛等多种功效。主要原理是以中医经络学说为基础，同时利用药物粉末燃烧时产生的热效应、红外线辐射、药化因子以及物理因素，同时通过脉络和腧穴的循经感传共同达到温通经脉、调节人体功能的作用，产生灸法的综合效应，扩大了中医火热灸法治疗的范围。该法广泛应用于临床各科，且疗效明显，如泌尿外科术后各种痛症、腹胀及下尿路症状等。

3．隔物灸

隔物灸是间接灸的一种，是将艾炷放置在某些药物上对施灸部位进行灸治的方法。该法综合发挥了艾草、药物和施灸处腧穴经络的三方面功效，疗效较好。根据现代文献统计，临床最常运用的隔物灸法是隔盐灸和隔姜灸，其次为隔蒜灸、隔附子饼灸及隔其他药饼灸。现代研究证实，艾灸的治疗作用是温热效应、光谱辐射、生物热效应及生物非热效应等综合作用的结果，并通过刺激穴位引起一系列的生理、生化、免疫等方面的变化来调整机体，达到防病治病的目的。而隔物灸过程中所产生的光、热特性与穴位的生物物理特性相契合，同时，灸治的过程中利用药物在穴位的透皮吸收作用，并借助艾灸的热效应，使药物穿透性增强，三效合一。隔物灸的适应证广泛，能够影响调节人体的代谢、循环、神经、免疫、生殖各系统的生理功能。泌尿外科常见的隔盐灸适用于缓解急性虚寒性腹痛、腰酸、吐泻、小便不利等症状，隔姜灸适用于缓解因寒凉所致的呕吐、腹泻、腹痛、肢体麻木酸痛及痿软无力等症状。

（三）中药贴敷

1．穴位贴敷

穴位贴敷是将药物敷贴到人体穴位或局部皮肤，刺激穴位，激发经气，达到通经活络、清热解毒、活血化瘀、消肿止痛、行气消痞、扶正强身等疗效的一种中药外治技术。穴位贴敷药物可制成膏贴、饼贴、花贴、药膜贴等剂型。穴位贴敷具有独特的优点，它可以不经过肝脏的“首过效应”和胃肠道的破坏，提供可预定的和较长的作用时间，降低药物毒性和副作用，维持稳定、持久的血药浓度，提高疗效，减少给药次数，且给药方便。根据中医经络理论提出的经络穴位贴敷疗法具有药物的经皮吸收以及经络穴位效应的双重治疗特性，药物刺激局部经络穴位，可激发全身经气，在局部产生药物浓度的相对优势，并通过微小血管的吸收输送，发挥最大的全身药理作用。该法用于泌尿外科可缓解术后疼痛、呕吐、腹胀、腹痛、便秘等。

2. **中药热熨**

中药热熨技术历史悠久，在《五十二病方》中已有热熨疗法的记载。选择适当的中药和适当的辅材，经过加热后装入布袋，在需要治疗的部位上熨烫，药力和热力经身体表面的毛孔渗透入经络血脉，具有疏肝解郁、行气活血、健脾除湿、理气通滞、散瘀止痛等作用。常用热熨法有药熨法、火熨法、坎离砂法、葱熨法、盐熨法、大豆熨法及热砖熨法等。中药热熨技术可散寒止痛、温中止呕、助阳止泻，有效改善各种风寒湿型筋骨痹痛、跌打损伤、腹胀痛及尿潴留等。该法用于泌尿外科可缓解各种痛症、腹胀，术后预防低体温，改善排尿症状等。

3. **耳穴压豆**

耳穴压豆是采用王不留行籽、莱菔子等圆状物或椭圆状物贴压在耳廓上穴位或相关反应点，稍加用力按压使耳朵产生酸麻胀感或热感，进而疏通经络，调整脏腑气血运行，促进机体阴阳平衡，达到防病治病、改善病症的一种操作方法。按照全息理论，耳部是身体的缩影，相应脏腑的病变会在耳部反映出相应的病理反应点，而且耳部神经丰富，通过对耳部穴位进行刺激，可传导至中枢神经，起到较好的防治疾病的作用。耳穴压豆法可调节神经平衡、镇静止痛、调节气血阴阳、提高免疫力、疏通经络、调整脏腑功能。此法临床应用极为广泛，各种疾病造成的疼痛，炎症性疾病、传染病、功能紊乱性疾病、过敏及变态反应性疾病、内分泌代谢紊乱性疾病，以及其他内科、外科、妇科、儿科、五官科等的疾病均较为适宜。用于泌尿外科可缓解围手术期焦虑、失眠、下尿路症状、便秘以及各种痛症等。

（四）推拿按摩

1. **穴位按摩**

穴位按摩以中医学经络腧穴学说为基础，以按摩为主要施治手段，是在中医基础理论指导下，根据病情，运用各种手法作用于人体体表特定部位或穴位，从而达到疾病防治目的的一种方法。穴位按摩法具有疏通经络、扶正祛邪、强筋壮骨、滑利关节、散寒止痛、健脾和胃、消积导滞等作用，其过程是无创性操作，具有安全性、有效性、方便性的特点，广泛应用于临床实践。用于泌尿外科可缓解术后腹胀、便秘、焦虑、失眠等。

2. **火熨术**

火熨术由古代针灸疗法中的灸术演变而来。火熨之术源于灸，但有别于灸。灸常以点为主，火熨则强调点面结合，使用药热之力将药效透骨。火熨术的熨烫之理在于将药物涂抹在一定的治疗部位上，借火熨之力，透药及透气入筋、入骨、入脏，达到燃烧祛邪、温经散寒、扶阳固脱、消瘀散结、扶助正气等作用。这种疗法主要是通过药物、技法共同作用于人体经络、穴位，达到治愈疾病的目的。该法可用于泌尿外科各种痛症、肿瘤晚期骨痛、失眠、便秘、腹胀等。

3. **火龙罐**

火龙罐是集推拿、刮痧、艾灸于一体，结合揉、碾、推、按、点、摇、闪、震、烫、熨十种手法的中医特种治疗工具，再涂上蕲艾精油、海南黄花梨精油或中药膏剂，导入皮下进入体循环，是一种创新的综合治疗手段。火龙罐是以独特设计的刮口来走罐，兼以艾灸作用，在运罐过程中，利用大小鱼际在施治部位进行推拿按摩，以达到疏通经络、行气活血、温补阳气、调理脏腑的目的。此法可广泛应用于临床各病症，如腰背痛，局部肌肉拉伤，便秘，便溏，腹胀，消化不良，月经不调，痛经，中医的风、寒、湿所致的痹症等。该法可用于泌尿外科围手术期各种痛症、恶心、呕吐、腹胀、便秘、焦虑、失眠等。

综上，中医护理技术是以中医基础理论为指导，以脏腑学说为基础、经络学说为核心，通过刺激人体特定部位，达到调和气血、扶正祛邪、平衡阴阳的目的。中医护理技术具有简、便、验、廉的特点，可在泌尿外科的围手术期中发挥重要作用。

（李思逸　刘双）

第三部分　临床实践与继续教育

第八章
临床实践

第一节　泌尿外科专科护士临床实践基地的建设与管理

专科护士的临床实践阶段是专科护士培训的重要环节，对培养护士的专科临床思维能力、实践操作能力有重要的影响。临床实践阶段主要依托于专科护士临床实践基地进行。

一、专科护士临床实践基地的建设

专科护士规范化培训作为一个重要的临床护理人才培养项目，不同的平台对临床实践基地的建设有不同的标准。在我国，是以中华护理学会及各省、市护理学会主办的专科护士培训班为主，临床实践基地建设的标准较高。

（一）临床实践基地的准入建设

1. 临床实践基地的设置总体规划

根据各专业专科护士临床实践的需求设立临床实践基地，结合各专业的实际情况，制订相应专业的专科护士临床实践基地遴选条件。

2. 临床实践基地的遴选条件

1）医院等级要求：三级甲等以上的医院。

2）床位要求：符合国家卫生健康委员会要求的本专科最低的床位要求。

3）专科业务量要求：根据各专科的特点制订符合各专科要求的工作量、病种、开展的技术项目等业务需求内容。

4）专科设备要求：根据各专科的特点，制订环境、设备符合专科要求并能满足学员实践需求的条件。

5）教学情况：指导老师具有较丰富的临床教学指导经验，近5年来承担护生临床实践指导或进修护士指导任务；每专科至少有1名专科护士总负责教学指导工作；指导老师与学员人数的比例为1：（1～2）。该医院接收进修人员的专业、数量、职务、职称，派送医院等级、覆盖面和影响力等作为遴选的参考指标。

6）示教室、图书馆等要求：有多媒体教室、示教室和模拟教学设备。图书馆藏书种类齐全，具有专科护士培训所需要的相关专业书籍，有获取专业信息的网络渠道。

7）组织管理：①临床实践基地由医院自愿申请。②临床实践基地有专门负责专科护士培训工作的管理机构，机构内分工明确、职责分明。③有完善的临床实践基地管理制度、学员管理制度、教学计划、考核制度等。

8）保障措施：临床实践基地所在医院应保障基地的建设和维护。

9）其他特殊要求由各专科制订。

3．临床实践基地的认证标准

借鉴国内教学基地要求和管理指标，于2018年制定并实施《泌尿外科专科护士临床基地评审标准》《广东省护理学会泌尿外科专科护士临床基地评分表》。此标准分为三级指标：一级指标有3项，包括基础条件（占20%）、组织保障（占30%）、技术力量（占50%）；二级指标有7项，包括三级甲等医院教学医院性质、科室业务量及护士人力配备、专科护理研究能力、病房安全管理、教学管理组织与架构、专科教学能力、技术发展能力；三级指标有18项，涵盖一、二级指标的细化考评标准。总分100分。每次评审根据30%的淘汰率定合格线，每3年复评1次，有利于保证临床实践基地的教学质量持续改进。

4．实践基地的认证申请

临床实践基地采取单位自愿申报的原则，由政府委托的组织机构进行评审和管理。例如，广东省护理学会对申请成为专科护士临床实践基地的单位，组织专家进行实地考察与评审。凡是自认符合标准的三级甲等医院，经院内自评、审核后填写统一印制的《广东省泌尿外科专科护士临床实践培训基地申请书》，同时申报基地理论授课老师、临床带教老师，经申报单位批准盖章后上报广东省护理学会。广东省护理学会初审材料合格后，组织申报单位项目负责人集中说明评审安排，提前1周通知具体实地评审日期。评审专家一般在评审前一天集中了解评审内容和方法，然后进行现场实地考察。

5．临床实践基地评审的实施

专家组到达参评单位，通过听取项目负责人的汇报、现场考评、资料审核，依据评分细则进行量化打分，由专家组组长汇总评审结果，同时要求评审专家将评审情况的初步结论即时向参评单位反馈。全部评审结束后，专家组将评审总结上报培训机构，最后由机构对评审初步结论进行综合分析，集中讨论后完成临床实践基地的认证，并形成正式文件，最后进行授权挂牌仪式。

（二）专科护士实践基地的文化建设

1. 价值观建设

专科护士的价值观培养是引导专科护士未来职业生涯走向的重要基础。在专科护士实践阶段，除了进行专业技术的传授，更要积极培育其践行社会主义核心价值观。将爱岗、敬业、创新、发展的优秀品质与专科发展紧密联系在一起，临床实践基地要塑造专科护士积极向上的文化氛围，深耕专业，不怕苦，不畏难，勇于担当，带领专科团队用科学的方法进行临床循证，不断总结经验，推动专科的发展，并从中获得职业满足感和自豪感。

2. 管理文化建设

专科护士的角色是多元化的，其中，管理者的角色也尤为重要。实践基地要将管理意识、管理工具、管理方法纳入专科护士培训的内容中，通过临床实践活动，将管理的精髓融进工作中，培养专科护士发现问题、分析问题、解决问题、追踪问题的能力。

（三）专业文化建设

专科护士要深度钻研专业领域，尤其是要动态掌握亚专科发展的前沿信息。立足于每一个个案的积累，并从中找到共性和个性的规律。临床实践基地通过讲授、个案指导、实践操作、疑难病例讨论、读书报告、工作坊、小组活动等形式，营造浓厚的学习氛围，培养专科护士的临床循证思维。

（四）科研、教学能力建设

专科护士未来发展方向会逐渐增加成果产出和教育输出的比重。通过专科护士培训，学习和掌握基础的科研、教学方法和技巧。实践基地具备非常强的专业、科研、教学、管理水平。应积极提供图书馆系统实施设备，指导专科护士独立掌握基本的文献查阅、科研对照、统计学处理的方法，提高其科研、教学的意识和能力。

（五）依法执业能力建设

专科护士在执业过程中，会越来越体现主导的功能，尤其会不断地进行技术、流程、用具的创新。在临床实践中，也常常涉及医学伦理问题。互联网 +、远程会诊、多点执业等新生的模式，也存在制度、法律不完善的地方。因此，临床实践基地要不断完善各种规章制度、护理常规、操作规程、应急管理措施等，并在教学的过程中，结合临床案例的管理，不断渗透依法执业的意识。

二、专科护士临床实践基地的管理

（一）目标管理

临床实践作为专科护士培训中的一个重要环节，其效果的评价需要实现明确的目标管理。

1. 系统评估学员

专科护士来自不同的地区、单位，每个人的学习、工作、生活经历不同，对“专科护士”的理解也不同。临床实践基地在接收学员时，要充分了解学员的背景、特点、学习需求等，在总的实践计划框架上，进行微调整，如带教老师的安排、加强薄弱能力的实践、学员间互相取长补短地学习等，为达到学习目标打下基础。

2. 制订临床实践基地带教路径、目标和计划

临床实践基地根据《专科护士临床实践培训手册》的内容，制定本基地的临床带教路径，将所需要掌握的操作、技能拆分成每日计划学习的内容，制定出详细的学习目标和具体的实践项目；带教老师每天评价学员的实践效果，加强未达标项目的练习。基地总带教每周进行带教老师和学员的阶段总结，每个人都参与讨论和制定下一个实践阶段的重点和目标。

3. 实践计划的目标评价与控制

为保证实践质量，实行带教老师—临床实践基地教学管理人员—专科护士培训项目的总负责人三级评价模式，对实践效果进行评估与控制。带教老师对专科护士的过关项目进行逐项评价。实践基地教学管理人员通过每周的座谈，以及对每位学员的授课、组织疑难病例讨论、个案收集与小结等核心技能进行阶段评价。专科护士培训项目的总负责人则组织考核小组，以理论考核、个案实践、成组活动汇报等方式进行综合评价。考核结果的分析则由质量控制组执行。培训、考核、评价三个环节相对独立，能更科学地、客观地评价培训的效果，并及时采取修正措施，保证实践效果。

（二）临床实践基地复审机制

临床实践基地获得认证后，基地不能接受相同专科的专科护士重叠时间段的实践任务，以确保师资力量和教学质量。实行每届专科护士培训后基地评价、每 3 年基地资质复审的机制，以不断地自我完善和改进，保持高水平的教学师资、教学资源、教学方法和教学效果。复审不合格者，取消临床实践基地资格，并留下记录。

（蓝丽）

第二节　实习计划及临床教学路径

一、临床实习计划

为保证学员在临床实习期间充分进行护理实践，实习基地应提前制订护理实习计划。实习计划由护士长及教学老师负责制订，充分做好迎接学员进入实习基地的准备。每组学员进入临床后，由带教老师负责介绍病房环境及规章制度，安排班次。由专职带教老师指导学员完成本班次的护理任务和技术操作。要求学员严格执行操作规程及查对制度，防止发生护理差错。

临床实践基地应根据自身专科特色，结合临床实际，按照教学大纲制作实习计划并按照实习计划完成护理教学实践。临床实践基地应定期开展专题护理讲座、护理教学查房，科室发生疑难病例时应及时组织多学科护理会诊。

学员在临床实践基地护理实践期间，应完成至少 1 ～ 2 份护理个案记录，由护士长或带教老师负责修改，学员出科前需要进行理论及操作考核。

每组学员实习结束后，需要书写实习总结。由护士长及带教老师根据学员的实习情况实事求是地给予评价。临床实践基地应主动征求学员对临床带教工作的意见，不断改进带教方法，提高教学水平。

二、临床教学路径

临床教学路径属于新型有效的质量型管理模式，源于 20 世纪 80 年代美国的质量效益管理模式。这种方式将临床带教融于护理教学，能够将教学内容细致化、教学时间精细化、教学目标具体化、教学管理规范化。临床教学路径预期目标明确，并及时进行教学评估和反思，培养了良好的教学习惯，避免因自身教学经验不足、教学责任心缺乏，或因教学方法不当、偏离教学目标，导致教学决策的异化，也避免了传统教学中带教计划不具体、教学目标模糊且无明确评价标准、完成时间不明确等缺点，从而保证教学计划的实施，提高带教老师的整体素质和教学质量。同时，临床路径带教法评价由教学双方共同完成和签署，无形中起到了相互监督和促进的作用。

临床实践基地应根据《专科护士临床实践培训手册》，结合自身专科特色，制订符合临床实际的护理临床教学路径。临床教学路径应将学员需要掌握的知识理论、操作技能细化至每日的教学目标与临床实践中，每日由带教老师评估学员当日临床实践完成情况。对于未完成或未达标的项目，带教老师需要督促学员及时完善达标。每个阶段性教学任务完成后，由带教老师和学员一起总结带教情况，提出不足之处及下一阶段的改进方法，不断完善临床教学路径，提高临床教学质量。

（张艳红）

第三节　泌尿外科专科护士实习培训手册

实习培训手册是一种记录，帮助导师评估学员的能力，并提供支持和指导，以协助学员完成高级实践水平的培训。这种培训必须由指定的现场导师监督。培训期间应进行持续评估。导师应对学员的表现给予反馈，详细记录学员的培训情况、经验和成绩，对不足之处给予附加培训。建议导师和学员应与临床主管部门讨论，以便学员在医院各科室的轮转，以完成手册中规定的学习项目。学员应在培训基地接受监督训练，并在此基础上填写手册。

实习培训手册的设计，应该清晰体现需要学员掌握、熟悉、了解的知识点和技术操作项目，并使用操作性强、具体量化的标准进行评价。从培训实习手册中，可以客观了解到每一位学员在整个实习过程的学习曲线，找出学员的优势项目和薄弱点，帮助学员确定其亚专科实践的方向并加强薄弱点的强化学习。例如，《广东省护理学会泌尿外科专科护士实习培训手册》围绕培养泌尿外科专科护士核心能力的 7 个关键领域，即护理复杂病情的患者、增强护患在治疗中的关系、高效的领导和团队合作、保证和改善护理质量、探讨创新有效的护理方法、综合和高级实践专业水平的提升、个人能力的提升，采用 41 级评分标准，即由不足（第 1 等级）至优秀（第 4 等级）。重点知识须完全掌握，且最低要求达到良好（第 3 等级）这一评分水平；非重点知识也应至少了解 50% 以上，且亦要求达到合格（第 2 等级）水平。学员须填写 3 份实习记录，最后一次实习成绩的重点知识考核须达到良好（第 3 等级），非重点项目必须达到合格（第 2 等级）。

［附］广东省护理学会泌尿外科护理专业委员会泌尿外科专科护士培训手册目录

目　　录

（蓝丽）

第四节　护理个案实践

【学时】2 学时。
【培训目标】
（1）理解护理个案的概念。
（2）理解护理个案的研究意义。
（3）掌握护理个案的研究方法与步骤。

(4) 掌握护理个案论文的撰写方法。
(5) 掌握个案报告的文献质量评价工具。
【主要内容】
(1) 护理个案的概念。
(2) 护理个案的研究意义。
(3) 护理个案的研究方法与步骤。
(4) 护理个案论文的撰写方法。
(5) 个案报告的文献质量评价工具。
【教学方法】课堂讲授、案例讨论。

一、护理个案的概念

个案，顾名思义是指一个病例。故护理个案通常是指对1例具有特殊性、典型性或罕见的病例护理过程的深入剖析，以探索疾病在医护工作中的个性特征和共性。通过发现事物的内在规律和本质，重新认识原有的理论，并提出新的观点和见解，以便为今后临床护理工作提供宝贵的成功经验或失败教训。

二、护理个案的研究意义

随着"以疾病为中心"的传统护理模式转变为"以人的健康为中心"乃至"以人的健康全周期为中心"的个体化整体护理模式，以个案护理研究展开的深入剖析、研究过程更具个性化，也符合个体化整体护理模式的要求。

通过护理个案研究，对各专科护理对象的单个病例的护理进行深入剖析，探讨护理实践的个性特点，总结个体化整体护理的经验和问题，为研究某种疾病护理的共性规律积累病例资料。这种运用系统化整体护理所取得的经验总结，其实质亦属于资料分析的范畴，是病例报告的一种类型，也是学术论文的一种形式，只不过它是依照护理程序来撰写。与护理病例分析一样，护理个案报告也能使读者获得新的知识和新的启迪，对促进护理科学的发展有一定的实践意义。

需要注意的是，已在临床运用成熟的经验、技术是不需要报道的，但常规中的偶然事件则可以撰写成论文，进行学术报道。

三、护理个案的研究方法与步骤

"护理个案"或"个案护理报告"符合当前新型护理模式的规则，因此，护理个案被当作临床实践论文，成为目前各类护理期刊上较为常见的一种论文形式。以下简单论述护理个案的研究方法与步骤。

(一) 个案确立

首先是在护理过程中选定一个患者作为护理个案研究观察的对象，并且是一个新近的病例。尽管个案研究通常是指单个病例或特殊病例，但也可以是若干个类似的病例，甚至是一个家庭、单个团体或社区的病例。研究者应该是该病例的责任护士，只有这样才能掌握第一手资料，才能撰写出亲身体验过的、富有护理实践经验的护理个案论文。

（二）发现健康问题

护理个案研究对象确定以后，就进入有目的、有步骤、系统而全面地收集护理对象健康资料的过程，应从中发现健康问题，及时做出护理诊断。

（三）制订护理计划

护理计划是针对护理对象现存的健康问题，通过循证途径，制订一系列预防、减轻或消除这些问题的护理措施和方法。

（四）执行护理计划

护理计划的执行过程是以护理人员为主，医护合作、护患协作及患者家属共同参与实践的具体护理活动过程。研究者要密切观察和详细记录护理对象的生理、心理、社会、文化、精神等各个方面的变化。

（五）护理评价

护理评价就是评估护理对象朝向期望目标的进展情况，也就是评价护理效果，因此它必须贯穿于整个护理实践过程的始终，只有这样才能及时发现问题并修正护理计划，以达到消除护理对象的健康问题的目的，并由此引出或发现新的观点和认识。

综上所述，护理个案的总结报告的写作和发表旨在对临床特殊或罕见病例通过以护理程序为核心的整体护理过程中所获得的成功护理经验提出新的观点，给护理界同行以启迪与借鉴。

四、护理个案论文的书写格式与内容

护理个案论文的书写格式多样，原则上是依照护理程序的步骤即护理评估、护理诊断、护理计划执行和护理评价 5 个阶段进行材料组织和论文撰写，分为标题、署名、摘要、关键词和正文几大部分。

标题一般为“1 例” + “研究对象” + “护理”，最好突出选题的创新性。

摘要一般以“本文报告了（总结了）1 例……的护理”为开头，然后写明个案内容的概要、护理措施和护理效果。一般 100 ～ 150 字。

正文一般分为 5 大部分：①引言；②临床资料；③护理活动；④讨论/小结；⑤参考文献。其重点部分是临床资料（病例简介）、护理活动和讨论。也有的护理个案论文中将“讨论”部分以“小结”代替，或与“护理活动”相融合。但必须看到，随着护理理论和护理论文写作水平的不断提高，“讨论”应该作为护理个案论文写作中的一个不可缺少的重要组成部分。当然重点中的重点是“护理活动”部分，要突出护理措施的必需性、特殊性、独特性和技艺性，只有这样才能显示出论文的实用性和推广价值。

（一）题目、署名、摘要、关键词

1. 题目

题目应醒目、精炼、新颖。

2. **摘要**

摘要应简明、扼要、概括全文内容。

(二)引言

引言着重介绍本病例的罕见性或特殊警示意义或诊治过程中的特殊之处。其内容包括:①提出研究的临床护理问题和论文写作的目的。②简介病例,病例特点应与护理诊断有关,与护理计划和措施相呼应。③主题概念的定义,对相关主题的历史及现状进行回顾与简述,注意引用相关参考文献,指出相应护理的意义及作用,最后引出个案。

(三)临床资料

首先介绍患者的一般资料,其次介绍病例的诊治过程。介绍患者的一般资料时,需要注意应突出个案特点,与主题不相关的其他疾病的诊治可一笔带过。介绍患者的具体护理经过时,需要注意病例的护理要点应与后面的护理计划和措施所要解决的问题相呼应,选择与护理有关的内容介绍。

(四)护理活动

护理活动部分内容包括健康评估、护理诊断、护理计划、护理实施和护理评价的论述。主要包含3个关键问题的解决。①提出护理问题:描述护理检查的结果,提出护理诊断。②回答做什么:制订相应的护理计划、护理措施和具体目标。③回答怎样做:介绍护理措施的内容和完成的时间。必须强调"做了什么",而不是"应该做什么"。

(五)讨论/小结

讨论/小结部分主要对个案进行深入分析和探讨护理效果,得出结论,并提出新的观点,用于指导临床护理,提升护理质量。①通过患者的健康情况的变化及观察指标的变化来反映护理效果,从而指出护理计划是否合理,护理措施是否有效。②用相关护理理论对护理效果进行评价。③说明护理诊断是否正确。

(六)参考文献

个案研究中阅读文献是很重要的,因个案研究论文的写作要求密切结合相关理论。复习文献内容直接关系到个案研究论文的水平,因此在论文的最后应列出主要的参考文献,供读者查阅。尽量选用高质量且近3～5年发表的文献。

下面以《1例重症伪膜性肠炎患者行粪菌移植的护理》为例,介绍护理个案论文的具体书写方法,见表8-1。

表8-1　护理个案论文的书写要求与例文
——以《1例重症伪膜性肠炎患者行粪菌移植的护理》为例

组成部分	内容与要求	例文
题目	醒目、精炼、新颖	1例重症伪膜性肠炎患者行粪菌移植的护理
署名	—	李芸,金爽,吴静冰,李红,陈晓欢,余涵,陈美榕

续表 8－1

组成部分	内容与要求	例文
摘要	简明、扼要、概括全文内容	总结 1 例直肠癌根治术后并发肺部感染和伪膜性肠炎患者行粪菌移植的护理经验。护理主要内容如下：第 1 阶段预防感染加重，包括回肠造瘘口及造瘘液的观察与管理、呼吸功能锻炼、早期活动、营养支持、病情观察；第 2 阶段进行粪菌移植护理，包括前期准备、粪菌移植实施要点、粪菌移植后观察与护理。经过精心护理，患者康复出院，随访 6 个月，患者回肠造瘘液为 560 ～ 1 050 mL/d，生活自理能力增强，焦虑、抑郁症状改善，生活质量提升
关键词	—	粪菌移植；重症伪膜性肠炎；回肠造瘘；护理
引言居中	(1) 提出研究的临床护理问题和论文写作的目的。 (2) 简介病例，病例特点应与护理诊断有关，与护理计划和措施相呼应。 (3) 主题概念的意义	伪膜性肠炎是一种主要发生于结肠和小肠的急性纤维渗出性炎症，多由应用抗菌药物后导致正常肠道菌群失调、难辨梭状芽孢杆菌感染（clostridium difficile infection，CDI）导致。我国住院腹泻患者 CDI 发生率为 19.00%[1]，美国疾病预防控制中心调查[2]显示，CDI 患者病死率为 5.22%。ICU 患者由于病情危重、抗菌药物使用、长期卧床等因素，其病死率可因 CDI 增加至 39.10%[3,4]。粪菌移植（fecal microbiota transplantation，FMT）是治疗伪膜性肠炎的一种新方法，效果良好[5,6]，2013 年首次被纳入美国 CDI 临床治疗指南[7]。FMT 的研究正处于快速上升阶段，但国内外有关 ICU 患者行 FMT 治疗的报告较少，FMT 治疗的护理实践方案尚缺乏。 2021 年，我院 ICU 收治了 1 例直肠癌根治术后并发肺部感染和伪膜性肠炎的患者，行 FMT 治疗，经过精心的治疗与护理，患者康复出院。现将该患者的护理经验总结如下
临床资料	首先介绍患者的一般资料，其次介绍病例的诊治过程。 (1) 介绍患者的一般资料时，需要注意应突出个案特点，与主题不相关的其他疾病的诊治可一笔带过。 (2) 介绍患者的具体护理经过时，需要注意介绍病例的护理要	患者女，84 岁，因“反复低热 20 余天，腹泻 6 d”于 2021 年 2 月 7 日转入我院 ICU。20 余天前于外院行“全麻腹腔镜下直肠癌根治术＋回肠造瘘术”，术后体温最高达 39.2 ℃，炎性指标明显升高，予抗感染治疗。术后 10 d出现腹胀、腹痛伴低热，胸部 CT 示“双肺炎症”，继续抗感染治疗 1 周后未见改善，造瘘液呈淡血性，量为2 000 ～ 2 500 mL/d，粪便常规检查见难辨梭状芽孢杆菌，转诊我院进一步治疗。转入后，粪便标本未能检查出难辨梭状芽孢杆菌，行肠镜等检查确定患者主要诊断为“伪膜性肠炎、肺部感染、心源性休克、直肠癌根治术＋回肠造瘘术后”等。入院体格检查，意识淡漠，全身高度

续表 8－1

组成部分	内容与要求	例文
临床资料	点应与后面的护理计划和措施所要解决的问题相呼应，选择与护理有关的内容介绍	水肿，回肠造瘘口充血、水肿，全身多处压力性损伤，营养不良。予高流量加温加湿给氧、抗感染、抗心力衰竭、升高血压、营养支持等处理。治疗过程中不断调整抗感染方案，肺部感染仍反复，回肠造瘘液为 1 900 ～ 3 500 mL/d。入院第 19 天，根据患者送至外院的粪便检查结果诊断为“顽固性伪膜性肠炎”，经过重症医学科、营养科、消化内科联合会诊后决定行 FMT 治疗。入院第 22 天，开始行连续 6 d 的 FMT 治疗。治疗第 3 天，回肠造瘘液降至920 mL，移植后患者无诉腹痛、腹胀等，肠鸣音正常。FMT 后观察 7 d 回肠造瘘液为 520 ～ 940 mL/d，转至老年医学科继续治疗。入院第 47 天康复出院，在出院后的第 1、3、6 个月电话随访，患者回肠造瘘液为560 ～ 1 050 mL/d
护理活动	提出护理问题：描述护理检查的结果，提出护理诊断	该患者为老年女性，存在多种慢性基础疾病，直肠癌根治术后并发肺部感染和伪膜性肠炎，肺部感染需要使用抗菌药物，而长期使用抗菌药物会加重伪膜性肠炎。FMT 期间需要停止抗菌药物使用。因此，护理重点分为 2 个阶段：第 1 阶段预防感染加重，为 FMT 成功实施奠定基础；第 2 阶段进行 FMT 护理
	(1) 评估患者健康状态并提出研究问题：扼要描述护理检查和患者的临床症状，提出要研究的护理问题，做出护理诊断、护理计划与措施，并提出具体目标，如近期（几天内）做什么、远期（几周内）做什么、达到什么目标等。对护理措施的完成时间和内容都应有具体介绍。	2.1　预防感染加重 2.1.1　回肠造瘘口及造瘘液的观察与管理 患者入院时全身水肿，回肠造瘘口充血、水肿，造瘘液呈淡血性，每次更换造口袋时使用肠造口周围皮肤评估工具评估造瘘口周围皮肤，用温水和软纸巾清洁后，予液体敷料、造口粉、防漏条、无乙醇保护膜保护周围皮肤[8]。使用两件式造口袋，裁剪底盘中心孔使其大于造瘘口根部 1 ～ 2 mm。患者长时间保持半坐卧位加之腹部褶皱，粘贴底盘时先用手抚平皮肤后再安装。使用弹性胶布对底盘进行加固，患者早期离床活动时佩戴造口专用腹带，延长底盘使用时间，减少造瘘液对周围皮肤的刺激。入院第 11 天，患者心功能改善，全身水肿消退，造瘘口充血、水肿消退，予及时调整造口底盘中心孔大小，使用凸面底盘。每次交班时确认造口袋有无渗漏，造瘘口周围皮肤是否清洁、干燥，观察造瘘口黏膜有无充血、肿胀，发现异常及时处理。患者至转科前造口袋使用的时间在 1 ～ 5 d，未发生造口周围潮湿相关性皮肤损伤。 患者行 FMT 前，回肠造瘘液为 1 900 ～ 3 500 mL/d，为

续表 8－1

组成部分	内容与要求	例文
		防止造瘘液蓄积，采用持续低负压吸引造口袋技术，在造口袋排放口插入 14 F 吸痰管，吸痰管末端连接负压吸引装置，保持压力为 －30 ～ －20 mmHg（1 mmHg = 0.133 kPa），负压吸引管预留合适长度，避免牵拉造口袋。密切关注造瘘液颜色、性质和量，每日统计负压引流瓶内造瘘液量并记录。为患者安排单人间病房，严格执行消毒隔离措施，处理造瘘液时穿隔离衣、戴灭菌手套。相关指南[9]指出，乙醇等中效消毒剂对艰难梭菌芽孢无杀灭作用，因此，患者使用的听诊器、血压袖带、床单位及周围环境使用 250 mg/L 含氯消毒液每日擦拭，并在护理操作后用流动水洗手。FMT 后造瘘液较之前减少，呈黄稀粪便样，未发生交叉感染
护理活动	（2）提出护理措施：通过文字或列表等方式描述所采用的护理措施，一般情况下多采用文字进行描述。可依时间线、新措施的实施时间点、患者病情转折点为逻辑进行描述，做到数据真实、措施真实、有效果比较。	2.1.2　呼吸功能锻炼 该患者按纽约心脏病协会心功能分级为Ⅲ级，肺部感染严重，痰液呈黄色、黏稠样，量多，不易咳出，极易发生低氧血症。入院后予高流量加温加湿给氧，吸氧浓度为 70%，氧流量为 5 L/min；将灭菌注射用水持续通入面罩，湿化气道加大面罩的呼吸孔，防止发生二氧化碳潴留。结合患者生命体征、血气分析结果及双肺呼吸音，动态调整氧疗方式。予碳酸氢钠注射液 0.17 g、乙酰半胱氨酸溶液 0.3 g，每隔 8 h 雾化吸入；雾化后翻身时进行胸部物理治疗，包括叩背、机械辅助震荡胸壁，指导有效咳嗽、咳痰。入院时患者意识淡漠，无力排痰，每日协助医生进行纤维支气管镜气道深部吸痰；每次胸部物理治疗后经口鼻腔吸痰，吸痰后进行口腔护理。入院第 6 天，指导患者使用呼吸训练器进行呼吸肌功能锻炼，每天 2 次，每次 30 min，设定每日目标值，从低档开始，以患者耐受为准，至行 FMT 前 2 d，患者能够自行咳出黄色、黏稠痰，量少，吸氧浓度降至 30%，查血气分析，动脉血氧分压为 94.8 mmHg，动脉血二氧化碳分压为43.2 mmHg，氧合指数为 316 mmHg。
	（3）评价护理效果：对研究中护理计划的实施结果需要结合相关护理理论进行评价，并在护理计划和实际结果之间进行比较，通过患者健康情况的变	2.1.3　早期活动 该患者从外院 ICU 转入时即发生 ICU 获得性衰弱（intensive care unit acquired weakness，ICU-AW），研究[10]显示，ICU-AW 与重症患者不良预后密切相关，甚至会增加短期和长期病死率。该患者静脉血栓风险评估 Padua评分为 7 分，对低分子肝素钠过敏，应尽早开始早期活动，原则为从被动活动到主动运动，从床上到床边再

续表 8-1

组成部分	内容与要求	例文
护理活动	化来判断效果，从中获得新知识和新观点，以指导临床实践	到床下的渐进式锻炼。在入院前 10 d，患者处于血流动力学不稳定阶段，在床上给予≥18 h[11]的下肢间歇充气加压泵，抬高床头大于 30°，指导床上用力握拳、屈肘、屈髋、踝泵运动等，使用弹力带锻炼上肢肌力，进行床上脚踏车训练。入院第 15 天，开始协助床边坐位，逐渐过渡至站立、床边活动等。整个活动过程中，医生、护士共同合作，密切观察生命体征，预先建立风险管理意识，若出现生命体征不稳定或不耐受等立即停止活动。转科前患者 ICU-AW 得到改善，医学研究理事会评分为 52 分，未发生下肢肌间静脉血栓。 2.1.4　营养支持 重症患者的营养支持首选途径为肠内营养，可以提高患者免疫功能及促进疾病康复[12]。该患者入院时营养风险筛查 2002（Nutrition Risk Screening 2002，NRS2002）评分为 6 分，白蛋白为 30 g/L，前白蛋白为 125 mg/L，营养不良高风险。予留置 14 F 胃管，开始予 5% 葡萄糖氯化钠注射液 250 mL，以 20 mL/h 胃管泵入，每隔 4 h 回抽胃管无胃残余量。入院第 2 天，患者的能量供应为短肽型肠内营养制剂 3 139 kJ/d，持续 3 d，未发生喂养不耐受。入院第 5 天，过渡到整蛋白型肠内营养制剂 6 279 kJ/d 营养支持，喂养 4 d 后回肠造瘘液增至 3 430 mL/d。调整营养支持方案，肠内营养热量减少 2/3，加全胃肠外营养 1 000 mL，同时予乳糖酸红霉素 0.5 g 静脉微量泵入，必要时予人血白蛋白、血浆静脉输入。入院第 14 天，回肠造瘘液逐渐降至 1 925 mL，停止全胃肠外营养，重新改整蛋白型肠内营养制剂为 6 279 kJ/d，持续至转出 ICU。翻身、胸部物理治疗、平卧位进行治疗护理操作时暂停喂养；早期活动锻炼时不间断喂养，防止血糖波动大；其间关注患者的电解质、白蛋白、前白蛋白等指标变化，评估喂养是否耐受。 2.1.5　病情观察 患者入院时体温最高达 39.2 ℃，炎性指标明显升高，血流动力学不稳定，密切监测生命体征及病情变化。体温升高时使用冰袋或温水擦浴物理降温，效果不佳时改用亚低温治疗仪降温，准确记录体温变化。入院时，患者全身剥脱性皮屑，加之发热、出汗，床上擦浴增加至每天 2 次，及时更换衣服及床上用物。静脉泵入血管活性药时关注患者平均动脉压≥65 mmHg，关注每小时尿量，量出为入，避免容量负荷过重。关注炎性指标、血

续表 8-1

组成部分	内容与要求	例文
护理活动		培养结果，按时给予抗菌药物，包括静脉和鼻饲途径，观察患者有无出现用药后不良反应。 2.2　粪菌移植护理 2.2.1　前期准备 成立 FMT 护理团队，由护士长担任组长，成员包括消化内科医师 1 名、重症医学科医师 3 名、重症专科护士 5 名。团队成员以 FMT 相关知识为指导，对患者进行全面评估，制订个性化 FMT 护理实践方案。经消化内科与重症医学科医师培训 FMT 相关知识后，所有护士均掌握护理要点。 患者准备：目前 FMT 的移植途径有多种，可通过口服含有粪菌成分的胶囊，直肠灌入，鼻肠管注入，胃镜、肠镜下移植[13]。FMT 前患者洼田饮水试验评估为 3 级，口服有误入气道的风险；患者有回肠造瘘，不能经直肠灌入；FMT 需要连续实施 6 次。因此，采用鼻肠管输注较为可行。在胃镜下置入深度为 115 cm 的鼻肠管，多重固定，每班确认置入深度并记录，给予健康宣教，防止非计划性拔管。与患者及家属沟通，解释说明 FMT 的适应证及不良反应等，告知 FMT 过程中的注意事项，确认知情同意书签署。入院第 16 天开始每隔 6 h 鼻饲万古霉素 0.25 g，持续至 FMT 前 3 d 停止，包括停止其他抗菌药物，其间加强患者生命体征监测。 粪菌制品准备：FMT 能否成功主要取决于供体[14]，供体需完成生理、心理、个人史、肠道菌群稳定性、捐赠粪便持续性、限食耐受性 6 个维度的筛查。FMT 前对患者肠道菌群进行 16Sr DNA 测序，根据测序结果，对比供体粪菌数据库，综合该患者病情，选择了超低温（-80 ℃）冷冻的粪菌制品。该粪菌制品是在标准供体捐献粪便后 6 h 内于厌氧环境下完成制备，肠道菌群丰度和多样性得以保存。该患者 1 个疗程共需要粪菌制品 18 瓶（40 mL/瓶），粪菌制品在运输过程中需要使用厚度不小于 2.5 cm 泡沫箱进行包装，运输时间在 24 h 内，所需干冰不少于 5 kg。收到低温保存的粪菌制品后要检查包装箱是否完整，打开包装确认箱内是否有干冰、粪菌制品是否为冻结状态，确认后将粪菌制品保存于 -20 ℃环境中待用。 2.2.2　粪菌移植实施要点 粪菌制品复苏方式有 2 种。方式 1，行 FMT 前从 -20 ℃环境中取出置于 4 ℃冷藏冰箱中解冻，解冻时间 10 h，勿开盖、开帽；FMT 前 1 h 从 4 ℃冷藏冰箱中取出置于

续表8-1

组成部分	内容与要求	例文
护理活动		室温为25 ℃的环境中复苏，同样勿开盖、开帽，待粪菌制品温度与室温基本一致，复苏时间约1 h。方式2，即本案例的实施方案，实施时间为每日10:00，在消化内科实验室将粪菌制品从-20 ℃环境中取出后放在37 ℃水浴复温30 min，勿开盖、开帽。复苏后以密闭方式运送至ICU直接使用。 FMT实施时最好在单间病房，协助患者坐于床边椅上，为了让患者能够更好地接受FMT，播放轻音乐，安排护士给予心理疏导。操作者穿隔离衣，戴防护面屏、灭菌手套，铺操作台及无菌治疗巾。2名护士确认鼻肠管置入深度，用20 mL生理盐水冲管，确保通畅。核对治疗单信息，包括医嘱，患者住院号、床号、姓名、性别，粪菌液生产日期、有效期、批号、剂量。取出粪菌液时双人检查粪菌液瓶密闭性；将粪液菌瓶倒置，检查有无团块。将检查后的3瓶粪菌液放置操作台面，准备6支20 mL注射器、2片无菌纱布。水浴复苏后的粪菌液瓶内气压较大，抽取粪菌液前先抽取部分气体以减轻瓶内压力。将抽吸好的粪菌液缓慢注入鼻肠管，询问患者感受，无不适，加快推注速度，约20 mL/min。因粪菌液中有厌氧菌，推注时间应尽量缩短[15]，不超过8 min，结束后再用20 mL生理盐水冲管，用无菌纱布擦净鼻肠管末端。2次FMT间隔24 h，按以上程序完成5次，过程中加强心理护理，同时要关注患者生命体征及有无不良反应发生。 2.2.3　粪菌移植后观察与护理 FMT后护理团队要密切观察，如有异常及时通知医生，采取相应措施。不良反应分为轻、中、重3种症状[14]。轻度症状：眩晕、乏力、咽喉部不适、恶心、腹胀、腹部隐痛、发热（37.3～37.9 ℃）、造瘘液异常增多（<3 500 mL）。密切观察症状有无缓解，根据医嘱对症处理，症状无缓解应暂停FMT。中度症状：呕吐、发热（38.0～38.9 ℃）、造瘘液异常增多（3 500～4 000 mL）、痉挛性腹痛。应暂停FMT，同时予对症处理。重度症状：发热（≥39.0 ℃）、造瘘液异常增多（>4 000 mL）、血性造瘘液、中毒性巨结肠、全身炎性反应综合征。应暂停或终止FMT，积极处理并发症，造瘘液送培养，检查炎性反应指标；同时将不良反应上报至粪菌库，复查供体粪菌中有无致病菌。FMT后密切观察患者有无腹痛、腹胀、腹泻、恶心及发热等，准确记录回肠造瘘液颜色、性状和量。关注

续表 8 - 1

组成部分	内容与要求	例文
护理活动		患者的检验结果，C 反应蛋白、白细胞计数、降钙素原、前白蛋白、白蛋白及电解质等指标变化。根据医嘱准确、及时留取粪标本，以便于判断是否需要再次行 FMT。多与患者沟通，及时关注患者主诉，提高患者安全感。 为确保 FMT 成功率，继续实施预防感染加重的护理措施，经过精心护理，患者总体情况良好。该患者从 FMT 前 3 d 暂停抗菌药物，至 FMT 结束，最高体温为 37.5 ℃，炎性指标在正常范围。FMT 第 3 天，回肠造瘘液降至 920 mL，移植后无诉腹痛、腹胀等胃肠道症状，肠鸣音正常。入院第 34 天，患者白蛋白为 34.0 g/L，前白蛋白为 229.7 mg/L，NRS 2002 评分为 5 分，遂转科至老年医学科继续治疗。入院第 47 天，康复出院，在出院后的第 1、3、6 个月电话随访，患者回肠造瘘液为 560 ～ 1 050 mL/d，生活自理能力增强，焦虑、抑郁症状改善
讨论/小结	(1) 详细叙述实施护理措施后的效果来验证护理计划的正确性。 (2) 对护理效果进行正确评价。 (3) 发表作者的个人观点或体会	FMT 被越来越多地应用于临床，此项技术在不断推广和完善，但重症患者 FMT 护理的实践方案尚缺乏。针对本例老年女性患者，病情危重，护理难度较大，ICU 护理团队制订并实施了 FMT 护理实践方案，患者未发生不良反应，康复出院。随访 6 个月，该患者回肠造瘘液未见异常增多，生活质量提高
参考文献	高质量且近 3 ～ 5 年发表的文献	(略)

五、护理个案论文范文

题目、署名、摘要、关键词：

1 例肾移植术后患者合并应激性心肌病的急救与护理

林燕　俞超　高春华　张帅　王奉涛　褚君卿　耿可

【摘要】总结 1 例肾移植术后 ICU 患者合并应激性心肌病的急救与护理经验。护理要点：专注病情变化，落实高效急救措施；快速准确评估，安全平稳转运；加强血流动力学监测，目标导向性液体管理；精准给药，观察药物疗效及不良应；

重视心理疏导与康复训练，做好转科准备和延续性护理。经过精心的治疗与护理，术后第 16 天，患者转入肾移植普通病房继续专科治疗；术后第 38 天，康复出院。

【关键词】肾移植；应激性心肌病；急救；护理

引言：

应激性心肌病（stress cardiomyopathy，SCM）是一种以左心室短暂节段性收缩功能障碍为特征的综合征，与心肌梗死类似，但不一定有冠状动脉疾病的血管造影证据[1]。研究[2]显示，躯体应激和情绪应激导致的 SCM 患者院内病死率分别为 20.9%和 2.6%。ICU 患者因严重的躯体疾病及有创操作，引起疼痛所致躯体应激状态，同时合并焦虑、精神紧张、恐惧等精神应激，更易合并 SCM，但 ICU 患者又缺乏典型的 SCM 临床症状，仅表现为监测指标异常改变、心率增快、心电图提示心肌缺血样改变或心律失常等，以及血流动力学不稳定，极易漏诊、误诊。肾移植手术是终末期肾病患者的首选治疗，术后患者最常见的致死原因是心血管事件，占总病死率的 50.0% ～60.0%[3]。此类患者合并 SCM 可能与手术激活交感神经系统，诱发肾上腺素等儿茶酚胺大量释放有关，而休克状态下肾脏灌注不足又会加重移植肾失去功能，最终导致手术失败。因此，尽早识别病情变化并汇报医生，及时确诊并实施相应干预措施对救治此类患者至关重要[4]。回顾既往文献，发现肾移植术后合并 SCM 的案例报告并不多见，此类患者在临床的急救和护理中具有挑战性。我院综合 ICU 于 2021 年 6 月收治 1 例肾移植术后合并 SCM 致频发恶性心律失常的患者，经积极抢救与护理，成功救治并康复出院。现报告如下。

临床资料：

患者女，58 岁，2021 年 6 月 26 日行同种异体右肾移植术，术后转入 ICU。入科时麻醉未醒，心率 138 次/分，呼吸 12 次/分，去甲肾上腺素 32 μg/（kg · h）联合多巴酚丁胺 0.05 mg/（kg · h），平均动脉压维持在 65 mmHg（1 mmHg = 0.133 kPa）左右。为确保移植肾的功能，入科后立即行连续性肾脏替代治疗。入科 40 min 后患者突发心室颤动，立即进行除颤和心肺复苏，启动高级生命支持，当班护理组长在保证其他患者安全的前提下统筹安排人力，根据胸外心脏按压质量交替轮换人员，责任护士遵医嘱静脉给药。26 min 后患者恢复窦性心律。床旁心脏超声提示，左室各壁收缩运动弥漫性减弱，心尖部近似无运动，球形心。医生评估转运安全后，决定行急诊冠状动脉造影术，责任护士完善各项转运准备工作，15 min 后该患者外出行急诊冠状动脉造影术，结果显示无异常。实验室检查显示，高敏肌钙蛋白定量为7.015 ng/mL，结合患者病史符合应急性心肌病诊断标准[5]。随后遵医嘱采取纠正休克、抗排异、抗感染以及减轻躯体或情绪应激等治疗。对该患者因早期识别SCM并正确处置，术后第10天，拔除气管插管。第16天，转入肾移植普通病房继续专科治疗。术后第38天，康复出院。出院后3个月随访，移植肾恢复良好，SCM未再复发。

护理活动（护理计划、护理措施、护理评价）：

2　护理

2.1　专注病情变化，落实高效急救措施

研究[1]显示，SCM最常见症状为胸痛，少数也会出现快速心律失常，如室性心动过速和心室颤动。心室颤动的发生往往先前未知，早期识别并开展急救是成功抢救患者的关键。研究[6]表明，团队救治采用危机资源管理可整合团队的知识和经验，减少复苏过程中的混乱，并提高患者的急救质量。该患者病情突发，责任护士早期识别及判断，快速呼叫，组建复苏团队的同时实施高质量胸外心脏按压，使用反馈装置实时反馈胸外心脏按压的质量。责任护士尽早使用除颤仪，每次需要与团队领导者复述除颤能量。团队成员在保证顺利进行手头必须任务的同时整合并分享患者的重要信息，进行闭环式沟通，寻找患者可能出现心室颤动的原因，为患者提供最佳的治疗，争取宝贵的救治时间。复苏26 min后，患者呼气末二氧化碳上升至43 mmHg，提示自主循环恢复，停止胸外按压，评估确认患者恢复自主循环。术后第1～3天，患者心电监护显示，多次无脉性室速，高质量心肺复苏和尽早除颤是患者后期神经功能恢复的关键。患者入住ICU期间，全程关注心电图的变化，尽早识别恶性心律失常及异常心电图，监测血电解质水平，预见性地干预，促使患者顺利转科。

2.2　快速准确评估，安全平稳转运

SCM的诊断需要行冠状动脉造影术[5]。冠状动脉造影需要碘造影剂显像，但碘造影剂常引发过敏反应，若出现过敏性休克，抢救更为困难，且过敏反应与免疫机制有关，难以预测及防范。研究[7]显示，危重患者转运不良事件的发生率为40%～80%，恶性心律失常复苏后的患者在转运过程中更易出现病情变化，可能会再发心搏骤停、心律失常甚至死亡等[7]。患者15年前有碘剂过敏史，表现为皮疹。告知家属病情诊断的需要与检查相关风险后，家属同意行冠状动脉造影术。患者病情、运送工具、携带用物及陪同人员是院内安全转运的影响因素[8]。转运前的评估和准备是首要环节，医护协商迅速组建外出团队，确认转运路径，分配转运途中的职责，以避免急救时手足无措。转运护士掌握碘过敏的应急预案流程，携带急救药物及各类有蓄电功能的设备，各仪器设备固定妥当，避免途中跌落或误伤患者。使用螺纹口的延长管与注射器防止输液管路滑脱，在保证患者安全的前提下，输液管路减至最少，预留1条静脉通路。提前联系电梯及对接科室，使用医院自制的转运表单[8]指引转运，双人逐项核对，以提高转运规范化与安全性，缩短转运时间。出科前充分吸痰、镇痛与镇静，血管活性药与镇静剂根据泵速计算用量，提前配好。为避免因搬动对患者造成的刺激，非必要不过床，过床时动作轻柔。采用无缝隙护理管理理念[9]，与介入科护士进行病情、药物等交接，保障护理过程连续性，确保患者安全。为防止再次出现心律失常，嘱家属途中勿用声音刺激或拍打患者，转运途中充分镇痛、镇静，关注患者镇静状态，有躁动倾向时加用镇静剂。全程观察患者生命体征、转运设备各参数有无变化，造影结束后迅速查看循环状态及皮肤等有无异常。患者此次介入术无碘过敏反应，转运途中耗时分别为7 min、9 min，无转运相关不良事件。

2.3　加强血流动力学监测，目标导向性液体管理

肾移植术后早期血压过高易诱发出血，且高血压是肾移植后新发心力衰竭的独立危险因素[3]。若血压过低，易导致移植肾血流灌注不足，移植肾失去功能。肾移植术后需要完善血流动力学监测，准确评估患者容量状态，预防肾移植术后因循环容量不足或过量导致的并发症[10]。SCM导致的心源性休克造成血流动力学恶化，稳定血流动力学成为救治这类患者的重要支持手段。本例存在SCM，需要全程目标导向性液体管理，在维持心脏灌注基础上防止因补液过多造成体循环和肺静脉淤血，加重心力衰竭。全程目标导向性液体管理，既可精准补液又可改善组织灌注。患者入科时，使用大剂量血管活性药物维持血压，为保证监测的连续性，右侧桡动脉留置导管，持续有创血压监测，急性期遵医嘱设置平均动脉压报警值为65～75 mmHg。集尿袋更换为精密集尿器，每小时精准记录尿量，实时监测心率、血压、中心静脉压等反应容量状态的参数，动态监测血乳酸、中心静脉血氧饱和度等评估组织灌注水平。患者因补液后血流动力水平恶化，ICU医生床旁留置脉搏指示连续心排出量（pulse-indicated continuous cardiac output, PiCCO）监测心输出量和每搏量变异度[11]。做好导管维护，获得准确的测量结果是维护患者血流动力学稳定的前提。动脉导管、PiCCO导管及颈内深静脉导管妥善固定，每4 h评估1次穿刺部位有无出血、渗出及血肿，动脉导管还应检查局部或远端肢体有无缺血、动脉血栓形成等并发症。动脉压力传感器根据体位变化定时进行标定与冲洗调零，每4 h抽回血及检查加压袋的压力是否达到300 mmHg。患者使用大剂量血管活性药物时，预先设置双通道微泵更换或微泵设置自动联机模式。患者术后第1天，心率为70～140次/分，除恶性心律失常发作期，平均动脉压均维持在59～72 mmHg，左室射血分数为30%，PiCCO导管调零显示心排血量低，增加正性肌力药物泵入。术后第3天，左室射血分数上升至40%，心率为80～100次/分，停多巴酚丁胺，根据动态血压监测结果，逐渐减少去甲肾上腺素微泵维持量，直至第10天完全停药。术后前6 d，每日目标液体负平衡，共计约13 100 mL，之后维持零平衡。转科时生命体征稳定，停连续性肾脏替代治

疗，自主排尿900 mL/d。

2.4　精准给药，观察药物疗效及不良反应

2.4.1　舒适化镇痛镇静，预防或减少SCM急性期谵妄的发生

为预防疼痛加重诱发病情反复变化及不良刺激导致交感神经过度兴奋，遵医嘱予镇痛、镇静药物。应用舒适化镇痛、镇静策略[12]，即最小剂量镇静，有效镇痛以及最大限度的人文护理。镇痛、镇静药物使用时，关注患者血压、心率及呼吸的变化，避免药物引起不良反应。该患者使用盐酸吗啡镇痛，其间重点观察有无因药物剂量不足导致患者躁动，诱发心律失常，也要避免药物过量导致戒断综合征。长时间深镇静会引起便秘，用力排便导致血压增加，循环波动，遵医嘱使用缓泻剂。为减少躯体刺激诱发患者心律失常，早期留置集便器，既满足灌肠需要又减少粪便对局部皮肤的反复刺激。使用Richmond躁动－镇静量表（Richmond Agitation Sedation Scale，RASS）每2 h评估1次镇静效果，使用重症监护疼痛评估量表（Critical Care Pain Observation Tool，CPOT）每4 h评估1次疼痛反应，使用ICU意识模糊评估法（Confusion Assessment Method of Intensive Care Unit，CAMICU）每8 h进行1次谵妄筛查。患者确诊为SCM后，使用盐酸吗啡联合咪达唑仑镇痛、镇静；术后第1天，患者RASS评分大于－3分，试图睁眼时，心电监护显示室性心动过速，经历2次同样事件后，增加丙泊酚乳状注射液镇静，停盐酸吗啡改为盐酸瑞芬太尼镇痛，医护共同制订镇静目标，维持深镇静RASS评分为－4分，保留咳嗽反射，深镇静期间不进行每日唤醒。术后第5天，患者心律失常发生较之前减少，汇报医生后逐渐减停咪达唑仑。术后第7天，患者使用瑞芬太尼联合丙泊酚镇痛、镇静，CPOT评估为0分，RASS评分为－1分，CAMICU阳性，表现为淡漠，无配合动作，汇报医生后减少镇静剂泵入。增加与患者沟通时间，夜间实施集中护理操作，制订患者睡眠计划等非药物干预措施预防谵妄。术后第12天，谵妄筛查阴性。患者转科前评估，无因镇痛、镇静药物引起的不良事件发生。

2.4.2　精准的给药剂量，最小化免疫抑制预防排斥反应

免疫抑制剂是肾移植术后常规维持肾功能、减少或避免患者发生急性排斥反应的关键药物。但使用免疫抑制剂在提高存活率的同时也伴随着一系列不良反应，且患者合并SCM，使用血管升压素，多种药物相互作用，不良反应的发生率增加。责任护士遵医嘱严密监测血药浓度，采用精准的给药剂量，观察药物疗效，预防药物相关不良反应。患者术后第1天，使用注射用甲泼尼龙琥珀酸钠、他克莫司联合吗替麦考酚酯抗排异，护士每日记录血药浓度，汇报给医生及药剂师以便调整免疫抑制剂剂量，维持目标血药浓度并制订血压、血糖等控制目标。患者气管插管机械通气期间，无法进食，鼻饲抗排异药前暂停肠内营养，保持空腹2 h，因他克莫司治疗窗狭窄，给药前15 min抽取血清测定他克莫司及血清霉酚酸的血药浓度。为维持血药浓度，避免其他药物的影响，他克莫司单独给药；为减少药物挂

壁，喂药器使用少量温开水反复冲洗，管饲结束后，使用15 mL温开水冲洗导管确保药液进入体内。服药期间，关注药物相关的不良反应，如他克莫司和甲泼尼龙琥珀酸钠均会引起血压及血糖波动；患者可能会出现精神异常，诱发SCM；还可能发生免疫异常，如因发热或感染引起炎性反应促进应激性儿茶酚胺释放，诱发SCM。实施精准给药措施后，血清他克莫司浓度维持在6～8 ng/mL，血糖维持在4.5～13.1 mmol/L。

2.5　做好转科准备和延续性护理

2.5.1　加强心理疏导，保持情绪稳定

情绪管理障碍会影响患者的依从性与生活质量，但急性期医护人员往往更关注患者疾病管理，忽略了患者情绪管理与情感支持。SCM复发风险大约为2%[1]，因不可预测的事件可能会加速病情的发展，SCM不能够完全预防或控制，ICU患者本身存在躯体疾病，病情危重，加之环境嘈杂，有创操作较多，应加强情绪管理，及时处理负性情绪[13]。急性期，为减少情绪应给予深镇静；稳定期，应充分发挥医护人员的积极作用，唤醒后尽可能了解患者需求，口语化告知患者的病情及身体状况，适当增加与家属视频时间，发挥家属价值，激励患者保持乐观坚韧的心理，缓解患者的焦虑及恐惧等负性情绪。术后第12天，患者因治疗费逐渐增高怕拖累家庭，且害怕自己病情控制不当给家庭再次带来创伤，加重经济负担。责任护士了解后，汇报医生组建以护士为主的沟通小组[14]，每天下午患者康复锻炼坐起时，告知患者保持乐观心态的必要性和对身体的益处。帮助患者向往美好生活，在不影响护理与治疗的前提下多陪伴、倾听并共情，减轻患者焦虑情绪，更好地配合治疗，每次时间20～30 min，患者的能动性决定谈话的时间。谈话时增加疾病相关健康教育，帮助患者提高疾病认知，最大程度避免诱发SCM，降低未知的不确定感而产生的恐惧心理。心理疏导3次后，患者能稳定情绪，与医护人员交谈。转科14 d随访，患者主动与病友交谈ICU治疗体会。出院后3个月随访，患者未因情绪刺激再次诱发SCM。

2.5.2　严密监护下的早期活动，促进患者康复

早期活动可增加肾移植受者的运动量，提高心肺功能，但同时也会加重患者的身体负担，诱发心律失常。SCM患者易出现疲劳（74%）、呼吸短促（43%）、胸痛（8%）、心悸（8%）和运动耐受不良等症状[15]。多学科会诊后，制订康复锻炼计划。疾病急性期，患者翻身即诱发血压下降，短阵室速，立即停止一切引起血压波动的非必要操作。按照机械通气患者早期运动专家共识[16]要求，对患者进行被动与主动康复锻炼。术后第7天，停镇静唤醒后无心律失常发生，患者在床上60°坐起20 min，共4次；第8天，患者双上肢肌力2级，给予弹力球增加握力，指导患者行深呼吸训练，帮助患者在床上坐起30 min，每天2次；第9天，呼吸机由压力控制模式改为压力支持模式，指导患者腹式呼吸，每次5 min，共行6次；第10天，患者成功通过自主呼吸试验，床旁超声评估膈肌活

结论/小结：

动度达到14 mm，予拔除气管插管，下床坐轮椅20 min。患者疾病恢复期，鼓励与强化锻炼行为，形成规律锻炼的习惯，避免过度疲劳。康复运动训练项目包括有氧运动、呼吸肌训练、上下肢的肌肉拉力训练、床边踏车运动等。全程关注患者生命体征及心理变化，对患者进行宣教，预防因患者恐惧锻炼而回避运动，鼓励患者通过锻炼增强体质，增加免疫力。患者转科时，四肢肌力4级，床边坐轮椅时间达到每天4 h。

肾移植术合并SCM的病例在临床中较少见，术后并发恶性心律失常、心源性休克等严重并发症影响患者愈后。早发现、早诊断、早处理，掌握各种突发事件的应急处理是关键。使用监护技术维持患者的血流动力学稳定，目标导向性液体管理、精准给药并观察药物疗效及不良反应，根据病情变化周期适时进行早期活动是康复的关键。

参考文献：

（略。）

六、个案报告的文献质量评价工具

个案报告，也称病例报告（case report），是对临床上某种罕见的单个病例或少数病例进行研究的主要形式，通常对单个或5个以下病例的病情、诊断、治疗中的特殊情况或经验教训等进行详细的临床报告，为研究者提供分析和决策的线索。

JBI循证卫生保健中心，即JBI循证护理与助产研究中心（Joanna Briggs Institute for Evidence Based Nursing and Midwifery，JBIEBNM），是一个致力于循证卫生保健理论、方法及实践研究的国际非营利性学术组织，同时也是目前全球最大的循证护理协作网（Joanna Briggs Collaboration，JBC）。JBIEBNM对个案报告论文的质量评价工具包含8个评价项目，从患者的病史、临床表现、诊断、治疗等方面评价案例报告的质量，评价者需对每个评价项目做出“是”“否”“不清楚”“不适用”的判断，并最终经过小组讨论，决定该研究是纳入、排除，还是需获取进一步的信息。

1）是否清晰描述患者的人口学特征：论文中是否清晰描述了患者的年龄、性别、种族、病史、疾病诊断、预后、既往治疗措施、既往及目前诊断性试验的结果及用药，以及患者所处的场所。

2）是否按照时间顺序清晰描述患者的病史：论文中是否清晰描述了患者的病史以及与疾病有关的家族史、心理社会状况、既往治疗措施及效果。

3）是否清晰描述患者的临床现况：论文中应详细描述患者目前的临床状况，包括疾病的症状、发生频次、严重程度以及鉴别诊断。

4）是否清晰描述诊断性试验、身体评估的方法及结果：论文中应提供详细信息，让读者知晓该患者是如何被评估的，包括各种诊断性试验、身体评估的方法及实施过程。

5）是否清晰描述干预或治疗措施：论文中应清晰描述对该患者采取的治疗或干预措施，如药物的种类、给药途径、剂量、频次、不良反应等。

6）是否清晰描述干预后的临床状况：论文中应清晰描述采取干预措施后患者症状的变化情况，必要时可提供影像学资料或图表。

7）是否发现并描述不良反应或意外事件：对于任何治疗/干预措施/药物来说，都可能在某些患者身上出现不良事件。论文中应清晰描述所发生的不良事件或意外事件，尤其是用了新药或新的治疗措施时。

8）是否提出可借鉴的建议：论文中应从疾病的背景、临床实践等方面，总结出从该个案身上得出的经验和教训，供临床人员遇到类似案例时借鉴。

［附 1］JBIEBNM 对个案报告论文的真实性评价

条　目	评价结果			
	是	否	不清楚	不适用
（1）是否清晰描述患者的人口学特征？				
（2）是否按照时间顺序清晰描述患者的病史？				
（3）是否清晰描述患者的临床现况？				
（4）是否清晰描述诊断性试验、身体评估的方法及结果？				
（5）是否清晰描述干预或治疗措施？				
（6）是否清晰描述干预后的临床状况？				
（7）是否发现并描述不良反应或意外事件？				
（8）是否提出了可借鉴的建议？				

［附2］护理个案管理模板

书写人姓名：

个案名称：

<table>
<tr><td>科　室</td><td></td><td>病　区</td><td></td><td>床　号</td><td></td></tr>
<tr><td>姓　名</td><td></td><td>入院日期</td><td colspan="3"></td></tr>
<tr><td>住院号</td><td></td><td>诊　断</td><td colspan="3"></td></tr>
<tr><td colspan="2">项目</td><td colspan="4">内容</td></tr>
<tr><td colspan="2">一、主要症状及阳性体征</td><td colspan="4">针对焦点（包括生理、心理、社会适应状态）</td></tr>
<tr><td colspan="2">二、异常的化验结果</td><td colspan="4">针对焦点</td></tr>
<tr><td colspan="2">三、异常的辅助功能检查结果</td><td colspan="4">针对焦点</td></tr>
<tr><td colspan="2">四、主要护理焦点及问题</td><td colspan="4">针对焦点</td></tr>
<tr><td colspan="2">五、使用的专科评估、思维分析、专科计划</td><td colspan="4"></td></tr>
<tr><td colspan="2">六、针对性护理措施/护理核心操作</td><td colspan="4"></td></tr>
<tr><td colspan="2">七、护理成效</td><td colspan="4">专科护理指标
（每项措施的效果指标/趋势和最后总的效果指标/趋势）</td></tr>
<tr><td colspan="2">八、随访管理</td><td colspan="4">亚专科方向随访管理主要指标</td></tr>
<tr><td colspan="2">九、小结</td><td colspan="4"></td></tr>
</table>

［附 3］ **护理个案模板**

护 理 个 案

题　　目：

姓　　名：

单　　位：

指导老师：

患者信息
姓名：
住院号：
疾病诊断：
入院时间：
出院时间：

一、选题（亲身护理过的个案，具有科学性、创新性、实用性）

题目	（简明、醒目反映文章主题，不超过 20 个字）
摘要	（简明扼要概括全文内容，有英文摘要可酌情加分）
主题词 （用“;”隔开）	
前言	（阐明选择此个案的原因与意义）

二、病例介绍

病史	（包括一般资料、入院诊断、主诉、现病史、既往史、用药史、过敏史等）
治疗经过	（简单概括入院后的治疗经过）
效果	（简单概括入院后到书写个案时的治疗、护理效果）

三、护理方法与经过

护理评估	（合理使用工具，能够运用该患者的指标与相关证据，能体现整体性、专业性和持续性）
护理问题（护理诊断）	（能反映轻重缓急；能反映推理、思考和判断过程）
护理目标	（以解决问题为主旨，符合专业特点，具有针对性和唯一性）
护理措施	（与问题呼应，与目标一致。有个体化及针对性；体现中医辨证施护，可操作，图文并茂）
护理评价	［与问题呼应，与目标一致。结果科学（数据）、可信（动态、连续性）］

四、讨论与不足

（讨论观点要明确，叙述要简明扼要，提出观点与看法、存在困难与限制、对护理工作的指导意义。）

五、参考文献

［格式按《信息与文献　参考文献著录规则》（GB/T 7714－2015）要求，且有时效性、针对性、参考性。］

［附 4］泌尿外科专科护士培训个案考核评分标准

题目：	姓名：		
项　目	分值	扣分原因	得分
一、文字叙述（10 分）			
1. 文章结构清晰，表达通顺，图文并茂	5		
2. 整体结构表现出完整的护理及思考过程	5		

续表

项 目	分值	扣分原因	得分
二、个案写作内容（80 分）			
1. 选题：亲身护理过的个案，具有科学性、创新性、实用性	5		
2. 题目：简明、醒目反映文章主题，不超过 20 字	5		
3. 摘要：简明扼要概括全文内容，有英文摘要可酌情加分	5		
4. 前言：阐明选择此个案的原因与意义	5		
5. 清晰描述患者人口学特征：基本信息、病史、相关性检查、诊断、治疗（与个案护理主线相关的内容，余不赘述，检验专科护士对关键要素的获取能力）	5		
6. 护理方法与经过（30 分）			
（1）护理过程：完整性（入院前、住院期间、出院后）	6		
（2）护理评估：专业工具的使用及分析、专业预测能力等是否充分、科学	6		
（3）护理问题：体现专业思维对问题提出的精准度，护理目标明确	6		
（4）护理措施：有针对性的护理措施，强调可行性、专业性、完整性，有循证依据	6		
（5）效果评价：清晰描述干预后的变化情况，必要时提供影像学资料或图表	6		
7. 结果与讨论（20 分）			
（1）结果真实、有依据、有比较	7		
（2）讨论观点明确，叙述简明扼要，提出观点与看法、存在的困难与限制、对护理工作的指导意义	7		
（3）综合评判：能否体现护士的专业及循证能力	6		
8. 参考文献：格式按《信息与文献 参考文献著录规则》（GB/T 7714—2015）要求，文献具有时效性	5		
三、汇报（10 分）			
1. PPT 制作简单清晰、一目了然，汇报时间把握合理	5		
2. 表达清晰并有逻辑性地阐述全文内容，对评委的提问能正确应答	5		
总分	100		
评价：			
考核人：			

（陈娟 肖英超）

第五节　成组活动实践

【学时】2 学时。

【培训目标】

(1) 理解成组活动的概念。

(2) 理解成组活动的研究意义。

(3) 掌握成组活动研究方法与步骤。

(4) 掌握成组活动报告的撰写方法。

(5) 掌握成组活动报告的文献质量评价工具。

【主要内容】

(1) 成组活动的概念。

(2) 成组活动的研究意义。

(3) 成组活动研究方法与步骤。

(4) 成组活动报告的撰写方法。

(5) 成组活动的文献质量评价工具。

【教学方法】课堂讲授、案例讨论。

一、成组活动的概念

成组活动也称成组计划，是把一个集体的人员分成若干组，一组人对专业上某一问题进行深入讨论，并制订解决问题的方案。成组活动产生的背景是中华护理学会与香港危重病学护士协会联合举办的“危重症护理学文凭课程班”毕业考核内容之一。

二、成组活动的研究意义

成组活动通过对专业上某一问题进行深入讨论，并制订解决问题的方案，解决临床存在的问题，这个过程可以使参与者形成探索精神，在工作中发现问题，全面、客观地看待问题、分析问题，积极进行临床护理质量持续改进，不断完善工作流程；成组活动制订解决问题的方案时需要进行循证，这一过程提高了小组成员循证护理、查阅文献的能力；在成组活动实施的过程中，会遇到各种难题，克服困难、解决问题，可以锻炼小组成员克服阻力的能力；成组活动需要小组成员以主人翁的态度参与科室管理，培养了团队合作能力及凝聚力。

通过成组活动，小组成员可以解决临床工作中的关键操作技术，形成标准化的流程，改进工作方法，改善临床护理质量，提升护士工作的能力，最终使患者得到很好的护理效果。

三、成组活动的研究方法与步骤

成组活动的研究方法与步骤分为三步：第一步，确立实践问题——小组的组建、选题、现状调查及原因分析；第二步，制订对策——循证获得最佳证据，结合工作经验和患者需求，制订团队护理策略；第三步，转化实践——实施对策、效果评价、巩固措施及下一步计划。

（一）确立实践问题

1. 小组的组建

组建小组，小组成员包括组长、秘书、小组成员。确定组长、秘书、组员的角色、工作职责和工作内容，确立小组工作制度及工作方法。小组组长的基本职责就是组织领导小组有效地开展活动，负责组织小组成员制订活动计划，组织人员分工，带领组员按计划开展活动，召开小组活动会议。秘书负责协助组长组织组员开展工作，负责保管小组活动的原始记录。小组成员应根据活动计划安排按时参加活动，在活动中积极发挥自己的作用，按时完成分配的任务。

小组成员需要具备责任感、良好的沟通能力和反思能力、良好的合作精神，成员之间相互信任、互相尊重。这些都是提高团队工作效率的主要因素。

在成组活动实践的过程中，每个组员都要参与，分工明确，每个步骤均有负责的组员，各组员能按计划完成任务。要重视分歧，避免课题跑偏，找到最佳的护理解决方案，更好地实施于临床护理中，提高护理质量。

2. 选题

小组组建以后就要开展活动。首先是发现及确立临床问题，进行选题。主题的选定极为重要，如果选题恰当，则整个成组活动顺畅且有效果；反之不但没有效果，而且活动开展起来困难重重。选题选择泌尿专科护理临床问题，具有专科代表性、实用性或创新性，具有临床意义、高度与深度的专题。选题的步骤包括发现主题、列出临床工作中的问题点、对问题加以讨论和理解、对问题进行评价、选定主题、说明评价指标、说明选题理由等。

1）发现主题。

（1）确定主题的类型。常见的主题类型包括问题解决型和课题达成型。

问题解决型主题按照解决问题的步骤，合理、科学而有效地解决问题，是对已有的业务进行持续性质量改善。

课题达成型是指将新业务的开展、现状的突破以及创新等各类课题，通过选题、课题明确化、预期目标、对策拟定及最适宜对策追究、最适宜对策实施及检讨、实施效果评价、效果的维持或反省及下一步计划的制订等步骤研究完成。“对策拟定”与“最适宜对策追究”是课题达成型主题的核心。

在一般情况下，所进行的主题改善大多数是属于问题解决型的，而对以前没有经验的新业务、新服务可采用课题达成型主题。可依据表 8－2 区分主题是属于问题解决型还是课题达成型。

表 8－2　主题类型的判定表

问题解决型主题	相关程度	课程达成型主题
在已实施工作中遇到的问题		以前未有经验，首次的工作
提升现况水平		大幅度打破现状
提升护理质量的水平		挑战护理质量的水平
防止已经出现的问题再发生		提前应对可预见的问题
通过真因探究而消除问题		通过方案探究而达成课题
判定结果	合计分数	判定结果

注：采用三段评分法来判定主题类型，强相关项计 2 分，中相关项计 1 分，弱相关项计 0 分。

（2）列出临床工作中的问题点。组员可先行讨论，并按下列选题方向来发掘问题：临床工作中常见的问题，如为工作时长而困扰、临床工作较难进行、效率不高、常因工作未做好被指责、易引起患者安全隐患方面的问题；交谈中发现的问题，如从与同事或患者及其家属的交谈或抱怨中发现问题；从临床工作的结果或反省中发现问题，如患者并发症的发生、医疗护理质量指标不合格等问题。

2）明确的主题应具有具体、可用来衡量的指标、定义及计算公式。一般而言，明确的主题应包括 3 项元素：动词（正向或负向）＋名词（改善的主体）＋衡量指标。例如，降低前列腺癌术后患者尿失禁的发生率，提高膀胱癌术后膀胱灌注患者生活质量，提高良性前列腺增生术后患者生活质量，降低泌尿外科男性患者拔除尿管疼痛程度，提高输尿管结石留置双 J 管患者健康宣教知晓率，降低泌尿系结石留置双 J 管患者下尿路症状发生率等。

3）说明主题选定的理由。主题选定的理由可以从 5 个角度进行说明：①选题的背景。②强调主题对患者或医院的重要性。③表达方式力求具体、确切。④指标能够量化，并尽可能以数据表示。⑤全员达成共识且能通力合作。

3．现状调查及原因分析

现状调查最主要的目的是掌握事实，了解问题的现状和严重程度。现状调查应用数据说话，并加以客观的系统分析，以确定问题重点所在。现状调查的步骤：

1）充分掌握现行工作的内容。可通过各种形式的小组讨论，对现行工作进行归纳总结，绘制成流程图，以便查找原因及制订对策。也可以掌握历史资料数据。

2）到现场，针对现状做现实考察。可制订查检表，也可以通过问卷调查来获得数据资料。

3）归纳出本次主题的特性。用数据说话并加以客观的系统分析，以确定问题重点所在。收集数据应注意：数据要客观，不可只收集对自己有利的数据，或数据收集量不够；所收集的数据要有可比性，能反映出改进后的变化程度。

4. **预期目标**

现状调查之后就是进行目标设定，但若是在主题选定时就有现成的数据可用，目标设定这一步骤可以提前在“主题选定”完成之后直接进行。目标值应做到与问题相对应，目标值要明确表示，用数据说话，必须量化。目标应具有一定的挑战性。

（二）制订对策——循证获得最佳证据，结合工作经验和患者需求，制订团队护理策略

对策拟定就是针对前一步骤分析出来的原因，结合最新国内外指南、专家共识、循证证据获得最佳证据，要对检索文献进行质量评价和形成推荐意见，纳入高质量的文献。最佳证据要具有可行性、适应性，适合临床应用。循证获得的最佳证据再结合临床经验、患者需求形成证据汇总，探讨所有的改善对策，并进一步从中选取最合适的方案。

注意事项：

1）已经在执行的措施不能作为对策。

2）对策要兼顾针对性、具体性和可行性，避免抽象与笼统、难以执行。并不是所有的对策都是切实可行的。有些对策可能解决问题的成本过高，有些可能超出组员的能力范围，实际操作起来未必能达到预期效果。

3）对策要考虑组员能力，尽量提出有能力实施的对策。

4）对策最好是针对问题的根本原因提出的，不是只解决表面问题，以此保证对策的长期有效性。

5）对策在实施过程和实施后必须进行监督检查。

6）对策要有针对性、创新性。

综上所述，有效的对策需要满足的条件一般包括：有改善的效果，能达到预期的目标，能符合质量、成本、效率的要求，对组员、同事的工作不会造成负担，绝对安全和对患者无伤害。

（三）转化实践——实施对策、效果评价、巩固措施及下一步计划

1. **实施对策**

在对策实施前应该做好准备，并对所有人员实施培训。对策实施的注意事项：①必须获得领导的批准。②数据必须严谨收集，作为效果确认依据。③应密切注意实施状况，对发生的任何状况，无论正面的还是反面的，必须详细记录。④实施过程中，如发现有对患者不利的情况存在，应及时停止，改用其他对策。

2. **效果评价**

实施效果尽可能用数据或图表表示出来。经判定有效果的措施应继续实施。如果效果不佳，可根据实际情况再从原因分析这个步骤重新开始，检讨效果不显著的原因，并采用新的对策。

3. **效果的维持或反省及下一步计划**

1）效果确认后，若对策有效，应继续维持改善后的成效，此时就需要将改善的操作方法加以标准化，制定相应管理制度，建立起标准操作流程，其表述不可长篇大论或模棱两可。

2）需要将标准操作流程通过持续的培训方式，使部门内所有同事了解、遵守并加以落实。标准化后的对策需要持续监控并转化成日常管理项目，以防范同类问题再度发生。

四、成组活动与临床科研的区别

成组计划是改善质量行为的一种方式，成组活动和项目管理、QC 在目的、目标、标题、依据上有很多相似之处，但与临床科研有以下区别（表8－3）。

表8－3　成组活动与临床科研的区别

	成组活动	临床科研
目的	（1）通过个体工作来改进本单位的系统和流程问题，从而提升对某一问题的认知／行为／状况的改变，达到改善临床护理质量的目的。 （2）解决临床问题	（1）用大样本数据来发现某一科学问题。 （2）采用科学严谨的方法。 （3）解决科学问题
目标	目标明确，有清晰的团队努力方向和目标，持续监测改进后的效果	研究结果不确定，可出现阴性／阳性结果
标题	动宾结构：改善……／提升……／降低……	……的研究
依据	主要来自循证医学（指南／指引）中的最佳护理措施	可依据理论／实践模型设计研究方案
科学性、实用性	强调实用性：对完善标准、流程有贡献	强调科学性、创新性，对填补研究空白有贡献

五、成组活动报告的书写格式与内容

成组活动报告的书写格式多样，分问题解决型成组活动报告和课题型成组活动报告。

（一）问题解决型成组活动报告的书写格式与内容

正文分为5部分。

1）小组介绍。

2）确立主题：包括选题的背景及理由、现状调查及原因分析。

3）对策的制订。

4）对策实施过程。

5）实施效果，包括实施前后效果的数据的对比、计划进行的特殊情况、开展容易和艰难之处，推广会遇到的限制、效果的维持及反省、下一步计划。

6）参考文献（最少6条）。

（二）课题型成组活动报告的书写格式与内容

正文分为5部分。

1）小组介绍。

2）引言：提出该研究的问题，简明扼要地介绍相关领域内前人所做的工作和研究的概况，说明该研究与前人工作的关系，当前研究的热点、存在的问题。

3）资料与方法：①一般资料，如时间，地点，研究对象的纳入、排除标准；实验组与对照组的一般情况，统计学分组，各分组之间有无差异，是否具有可比性。②方法，实验组、对照组。③评价指标及评价方法。④统计学方法。

4）结果：包括实验组和对照组的数据的对比、计划进行的特殊情况、开展的容易和艰难之处，推广会遇到的限制、效果的维持及反省、下一步计划。

5）参考文献（最少6条）。

【附1】泌尿外科专科护士培训成组活动考核评分标准

问题解决型成组活动考核评分标准

小组名称：　　　　　　　　　　　　　　　评审日期：

主题名称：

项次	评审项目	评审内容	配分	评分	备注
1	选题及 背景	（1）选择的专题具有护理实践代表性，专业性强，具有高度、深度。 （2）主题释意清晰，有创意。 （3）选题背景明确，理由充分。 （4）计划拟定科学，具体可行，时间安排合理	10～15分		
2	现状调查、 原因分析及 预期目标	（1）现状调查完善，能充分说明存在问题。 （2）对存在问题的原因分析客观、准确。 （3）研究目标明确、设计合理，有依据	10～15分		
3	成组活动 实施过程	（1）实施方法正确：对策科学、具体可行、实操性强；对策有新意或启发性。 （2）能根据活动存在问题实施、修订计划。 （3）实施规范有效：团队参与、合作与分工良好。 （4）采用循证护理，规范解决问题	10～30分		

续表

项次	评审项目	评审内容	配分	评分	备注
4	实施效果	（1）评价指标合理。 （2）改善了患者就医体验，获得服务对象的好评。 （3）有实施前后数据比较，解决临床问题或问题改进明显，项目务实、真实有效。 （4）有质量改善巩固措施，改进工作流程，工作标准化。 （5）项目有发表论文，成功申请专利，成功申请课题、基金等（附加分）	10～20分		
5	项目资料	（1）资料内容真实、完整。 （2）图表规范、内容完整，重点突出、条理清晰、逻辑性强，文字清晰、简明。 （3）运用视听器材。 （4）PPT材料完整、前后连贯、逻辑性强。 （5）查阅文献，引用资料	10～20分		
总体评价			总分		

评审委员：

课题型成组活动考核评分标准

小组名称：　　　　　　　　　　　　　　评审日期：

课题名称：

项次	评审项目	评审内容	配分	评分	备注
1	研究的背景及意义	（1）选择的专题具有专科护理代表性、创新性，具有高度、深度。 （2）研究背景、现状分析充分。 （3）研究的目的和意义明确，依据恰当。 （4）研究目标及内容明确，分析拟解决的问题、项目的前景。 （5）文献回顾对检索文献进行质量评价和形成推荐意见，纳入高质量的文献	9～15分		

续表

项次	评审项目	评审内容	配分	评分	备注
2	研究方案	(1) 技术路线清晰，逻辑科学。 (2) 研究对象的时间、地点，纳入和排除标准科学。 (3) 样本量设计合理。 (4) 研究方案设计依据，含检索数据库、检索策略等，护理对策有创新性。	13～20分		
3	预期效果	设计合理，有依据	3～5分		
4	项目实施	(1) 按计划实施，组员间有沟通，修正技术路径和方式。 (2) 有亚专科资质人员支持及指导（医疗）。 (3) 研究病例原始资料和完善数据	15～30分		
5	效果	(1) 真实，统计方法科学，有统计学意义。 (2) 是否达到目标或完成项目	5～10分		
6	特点	(1) 项目是否具体、务实、真实。 (2) 是否具有新意或启发性之特色	5～10分		
7	产出	项目有发表论文，成功申请专利，成功申请课题、基金等（附加分）	0～10分		
总体评价			得分		
评审委员：					

【附 2】问题解决型成组活动报告范文

“提高骨科患者术后康复功能锻炼依从性”成组活动报告

报告人：______________________

指导老师：______________________

报告日期：______________________

目 录

一、小组介绍

为了进一步深化优质护理服务及开展专科护理，预防术后并发症，促进患者康复，本小组通过开展本次成组活动，在护理工作中不断提高手术后患者康复功能锻炼依从性。

小组简介

医院：××	小组成立日期：××年2月28日
部门：××	督导员：××
活动课题：提高骨科患者术后康复功能锻炼依从性	组长：××
活动时间：××年2月至××年10月	组员合计：12人
会议频率：每2～4周1次 会议地点：手术大楼16楼示教室	会议主持：×× 会议记录：××

小组成员表

姓名	职称	组内职务	学历	工作年限
××	副主任护师	督导	硕士	21
××	主管护师	督导	本科	14
××	主任医师、教授	督导	硕士	>30
××	主管护师	组长	本科	14
××	副主任护师	组员	本科	26
××	护师	组员	大专	13
××	护师	组员	本科	7
××	护师	秘书	本科	6
××	护师	组员	本科	7
××	主治医师	组员	博士	4
××	护师	组员	本科	2
××	护师	组员	本科	2

制表人：××　　　　　　制表时间：××年2月28日

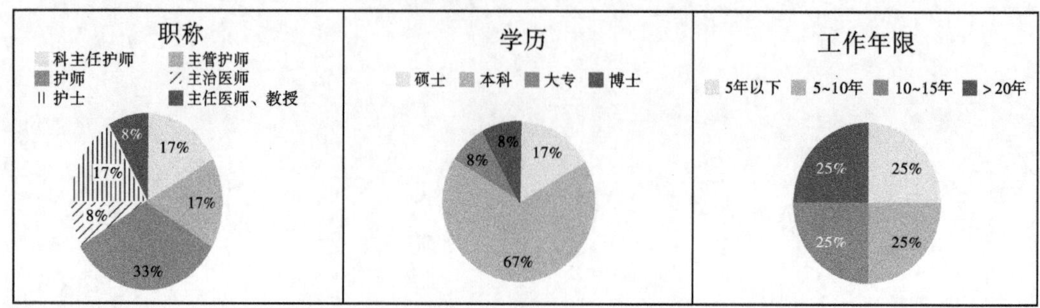

二、主题选定

（一）选题背景及理由

文献报道，约70%的患者手术后因疼痛而拒绝早期功能锻炼，46.67%的患者对手术后功能锻炼的重要性认识不足，46.67%的患者因功能锻炼单调乏味而缺乏兴趣等。66.67%的医护人员对患者指导缺乏系统性，未制定计划；59.26%的医护人员对患者指导形式单一，施教方法技巧不足；40.74%的医护人员对患者指导少。经调查，我院骨科患者手术后功能锻炼依从性为63.08%。结合《卧床患者常见并发症规范化护理干预模式的构建》，有必要对手术后患者进行康复功能锻炼依从性的干预。另外，提高患者手术后康复功能锻炼依从性可以减少患者术后卧床并发症，促进康复，应调动患者参与康复锻炼的主动性和积极性。

（二）相关概念和定义、衡量指标

功能锻炼的定义：功能锻炼是指通过肢体运动的方法来防治疾病。

依从性的定义：也称顺从性、顺应性，指患者按医生规定进行治疗，与医嘱一致的行为。

功能锻炼依从性分3级：

完全依从（5分）：掌握功能锻炼内容，每天按时按量完成规定动作。

部分依从（3分）：掌握功能锻炼内容，掌握功能锻炼的内容，能坚持锻炼完成规定动作的内容、时间>50%。

不依从（0分）：满足下列情况之一：不掌握；≥50%的时间不能完成；不锻炼，自行减少规定动作。

衡量指标：患者功能锻炼的依从性=（调查的患者功能锻炼依从性实际得分总分/调查患者人数×5分）×100%

（三）现状调查及原因分析

1. 术后患者功能锻炼依从性的调查

设计患者术后功能锻炼依从性调查表，调查表内容包括患者卧床期间及离床期间两个阶段，根据两个阶段中患者是否掌握功能锻炼的内容、进行功能锻炼的时间及量评价每名患者功能锻炼依从性并得出实际得分。

2. 患者术后功能锻炼依从性的影响因素查检表的设计

查阅文献及初步了解骨科术后住院患者功能锻炼依从性的影响因素，发现影响功能锻炼的原因主要有患者或家属依从性差、锻炼辅助物品缺乏、疼痛等。从人、物、法、环分析可能会影响患者功能锻炼的不良因素有医护指导不足、护患沟通障碍、体力不足、疼痛、患者对功能锻炼的重要性认识不足、心理因素、环境嘈杂等。根据以上情况设计查检表。用查检表对骨科术后住院患者进行调查，修改影响因素项目，形成最终的查检表，对患者进行调查。

3. 查检指引的制定

为了保证查检结果的同质性，制作现状调查查检指引。

4. 患者术后功能锻炼依从性调查及影响因素查检

（1）调查及查检时间：××年6月1日—7月14日（44天）。

（2）调查及查检患者人数：52人。

（3）调查对象：符合以下纳入标准与不符合排除标准的脊柱外科术后患者。

纳入标准	排除标准
（1）诊断为腰椎病、胸椎病、颈椎病，需要手术治疗的患者。	（1）脊柱侧弯、脊髓损伤、压缩性骨折患者，疑有或已确诊的骨关节、软组织及椎管内肿瘤者。
（2）年龄25～70岁。	（2）合并其他骨关节疾病，影响功能锻炼者。
（3）小学文化以上，意识清楚，能够配合采集临床资料者。	（3）严重的心、肺、脑疾病患者。
（4）自愿参与研究	（4）不能坚持，主动提出退出者

（4）调查员：由护士长、小组成员组成，经统一培训，保证调查的同质性。

5. 患者术后功能锻炼依从性调查及查检结果

（1）患者术后功能锻炼依从性为63.08%。

（2）患者术后功能锻炼依从性影响因素查检结果：查检总频数为416，影响因素发生频数为112。

排序	手术后患者功能锻炼依从性影响因素	功能锻炼依从性影响因素发生频数	所占比例/%	累计比例/%
1	护患沟通问题	27	24.11	24.11
2	医护指导不足	23	20.54	44.65
3	疼痛	18	16.07	60.72
4	患者对功能锻炼认识性不足	18	16.07	76.79
5	体力不足	11	9.82	86.61
6	心理因素	9	8.04	94.65
7	环境嘈杂	0	0	94.65
8	其他（忘记了、缺乏兴趣、医护指导内容不一样、懒惰等）	6	5.36	100
	合计	112	100	

制表人：××　　　　制表时间：××年7月15日

可以看出影响术后功能锻炼的主要因素有：护患沟通问题、医护指导不足、疼痛、患者对功能锻炼重要性认识不足、患者体力不足等。

三、对策拟定

针对 5 个主要原因，我们分别制定了 4 个对策。

主要原因	说明	对策措施
（1）医护沟通问题	宣教资料、口头宣教不够简单易懂	（1）拍摄、播放健康教育视频
（2）医护指导不足	护士工作忙，没时间指导	
（3）疼痛	护士缺乏疼痛护理相关知识，患者术后疼痛 3 ～ 4 分，影响功能锻炼	（2）对护士进行疼痛护理知识培训，加强无痛病房建设
（4）患者对功能锻炼的重要性认识不足	患者没人督促，忘记锻炼了	（3）制作患者术后自我运动记录手册，督促患者锻炼
（5）体力不足	缺乏辅助锻炼的物品，脊柱外科患者术后不能使用助行架，但体力不支需要助行物品	（4）制作助行器，指导术后离床患者使用

四、对策实施

1．拍摄、播放健康教育视频

对策内容：护士制作患者术后功能锻炼视频，术前准备时播放 2 次，术后在病情允许的情况下抬高床头或离床活动前播放 1 次。

2．对护士进行疼痛护理知识培训，加强无痛病房建设

对策内容：

（1）培训护士疼痛护理相关理论，学习围手术期镇痛新理念等相关知识。

（2）指导管床护士正确选择评估工具，如数字等级评定量表（NRS）或者词语描述量表，正确评估患者疼痛程度。

（3）加强医护患疼痛管理模式的落实，与管床医生制订并落实个体化镇痛方案。

3．制作患者术后自我运动记录手册，督促患者锻炼

对策内容：

（1）制作术后自我运动记录手册。制作“颈椎疾病患者术后自我运动记录表”和“胸/腰椎疾病患者术后住院期间/居家自我运动记录手册”，要求患者每日锻炼后及时记录。

（2）督促功能锻炼计划的落实并评价。护理组长/调查员每日检查手册，检查患者前一天功能锻炼的依从性，并结合患者当天情况修订功能锻炼计划，发现患者未记录时询问原因，及时督促患者锻炼。胸/腰椎手术后患者何时进行直腿抬高训练项目由医护共同确定。

4．制作助行器，指导术后离床患者使用

对策内容：术后患者应用我科设计的助行器进行行走训练，解决术后体力不足的问题，预防跌倒的发生。

五、实施效果、标准化及下一步计划

1. 实施效果

(1) 患者术后功能锻炼依从性由改善前的63.08%提高至95.92%。

时间：××年8月16日—9月30日（46天）。

调查对象：脊柱外科手术后患者（纳入标准与排除标准同现状调查查检指引）。

查检患者人数：52人。

调查结果：患者术后功能锻炼依从性提高到95.92%。

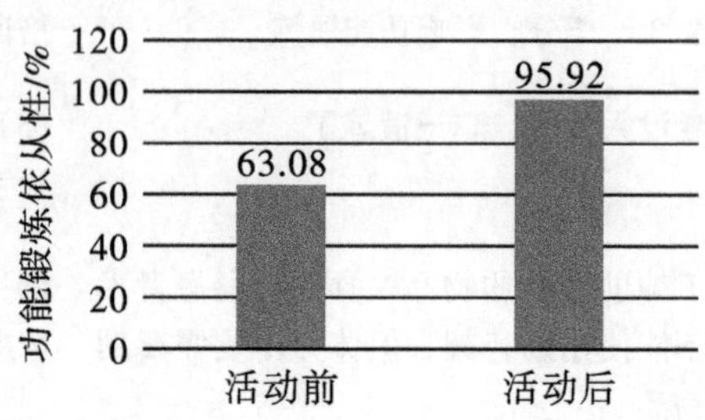

(2) 所设计的视频参加创新成果评比：《一个U盘的秘密》，获得创新成果评比三等奖。

(3) 针对视频健康教育撰写了系列论文，进行投稿。

2. 标准化

进一步加强骨科术后患者功能锻炼管理。

1	视频健康教育应用标准及工作流程
2	患者手术后功能锻炼依从性评价指引
3	颈椎手术后患者自我运动记录表
4	胸/腰椎疾病患者术后住院期间/居家自我运动记录手册

3. 下一步计划

(1) 将标准化流程向全科推广。

(2) 将患者功能锻炼依从性增加到专科护理质量指标的评价中。

六、参考文献

（略。）

七、附件

（略。）

【附 3】课题型成组活动报告范文

“4C 延续性护理模式对良性前列腺增生术后患者生活质量的影响”成组活动报告

报告人：＿＿＿＿＿＿＿＿＿＿＿＿＿＿

指导老师：＿＿＿＿＿＿＿＿＿＿＿＿＿

报告日期：＿＿＿＿＿＿＿＿＿＿＿＿＿

目　录

一、研究背景与意义

良性前列腺增生症（benign prostatic hyperplasia，BPH）是引起中老年男性排尿困难最常见的原因，15% ～ 30% 的患者有尿频、尿急、排尿困难等下尿路症状（LUTS），而经尿道前列腺切除术（TURP）已经成为治疗 BPH 的“金标准”[1]。

TURP 的近期并发症有术后出血、膀胱颈挛缩、尿道狭窄、尿失禁等，远期并发症有附睾炎（术后 5 ～ 16 d）、肉眼血尿、尿频、尿急、尿痛（10 d 至 3 周）、术后发生尿失禁、术后性生活质量变差、逆行性射精、前列腺残留腺体增生、膀胱过度活动症（OAB）等[2-4,26-29]。霍庆祥等研究发现，临床大部分的前列腺增生患者手术后的恢复效果并不理想，生活质量较差，由于老年患者大多文化程度较低、记忆力减退，术后出院因缺乏连续性照护及自我护理能力[5]，更加延长了患者术后恢复时间。患者术后出现的下尿路症状、尿失禁、性生活质量下降等症状，会严重影响患者生活，表现为精神上感到自卑、抑郁，影响人际交往、社会关系，工作、学习能力下降等[6]。综上，寻求提高 BPH 术后患者生活质量的延续性护理方法至关重要，保证患者出院后仍然能够得到恰当的指导。通过查阅万方、知网数据库，陈小秋、孙颖、朱玲玲、苏丽华等[7-11]对 TURP 术后患者采用不同形式的延续性护理干预措施进行了相关性研究，发现延续性护理的开展可以使良性前列腺患者在康复期间的依从性、自我护理、控尿等方面能力有所提升，从而改善了患者的生活质量。

延续性护理服务是指由专门的医护人员在患者出院后给予患者延续性的、延伸性的护理服务[12]，主要的形式有基于医院的延续性护理，基于社区 - 家庭的延续性护理和基于医院 - 社区 - 家庭的延续性护理[13]。袁玉珍等[14]指出国内延续性护理目前尚处于起步阶段。王莉等[15]指出我国医院和社区缺少联动纽带，患者出院后的护理服务出现脱节、断层现象，社区卫生服务力量严重缺乏，不能满足患者出院后的需求。

4C 延续性护理模式与传统延续性护理相比，更加专业、全面，确保患者可获得连续和个体化的居家护理服务，提高患者生活质量[16-17]。4C 延续性护理模式包括全面性（comprehensiveness）、合作性（collaboration）、协调性（coordination）和延续性（continuity）[18]。

> 点评：①主题的选择具有泌尿外科专科护理代表性，对良性前列腺增生症、延续性护理服务、4C 延续性护理模式等相关定义释意清晰；②研究背景充分；③建议将国内外研究现状、研究的目的一起放在研究背景及意义中阐述，就不会出现同一问题反复论述的情况。

二、国内外研究现状

国外对延续性护理的应用较早，早在 1947 年，美国就提出延续性护理概念，认为护理应该随着患者转移到家庭或者社区。经过多年的发展，美国、日本、英国等国家已形成成熟的延续性护理模式，并已在多种临床疾病中普遍开展延续性护理服务[19]。

国内香港地区最早引入延续性护理模式。2015 年，国家卫生和计划生育委员会的

《关于进一步深化优质护理、改善护理服务的通知》指出，有条件的医院应当明确专（兼）职人员为出院患者提供有针对性的延续护理服务，保证护理服务的连续性。近年来，国内开始重视延续护理的研究，进行延续护理的主要形式有以南方医科大学附属第一医院为首成立的延续护理中心，中山大学附属第一医院领先开设的专家门诊、电话随访、家庭随访、基于网络平台的出院随访等，但都缺乏固定的、系统的、完善的延续性护理模式。

王少玲、黄金月[20]使用的4C延续性护理模式已在多个慢性病管理中取得较好的效果，明显提高了患者出院后的生活质量。张莉琴等[21]研究发现，4C延续性护理能够有效地减轻患者的焦虑度，大大提升患者的生活质量。黄一涛等[22]研究发现4C延续性护理模式能够提高糖尿病视网膜病变患者出院后的治疗依从性。胡艳等[23]研究认为，4C延续性护理更有利于改善患者心理情绪和生活质量。赵翠梅等[24]认为，以奥马哈系统为基础的4C延续性护理能提高患者的自护能力，改善患者的心理状态，促进患者康复，提高患者的生活质量。4C延续性护理模式在多种疾病的护理中有广泛应用，具有很好的临床效果，能够有效提升患者总体健康情况及生活质量，具有较高的临床推广价值。总结后发现4C延续性护理模式多用在慢性病的管理中，临床上较少用于其他疾病的管理中，而临床中各种疾病迫切需要完善的延续性护理模式。

查阅万方、知网众多文献发现，4C护理模式下的延续护理在泌尿外科疾病的运用相对较少，尤其是对前列腺切除术后的运用。因此，本研究用4C护理模式对多中心前列腺切除术后患者进行延续性护理，并进行相关性研究。

三、研究目的

探讨4C延续性护理模式对前列腺增生术后患者生活质量的影响。

> 点评：研究目标明确，建议增加对拟解决问题的分析、项目的前景。

四、研究方法

（一）研究设计

采用横断面调查法，根据纳入标准和剔除标准选取2019年11月—2020年5月××医院泌尿外科（1）、××医院泌尿外科（2）、××医院泌尿外科（3）、××医院泌尿外科（4）的TURP术后患者。本研究采用随机对照研究方法，将2019年11月至2020年5月4家医院诊断为前列腺良性增生的患者随机分为2组，对照组共50例，干预组共50例。其中对照组50例患者采用常规的出院宣教加电话随访干预措施，干预组50例患者在常规的护理干预措施的基础上采取以4C延续性护理模式为主的干预措施。对比2组患者手术期，出院前1天，术后1周、1个月、3个月的国际前列腺症状评分（IPSS）、良性前列腺增生症患者生活质量量表（Quality of Life Scale for Benign Prostatic Hyperplasia Patients，BPHQLS）的评分结果，以及患者术前，出院后1、2、3个月前列腺B超、Qmax、PVR等指标结果。

（二）研究对象

1．总体

2019 年 11 月至 2020 年 5 月在 × × 医院泌尿外科（1）、× × 医院泌尿外科（2）、× × 医院泌尿外科（3）、× × 医院泌尿外科（4）TURP 术后患者。

2．样本及样本量

2019 年 11 月至 2020 年 5 月在 × × 医院泌尿外科（1）、× × 医院泌尿外科（2）、× × 医院泌尿外科（3）、× × 医院泌尿外科（4）TURP 术后患者 100 例，其中干预组 50 例、对照组 50 例。

3．抽样方法

在总体中按照抽样标准随机抽样，根据干预模式将样本随机分为 2 组，即对照组和干预组。

4．抽样标准

（1）样本纳入标准：①B 超确诊前列腺增生，行 TURP 的男性患者。②年龄 60 ～ 80 岁。③术前 IPSS 评分 >7 分。④ASA 评分Ⅰ ～ Ⅱ级。

（2）样本剔除标准：①保守治疗的前列腺增生患者。②拒绝签署知情同意书患者。③合并有脑卒中、肾功能衰竭、呼吸衰竭等影响生活质量疾病的患者。④术前、术后改善症状用药不一致的患者。

（三）研究场所

研究场所为广东省 3 所、湖北省 1 所共 4 所三级甲等综合医院。× × 医院泌尿外科（1）是国家临床重点专科、广东省和广州市重点专科，是广东省医学会泌尿外科分会主任委员单位，目前泌尿外科的临床平台共有 3 个病区，开放床位 150 张，开设的亚专科有尿石症、前列腺肿瘤、泌尿肿瘤等，每年 TURP 手术量达 400 余人次。× × 医院泌尿外科（2）是以治疗泌尿系统疾病与实施男科和肾移植手术为主的专科，实力雄厚，人才、设备齐全，是开展诊疗项目较为广泛的专业科室，现开放病床 55 张，目前科室开展的业务有泌尿系统结石微创治疗、肾移植、前列腺增生治疗、泌尿系统肿瘤治疗、男科及小儿疾病诊治等，已有前列腺方面课题研究背景，现每年 TURP 手术量约 100 例。× × 医院泌尿外科（3）是 × × 市首家以诊断和治疗泌尿生殖系统外科疾病为主的医疗专科，住院部外科四区设有专科病房和体外碎石中心，现有专科病床 38 张，目前开设的亚专科有尿石症、前列腺肿瘤、泌尿肿瘤等。× × 医院（4）是 × × 地区大型综合性国家三级甲等医院，泌尿外科设置床位 45 张，医院将泌尿外科作为重点专科进行建设，率先在 × × 地区开展了经尿道前列腺切除术、腹腔镜在泌尿科的应用、膀胱癌和前列腺增生症诊治方面的研究，每年开展前列腺切除手术约 150 台。4 家医院各项硬件设施及软件条件均能满足本课题的各项要求。

（四）研究工具

本研究所采用的调查问卷包括 5 个部分，分别是患者一般资料调查问卷、奥马哈问题分类系统、国际前列腺症状评分表（IPSS）、良性前列腺增生症患者生活质量量表（BPHQLS）、排尿日记。愿意参与本研究的患者首先签署知情同意书，了解研究的目的和意义后再填写调查问卷。

1. 患者一般资料调查问卷

采用自行设计的一般资料调查问卷，干预前填写问卷。一般资料调查表内容包括年龄、体重、身高、文化程度、就业状况、收入、医疗保险、既往史等。

2. 奥马哈问题分类系统

奥马哈系统（Omaha System）分为3个部分：问题分类系统、干预系统和效果评价系统。问题分类系统是该系统中的第一部分，包括4个方面：环境、心理社会、生理和健康相关行为。从环境、心理社会、生理和健康行为这4个领域中的42个健康问题来全面评估患者。笔者基于奥马哈问题分类系统设计出《基于奥马哈问题分类系统的良性前列腺增生术后患者访视评估表》，评估表包含4个环境领域问题、6个社会心理领域问题、13个生理领域问题、8个健康相关行为问题，共31个问题。

3. 国际前列腺症状评分表（IPSS）

国际前列腺症状评分表（IPSS）由美国泌尿学会（AUA）制定，患者的评分指数根据回答有关排尿症状的7个问题得出，通过向患者询问IPSS表中相关问题来确定患者病情的轻重程度。每个问题答案分别对应0～5的6个评分分值，根据患者症状的严重程度得出6个评分分值中的一个分值，然后将7个问题所得的分值相加为此患者的总分值。总的评分范围是0～35分，0～7分为轻度症状，8～19分为中度症状，20～35分为重度症状。

4. 良性前列腺增生症患者生活质量量表（BPHQLS）

良性前列腺增生症患者生活质量量表（BPHQOL）包含5个维度，分别为疾病维度、生理维度、社会维度、心理维度、满意度维度。有文献报道BPGHQOL克龙巴赫α系数（内部一致性信度系数）为0.959，条目经标化后算得的克龙巴赫α系数为0.960，说明此表有较好的信度。使用BPHQOL测量前列腺增生患者生活质量结果显示：前列腺增生患者生活质量总分为190.54±44.61，各维度得分分别是疾病维度71.70±17.64、生理维度38.75±12.19、社会维度29.98±10.81、心理维度23.87±6.63及满意度维度20.86±4.96。

（五）人权的保护措施

1. 伦理原则

研究方案分别递交4家医院的伦理委员会审定，获得医院伦理委员会通过。

2. 自愿原则

在研究开始前研究者向患者说明本次研究的目的、内容、方法和意义，告知患者在研究过程中可自由退出，患者的各项相关权益不会因此受到损害。

3. 保密原则

研究过程中对患者个人隐私进行保密，所得资料仅限于本研究。

4. 有益原则

预防和避免患者受到研究中的伤害，干预研究有利于患者疾病的管理和控制。

（六）收集资料的方法和步骤

1. 成立4C延续性护理模式管理小组

各医院成立4C延续性护理模式管理小组，小组成员中包括泌尿专科护士1名、主管护师2名、责任护士2名，泌尿专科医生1名。专科护士负责患者及家属资料登记、数据收集、量表调查、患者的随访管理，主管护师及责任护士承担出院宣教、出院电话随访、收集随访资料等工作，如遇到医疗等方面的问题则向专科医生咨询。小组成员接受统一培训，包括研究方案、量表使用、数据收集、电话随访流程、健康宣教知识培训。

2. 干预方法

（1）干预组：采用4C延续性护理模式。

全面性：①出院前1天采用《基于奥马哈问题分类系统的良性前列腺增生术后患者访视评估表》对患者进行一般资料的调查并从环境、心理社会、生理、健康相关行为4个方面进行评估，建立个性化延续性护理档案。②专科护士评估填写国际前列腺症状评分表（IPSS），患者填写前列腺增生症患者生活质量量表修订版（BPHQLS）。③专科护士针对评估问题对患者及家属进行针对性指导，如教会患者进行盆底肌锻炼、记录排尿日记、使用良性前列腺增生症自我管理提醒表，发放《健康教育手册》。④和患者当面建立微信群。

协调性：①出院前一天专科护士与患者家属进行沟通，取得患者家属信任，积极参与到患者的自我管理中去，起到监督、鼓励、督促的积极作用，提高患者自我管理依从性。②当患者发生病情变化时，由4C延续性护理模式小组成员进行协调，及时记录患者情况、与主管医生沟通，及时给予相关解决方案及护理指导，让患者能够得到及时诊治。

合作性：①4C延续性模式护理团队实施个体化的延续护理，指导家属和患者共同协作，从用药、饮食、运动、生活方式及心理健康等方面进行个性化指导。②4C延续性护理模式小组、患者及家属之间通过电话、微信等渠道进行沟通、交流，随时调整患者的延续护理计划。

延续性：①患者出院前1 d，4C延续性护理模式小组完成评估和健康教育，随后持续进行电话随访，出院后督促患者及时、连续、客观地记录自己的生活情况等，各项干预措施贯穿于延续护理全过程。②第1周完成第一次电话随访，以后每月1次，共3个月4次。电话随访分别由两组人员（1名责任护士和1名主管护师为一组）完成相应固定患者的回访，回访内容包括倾听患者近期生理、心理状况，解答患者提出的疑问并进行相关健康指导。责任护士遇到无法解决的问题，向主管护师或专科护士询问后回复患者，以此评估患者护理问题解决情况和及时发现新的护理问题。③利用微信群，定时由专业护理人员发送良性前列腺症相关知识，包括良性前列腺症术后药物管理、饮食管理、运动管理，加强与患者及其家属的交流和沟通。④患者参与研究期间每月记录排尿日记各3天，记录时间为每月第4周；以电话随访及微信的方式提醒患者。⑤患者每天记录良性前列腺增生症术后患者自我管理提醒表。⑥定期回院复诊，每月1次；复诊时带回排尿日记及良性前列腺增生症术后患者自我管理提醒表；专科护士评估填写国际前列腺症状评分表（IPSS）、“基于奥马哈问题分类系统的良性前列腺增生术后患者访视评估表”，患者填写前列腺增生症患者生活质量量表修订版（BPHQLS）。⑦无法回院复诊的患者以微信、“问卷星”及电话形式完成各量表及评估表。

（2）对照组：对照组由相同的4C延续性护理模式管理小组实施干预。对照组行常规护理措施：出院当天进行以口头宣教为主的出院健康教育，及时回答患者及家属提出的问题，发放《健康教育手册》；采用电话随访的方式行出院随访，出院2周内电话随访1次，并以评估患者康复状况、回答疑难问题为主要内容，根据患者实际情况行针对性指导并指导其定期复诊。

2组分别于出院后1个月、2个月、3个月以电话、“问卷星”或门诊随访的方式填写国际前列腺症状评分（IPSS）、良性前列腺增生症患者生活质量量表（BPHQLS），并且在出院后1个月、2个月、3个月复查B超、最大尿流率（Qmax）、残余尿量（PVR）。

（七）观察指标

（1）分别于出院后1个月、2个月、3个月比较2组术后患者随访期间前列腺体积，最大尿流率（Qmax）、残余尿量（PVR）。

（2）根据出院后1个月、2个月、3个月的国际前列腺症状评分（IPSS）评分、良性前列腺增生症患者生活质量量表（BPHQLS），调查良性前列腺增生术后患者干预前后的生活质量。

（3）用国际前列腺评分表（IPSS）评分和良性前列腺增生症患者生活质量量表（BPHQLS）比较干预组和对照组1个月、2个月、3个月的生活质量。

（八）资料整理、分析的方法

各项资料由资料收集员收集、记录、整理。统计学方法：应用SPSS 13.0软件进行统计学分析，采用两独立样本t检验和连续性校正的χ^2检验分析数据。

（九）技术路线

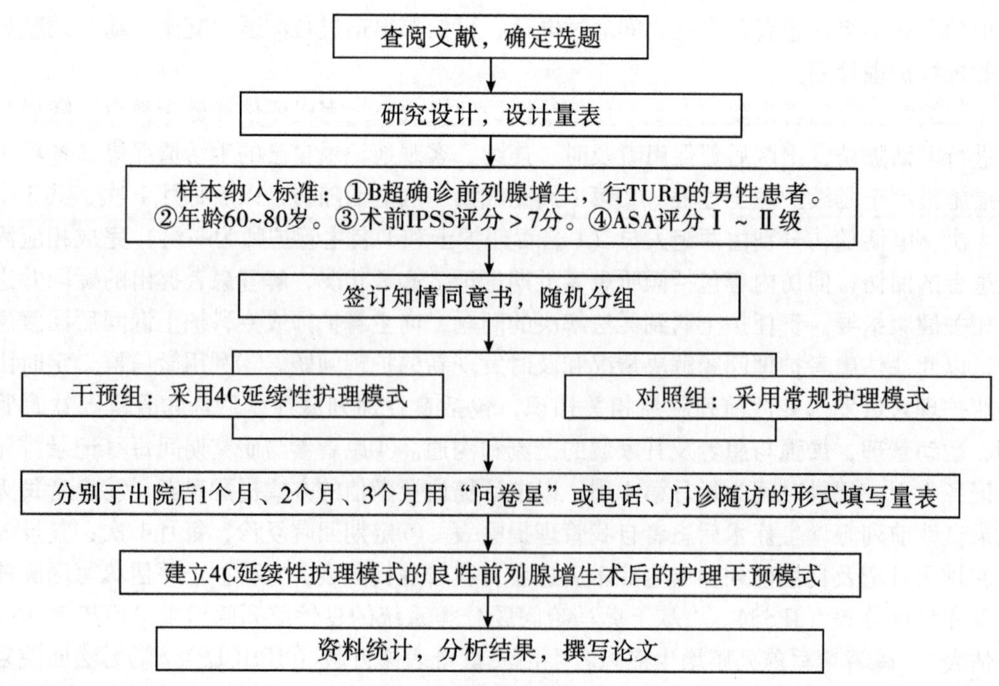

五、研究进度安排

时间安排	工作内容
2019 年 10 月 1 日至 2019 年 10 月 3 日	选定课题
2019 年 10 月 4 日至 2019 年 10 月 8 日	制订项目计划
2019 年 10 月 9 日至 2019 年 10 月 19 日	制订评估标准
2019 年 10 月 19 日至 2020 年 5 月	评估/考核员统一培训
	现状调查
	制订改进方案
	实施方案
	改进后效果调查
	成组计划汇总

六、组织和人员

姓名	单位	学历	职称	负责内容
××	××	本科	主管护师	课题撰写、汇报，收集整理数据，完善 PPT
××	××	本科	主管护师	查阅资料、收集数据、制作 PPT
××	××	本科	护师	收集数据、分析数据
××	××	本科	护师	收集数据、分析数据
××	××	硕士	主治医生	对数据进行统计学分析

七、现有的研究基础及条件

（1）小组成员所在单位共拥有 288 张床位，每年良性前列腺增生手术超过 500 台，能保证研究对象的来源。

（2）课题组成员均为本科以上学历，护师以上职称，有丰富的临床经验。

（3）课题组成员年龄结合中、青两代，知识互补，能按时、高效完成本课题研究。

（4）具备相应的人员、技术、资料来源与研究工具。

八、创新点及预期效果

（1）4C 延续性护理模式是探索延续性护理的新方法，是基于奥马哈系统发展而来的护理模式。本研究运用 4C 延续性护理模式，由专科小组领导的多学科专业团队对前列腺增生术后患者从医院到回归家庭的全过程进行跟踪管理，提高患者的自我护理能力，帮助患者应对自身疾病和健康问题。

（2）研究结果可以提高良性前列腺增生患者的生存率和生活质量，减轻家庭、个人、社会的压力。

（3）总结经验，发表 1 ～ 2 篇论文。

九、参考文献

（略。）

十、附件

附件 1　国际前列腺症状评分表（IPSS）

姓名＿＿＿＿＿　科别＿＿＿＿＿　病区＿＿＿＿＿　住院号＿＿＿＿＿

在过去 1 个月，您是否有以下症状？	没有	在 5 次中少于 1 次	少于半数	大约半数	多于半数	几乎每次
（1）是否经常有尿不尽感？	0	1	2	3	4	5
（2）2 次排尿时间间隔是否经常小于 2 h？	0	1	2	3	4	5
（3）是否经常有间断性排尿？	0	1	2	3	4	5
（4）是否经常有憋尿困难？	0	1	2	3	4	5
（5）是否经常有尿线变细现象？	0	1	2	3	4	5
（6）是否经常需要用力及使劲才能开始排尿？	0	1	2	3	4	5
（7）从入睡到早起一般需要起来排尿几次？	0	1	2	3	4	5

IPSS 总分＝

附件 2　良性前列腺增生症患者生活质量量表（BPHQLS）（测试版）

您是否因为疾病原因出现下列一些症状，其程度如何？它在多大程度上影响了您的生活？

（1）尿频：①没有；②有一点；③中等；④严重；⑤很严重。

（2）尿频对生活的影响：①没有；②有一点；③中等；④严重；⑤很严重。

（3）尿急：①没有；②有一点；③中等；④严重；⑤很严重。

（4）尿急对生活的影响：①没有；②有一点；③中等；④严重；⑤很严重。

（5）尿痛：①没有；②有一点；③中等；④严重；⑤很严重。

（6）尿痛对生活的影响：①没有；②有一点；③中等；④严重；⑤很严重。

（7）排尿点滴不尽：①没有；②有一点；③中等；④严重；⑤很严重。

（8）排尿点滴不尽对生活的影响：①没有；②有一点；③中等；④严重；⑤很严重。

（9）排尿费力、费时：①没有；②有一点；③中等；④严重；⑤很严重。

（10）排尿费力、费时对生活的影响：①没有；②有一点；③中等；④严重；⑤很严重。

（11）尿线变细、无力：①没有；②有一点；③中等；④严重；⑤很严重。

（12）尿线变细、无力对生活的影响：①没有；②有一点；③中等；④严重；⑤很严重。

（13）溢尿（咳嗽时等）：①没有；②有一点；③中等；④严重；⑤很严重。

（14）溢尿对生活的影响：①没有；②有一点；③中等；④严重；⑤很严重。

（15）夜尿增多：①0 次；②1 次；③2 次；④3 次；⑤4 次以上。

（16）夜尿增多对生活的影响：①没有；②有一点；③中等；④严重；⑤很严重。

（17）排尿问题给您的生活带来困扰吗？①没有；②有一点；③中等；④严重；⑤很严重。

（18）您担心出现尿路梗阻而无法排尿吗？①没有；②有一点；③中等；④严重；⑤很严重。

（19）在过去2周您有多少时间在担心这些排尿问题？①完全没有；②偶尔；③有时；④经常；⑤总是。

（20）您因夜间尿频睡眠受到影响吗？①完全没有；②有一点；③中等；④严重；⑤很严重。

（21）排尿问题影响您的生活吗？①完全没有；②有一点；③中等；④严重；⑤很严重。

（22）该疾病影响您的性生活吗？①完全没有；②有一点；③中等；④严重；⑤很严重。

（23）排尿问题给您的外出活动、旅行带来不便吗？①完全没有；②有一点；③中等；④严重；⑤很严重。

（24）您担心您的疾病会恶变吗？①完全没有；②有一点；③中等；④严重；⑤很严重。

（25）如果您目前的这些排尿症状将一直伴随终生，您的感受如何？① 很乐观；②无所谓；③难以说清楚；④难受；⑤很恐惧。

（26）您担心治疗花钱太多，无法承受吗？①完全没有；②有一点；③中等；④严重；⑤很严重。

（27）您对自己的性生活感到满意吗？①非常满意；②比较满意；③一般满意；④不大满意；⑤很不满意。

附件3　一般资料调查表

尊敬的病友

您好！

这是一份调查问卷，我们正在调查您的生活、身心健康与疾病的关系，以便为改善您的症状、促进您的健康、有效地控制前列腺增生提供科学的依据。请根据您的实际情况，真实地回答调查表上的所有问题，您的回答对其他人是保密的，我们将严守这一承诺。请在合适的答案前打“√”。谢谢您的支持与合作。

（1）性别：□男　□女　　年龄________体重________身高________

（2）婚姻状况：□未婚　□已婚　□分居　□离异　□孤寡

（3）文化程度：□文盲　□小学　□中学　□高中　□大专　□本科及以上

（4）职业：□工人　□农民　□干部　□科技工作者　□自由职业者　□其他

（5）月收入水平：□无收入　□ <500 元　□501 ～ 1 500 元　□1 501 ～ 3 000 元　□ >3 000 元

（6）患病时间（病程）________________

（7）医疗费用支付方式：□全部报销　□部分报销　□全部自费

（8）经济负担：□无　□轻　□中　□重

（9）家庭关系：□好　□一般　□差

（10）性生活：□1 次/月　□2 次/月　□3 次/月

（11）同居者：□配偶及子女　□配偶　□子女　□独居

（12）住所情况：□自己的房子　□家人赡养　□家人的房子　□自己的房子　□长期住养老院

（13）有人照顾：□有　□无

（14）健康状况：□好　□中　□一般　□差

（15）近2个月合并症：□无　□急性尿潴留　□尿石症　□尿路感染　□血尿　□尿失禁　□肾功能不全

（16）住院史：□无　□有________次

（17）生活习惯：□吸烟________支/日，□饮酒________两/日

(18) 既往史：□高血压 □肝硬化 □其他________

(19) 您最想知道的疾病知识：

□介绍药物和副作用 □手术治疗 □饮食指导 □休息指导

□用药指导 □复诊指导 □卫生保健指导 □锻炼指导

您的地址________________________电话____________

以下由医务人员填写：

(20) 指标检测：

RT ________ RTW ________

B 超：PV ________ PVR ________ IPP ________ Qmax ________

尿流率的检查：Qmax ________

治疗方法：□保守治疗 □TURP □TUERP

附件 4 BPH 患者术后家庭自我管理提醒表

	生活习惯	运动方式	饮食	排尿日记	遵医行为	膀胱功能训练
出院第 1 天						
出院第 2 天						
出院第 3 天						
出院第 4 天						
出院第 5 天						
出院第 6 天						
出院第 7 天						
护理建议	戒烟、适度喝葡萄酒、注意休息(午休 0.5 ～ 1 h)	慢跑、步行、太极均可，避免骑单车、摩托车、提重物、久坐	饮用白开水1 500 ～ 2 000 mL/d，低盐、低脂饮食，每天摄取新鲜水果	记录每次排尿量、饮水量、漏尿次数、其他特殊情况	按时服药	根据排尿情况，每次逐渐延迟排尿，从 15 min 排尿 1 次达到2.5 ～ 3 h排尿 1 次。此训练可增加膀胱逼尿肌的收缩功能及膀胱顺应性，使排尿状况得到改善

附件5 3天的排尿日记

姓名______________ 性别______________ 年龄______________ 日期______________

请记录每天的饮水量、排尿量、漏尿量，单位是毫升（mL）。

时间	第1天（ ）			第2天（ ）			第3天（ ）		
	饮水	排尿	漏尿	饮水	排尿	漏尿	饮水	排尿	漏尿
早上08:00									
09:00									
10:00									
11:00									
下午12:00									
13:00									
14:00									
15:00									
16:00									
17:00									
18:00									
19:00									
20:00									
21:00									
22:00									
23:00									
早上00:00									
01:00									
02:00									
03:00									
04:00									
05:00									
06:00									
07:00									
总量									
大便次数									

附件6　骨盆底肌肉运动

骨盆底肌肉是指一大片横置于耻骨至尾骨的肌肉，是尿道、阴道（女性）及直肠通过的肌肉。骨盆底肌肉运动可以帮助减轻因骨盆底肌肉松弛而导致的小便失禁现象。经常做此运动，骨盆底肌肉可以养成良好的控制能力。

步骤：

（1）排尿时，尝试制止尿流；如果你能中断排尿，则表示您已掌握此运动的方法，切记不可以常用这种方法。

（2）护士用手指探男性患者的肛门或女性患者的阴道，然后指导患者收紧肛门肌肉，如护士的手指有压迫感，表示骨盆底肌肉运动进行正确。

（3）运动时患者可以仰卧、坐下、站立。

仰卧：收紧肛门肌肉，如忍大便的感觉。当掌握如何收紧会阴肌肉时，便集中收紧会阴肌肉，会有忍小便的感觉。

坐位：如果采用坐下的姿势，则脚底板平放在地面，双膝微分，身微向前，双手平放在大腿旁。盆底肌肉尽量贴椅，收紧会阴肌肉。会阴肌肉向上向内收缩，患者会感觉会阴肌肉离开椅面，要尽量维持 5 ～ 10 s，重复做 10 次。

站立：如采用站立姿势，双膝要微分，双肩垂直，然后收紧会阴肌肉，方法如上。每天至少要做 5 次，每次 10 下；每下收缩时要尽量维持 5 ～ 10 s，然后放松 5 ～ 10 s。

附件7 基于奥马哈系统的前列腺增生术后患者访视评估表

姓名： 年龄： 诊断： 入组编号：

领域	问题	具体表现
环境问题	收入	收入正常____ 低收入、不能负担医疗开支____ 无收入____
	付费方式	公费____ 医疗保险____ 新农合____ 自付医疗费____
	住宅	状况良好____ 住所拥挤____ 通风不良____ 其他____
	邻里安全	状况良好____ 居住区污染____ 缺乏运动空间____ 其他____
	其他	
社会心理问题	社交方面	正常____ 有限的社交____ 缺乏社交____ 其他____
	角色改变	适应新角色____ 漠视新角色 ____ 排斥新角色____
	哀伤	应对/表达哀伤正常____ 应对哀伤困难____ 表达哀伤困难____ 其他____
	精神健康	正常____ 易激动____ 焦虑____ 抑郁____ 无望____ 对参与活动/自我照顾失去兴趣____ 其他____
	疏忽	无____ 缺乏身体照顾____ 缺乏情感支持____
	虐待	无____ 言语攻击____ 有伤痕____ 过度警觉的行为____ 其他____
	其他	
生理问题	听觉	正常____ 弱听（左耳____ 右耳____） 失聪（左耳____ 右耳____） 其他 ____
	视觉	正常____ 视物模糊____ 失明（左眼____ 右眼____ ）
	说话、语言	正常____ 口齿不清____ 失语____ 其他____
	口腔卫生	正常____ 黏膜溃疡 ____ 龋齿 ____ 义齿____ 其他____
	认知	正常____ 辨认时间、地点、人物困难____ 无法辨认时间、地点、人物____ 其他 ____
	疼痛	无____ 有：____部位，程度____分（数字疼痛量表） 其他____
	皮肤	完整____ 干燥 ____ 瘙痒____ 压疮/破溃____ 其他____
	神经－肌肉－骨骼功能	正常____ 肌力减弱____ 关节活动受限____ 其他____
	呼吸	正常____ 咳嗽/咳痰____ 其他____
	循环	正常血压____mmHg 其他____
	消化功能	正常____ 恶心呕吐____ 腹胀____ 其他____
	排便功能	正常____ 便秘____ 腹泻____ 其他____
	泌尿功能	正常____ 尿频____ 尿量异常____ 尿潴留____ 尿失禁____ 其他 ____
	其他	

续表

领域	问题	具体表现
健康行为相关问题	营养	身高___ 体重___ 体重指数___ 消瘦___ 肥胖___ 营养素不足___ 营养摄入过多___ 营养结构不当___ 营养素三餐分配不均___ 其他___
	睡眠和休息	正常___ 入睡困难___ 易醒___ 失眠___ 休息不足___ 其他___
	身体活动	经常活动___ 久坐不动___ 不恰当的运动方式___ 其他___
	盆底肌锻炼	按时___ 经常不规律___ 偶尔___ 未做___
	个人自理能力	完全自理___ 部分自理___ 不能/不愿意自理___ 其他___
	物质滥用	无滥用偏好___ 滥用广告药物___ 酗酒___ 吸烟___ 其他___
	健康照顾督导	正常___ 缺乏常规健康照顾___ 未按症状寻求评估/治疗___
	药物治疗方案	正常___ 未按医嘱服药___ 出现药物副作用___ 其他___

主要问题及评分

存在问题	评分方面	得分及简单描述			
		月　日	月　日	月　日	月　日
	认知				
	行为				
	状态				
	干预措施				
	认知				
	行为				
	状态				
	干预措施				
	认知				
	行为				
	状态				
	干预措施				
	认知				
	行为				
	状态				
	干预措施				
随访者					

附件 8　前列腺增生电切术后出院健康教育

1. 用药

服药：请遵医嘱，详见药袋或门诊病历。切记：按医生指导按时服用抗感染药物。

2. 饮食

（1）宜进食粗纤维易消化食物，以保持大便通畅。如多吃新鲜蔬菜、水果，多吃薯类、豆类、胡萝卜等根茎类，蜂蜜也有助通便。如已发生便秘，切忌用力排便，以防增加出血的危险，可用些缓泻剂或润肠剂，如肛门塞开塞露等。

（2）忌烟酒，忌食刺激性以及人参类食物，以防继发性出血。

（3）多饮水，100 ～ 200 mL/h，保持尿量 2 500 ～ 3 000 mL/d，达到自洁作用。

3. 活动、功能锻炼及其他康复保健

（1）为避免腹压增高，术后 3 个月内避免过度活动（如骑车、提重物、走远路、久坐、久站、性生活），防止继发出血。但可以选择一些轻微的活动，如散步等，有利于身体机能的恢复。另外，尚须保持大便通畅，预防感冒咳嗽。

（2）术后可能出现暂时性的尿失禁，但多数在短期内可恢复正常。尿失禁期间，每次都应该及时用温水清洗会阴，更换内衣裤以保持会阴部的清洁和干燥。晚间可使用阴茎套集尿，既可保持床单干燥，也可保证夜间睡眠，更利于尿失禁的早日恢复。尽可能不留置导尿管，多饮水以防止尿路感染。

（3）尿失禁的功能锻炼：骨盆底肌肉运动。主要通过训练，恢复骨盆底肌肉强度、张力和耐力，改善或治疗小便失禁的问题。可采取平卧姿势、站立姿势或坐的姿势。

方法：

平卧位：双脚屈曲，用力收紧肛门周围、阴道口及尿道口的骨盆底肌肉，似忍大便一样，尽量维持提起肌肉至 10 s，然后放松休息 10 s，计为 1 次。每天可分节做此运动，每节做 20 次。做此运动时注意臀部应紧贴创面大腿内侧角，并且腹部肌肉应保持放松。

立位：双膝微分、双肩垂直，然后收紧骨盆底肌肉，方法如上。

坐位：双脚平放地面，双膝微分，身体微向前，双手平放在大腿旁，方法如上。

4. 复诊

（1）按照门诊病历预约的时间复诊，行 B 超检查、尿常规检查等。

（2）出现排尿异常、睾丸胀痛、血尿、发热等不适表现，随时就诊。

（3）泌尿外科门诊一览表（略）。

5. 联系方式

护士站：（略。）

医生办：（略。）

附件9　“4C延续性护理干预模式对良性前列腺增生术后患者生活质量影响”研究入组知情同意书

亲爱的病友：

您好！

非常感谢您阅读这份知情同意书。您的支持是我们前进的动力！

您临床诊断为良性前列腺增生疾病。前列腺增生是常见的男科疾病，可导致您出现尿频、尿急和尿失禁等症状，对您的日常生活的影响较为严重。近几年，随着临床治疗技术不断发展和改进，已经取得了较为理想的治疗效果，但对于老年患者而言，如何加快术后康复、改善预后疗效依旧是临床中的一个难题。现已有大量研究证明，前列腺电切术后易出现前列腺窝出血、尿失禁、性功能障碍等并发症，严重影响患者的日常生活。

但您也无须过于焦虑，已有大量研究表明，通过简单地调整饮食，配合盆底肌锻炼可以降低术后并发症的发生，提高您的生活质量。因此，您术后自我管理至关重要，这需要您在术后很长的一段时间保持合理的饮食、记录排尿日记、定时进行盆底肌锻炼和定期的随访。

同时，在发给您的温馨袋中有许多资料，可以帮助您解决您在日常生活中遇到的关于疾病方面的一些问题和困难。温馨袋上也有我们的咨询电话，您有什么疑问可以随时咨询我们，我们会竭力帮助您。家属在日常生活中不断地督促、提醒，将对您自我管理行为的建立与坚持有促进作用。因此，我们鼓励您的家人也能参与到您的术后自我管理中，提高您的自我管理水平，为您的健康保驾护航！

这次的研究主要是对您进行相应的护理干预及宣教，定期做好随访，需要您在术后14天、1个月、3个月完成3份量表的填写及相关检查，这个过程不会对您造成任何危害。在本次研究的过程中您可以随时选择退出本研究。

本项目研究数据将被编码，因此不会提及您的名字及相关资料。当研究在进行中或研究报告被出版、公开发行时，您的名字也不会被提及。所有的数据将由我们收集并被保存在一个安全场所，未经您的允许不会告知任何人（保证匿名和保密）。

您及您的家属已经阅读这份知情同意书并同意入组。

患者签名：　　　　　　　　日期：

附件 10 麻醉风险评分表（ASA 评分表）

<table>
<tr><td>患者姓名</td><td>性别</td><td>年龄</td><td>住院号</td></tr>
<tr><td>床号</td><td colspan="2">填表时间</td><td>医师签名</td></tr>
</table>

麻醉风险评分

分级	分值	标准
Ⅰ级	1	健康，除局部病变外无全身性疾病，如全身情况良好的腹股沟疝
Ⅱ级	2	有轻度或中度的全身疾病，如轻度糖尿病和贫血；新生儿和 80 岁以上老年人
Ⅲ级	3	有严重的全身性疾病，日常活动受限，但未丧失工作能力，如重症糖尿病
Ⅳ级	4	有生命危险的严重全身性疾病，已丧失工作能力
Ⅴ级	5	病情危急，属紧急抢救手术，如主动脉瘤破裂等

（肖萍　蓝丽）

第九章

继 续 教 育

【学时】2 学时。

【培训目标】

(1) 了解专科护士继续教育的重要性。

(2) 熟悉专科护士继续教育评价指标。

(3) 掌握专科护士继续教育的途径和内容。

【主要内容】

(1) 专科护士继续教育的重要性。

(2) 专科护士继续教育的途径和内容。

(3) 专科护士继续教育评价指标。

【教学方法】课堂讲授、案例讨论。

泌尿外科专科护士的职能定位为泌尿学科的护理专家，是临床和专业的领导者和革新者，并推动护理工作的专业化发展。专科护士的成长和成熟需要时间和支持，专科护士专长的形成需要大量的临床实践和专业教育。继续教育是对专业技术人员进行知识更新、补充、拓展和能力提高的一种高层次的追加教育。

专科护士继续教育受多种因素的影响，如学历背景、主动学习能力、业余时间及培训方式等。专科护士的 5 个主要角色是临床实践者、管理者、咨询者、教育者和研究者。而一个岗位描述包括临床实践、教育、合作和（或）咨询、研究、质量改进、领导力等必要方面。专科护士的核心能力包括 4 个方面：①直接临床护理能力。②领导与管理能力。③教育与咨询能力。④科研能力。其中“直接临床护理能力”是最核心的能力。泌尿外科专科护士的临床工作需要与现代护理模式密切结合，并与护理国际化相结合，同时满足个人和学科需求，在理论和实践能力、综合分析问题的能力、批判性思维、解决问题的能力等综合素质方面迅速提升，有效促进泌尿护理专业水平的整体提高。

但我国专科护士的培养多停留在理念、模式研究，较少将临床实际需求和培养目标紧密结合，没有定期调研修正培养和考核要求及进行继续教育和再认证。因此，首先要明确泌尿专科护士的职责和定位，结合我国国情以及人口多样化需求，确定符合我国国情的泌尿专科护士工作范畴，制订泌尿专科护士短期和长期的职业发展规划，并根据泌尿专科护士的工作性质和学科的发展及时修订岗位职责说明书，明确工作目标，界定工作内容。围绕职业规划、岗位职责、工作目标制订继续教育计划方案。广东省专科护士的职责则包括：领导团队发展，履行法律法规，提供专业照护，与患者建立良好关系，将专科理论、知识、技能融会贯通于实践，组织参与护理科研，制订和完善专科工作流程及指引，开设护理专科门诊，掌握护理学发展前沿，平衡各角色职能。与国外相比，我国对专科护士的独立自主决断能力强调较少，没有明确赋予护士处方权，这一方面限制了专科护士的发展；另一方面，缺乏对专科护士执业的法律保障。因此，应制定泌尿专科护士继续教育管理档案，内容包括职业规划、继续教育内容的完成、临床工作量统计及护理科研与论文。继续教育内容包括综合能力、专科护理相关知识的学习经历、岗位职责等。

一、泌尿外科专科护士继续教育途径与内容

（一）健全临床培训制度

在医院内完善临床护理专家培训制度，对专科护士的持续学习和实践给予极大关注。对专科护士继续教育实施系统管理，医院成立以护理部为领导的专科护士质量委员会，其职责是制定专科护士工作质量标准，评估专科护士的工作质量，协调专科护士与各专业团队之间的合作，统筹专科护士的发展工作，并给予大力支持等。护理部专人负责，从组织机构、经费、知识体系等方面进行组织，对护理教育培训、质量控制等统筹监管，保证专科护士继续教育的学习效果，不断更新专业知识，提升专业内涵。通过专科护士带动专科护理的发展，工作不是局限在泌尿病区，而是深入到全医院。根据专业需求，护理部协调指引专科护士开展工作，可在医院层面成立以专科护士为组长的泌尿外科护理工作小组，制订小组工作职责、工作计划并组织实施。专科小组成立联络小组，各科设一名泌尿外科护理联络成员，可就泌尿外科护理专科问题随时请教泌尿外科专科护士，或请泌尿外科专科护士会诊。同时，专科护士定期给联络员培训，以点带面，使全院泌尿外科专科护理的质量得到提高，专科护士在当中也得以学习成长。

（二）综合能力继续教育

主动参加院内外包括护理管理和卫生服务的相关政策法规、医院感染管理、护理教育学、护理科研设计与论文写作、护理健康评估及实施、临床营养以及危急重症护理等方面的持续性培训，并进行英语、学术软件以及临床统计学基础知识等三种基本技能的持续学习。现代护理工作，如患者的诊疗和护理统计数据收集分析、有效跟踪监测、循证决策、信息化随访等，都需要通过信息化及统计学技能的掌握，保证护理工作有序、高效地开展。

（三）专科知识技能继续教育

泌尿外科专科护士需获得与泌尿外科护理领域相关的科学知识和高级临床实践训练，具备分析复杂的临床护理问题的能力，具有广博的理论知识并能恰当地应用，并能预见护理措施的短期和长期效果。

1. 医护技一体化

结合医护技一体化实施过程，对专科护士进行有针对性、有计划的继续教育。医护

技一体化的成功实施将涉及对专科护士主观因素及专科护士专业内涵的培养。其中，对于专科护士主观因素的培养主要是提高其自身价值认识水平和专业思想水平。而继续教育专业内涵培养包括临床思维能力和专科护理规范化培养、专科核心技能与专业知识的再培训，加强对患者健康教育技能的培训以及科研意识的培养。通过专科临床护理个案的积累，进行专科专业知识技能（护理评估、专科核心技术理论与操作、专科护理新进展等）、临床思维能力（护理心理学、伦理学、营养学、沟通技巧、急救能力、应急预案处理流程等）、泌尿外科护理过程质量敏感指标及终末质量指标定期监测、观察随访涉及的理论及临床实施等的再巩固培训，使得综合核心能力提高。可与专科医疗组协调，确保亚专科每组有 1 名副主任或以上医师专门负责对专科护士进行业务上的指导。另外，要求专科护士有前瞻性学习意识，关注本专科涉及的相应指南更新内容，参与专科临床指南的解读学习，了解专科进展。每天阅读近 3 年本学科的相关文献。每周随同各亚专科主任医师查房 1 ～ 2 次，每月参加科室疑难病例讨论 2 ～ 3 次，关注专科的医疗发展动态。每年至少参加 2 ～ 3 次全国或省市的专题短期培训班、护理学术会议。有条件者，努力搭建与国内外护理同行学术学习交流的平台，提升个人及团队护理水平及影响力。

2．积极开设专科护理门诊

专科护士的培训和岗位管理已经成为持续提高护士队伍专业化水平的切入点。而开设护理专科门诊无疑是实现专科护士持续培训和岗位管理的关键一步。中山大学附属第一医院泌尿外科专科护理门诊设立 4 个泌尿外科护理亚专科，除提供术前评估准备、康复教育等专科指导外，专科护士还进行尿流动力学检查操作、前列腺癌穿刺操作配合、造口术前定位等专科护理操作，提高了术前患者的准备效率，充分体现了专科护士的专业价值，专科护士在这个过程中也得到很好的培训和成长。尚未具备开设专科护理门诊条件的，可跟随专科主任、教授出诊，协同随访管理患者，从中提升专业能力。

3．拓宽护理会诊领域

参与及组织多学科诊疗模式（multi-disciplinary treatment，MDT），是专科护士继续教育的重要延伸点。护理会诊是发挥专科护士作用的重要途径。护理会诊不但促进专科护士深入挖掘和钻研业务知识，而且发挥并强化了专科护士在临床中的指导和督导作用，可以提高和保障临床疑难重症的专科护理质量，提升专科护士的业务水平。医院护理管理者结合本院的专科特色，完善多学科护理会诊制度与流程。国内专科护士对多学科合作的认识不够清晰，实践还不够深入，应该在立足本专科领域发展的同时，加强与其他专科团队的合作和交流，做好多学科团队中的纽带，为患者提供最佳的健康服务。广东省人民医院护理部每月举行 1 次全院性专科护士护理 MDT 查房，参加的人员包括全院的专科护士、护理部主管副主任、培训科科长、护理部人员，查房病例所在专科的责任护士、进修护士、学生等，查房病例由各个专科的专科护士从其负责的重点患者中挑选，要求全院专科护士每年参加不少于 6 次，大大提升了各专业专科护士的临床疑难重症护理能力和临床护理思维水平。

4．提高护理科研水平

护理科研水平的提高是保证医院护理水平和推动护理事业发展的重要手段和途径，

尤其是大型综合医院。科研能力的培养和提升是一个实践的过程。在专科护士的科研、教学方面，我国尚未建立科学规范、标准完善的培训体系，仍在不断完善。护理教育科研信息管理者应积极“对症治疗”，创造条件，方便专科护士进行论文查询、文献检索等科研工作，院内可订购全文数据库，供医护人员免费查阅、使用。科室订购核心护理杂志，建立专科护士微信群，及时在群内分享、传阅高级别文献。专科护士工作在第一线，只要发挥主观能动性、潜心观察，就会发现许多护理临床科研课题，避免因只忙于临床日常护理而缺乏护理科研意识。临床实践过程中，护士需要把科研、循证意识贯穿于其中，通过多渠道获取科研知识，与医生协作，逐步提高创造性解决问题的能力，激发科研意识和工作主动性。科室可请具有护理研究生学历的人员对专科护士科研问题进行帮助和指导，鼓励专科护士定期举办专题讲座，发表各级各类护理文章，主编及参编专科护理专著，牵头或参编国家级及省级、院级、科级护理相关规范、指南、标准，起到专业引领作用，促进专科护理纵深化发展。专科护士要积极申报各级各类科研课题，开展基金申请工作，争取财政支持，尽快发展专科护理，与国际接轨，促使护理事业向专业化方向发展。研究发现，影响科研能力和科研积极性的重要因素是学历，因此，建议护士尽量继续接受正规、系统化的硕士教育，努力使自身具备较强的批判性思维及科研、循证能力。

5. 在互联网 + 护理服务中持续学习

在临床工作中，专科护士的职业发展仍受限，活动范围也大多局限于本单位，束缚了泌尿外科专科护士的发展。在互联网 + 持续推进的大背景下，泌尿外科专科护士应积极利用线上平台，将护理服务及学习的领域从院内扩展到院外。专科护士还可依托医联体、护联体等，基于自身的专业技能，辐射周边，以点带面，做好基层专科护理人员的培训，提升自身影响力，并不断提升专业能力，实现社会价值，以满足人民群众多元化、多层次的需求，推进全生命周期、健康全过程的“健康中国”战略建设。

6. 建立泌尿外科专科护士信息数据库

建立泌尿外科专科护士信息数据库，定期开展合作交流、学术会议、新技术推广等，促进泌尿外科专科护士有效的继续教育培训和管理。国外实践表明，通过统一的管理组织，结合特定的活动模式，能有效促进专科护士发展。

二、继续教育评价指标

（一）专科护理临床工作量

根据各专科护士的工作内容及特点，设计专科护士工作量统计表，内容包括专科护理个案管理、门诊患者例数、全院会诊、全院多学科专科会诊查房、患者讲座、院内外护士培训等次数和例数。

（二）护理科研、教育能力

每年对科研设计课题和发表的护理论文、专利研发、专科护理学术交流、带教人员进行统计。运用自己的科研能力，积极创新，基于循证制订和规范专科护理流程、指引、共识、指南的数量和质量。

（三）专科护理质量

针对职业规划、岗位职责、工作目标及专科护理小组制定的专科护理质量敏感指标，每3个月对完成情况进行考核评价。广东省人民医院自行设计“专科护士工作量化评价表”，对专科护士进行综合、客观、量化的考核评价，主要内容包括专科工作情况、科研项目、论文、新技术新方法应用与创新、专科工作能力（包括护理操作技能、临床应急能力、解决问题能力等）、其他（包括医德医风、劳动纪律、工作态度等）。将每项指标条目内容分别量化成具体分值，每年由专科护士本人自评，护士长、科护士长及护理部逐级考核、评价、打分。每年院内进行专科工作汇报及专科工作评价。

各领域专科护士的培训已受到广泛关注，但同时也存在培训、再认证和管理不够规范的现象。构建专科护士再认证评价指标体系，这是考查和评估专科护士的重要方式，可促进其专业能力的持续提升和角色发展，保持专科护士队伍的专业优良性和持续竞争力，对规范专科护士的执业行为及加强后续监管具有重要意义。得到资格认定的专科护士，应每3～5年接受1次资格的再审，审查3～5年内在实践、教育、咨询、协调以及研究等方面做出的成绩。

综上所述，专科护士继续教育思路转化为具体的研究过程，可大致概括为：了解我国泌尿外科专科护理的发展需求与现状；根据本院、本学科医疗发展需求及实际情况，制订泌尿外科专科护士准入条件，构建其核心胜任力，分析岗位职责；制订培养及培训方案，并予实施；制定合理的考核与认证体系，赋予合格的专科护士以执业的权利；制定明确的绩效考核体系，进行结构、过程、结局指标的合理评价，并且配以完善的薪酬体系；最后制订完备的人才培养体系，来促进泌尿外科专科护士专业化的持续发展。

中华护理学会及各省护理学会和医院大力开展专科护士的培养，专科护士队伍逐渐壮大，专科护士在提高专科护理质量、提升护理服务能力等方面发挥了专业价值。科学、合理地培养、使用和管理专科护士是专科护士队伍健康发展的必然要求。医院管理者需要完善专科护士管理与继续教育体系，进一步细化专科护士的角色，探索创建由能解决临床实际问题的临床护理专家，能开展临床、循证、创新三大类护理科研的研究护士，能兼具领导力和执行力的护理管理者，能因材施教、具有创新理念的教育护士共同组成的专科护士发展平台，充分调动专科护士的工作积极性。同时，建立国内统一的专科护士培养再认证体系，培养高素质专科护理人才，推进专科护理同质化、国际化发展。

（蒋凤莲　刘双）

参 考 文 献

[1] 安萌. 临床路径在腹腔镜隐睾症患儿中的应用 [J]. 护理实践与研究, 2020, 17 (22): 101 - 103.

[2] 安子彦, 符伟军, 宋勇, 等. 经尿道前列腺铥光纤激光分叶剜除术后下尿路症状对生活质量的影响 [J]. 临床泌尿外科杂志, 2022, 37 (10): 773 - 777.

[3] 鲍益耀, 胡书奇, 黄寿奖, 等. 中国小儿日间手术发展的基本现状调查与思考 [J]. 中华小儿外科杂志, 2020, 41 (8): 692 - 697.

[4] 蔡林, 高旭, 李宏召, 等. 腹腔镜 (含机器人辅助) 前列腺癌根治术安全共识 [J]. 现代泌尿外科杂志, 2020, 25 (7): 575 - 584.

[5] 蔡文智, 孟玲, 李秀云. 神经源性膀胱护理实践指南 (2017 年版) [J]. 护理学杂志, 2017, 32 (24): 1 - 7.

[6] 曹俊杰, 杜炯. 皮内针疗法临床应用概述 [J]. 广州中医药大学学报, 2019, 36 (10): 1670 - 1675.

[7] 曹钰, 柴艳芬, 邓颖, 等. 中国脓毒症/脓毒性休克急诊治疗指南 (2018) [J]. 临床急诊杂志, 2018, 19 (9): 567 - 588.

[8] 车国卫, 吴齐飞, 邱源, 等. 多学科围手术期气道管理中国专家共识 (2018 版) [J]. 中国胸心血管外科临床杂志, 2018, 25 (7): 545 - 549.

[9] 陈锋, 张千坤, 孟英涛. 基于德尔菲法的呼吸治疗专科护士培训课程体系的构建 [J]. 齐鲁护理杂志, 2022, 28 (1): 40 - 43.

[10] 陈国庆, 廖利民. 骶神经调控治疗神经源性膀胱的疗效及其预测因素分析 [J]. 中华泌尿外科杂志, 2021, 42 (11): 814 - 818.

[11] 陈丽霞, 郭苗苗, 施慧, 等. 近 20 年穴位按摩干预术后腹胀选穴规律的数据挖掘 [J]. 护理研究, 2022, 36 (13): 2275 - 2280.

[12] 陈敏, 王霄英. 中华影像医学: 泌尿生殖系统卷 [M]. 3 版. 北京: 人民卫生出版社, 2019.

[13] 陈默, 梁碧, 王洁. 艾箱灸结合穴位贴敷对中风患者尿潴留的影响 [J]. 中国预防医学杂志, 2019, 20 (8): 760 - 762.

[14] 刘姗姗, 唐钰, 谢红艳. 脊柱损伤患者功能锻炼指导现状调查及分析 [J]. 齐齐哈尔医学院学报, 2012, 33 (4): 540 - 541.

[15] 陈伟菊. 医院护理工作标准操作程序 [M]. 广州: 广东科技出版社, 2014.

[16] 陈雁, 陆巍, 陈璐, 等. 开展专科护理门诊的实践与成效 [J]. 中国护理管理, 2017, 17 (10): 1314 - 1317.

[17] 陈影, 梁妹, 申银艳, 等. 品管圈活动在提高骨伤患者功能锻炼依从性中的作用 [J]. 护理实践与研究, 2014, 11 (11): 153 - 154.

[18] 陈永强. 护理专家的发展及角色功能 [J]. 中华护理杂志, 2008, 43 (11): 1021 - 1024.

[19] 成守珍, 陈玉英, 王路英, 等. 专科护士在我国的发展及展望 [J]. 中国护理管理, 2021, 21 (5): 649 - 652.

[20] 成守珍, 高明榕, 白利平, 等. ICU 专科护士培养与使用 [J]. 中华护理管理, 2013, 13 (4): 15 - 17.

[21] 程念珍, 王桂兰. 实用专科护士丛书: 泌尿外科分册 [M]. 长沙: 湖南科学技术出版社, 2007.

[22] 程维，魏琳，吴杏尧，等．广东地区老年专科护理个案报告真实性评价的调查研究［J］．护士进修杂志，2022，37（17）：1615－1619.
[23] 崔书中．体腔热灌注治疗［M］．北京：人民卫生出版社，2021.
[24] 戴燕，黄明君．日间手术护理管理的实践［J］．中国护理管理，2021，21（6）：951－956.
[25] 邓春华，商学军．男科疾病诊断治疗指南：2022 版［M］．北京：中华医学电子音像出版社，2022.
[26] 邓杨柳，邱玲，张淑兰．妊娠期合并尿路结石 10 例临床护理［J］．齐鲁护理杂志，2014，20（2）：91－92.
[27] 骶神经调控术临床应用专家共识编写组．骶神经调控术临床应用中国专家共识再版［J］．中华泌尿外科杂志，2018，39（11）：801－804.
[28] 丁俊，周晨曦，李国波，等．输尿管软镜碎石术后感染并发尿源性脓毒症的影响因素分析［J］．中华医院感染学杂志，2019，29（14）：2134－2137，2142.
[29] 丁明霞，李海皓，王海峰，等．根治性膀胱切除术＋尿流改道术安全共识［J］．现代泌尿外科杂志，2021，26（1）：9－15，82.
[30] 丁淑贞，姜秋红．泌尿外科临床护理［M］．北京：中国协和医科大学出版社，2016.
[31] 丁文龙，刘学政．系统解剖学．［M］．9 版．北京：人民卫生出版社，2018：142－158.
[32] 丁炎明，吴欣娟，田君叶，等．我国 31 个省份三级医院专科护士培养及管理的现状调查［J］．中华护理杂志，2021，56（9）：1357－1362.
[33] 杜雪萍，陈婵玲，陈燕珣，等．降低老年住院患者留置尿管相关尿路感染发生率的集束化护理实践［J］．护理学报，2021，28（18）：12－16.
[34] 段运玉，聂芳．实施成组计划提高护狸 QC 小组成效［J］．现代医院，2012，12（8）：108－109.
[35] 段智梅，姜淑娟，邵杨，等．肾移植患者术后肺部感染的临床特征分析［J］．中华医院感染学杂志，2018，28（20）：3107－3110.
[36] 樊帆，马雪霞．基于尿动力学检查结果的原位回肠新膀胱功能训练模式的构建［J］．中华泌尿外科杂志，2018，39（Z1）：70－73.
[37] 樊帆，汤爱玲，叶文琴．脊髓损伤病人神经源性膀胱功能评估及分类研究进展［J］．护理研究，2015，29（1）：8－11.
[38] 樊晓奇，刘娟，谢红珍，等．骨科专科护士岗位管理现状的调查［J］．中华护理杂志，2020，55（8）：1223－1228.
[39] 方燕飞，魏丽芳，何艳新．结节性硬化症伴肾错构瘤破裂出血行选择性肾动脉栓塞术的护理［J］．护士进修杂志，2018，33（7）：628－630.
[40] 方燕飞，徐朝伟．妊娠期输尿管结石合并肾绞痛行输尿管支架管植入术的护理［J］．护士进修杂志，2018，33（11）：1030－1032.
[41] 盖琼艳，李萍，傅巧美，等．良性前列腺增生术后膀胱痉挛护理的证据总结［J］．护理学杂志，2021，36（3）：46－49.
[42] 龚德，王颖敏，钟丽容，等．神经源性膀胱功能障碍评估与管理相关指南的整合研究［J］．护理学报，2021，28（3）：27－33.
[43] 缑燕华．隔物灸概要与探析［J］．中医临床研究，2022，14（7）：37－40.
[44] 苟丽，豆秀娟，魏佳丽，等．临床护理路径标准化管理在原发性膀胱输尿管反流行 Politano-Leadbetter 术患儿中的应用［J］．中华现代护理杂志，2020，26（24）：3360－3364.
[45] 关纯，魏瑛琪，李畅．成组计划在人工气道护理技术管理中的实践与体会［J］．护理管理杂志，

2006，6（7）：33－35.
［46］郭刚，顾良友，张旭．依维莫司序贯给药在结节性硬化相关肾血管平滑肌脂肪瘤治疗中的应用［J］．微创泌尿外科杂志，2020，9（4）：271－276.
［47］郭刚，马鑫．2020 版 EAU 肾细胞癌诊疗指南更新解读之一：肾脏肿瘤外科治疗新进展［J］．中华泌尿外科杂志，2020，41（8）：575－577.
［48］郭玉杰，王贺军，侯晨光，等．基于循证的 ERAS 干预对肾囊肿围手术期患者术后康复的影响［J］．河北医药，2022，44（23）：3674－3676，3680.
［49］国际血管联盟中国分部护理专业委员会．住院患者静脉血栓栓塞症预防护理与管理专家共识［J］．解放军护理杂志，2021，38（6）：17－21.
［50］国家癌症中心，国家肿瘤质控中心肾癌质控专家委员会．中国肾癌规范诊疗质量控制指标（2022 版）［J］．中华肿瘤杂志，2022，44（12）：1256－1261.
［51］国家卫生健康委员会医管中心加速康复外科专家委员会器官移植学组．中国肾移植围手术期加速康复管理专家共识（2018 版）［J］．中华移植杂志（电子版），2018，12（4）：151－156.
［52］国务院关于印发中医药发展战略规划纲要（2016—2030 年）的通知［J］．中华人民共和国国务院公报，2016（8）：21－29.
［53］韩辉，黄康博．晚期阴茎癌综合治疗进展［J］．肿瘤综合治疗电子杂志，2020，6（4）：17－20.
［54］中国医师协会泌尿外科医师分会，中国医师协会麻醉学医师分会．ERAS 中国专家共识暨路径管理指南（2018）：前列腺癌根治手术部分［J］．现代泌尿外科杂志，2018，23（12）：902－909.
［55］何立儒，李春媚，刘明，等．中国前列腺癌放射治疗指南（2020 年版）［J］．中华肿瘤防治杂志，2021，28（5）：323－337.
［56］赫捷，李进，马军，等．中国临床肿瘤学会（CSCO）常见恶性肿瘤诊疗指南 2020［M］．北京：人民卫生出版社，2020.
［57］侯佳坤，周宏珍，胡瑞丹，等．临床护士医学叙事能力现状及影响因素分析［J］．护理学杂志，2021，36（1）：63－65.
［58］胡必杰．医院感染预防与控制标准操作规程［M］．2 版．上海：上海科学技术出版社，2019.
［59］胡雁，郝玉芳．循证护理学［M］．北京：人民卫生出版社，2020.
［60］胡永涛，邹志辉，梁朝朝．前列腺增生外科治疗新进展［J］．中华腔镜泌尿外科杂志（电子版），2021，15（1）：84－88.
［61］黄蝶卿，黄惠根，陈凌，等．专科护士的培养与管理实践［J］．护理学杂志，2018，33（3）：73－77.
［62］黄健．机器人辅助腹腔镜根治性膀胱切除＋原位回肠新膀胱术［J］．中华泌尿外科杂志，2022，43（6）：406.
［63］黄金，张艳，李乐之，等．我国目前专科护士培训管理中存在的问题与思考［J］．中国护理管理，2015，15（2）：243－245.
［64］黄晓玲，蔡建树，蒋苗苗，等．围手术期静脉血栓栓塞症预防与管理的最佳证据总结［J］．护理与康复，2020，19（11）：33－38.
［65］黄一涛，余雪梅，陈春妹，等．延续性 4C 护理模式在糖尿病视网膜病患者中的应用［J］．中华现代护理杂志，2019，25（22）：2863－2866.
［66］黄轶晨．儿童原发性膀胱输尿管反流专家共识［J］．临床小儿外科杂志，2019，18（10）：811－816 .
［67］贾俊华，夏志军．不同生物反馈电刺激方案治疗女性压力性尿失禁的疗效［J］．中国医科大学学报，2015，44（8）：717－720；72.

[68] 简毓，吴曦，张鹏，等. 膀胱肿瘤患者灌注化疗后并发尿路感染的影响因素研究［J］. 中华医院感染学杂志，2019，29（14）：2138－2142.

[69] 李超，张贤生，汤冬冬，等. 不同类型早泄患者早泄诊断工具评分与国际勃起功能指数－15 的相关性分析［J］. 中华男科学杂志，2016，22（9）：777－781.

[70] 李春景，李杰荣，刘国庆，等. 妊娠期妇女双 J 管定植细菌的临床研究［J］. 中国感染控制杂志，2019，18（2）：138－141.

[71] 李汉忠，孙则禹，张玉石. 中国泌尿外科发展简史［J］. 中华外科杂志，2015，53（1）：42－46.

[72] 李恒平，张矛，王向荣，等. 转移性前列腺癌治疗药物的最新进展［J］. 中国男科学杂志，2022，36（4）：101－107.

[73] 李继平. 护理管理学［M］. 3 版. 北京：人民卫生出版社，2014.

[74] 李建龙，李旭东. Eur Urol：思考老问题的新方法：膀胱输尿管反流患者尿路感染后尿微生物群及其代谢谱的改变［J］. 现代泌尿外科杂志，2022，27（1）：73－74.

[75] 李靖，王斌，张震，等. 膀胱灌注流量及膀胱充盈程度在膀胱热灌注化疗中的应用［J］. 实用医学杂志，2020，36（15）：2167－2169.

[76] 李乐之，路潜. 外科护理学［M］. 7 版. 北京：人民卫生出版社，2021.

[77] 李梅，金静芬. 院内转运护患双方安全性的研究进展［J］. 中华急危重症护理杂志，2021，2（1）：83－86.

[78] 李瑞，刘雪莲，杨瑛. 泌尿外科专科护理服务能力与管理指引［M］. 沈阳：辽宁科学技术出版社，2021.

[79] 李文，刘铭，熊耕，等. 尿道下裂患儿及家属术前心理状况［J］. 国际护理学杂志，2020，39（2）：242－246.

[80] 李希西，何梅，王海燕，等. 医联体内专科护士实践培训基地的建设［J］. 中国护理管理，2019，19（9）：1347－1350.

[81] 李旭东，杜岳峰，刘润明，等. 女性压力性尿失禁术前评估及术后并发症处理：西安交通大学第一附属医院经验（“大家泌尿网”观看手术视频）［J］. 现代泌尿外科杂志，2022，27（9）：711－714.

[82] 李选. 护理领导力的培养与建设［J］. 中国护理管理，2013，13（12）：1－3.

[83] 李艳芳，邓洁英. 成组计划在 ICU 机械通气患者中的应用［J］. 护理实践与研究，2015，12（7）：28－30.

[84] 李永红，周芳坚. 新型内分泌治疗药物在转移性前列腺癌中的应用建议［J］. 中华泌尿外科杂志，2021，42（Z2）：1－2.

[85] 李芸，金爽，吴静冰，等. 1 例重症伪膜性肠炎患者行粪菌移植的护理［J］. 中华护理杂志，2022，57（20）：2526－2530.

[86] 李志华，徐纯如，刘颖，等. 饮水习惯与上尿路尿路上皮癌病理特征的相关性分析［J］. 北京大学学报（医学版），2022，54（4）：621－627.

[87] 良性前列腺增生加速康复护理中国专家共识［J］. 中华男科学杂志，2021，27（7）：659－663.

[88] 梁廷波. 加速康复外科理论与实践［M］. 北京：人民卫生出版社，2018.

[89] 梁新蕊，张玲娟，曹洁，等. 临床专科护士专职化岗位管理的现状与思考［J］. 中华护理杂志，2013，48（2）：187－189.

[90] 廖观兰，叶祝芹，钟雨. 温馨护理干预对微型腹腔镜下隐睾下降固定术患儿的影响［J］. 齐鲁护理杂志，2022，28（6）：70－72.

[91] 廖利民，付光. 尿失禁诊断治疗学 [M]. 北京：人民军医出版社，2012.
[92] 廖利民. 尿动力学 [M]. 2 版. 北京：科学出版社，2019.
[93] 林娟. 出院后延续性自我效能健康教育对良性前列腺增生术后患者的影响分析 [J]. 基层医学论坛，2019，23 (6)：840 – 842.
[94] 林燕，俞超，高春华，等. 1 例肾移植术后患者合并应激性心肌病的急救与护理 [J]. 中华护理杂志，2022，57 (18)：2252 – 2256.
[95] 刘多，姚东伟，刘雪军，等. 原发性输尿管癌的临床特点及诊治要点 [J]. 国际泌尿系统杂志，2017，37 (3)：338 – 341.
[96] 刘国庆. 妊娠合并常见疾病诊疗手册 [M]. 北京：中国协和医科大学出版社，2021.
[97] 刘红，马其梅，于成娥，等. 双 J 管置入术治疗妊娠期顽固性肾绞痛的围手术期护理 [J]. 泌尿外科杂志（电子版），2015，7 (2)：47 – 49.
[98] 刘军，奉友刚，余周，等. 肾错构瘤破裂出血 22 例诊治分析 [J]. 现代泌尿生殖肿瘤杂志，2016，8 (1)：44，46.
[99] 刘玲，何其英，马莉. 泌尿外科护理手册 [M]. 2 版. 北京：科学出版社，2015.
[100] 刘学英，黄丽华，邹翼霜，等. 转运核查单的编制及在院内危重患者转运中的应用 [J]. 中华护理杂志，2016，51 (12)：1469 – 1473.
[101] 刘瑜，周春兰，周君桂，等. 神经源性膀胱患者自我管理量表的编制及信效度检验 [J]. 护理学报，2021，28 (7)：64 – 68.
[102] 卢惠明，刘喜媛，陈小萍，等. Robocare 临床护理路径在前列腺癌根治术患者尿控管理中的应用 [J]. 实用临床护理学电子杂志，2020，5 (18)：168.
[103] 卢惠明，陈小萍. 机器人辅助下肾部分切除术快速康复护理体会 [J]. 实用医学杂志，2017，33 (4)：646 – 647.
[104] 卢惠明，蒋梦笑，刘喜媛. 三维质量评价模式在前列腺癌患者延续性护理中应用 [J]. 中华现代护理杂志，2019，25 (21)：2689 – 2694.
[105] 路长贵，唐维兵. 加速康复外科在小儿外科的应用情况与展望 [J]. 中华医学信息导报，2020，35 (16)：18.
[106] 吕天石，曹守金，王健，等. 介入治疗肾血管平滑肌脂肪瘤进展 [J]. 中国介入影像与治疗学，2020，17 (12)：755 – 758.
[107] 马淬兰，贾春华. 中医临床思维研究 [J]. 中华中医药杂志，2022，37 (1)：87 – 90.
[108] 马佳楚，商临萍. 2015—2019 年护理学科相关的国家自然科学基金资助项目分析 [J]. 护理学杂志，2021，36 (1)：69 – 72.
[109] 马雪霞，樊帆，黄海. 全程管理在神经源性膀胱患者骶神经调节治疗的疗效评价 [J]. 中华腔镜泌尿外科杂志（电子版），2022，16 (1)：35 – 39.
[110] 么莉. 护理质量指标监测基本数据集实施指南：2022 版 [M]. 北京：科学技术文献出版社，2022.
[111] 孟利敏，徐若媛，刘慧珍，等. 护理学者国家自然科学基金立项情况分析 [J]. 护理学杂志，2021，36 (14)：62 – 66.
[112] 尿路感染诊断与治疗中国专家共识编写组. 尿路感染诊断与治疗中国专家共识（2015 版）：尿路感染抗菌药物选择策略及特殊类型尿路感染的治疗建议 [J]. 中华泌尿外科杂志，2015，36 (4)：245 – 248.
[113] 潘结琼. 成组计划在改进手术膀胱截石位摆放技术中的应用效果 [J]. 当代护士（中旬刊），2013，3 (12)：82 – 84.

[114] 潘铁军，李佳怡. 女性压力性尿失禁的诊治进展［J］. 临床泌尿外科杂志. 2019，34（6）：417－421.
[115] 彭飞. 导尿管相关尿路感染防控最佳实践：《导管相关感染防控最佳护理实践专家共识》系列解读之一［J］. 上海护理，2019，19（6）：1－4.
[116] 乔甫. 日间手术中心的医院感染预防与控制［J］. 华西医学，2019，34（2）：209－212.
[117] 秦玉荣. 临床常见管道护理规范［M］. 合肥：中国科学技术大学出版社，2021.
[118] 曲晓伟，陈慧兴，何屹，等. 国产可膨胀型单根圆柱体阴茎假体再植入术体会（附1例报道）［J］. 中国男科学杂志，2017，31（6）：57－59.
[119] 任慧，张振香，林蓓蕾，等. 护士主导的心血管疾病高危人群发病风险沟通策略研究进展［J］. 中华护理杂志，2022，57（4）：431－436.
[120] 任娄涯，马小琴，程思诗. 中药热熨敷在我国临床护理应用的文献计量学研究［J］. 护理管理杂志，2018，18（7）：494－497.
[121] 史瑞芬，刘银燕，等. 广东省三级医院专科护士培训与管理现状调查［J］. 中华护理教育，2017，14（3）：169－172.
[122] 宋春生，赵家有.《EAU男性下尿路症状诊治指南（2012年版）》解读［J］. 中国性科学，2013，22（2）：3－6，9.
[123] 宋宏程，尿道下裂专家共识［J］. 中华小儿外科杂志，2018，39（12）：883－888.
[124] 苏计，梁伟，丁全民，等. 前列腺增生手术患者术后性生活质量及其影响因素研究［J］. 中国性科学，2017，26（11）：16－18.
[125] 孙红玲，刘丽欢，刘春香，等. 尿路结石腔内碎石患者围手术期并发尿脓毒症护理专家共识［J］. 中华护理杂志，2022，57（8）：914－917.
[126] 孙颖浩. 机器人泌尿外科手术学［M］. 北京：人民卫生出版社，2015.
[127] 唐达星. 关注小儿隐匿阴茎治疗中的心理因素［J］. 临床小儿外科杂志，2018，17（12）：891－893.
[128] 唐华建，郑锦涛，李杰荣，等. 后腹腔镜下肾盂成形术治疗小儿肾盂输尿管连接部梗阻［J］. 中国临床医生杂志，2015，43（6）：82－84.
[129] 万娟，张恩思，车晓艳，等. 性医学专科护士培训课程体系的构建［J］. 中国性科学，2021，30（9）：22－26.
[130] 汪四花，曹文琴，张文捷，等. 功能锻炼在腰椎间盘突出症康复中的作用［J］. 护理学杂志，2000，15（6）：368－369.
[131] 王丹，李善玲，徐玉林. 国内外延续护理研究现状［J］. 护理研究，2016，30（20）：2436－2438.
[132] 王东，何秉勋，聂明，等. 泌尿外科典型病例荟萃［M］. 北京：科学技术文献出版社，2018.
[133] 王华，陈林伟，袁成业，等. 雷火灸的研究现状及展望［J］. 中华中医药杂志，2019，34（9）：4204－4206.
[134] 王晋芳，韩柳，郭海玲，等. 国内外专科护士发展现状及其对中医护理专科化发展的启示［J］. 护理学杂志，2017，32（11）：93－97.
[135] 王立鹏，祝清国. 加速康复外科在腹腔镜膀胱癌根治术围手术期应用的研究进展［J］. 现代肿瘤医学，2022，30（8）：1500－1504.
[136] 王莉，孙晓，张寸，等. 医院－社区联动下的慢性病延续性照护现状研究进展［J］. 护理研究，2016，30（32）：3973－3976.
[137] 王墨培，马力文. 上尿路上皮癌术后辅助化疗［J］. 国际肿瘤学杂志，2020，47（7）：

436 - 439.

[138] 王熔，蔡英华，万霞. 老年专科护士培养现状及展望 [J]. 江苏卫生事业管理，2021，32 (12)：1592 - 1594；1602.

[139] 王玮荻，刘洪娟，汪晖，等. 围手术期病人戒烟管理的最佳证据总结 [J]. 护理研究，2021，35 (22)：3991 - 3996.

[140] 王喜. 医学人文精神培育的前提澄清 [J]. 中国医学伦理学，2021，34 (11)：1405 - 1410.

[141] 王向红. 小儿先天性肾积水围手术期引流护理 [J]. 当代护士（上旬刊），2018，25 (9)：115 - 117.

[142] 王向丽，张留巧，马孟婕. 火龙罐疗法在临床护理中的应用进展 [J]. 光明中医，2022，37 (17)：3259 - 3260.

[143] 王莹，黄丽华，冯志仙，等. 基于循证和德尔菲法构建导尿管维护策略的研究 [J]. 中华护理杂志，2016，51 (2)：155 - 160.

[144] 王颖，石福霞，陈丽丽，等. 中医护理技术应用现状及展望 [J]. 北京中医药，2019，38 (10)：959 - 964.

[145] 王芝，姜梅，许燕，等. 专科护士院内继续教育管理体系的实施效果 [J]. 护理实践与研究，2015，12 (2)：103 - 104.

[146] 魏荣，丁素云，赵蒙. 导尿管相关尿路感染的预防研究进展 [J]. 国际护理学杂志，2020，39 (3)：567 - 570.

[147] 魏珊. 睾丸肿瘤行腹膜后淋巴清扫术后淋巴漏 10 例护理体会 [J]. 泌尿外科杂志（电子版），2021，13 (3)：111 - 112，115.

[148] 中华医学会小儿外科学分会小儿尿动力和盆底学组. 儿童清洁间歇导尿术中国专家共识 [J]. 中华医学杂志，2022，102 (34)：2669 - 2678.

[149] 吴阶平. 吴阶平泌尿外科学 [M]. 济南：山东科学技术出版社，2004.

[150] 吴军英. 中医护理技术结合快速康复外科理念在腹腔镜围手术期中的应用 [J]. 光明中医，2020，35 (8)：1251 - 1253.

[151] 吴肖冰，葛力源，戴黎阳，等. 上尿路尿路上皮癌术后预防性膀胱灌注化疗的临床意义 [J]. 中华泌尿外科杂志，2017，38 (4)：286 - 289.

[152] 吴欣娟，李佳倩，李真，等. 加强专科护士培养与使用　助力专科护理跨越式发展 [J]. 中华护理管理，2017，17 (7)：872 - 874.

[153] 吴秀文，任建安，黎介寿. 世界卫生组织手术部位感染预防指南介绍 [J]. 中国实用外科杂志，2016，36 (2)：188 - 192.

[154] 肖国虎，陈勇，翁敏杰. 妊娠妇女复发性泌尿道感染中无症状菌尿的特点及治疗 [J]. 中华临床感染病杂志，2015，8 (5)：454 - 455.

[155] 肖烨，王晓霞，彭山玲，等. 器官移植专科护士核心能力评价指标体系的构建 [J]. 中华护理杂志，2019，54 (4)：532 - 537.

[156] 谢幸，孔北华，段涛. 妇产科学版 [M]. 9 版. 北京：人民卫生出版社，2018.

[157] 谢旭敏，张世林，刘国庆，等. 妊娠期急性尿潴留导尿管保留时间的临床研究 [J]. 中外医学研究，2020，18 (19)：153 - 155.

[158] 熊斌，鲁伟. 转移性肾癌治疗的现状和进展 [J]. 中华泌尿外科杂志，2021，42 (4)：308 - 311.

[159] 熊晖. 《单纯性肾囊肿手术治疗的安全共识》解读 [J]. 泌尿外科杂志（电子版），2021，13 (4)：20 - 22；27.

[160] 熊琼珍．围手术期护理干预在预防小儿肾积水术后并发症中的作用 [J]．检验医学与临床，2018，15 (11)：1651 - 1654.

[161] 徐丽芬，杨荆艳．膀胱灌注化疗患者的全程连续护理管理 [J]．护理学杂志，2016，31 (12)：26 - 28.

[162] 许娟，刘义兰．临床护理人员关怀能力调查分析 [J]．护理学杂志，2008，23 (3)：16 - 18.

[163] 许美丽，王申．国内外延续性护理的发展现状及对策 [J]．解放军护理杂志，2014，31 (19)：28 - 30，33.

[164] 杨惠花，毛莉芬，李惠玲．急诊急救专科护士培训课程设置及管理实践探索 [J]．中华护理教育，2009，6 (12)：542 - 543.

[165] 杨磊，孙红，李春燕，等．北京市三级医院 ICU 专科护士培养基地专科护士培养现状调查 [J]．中国护理管理，2015，15 (12)：1484 - 1487.

[166] 杨良琴，杨子敬，陈茜．紫色尿袋综合征患者识别与护理的研究进展 [J]．中华护理杂志，2021，56 (11)：1747 - 1751.

[167] 杨叔子．相互渗透　协调发展：谈正确认识科技与人文的关系 [J]．高等教育研究，2000 (1)：39 - 42.

[168] 叶定伟．阴茎癌诊断和治疗的规范与进展 [J]．上海医学，2017，40 (7)：408 - 410.

[169] 袁春丽，邓仕甜，邓乔红，等．循证心理护理在经尿道前列腺电切术患者中的应用 [J]．现代泌尿生殖肿瘤杂志，2018，10 (1)：52 - 54.

[170] 袁玉华，叶志弘，黄丽敏，等．导尿管相关性尿路感染的目标性监测与干预研究 [J]．中华护理杂志，2014，49 (8)：997 - 1000.

[171] 张冬梅，李春笋，李媛，等．护理标识在腹部外科护理安全管理中的应用效果观察 [J]．当代护士（下旬刊），2020，27 (3)：59 - 61.

[172] 张福琴，张俊雅，钟华，等．艾灸针灸联合耳穴压豆对神经源性膀胱尿潴留的效果观察 [J]．解放军医药杂志，2020，32 (11)：98 - 101.

[173] 张慧，田旭，卞薇，等．JBI 循证卫生保健中心简介 [J]．中国循证医学杂志，2016，16 (12)：1477 - 1480.

[174] 张凯，翟梦瑶．中国泌尿外科围手术期血栓预防与管理专家共识 [J]．现代泌尿外科杂志，2020，25 (12)：1048 - 1051.

[175] 张凯，贺利军，虞巍．22 - 50 岁中国人精神心理健康状况与下尿路症状及阴茎勃起功能障碍的相关性（英文）[J]．北京大学学报（医学版），2013，45 (4)：609 - 612.

[176] 张丽红，李玉敏，刘郁梅．4C 延续性护理管理模式对肾癌患者术后生存质量的影响 [J]．现代中西医结合杂志，2018，27 (36)：4084 - 4087.

[177] 张莉琴．4C 延续护理对食管癌伴焦虑患者生活质量的影响 [J]．心血管外科杂志（电子版），2019，8 (3)：189.

[178] 张梦婷，郑智慧，陈秀萍，等．Child Life 干预在儿童隐匿阴茎围手术期护理中的应用效果观察 [J]．浙江医学，2021，43 (17)：1915 - 1917.

[179] 张梦霞，汪晖，杨纯子，等．护理领导力研究热点的共词聚类分析 [J]．中华护理杂志，2018，53 (2)：234 - 237.

[180] 张骞，何阳．2022 年美国泌尿外科学会年会前列腺癌研究进展 [J]．中华泌尿外科杂志，2022，43 (7)：481 - 483.

[181] 张勤娥，李秋洁，洪素．护理领导力培养的研究现状 [J]．中国护理管理，2013，(12)：6 - 9.

[182] 张容超，王瑞辉，王东，等．腕踝针疗法的临床应用探析［J］．四川中医，2019，37（8）：21－23.

[183] 张淑，王建宁，周松，等．阴茎癌尿道会阴造口患者治疗期间疾病体验的研究［J］．护理管理杂志，2019，19（11）：807－810.

[184] 张旭．我国泌尿外科腹腔镜领域的发展现状［J］．中华泌尿外科杂志，2005（3）：5－6.

[185] 张燕霞，张立秀，杨金玉．美国高级实践护士资格认证制度及启示［J］．护理学杂志，2020，35（17）：104－108.

[186] 张志超．创伤性勃起功能障碍诊疗中国专家共识［J］．中华男科学杂志，2021，27（6）：557－566.

[187] 赵俊英，黄少兰，付海英，等．中医护理技术规范及推广模式的构建研究［J］．护理研究，2020，34（21）：3890－3895.

[188] 赵彦红．泌尿外科规范化管道护理的应用价值分析［J］．中国标准化，2022（18）：273－275.

[189] 赵一鸣，等．临床研究方法与实用技巧：3［M］．北京：化学工业出版社，2020.

[190] 郑建红，胡文熠，邱莺红．骶神经调节治疗排尿障碍的护理［J］．全科护理，2019，17（12）：1422－1425.

[191] 郑利媛，黄定凤，王惠芬，等．护理流程优化对前列腺癌患者放射性肠炎的影响［J］．护理学杂志，2022，37（19）：21－25.

[192] 郑霞，胡雅，周洁，等．封闭负压引流术治疗阴茎癌腹股沟淋巴结清扫术后伤口二期愈合患者的护理［J］．护理学报，2021，28（13）：62－64.

[193] 郑霞，刘芬，李雨晨，等．机器人辅助腹腔镜肾部分切除术患者围手术期优化护理策略［J］．护理学杂志，2021，36（7）：38－40.

[194] 中华医学会泌尿外科学分会膀胱癌联盟加速康复外科专家协作组．根治性膀胱切除及尿流改道术加速康复外科专家共识［J］．中华泌尿外科杂志，2018，39（7）：481－484.

[195] 中国抗癌协会家族遗传性肿瘤专业委员会．中国家族遗传性肿瘤临床诊疗专家共识（2021年版）（6）：家族遗传性肾癌［J］．中国肿瘤临床，2022，49（2）：55－58.

[196] 中国抗癌协会泌尿男性生殖系统肿瘤专业委员会结节性硬化协作组．结节性硬化症相关肾血管平滑肌脂肪瘤诊疗与管理专家共识［J］．中国癌症杂志，2020，30（1）：70－78.

[197] 中国医促泌尿健康促进分会，中国研究型医学会泌尿外科学专业委员会．隐睾症诊断与处理的安全共识［J］．现代泌尿外科杂志，2019，24（9）：700－703.

[198] 中国肿瘤医院泌尿肿瘤协作组．非肌层浸润性膀胱癌膀胱灌注治疗专家共识（2021版）［J］．中华肿瘤杂志，2021，43（10）：1027－1033.

[199] 中华医学会儿科学分会肾脏学组．泌尿道感染诊治循证指南（2016）［J］．中华儿科杂志，2017，55（12）：898－901.

[200] 中华医学会泌尿外科学分会，中国膀胱癌联盟．肌层浸润性膀胱癌保留膀胱综合治疗专家共识［J］．中华泌尿外科杂志，2022，43（6）：401－406.

[201] 中华医学会男科学分会，儿童隐匿性阴茎诊治中国专家共识编写组．儿童隐匿性阴茎诊治的中国专家共识［J］．中华男科学杂志，2021，27（10）：941－947.

[202] 中华医学会器官移植学分会．肾移植排斥反应临床诊疗技术规范（2019版）［J］．器官移植，2019，10（5）：505－512.

[203] 中华医学会器官移植学分会．肾移植术后随访规范（2019版）［J］．器官移植，2019，10（6）：667－671.

[204] 中华医学会外科学分会，中华医学会麻醉学分会．加速康复外科中国专家共识及路径管理指南

(2018 版) [J]. 中国实用外科杂志, 2018, 38 (1): 1 - 20.

[205] 钟李芳. 睾丸肿瘤行腹膜后淋巴清扫术护理体会 [J]. 实用临床护理学电子杂志, 2020, 5 (39): 145 - 146.

[206] 钟伟兴, 秦庆广, 李义凯. 穴位注射疗法的若干问题 [J]. 中国针灸, 2021, 41 (7): 795 - 797.

[207] 周芳, 车晓艳, 吴靓, 等. 阴茎癌患者围手术期伤口干预的临床护理 [J]. 中华男科学杂志, 2018, 24 (5): 466 - 467.

[208] 周青, 田雪飞, 常德贵, 等. 前列腺癌中西医结合诊疗与健康管理中国专家共识 [J]. 中华男科学杂志, 2022, 28 (10): 941 - 953.

[209] 周英凤, 顾莺, 胡雁, 等. JBI 循证卫生保健中心关于不同类型研究的质量评价工具: 病例报告及病例系列的质量评价 [J]. 护士进修杂志, 2018, 33 (4): 310 - 312.

[210] 朱大庆, 郭刚, 邵雪, 等. 腹腔镜"蘑菇状"剜除术治疗外生性肾血管平滑肌脂肪瘤的临床应用 [J]. 中华腔镜外科杂志 (电子版), 2020, 13 (4): 218 - 222.

[211] 中国抗癌协会泌尿男性生殖系统肿瘤专业委员会微创学组. 中国泌尿外科围手术期血栓预防与管理专家共识 [J]. 现代泌尿外科杂志, 2020, 25 (12): 1048 - 1051.

[212] 朱玲玲. 微信平台延续护理服务在根治性前列腺切除术后尿失禁患者中的应用 [J]. 天津护理, 2019, 27 (3): 312 - 315.

[213] 朱卫丰, 王雅琦, 吴文婷, 等. 中药穴位贴敷的现代研究进展 [J]. 中国中药杂志, 2023, 48 (3): 579 - 587.

[214] 朱小佳, 刘雪琴, 吴杏尧, 等. 核心能力教学模式在老年专科护士高级护理实践能力培养中的应用 [J]. 护理学报, 2015, 22 (1): 4 - 8.

[215] 庄珊珊, 张转运, 傅双, 等. 择期全麻患者术前禁食禁饮管理的最佳证据总结 [J]. 中华护理杂志, 2022, 57 (14): 1749 - 1755.

[216] 邹翔宇, 孙佩璇, 石静, 等. 排尿性尿路超声造影对儿童原发性膀胱输尿管反流的诊断价值 [J]. 临床小儿外科杂志, 2022, 21 (2): 151 - 155.

[217] American Diabetes Association. Classification and diagnosis of diabetes: standards of medical care in diabetes (2019) [J]. Diabetes care, 2019, 42 (Suppl 1): S13 - S28.

[218] BABJUK M, et al. EAU Guidelines on non-muscle-invasive urothelial carcinoma of the bladder: update 2016 [J]. European urology, 2017, 71 (3): 447 - 461.

[219] BHANVADIA R R, et al. Safety and feasibility of telehealth only preoperative evaluation prior to minimally invasive robotic urologic surgery [J]. J Endourol, 2022, 36 (8): 1107 - 1142.

[220] BLACK C K, et al. Solid organ transplantation in the 21st century [J]. Annals of translational medicine, 2018, 6 (20): 409.

[221] DRESCHER M, et al. Antepartum nephrolithiasis and the risk of preterm delivery [J]. Urolithiasis, 2019, 47 (5): 441 - 448.

[222] FARGE D, FRERE C, CONNORS J M, et al. 2022 international clinical practice guidelines for the treatment and prophylaxis of venous thromboembolism in patients with cancer, including patients with COVID-19 [J]. The lancet oncology, 2022, 23 (7): e334 - e347.

[223] Gan T J, et al. Fourth consensus guidelines for the management of postoperative nausea and vomiting [J]. Anesth Analg, 2020, 131 (2). 411 - 448.

[224] FUKUOKA K, et al. Longer duration of urinary catheterization increases catheter-associated urinary tract infection in PICU [J]. Pediatric critical care nedicine: a journal of the Sociery of Critical Care

Medicine and the World Federation of Pediatric Intensive and Critical Care Societies. 2018, 19 (10): e547 – e550.

[225] GARISTO J, et al. Minimizing minimally invasive surgery: current status of the single-port robotic surgery in Urology [J]. Actas urológicas españolas (English edition), 2021, 45 (5): 345 – 352.

[226] GHADRI J R, WITTSTEIN I S, PRASAD A, et al. International expert consensus document on takotsubo syndrome (part Ⅰ): clinical characteristics, diagnostic criteria, and pathophysiology [J]. European heart journal, 2018, 39 (22): 2032 – 2046.

[227] GILMARTIH M J, et al. A self-efficacy scale for clinical nurse leaders: results of a pilot study [J]. Nursing economics, 2015, 33 (3): 133 – 143.

[228] GLICK L, CHANDRASEKAR T, HUBOSKY S G, et al. How I do it: anticoagulation management for common urologic procedures [J]. The Canadian journal of urology, 2020, 27 (6): 10480 – 10487.

[229] JAQUES D A, SSAUDAN P, MARTINZ C, et al. Relationship between renal function and blood pressure dipping status in renal transplant recipients: a longitudinal study [J]. BMC nephrology, 2021, 22 (1): 325.

[230] JING L, WENJIAN C, MEIMEI Z, et al. Development and investigation of a novel device with gemcitabine for hyperthermic intravesical chemotherapy [J]. Int J Hyperther, 2023, 40 (1): 1 – 9.

[231] KANG Z Q, HUO J L, ZHAI X J. Effects of perioperative tight glycemic control on postoperative outcomes: a meta-analysis [J]. Endocrine Connections, 2018, 7 (12): R316 – R327.

[232] KOKOROWSKI P. Reporting outcomes after minimally invasive urological surgery: What should the standards be? [J]. J urology, 2020, 203 (5): 892 – 893.

[233] LATOUR K, LEPELEIRE J D, JANS B, et al. Diagnosis, prevention and control of urinary tract infections: a survey of routine practices in Belgian nursing homes [J]. Journal of infection prevention, 2020, 21 (5): 182 – 188.

[234] LEOW J J, CHONG K T, CHANG S L, et al. Upper tract urothelial earcinoma: a different disease entity in terms of management [J]. ESMO open, 2017, 1 (6): e000126.

[235] LETIZIA M, TYSON R. Managing a patient with purple urine bag syndrome [J]. J Am Acad PAs, 2021, 34 (4): 38 – 39.

[236] LIN J, HLAFKA M, VARGAS O, et al. Recurrent purple urine bag syndrome presenting with full spectrum of disease severity: case report and review of literature [J]. CEN case reports, 2016, 5 (2): 144 – 147.

[237] LIU W, et al. Randomized study of percutaneous ureteroscopic plasma column electrode decortication and laparoscopic decortication in managing simple renal cyst [J]. Translational andrology and urology, 2018, 7 (2): 260 – 265.

[238] LLENAS G J, GARCÍA L M, PÉREZ B A, et al. Purple urine bag syndrome: a systematic review with metaanalysis [J]. European geriatric medicine, 2017, 8 (3): 221 – 227.

[239] BOWYER L, et al. SOMANZ guidelines for the investigation and management sepsis in pregnancy [J]. The Australian & New Zealand journal of obstetrics & gynaecology, 2017, 57 (5): 540 – 551.

[240] MAZZOLAI L, AGENO W, ALATRI A, et al. Second consensus document on diagnosis and management of acute deep vein thrombosis: updated document elaborated by the ESC Working Group on aorta and peripheral vascular diseases and the ESC Working Group on pulmonary circulation and right ventricular function [J]. European journal of preventive cardiology, 2022, 29 (8): 1248 – 1263.

[241] MEDINA DE C H, DEL BUONO M G, KEYSER M L, et al. Stress cardiomyopathy diagnosis and

treatment: JACC state-ofthe-art review [J]. Journal of the American College of Cardiology, 2018, 72 (16): 1955 - 1971.

[242] MELCHOR J R, CARLI F, MARTÍNEZ M C, et al. Committed to be fit. The value of preoperative care in the perioperative medicine era [J]. Minerva anestesiological, 2018, 84 (5): 615 - 625.

[243] MURPHY C, COWAN A, MOORE K, et al. Managing long term indwelling urinary catheters [J]. British medical journal, 2018 (363): k3711.

[244] NYMAN E, MATTSSON E, TORNVALL P. Trigger factors in takotsubo syndrome: a systematic review of case reports [J]. European journal of internal medicine, 2019 (63): 62 - 68.

[245] PANGTEY T, DHARMSHAKTU G S. Purple urine bag syndrome: an uncommon but noteworthy phenomenon in the ward [J]. Matrix science medica, 2020, 4 (3): 86 - 87.

[246] PIERORAZIO P M, ALBERS P, BLACK P C, et al . Non-risk-adapted surveillance for stage I testicular cancer: critical review and summary [J]. European urology, 2018, 73 (6): 899 - 907.

[247] ROLLINS K E. Bowel preparation in elective colorectal surgery: Is mechanical bowel preparation necessary? [J]. Lancet gastroenterol hepatol, 2020, 5 (8): 712 - 713.

[248] ROUPRET M, et al. European Association of urology guidelines on upper urinary tract urothelial carcinoma: 2017 Update [J]. European urology, 2018, 73 (1): 111 - 122.

[249] SEAK C J, LIM M W X, SEAK J C Y, et al. Response to: misconception about purple urine bag syndrome [J]. QJM, 2020, 113 (6): 446 - 446.

[250] SU H K, LEE F N, CHEN B A, et al. Purple urine bag syndrome [J]. Emergency medicine journal, 2010 (27): 714.

[251] SU Y J, YANG H W. Risk factors of mortality in patients with purple urine bag syndrome [J]. Journal of drug assessment, 2019, 8 (1): 21 - 24.

[252] SUN Y M, WANG Y, MAO Y X, et al. The safety and feasibility of enhanced recovery after surgery in patients undergoing pancreaticoduodenectomy: an updated meta-analysis [J]. Biomed research international, 2020 (2020): 7401276.

[253] TEMPLIN C, GHADRI JR, DIEKMANN J, et al. Clinical features and outcomes of takotsubo (stress) cardiomyopathy [J]. New England journal of medicine, 2015, 373 (10): 929 - 938.

[254] TIKKINEN K, CARTWRIGHTR, GOULD M K, et al. EAU Guidelines on thromboprophylaxis in urological surgery [EB/OL]. (2020-3-26) [2020-4-9]. https://uroweb. org/guideline/thromboprophylaxis/.

[255] TRAYNOR BP, POMEROYE, NIALL D. Purple urine bag syndrome: a case report and review of the literature [J]. Oxford medical case reports, 2017, 2017 (11): omx059.

[256] VINCENT J L, SHEHABI Y, WALSH T S, et al. Comfort and patientcentred car e without excessive sedation: the eCASH concept [J]. Intensive care medicine, 2016, 42 (6): 962 - 971.

[257] WADE R G, BURR N E, MCCAULEY G, et al. The comparative efficacy of chlorhexidine gluconate and povidone-iodine antiseptics for the prevention of infection in clean surgery: a systematic review and network meta-analysis [J]. Annals of surgery, 2020, 1.

[258] WAGENLEHNER F M, TANDOGDU Z, BJERKLUND J T E. An update on classification and management of urosepsis [J]. Current opinion in urology, 2017, 27 (2): 133 - 137.

[259] WALTER K, JAMS D, et al. The effect of mirabegron, a potent and selectiveβ 3-adrenoceptor agonist, on the pharmacokinetics of CYP2D6 substrates desipramine and metoprolol [J]. European journal of drug metabolism and pharmacokinetics, 2014, 39 (1): 43 - 52.

[260] WEIMANN A, BRAGA M, CARLI F, et al. ESPEN guideline: Clinical nutrition in surgery [J]. Clinical nutrition, 2017, 36 (3): 623 -650.

[261] YANG H W, SU Y J. Trends in the epidemiology of purple urine bag syndrome: a systematic review [J]. Biomedical reports, 2018, 8 (3): 249 -256.

[262] YANG S, XIAO W, WANG S, et al. Parecoxib shortens the duration of acute postoperative pain after laparoscopic-assisted vaginal hysterectomy [J]. Frontiers in pharmacology, 2019 (10): 689.

[263] YUKIO H, MOMOKAZU G, et al. A clinical guidelines for benign prostatic hyperplasia [J]. International journal of urology, 2011 (18): e1 -e33.

